Zwischen Links- und Rechtshändigkeit

Elke Kraus
Hrsg.

Zwischen Links- und Rechtshändigkeit

Theorie, Diagnostik und Therapie bei wechselndem Handgebrauch

Mit Geleitworten von Prof. Dr. Helene J. Polatajko und Erna Schönthaler

Mit 130 Abbildungen

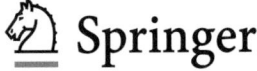

Herausgeberin
Elke Kraus
Alice Salomon Hochschule
Berlin
Deutschland

ISBN 978-3-662-57722-6   ISBN 978-3-662-57723-3 (eBook)
https://doi.org/10.1007/978-3-662-57723-3

Die Deutsche Nationalbibliothek verzeichnet diese Publikation in der Deutschen Nationalbibliografie; detaillierte bibliografische Daten sind im Internet über http://dnb.d-nb.de abrufbar.

© Springer-Verlag GmbH Deutschland, ein Teil von Springer Nature 2019
Das Werk einschließlich aller seiner Teile ist urheberrechtlich geschützt. Jede Verwertung, die nicht ausdrücklich vom Urheberrechtsgesetz zugelassen ist, bedarf der vorherigen Zustimmung des Verlags. Das gilt insbesondere für Vervielfältigungen, Bearbeitungen, Übersetzungen, Mikroverfilmungen und die Einspeicherung und Verarbeitung in elektronischen Systemen.
Die Wiedergabe von allgemein beschreibenden Bezeichnungen, Marken, Unternehmensnamen etc. in diesem Werk bedeutet nicht, dass diese frei durch jedermann benutzt werden dürfen. Die Berechtigung zur Benutzung unterliegt, auch ohne gesonderten Hinweis hierzu, den Regeln des Markenrechts. Die Rechte des jeweiligen Zeicheninhabers sind zu beachten.
Der Verlag, die Autoren und die Herausgeber gehen davon aus, dass die Angaben und Informationen in diesem Werk zum Zeitpunkt der Veröffentlichung vollständig und korrekt sind. Weder der Verlag, noch die Autoren oder die Herausgeber übernehmen, ausdrücklich oder implizit, Gewähr für den Inhalt des Werkes, etwaige Fehler oder Äußerungen. Der Verlag bleibt im Hinblick auf geografische Zuordnungen und Gebietsbezeichnungen in veröffentlichten Karten und Institutionsadressen neutral.

Umschlaggestaltung: deblik Berlin
Fotonachweis Umschlag: © Zlatan Durakovic / stock.adobe.com

Springer ist ein Imprint der eingetragenen Gesellschaft Springer-Verlag GmbH, DE und ist ein Teil von Springer Nature.
Die Anschrift der Gesellschaft ist: Heidelberger Platz 3, 14197 Berlin, Germany

Für Cobus, Kai und Amelie

Geleitwort

Ein wichtiger Meilenstein der menschlichen Entwicklung ist die Bildung der Händigkeit. Viele Therapeuten, die in der Pädiatrie arbeiten, insbesondere bei Kleinkindern, wie auch andere Berufsgruppen, die sich mit Kindesentwicklung befassen, legen großen Wert auf die Händigkeitsentwicklung bei ihren Klienten und betrachten sie oft als wichtigen Indikator und Meilenstein für eine normale neurophysiologische und neuropsychologische Entwicklung. Die Literatur zur Händigkeit ist lang und breit und bietet viele Informationen, wenn auch manchmal widersprüchliche. In diesem wichtigen Buch bietet Prof. Dr. Elke Kraus den Therapeuten und anderen Berufsgruppen eine umfassende und wissenschaftliche Diskussion des Themas. Sie präsentiert eine sorgfältige und detaillierte Beschreibung aller Aspekte der Händigkeit, die ein gründliches Verständnis der Händigkeit vermittelt. Von besonderer Bedeutung ist, dass sie ein System zur Identifikation von Händigkeitstypen aufgrund eines offensichtlichen wechselnden Handgebrauchs, welches eine fehlende Dominanzbildung indiziert, entwickelt hat und zur Verfügung stellt.

Das Buch ist gezielt darauf ausgerichtet, eine Vielzahl von Fragen zu beantworten, die Therapeuten, Pädagogen, Psychologen und Forscher in Bezug auf die Herstellung von Händigkeit haben könnten. Dies zeigt sich am Stil des Buches, das im Wesentlichen in einem Question-and-Answer-Format (Q&A-Format) geschrieben ist, wobei alle frühen Kapitel- und Abschnittsüberschriften in Form einer Frage und die späteren in Form einer Antwort formuliert sind. Das weckt Interesse für das Buch und spornt den Leser an, bis zum Ende zu lesen, um Antworten zu finden. Das Buch besteht aus 10 Kapiteln, in denen alle wichtigen Themen behandelt werden. Nach einem kurzen einleitenden Kapitel wird eine eingehende Diskussion der Grundlagen der Händigkeit gegeben, einschließlich der Händigkeitsaspekte, ihrer Entwicklung, neuroanatomischer Strukturen und neurophysiologischer Prozesse, sowie ihre Bedeutung für die weitere Entfaltung der Händigkeit (▶ Kap. 1–2). Als nächstes (▶ Kap. 3) wird eine Diskussion der Determinanten der Händigkeit gegeben, zusammen mit einer Diskussion der Klassifizierung und Messung der Händigkeit. ▶ Kap. 4 widmet sich dem Thema der gemischten Händigkeit, ihrer Varianten und der Bedeutung, keine offensichtliche Dominanz zu establieren. Als nächstes (▶ Kap. 5) wird die Entwicklung des Händigkeitsprofils als ein umfassendes Messinstrument beschrieben. Die Studien, die die Grundlage für die Entwicklung der Händigkeitsprofile bildeten, werden vorgestellt, ebenso wie die Annahmen und Prinzipien, die die Entwicklung der Händigkeit betreffen. ▶ Kap. 6 stellt das aktuelle Händigkeitsprofil mit seinen Subtests und wichtigen Details vor. Daran schließt sich ein Kapitel an, das ein Schema zur Unterscheidung zwischen verschiedenen Händigkeitstypen und deren Bedeutung beschreibt. ▶ Kap. 8 bietet Interventionsvorschläge, und ▶ Kap. 9 enthält Fallstudien, die die Profile in der Praxis näher erläutern, während das letzte Kapitel eine Diskussion über die Implikationen für Praxis, Theorie und Forschung bietet.

Ich gratuliere Elke Kraus zu dieser interessanten und umfassenden Arbeit – ich habe viel in diesem Buch gelernt und glaube auch, dass dies auch bei anderen Lesern der Fall sein wird, vor allem Therapeuten und Forscher. Das Buch ist eine sehr wichtige Ressource für jeden, der mit Kindern und Menschen arbeitet und die Händigkeit und Handmotorik berücksichtigt.

Prof. Dr. Helene J. Polatajko
Toronto, im Juni 2018

Geleitwort

„Die Händigkeit ist ein faszinierendes Phänomen." Das ist meist mein Einleitungssatz, wenn ich einen Vortrag oder einen Text zur Händigkeit beginne. Mittlerweile beschäftige ich mich seit 20 Jahren mit dem Thema, und trotzdem hat es seine Faszination nicht verloren. Wenn ich erzähle, dass die Händigkeit eines meiner Spezialgebiete ist, sehe ich oft erstaunte Blicke, und manchmal werde ich gefragt, wie ich denn ein 2-tägiges Seminar nur mit diesem Thema füllen kann. Für viele Menschen ist man entweder rechts- oder linkshändig, und damit ist die Sache erledigt. Aber schon nach kurzer Unterhaltung tritt meist Staunen und Interesse hervor, es wird von eigenen Erfahrungen berichtet und eine Frage nach der anderen gestellt.

Was macht diese Faszination aus?

Es stimmt, bei den meisten Menschen ist die Händigkeit eindeutig: Die präferierte Hand ist die leistungsstärkere Hand, und somit wird der Händigkeit keine besondere Bedeutung beigemessen. Geht man jedoch etwas tiefer in das Thema hinein, so stellt sich rasch heraus, dass die Händigkeit keine rein dichotome Verteilung von rechts oder links ist, sondern eher ein Kontinuum darstellt, das sich von stark ausgeprägter Linkshändigkeit – Linkshändigkeit – schwacher Linkshändigkeit – Beidhändigkeit und gemischter Händigkeit – schwacher Rechtshändigkeit – Rechtshändigkeit – zu stark ausgeprägter Rechtshändigkeit erstreckt.

Dieses Buch gewährt Einblick in viele Aspekte und Facetten der Händigkeit, und unterschiedliche Ausprägungen der Händigkeit werden beschrieben. Die Kenntnis dieser Diversität ist einerseits spannend, andererseits eine wichtige Grundlage dafür, dass wir die Händigkeit von Kindern, deren Handgebrauch vielleicht auf den ersten Blick „ungewöhnlich" erscheint, richtig einschätzen und nicht sofort als auffällig oder gar pathologisch klassifizieren.

Elke Kraus stellt das von ihr entwickelte HP vor. Das Händigkeitsprofil ist aktuell das umfassendste standardisierte Assessment für die Händigkeitstestung von Kindern. Die vielen Dimensionen der Präferenztestung, die unterschiedlichen Aufgaben zum Leistungsvergleich zwischen rechter und linker Hand, das Überkreuzen der Körpermitte und die bimanuelle Kooperation liefern viele wertvolle Informationen. Die zusätzliche Auswertung der Leistung im Vergleich zur Normierungsstichprobe ist ein wesentlicher Baustein für die Interpretation der Werte. Die Auswertung, ergänzt um qualitative Beobachtungen aus der Testsituation und den Alltagsbeobachtungen der Eltern, ergeben ein differenziertes Bild von der Händigkeit des Kindes. Die vielen kurzen Spiele des Präferenztests sind abwechslungsreich gestaltet und die Leistungsaufgaben kurzweilig. Für Kinder ist meist das Klopfen mit dem „Spezialhammer" und das anschießende Betrachten der Punkte die spannendste Aufgabe. Für mich bewährt es sich sehr, dass die Eltern bei der Händigkeitstestung zusehen und so in Ruhe beobachten können, wie ihr Kind an unterschiedliche Aufgabenstellungen herangeht, welche Hand es einsetzt, wie leicht oder schwer ihm die einzelnen Aktivitäten mit der rechten und linken Hand fallen. Im anschließenden Elterngespräch kann ich die Beobachtungen der Eltern einbeziehen, wenn ich die Auswertungen und meine Interpretationen darlege. Ich werde die Weiterentwicklung des Händigkeitsprofils neugierig mitverfolgen. Die Erhebung von

Normdaten für weitere Altersgruppen und die Digitalisierung von Testaufgaben oder der Auswertung werden weitere Anwendungsgebiete erschließen.

Die Autorinnen haben unterschiedliche Händigkeitsprofile von Kindern vorgestellt. Nur mit diesem Wissen können wir unterscheiden, welche Ausprägungen der Händigkeit die natürliche Variabilität widerspiegeln und wo vielleicht wirklich ein problematischer Handeinsatz vorliegt. Für die Betreuung jener Kinder, die aus sich heraus keine „Rollenverteilung" der Hände gefunden haben, finden Leserinnen und Leser Tipps. Empfehlungen für die Therapie bauen derzeit auf Erfahrungswissen.

Für die Zukunft hoffe ich, dass bald wissenschaftliche Evidenzen für therapeutische Interventionen vorliegen. Ebenso erhoffe ich mir, dass weiter über die unterschiedlichen Aspekte, Zusammenhänge und Ausprägungsformen der Händigkeit von Kindern und Erwachsenen geforscht wird und wir noch mehr über das faszinierende Phänomen der Händigkeit wissen.

Erna Schönthaler
Wien, im Juni 2018

Vorwort

Händigkeit, genauer Links- oder Rechtshändigkeit, ist ein äußerst interessantes und noch recht unverstandenes Phänomen der Menschen. Obgleich auch eine Seitigkeit oder Lateralität bei vielen Tieren, vor allem bei Menschenaffen, beobachtet werden kann, scheint die Links- und Rechtshändigkeit in ihrem Verhältnis von 10 % zu 90 % eine besondere und einzigartige Spezialisierung der menschlichen Lateralität zu sein. Eine Vielfalt von Studien untersucht die Händigkeit seit Jahrzehnten, und obgleich sich eine Vergleichbarkeit der Studien aufgrund von unterschiedlichen Definitionen, Klassifikationen, Testverfahren und Untersuchungszielen als sehr schwierig gestaltet, gibt es wichtige Schlussfolgerungen, die generell akzeptiert werden. Zum Beispiel werden zwei Dimensionen der Händigkeit postuliert, Präferenz und Leistung, die offensichtlich – trotz relativ hoher Übereinstimmung – unterschiedliche Konstrukte sind: Richtung (ob links- oder rechtshändig) und Ausprägungsgrad (wie stark das Ausmaß der Links- oder Rechtshändigkeit ist).

Viele Fragen bleiben jedoch bis heute ungeklärt, und die Komplexität der Thematik steigt mit neuen Forschungsergebnissen: Man setzt heute Händigkeit mit polygenetischen, multikontextuellen und unterschiedlichen pathologischen Ursprungsfaktoren in Verbindung. Da die Händigkeitsforschung vor allem im Rahmen der Neuropsychologie und Neurophysiologie stattfindet, gibt es allerdings nur wenige pragmatische Studien, die Händigkeit im Rahmen des alltäglichen Lebens untersuchen. Vor allem Fragen, inwieweit die Händigkeit die Motorik beeinflusst oder umgekehrt, was wiederum Konsequenzen für die Entwicklung und Funktionsfähigkeit eines Menschen haben kann, oder inwieweit ein wechselnder Handgebrauch tatsächlich auffällig ist und eventuell einer Intervention bedarf, scheinen schwer zu untersuchen und zu beantworten zu sein.

Für mich als Wissenschaftlerin, Akademikerin und Ergotherapeutin mit langjähriger Berufserfahrung in der Pädiatrie eröffnet sich eine ganz besondere Perspektive auf die Händigkeit. In der ergotherapeutischen Praxis werden Kinder mit wechselndem Handgebrauch mit dem Ziel ausgetestet, die Schreibhand festzulegen. Außerdem gibt es eine beträchtlich Anzahl sogenannter pathologischer Linkshänder mit Interventionsbedarf, und im Rahmen der Entwicklungsmeilensteine gilt es zu klären, ob Kinder mit wechselndem Handgebrauch tatsächlich auffällig sind. Wie kann das vielseitige Wissen aus den zahlreichen neuropsychologisch orientierten Studien genutzt werden, um ein Fundament für eine differenzierte Vorgehensweise zu legen und den Herausforderungen in der Praxis gezielt zu begegnen? Dieser grundsätzlichen Frage widmete ich meiner Doktorarbeit und entwickelte ein diagnostisches Instrument, in dem unterschiedliche Ursachen für einen wechselnden Handgebrauch identifiziert werden können, das **Händigkeitsprofil**. Dieses Buch setzt sich mit dem Thema Händigkeit hauptsächlich aus einer Praxisperspektive, einschließlich auf Theorie und Forschung, auseinander und versucht, vor allem jene Fragen zu bearbeiten, die die Händigkeit mit Motorik und wechselndem Handgebrauch verbinden. Nach einer intensiven Erörterung der Händigkeitsliteratur wird das Händigkeitsprofil exemplarisch als ein mögliches Instrument vorgestellt, das einerseits vielen der Schlussfolgerungen zur Ermittlung der Händigkeit aus der Literatur entspricht. Andererseits ermöglicht das Händigkeitsprofil Anwenderinnen, mögliche Ursachen eines wechselnden

Handgebrauchs in einem Clusterverfahren zu erfassen. Des Weiteren werden einige theoretische Konstrukte, Gegenüberstellungen und Überlegungen zum Thema wechselnder Handgebrauch und die daraus konzipierten Händigkeitstypen vorgestellt. Diese wiederum werden auf die Praxis bezogen, indem vier tatsächliche Fälle anhand des Händigkeitsprofils präsentiert und Ideen zur Intervention vorgeschlagen werden. Das Buch schließt mit einigen Anregungen zur weiteren Forschung aus Praxisperspektive.

Obgleich diese Entwicklungen ihren Ursprung in der pädiatrischen Ergotherapie haben, geht das Buch über die Grenzen der Ergotherapie mit Kinder hinaus, da es letztlich die Funktionsfähigkeit von Menschen in Bezug auf ihre Händigkeit behandelt. Es kann daher von Interesse für Psychologen, Pädagogen, Logopäden, Motopäden, Ärzte oder auch Forscher sein, die in entsprechenden Themengebieten arbeiten. Ein differenzierter Ansatz kann nicht nur bei der Ermittlung der Händigkeit von Kindern und Menschen mit wechselndem Handgebrauch helfen, er könnte auch etwas Licht in den Forschungsdschungel bringen, indem die unterschiedlichen Aspekte der Händigkeit klar definiert, gemessen, gegenübergestellt und analysiert werden.

Elke Kraus
Berlin, im Juni 2018

Inhaltsverzeichnis

1	**Einleitung**	1
	Elke Kraus	
1.1	Warum dieses Buch?	2
1.2	Überblick des Buchs	6
1.3	Lesefahrplan	6
	Literatur	7

2	**Grundlagen der Händigkeit**	9
	Theresa Allweiss und Elke Kraus	
2.1	Was ist „Händigkeit"?	11
2.2	Welche neuroanatomischen Strukturen unterliegen der Händigkeit?	18
2.3	Welche neurophysiologischen Prozesse unterliegen der Händigkeit?	21
2.4	Warum gibt es Händigkeit überhaupt bzw. was beeinflusst sie?	25
2.5	Wie entwickelt sich die Händigkeit?	33
2.6	Zusammenfassung	36
2.7	Fazit	37
	Literatur	38

3	**Ermittlung der Händigkeit**	47
	Elke Kraus und Theresa Allweiss	
3.1	Wie kann Händigkeit klassifiziert werden?	48
3.2	Wie wird Händigkeit gemessen?	48
3.3	Wie wird Händigkeit ermittelt?	50
3.4	Welche gängigen Testverfahren gibt es?	54
3.5	Was beeinflusst die Ermittlung der Händigkeit?	61
3.6	Welche Schlussfolgerungen können für die Händigkeitsermittlung gezogen werden?	62
3.7	Fazit	64
	Literatur	65

4	**Mögliche Ursachen eines wechselnden Handgebrauchs**	69
	Elke Kraus	
4.1	Gibt es Ambidextrie?	72
4.2	Welche Studienformen gibt es zur Ausprägung der Händigkeit und zur „Beidhändigkeit"?	72
4.3	Zu welchen Ergebnissen kommen Forscher über „Beidhänder"?	77
4.4	Was kann eine Umschulung der Händigkeit bewirken?	83
4.5	Beeinflusst eine Entwicklungsverzögerung bei Kindern ihre Händigkeitsbildung?	89
4.6	Was macht eine pathologische Händigkeit aus?	94
4.7	Welche Krankheitsbilder mit verminderter Lateralisierung gibt es?	96
4.8	Fazit	98
	Literatur	104

5	**Die Entwicklung des Händigkeitsprofils**	111
	Elke Kraus	
5.1	Warum wurde das Händigkeitsprofil entwickelt?	113
5.2	Welche Studien unterliegen dem ursprünglichen Händigkeitsprofil?	113
5.3	Welche Studien gibt es zu dem aktuellen Händigkeitsprofil?	128
5.4	Welche Grundannahmen zur Händigkeit und ihrer Ermittlung unterliegen dem Händigkeitsprofil?	133
5.5	Fazit	134
	Literatur	134
6	**Das aktuelle Händigkeitsprofil**	137
	Elke Kraus	
6.1	Aus welchen Subtests besteht das aktuelle Händigkeitsprofil?	140
6.2	Welche zusätzlichen Inhalte bietet das Händigkeitsprofil?	144
6.3	Welche Strukturhilfen gibt es zur Analyse und Interpretation des Händigkeitsprofils?	146
6.4	Welche spezifischen Merkmale hat das Händigkeitsprofil in Vergleich zu anderen Testinstrumenten der Händigkeit?	150
6.5	Fazit	154
	Literatur	154
7	**Vorschlag einer Differenzierungssystematik „Händigkeitstypus mit Varianten" zur Analyse von wechselndem Handgebrauch**	157
	Elke Kraus	
7.1	Händigkeitstypus Ausprägung	161
7.2	Händigkeitstypus Motorik	176
7.3	Händigkeitstypus Umwelt	181
7.4	Fazit	188
	Literatur	189
8	**Ideen zur Intervention bei händigkeitsauffälligen Kindern**	193
	Elke Kraus und Ursula Nagele-Hiedl	
8.1	Links- oder Rechtshändigkeit mit motorischen Auffälligkeiten – Händigkeitstypus Ausprägung	195
8.2	Variable Links- oder Rechtshändigkeit mit motorischen Auffälligkeiten – Händigkeitstypus Ausprägung	196
8.3	Entwicklungsverzögerte Händigkeit – Händigkeitstypus Ausprägung oder Motorik	197
8.4	Pathologische Links- oder Rechtshändigkeit – Händigkeitstypus Motorik	203
8.5	Umgeschulte Links- oder Rechtshändigkeit – Händigkeitstypus Umwelt	204
8.6	Fazit	210
	Literatur	211
9	**Fallbeispiele aus der Praxis**	213
	Elke Kraus und Ursula Nagele-Hiedl	
9.1	Zora – variable Linkshänderin	215
9.2	David – pathologischer Rechtshänder	221

9.3	Bernd – umgeschulter Linkshänder mit motorischen Auffälligkeiten	227
9.4	Hugo – variabler Linkshänder mit linksseitiger Schwäche und nachfolgender Umbildung	235
9.5	Fazit	242
	Literatur	242
10	**Ein Panorama: Implikation für Praxis, Theorie und Forschung**	243
	Elke Kraus	
10.1	Zusammenfassung relevanter Faktoren aus der Fachliteratur in Bezug auf das Händigkeitsprofil	244
10.2	Zeitgemäße und zukunftsweisende Ermittlungsverfahren	247
10.3	Forschungsausblick	248
	Literatur	249

Serviceteil

Glossar	252
Sachverzeichnis	260

Autorenporträts

Zu den Autorinnen

Prof. Dr. Elke Kraus ist promovierte Ergotherapeutin und hat ihr Ph. D. im Fachbereich Ergotherapie an der La Trobe Universität, Melbourne, Australien, zum Thema Händigkeit bei Kindern absolviert. Dem Doktorstudium gingen der Bachelor in Ergotherapie und ein Diplom in Erwachsenenbildung an der Universität Kapstadt in den 1980er-Jahren voraus. Sie hat seitdem Praxiserfahrung mit Kindern und Lehrerfahrung in Südafrika, Australien und Deutschland. Seit 2005 ist sie Professorin für Ergotherapie an der Alice-Salomon-Hochschule in Berlin, Leiterin mehrerer Forschungsprojekte und Autorin zahlreicher Publikationen. Insbesondere ist sie Urheberin des **Händigkeitsprofils©** in dem abgeklärt wird, ob ein Kind links- oder rechtshändig ist; Urheberin des **Pädiatrischen Ergotherapeutischen Assessments und Prozessinstrument (PEAP)** sowie Urheberin des **Treffpunkts** und der **Schreib-Mal-Schule**, die eine fein- und grafomotorische Intervention unterstützen.

Theresa Allweiss ist Ergotherapeutin (B. Sc,) und Gesundheitswissenschaftlerin (M. Sc.). Sie widmete sich in ihrer Masterarbeit dem digitalisierten Auswertungsverfahren des Händigkeitsprofils. Sie besitzt mehrjährige Praxiserfahrung in der pädiatrischen Ergotherapie und arbeitet derzeit als wissenschaftliche Mitarbeiterin am Institut für Soziale Gesundheit an der Katholischen Hochschule für Sozialwesen Berlin.

Ursula Nagele-Hiedl studierte Sport und Geografie für das Lehramt am Gymnasium. Während der Elternzeit arbeitete sie als Motopädin in einer heilpädagogischen Praxis. Im Rahmen dieser Tätigkeit hatte sie immer wieder mit Kindern mit unklarer Händigkeit zu tun, ebenso auch in ihrer Tätigkeit als staatlich geprüfte Beratungslehrerin. Sie ist nach dem Händigkeitsprofil sowie als Linkshandberaterin nach Sattler geschult und hat jahrelange Erfahrungen mit Kindern und Erwachsenen mit wechselndem Handgebrauch und Rückschulungen.

Zu den Verfasserinnen der Geleitworte

Prof. Dr. Helen Polatajko ist eine international anerkannter Ergotherapeutin, Lehrende und Wissenschaftlerin. Obgleich ihre Expertise die gesamte Palette der ergotherapeutischen Praxis umspannt, ist ihr Schwerpunkt die Pädiatrie. Sie setzt sich vor allem dafür ein, dass sich Kinder als betätigende Wesen optimal entwickeln. Sie hat außerordentlich zu diesem Thema beigetragen, aber auch zu der Entwicklung der Ergotherapie als Beruf in Bezug auf die Konzeptentwicklung von Betätigung und Befähigung. Sie hat mehr als 300 Publikationen, über 550 Präsentationen in 31 Ländern durchgeführt und über 10.000.000 US$ an Zuschüssen erhalten. Als Lehrende hat sie über 1.000 Ergotherapeuten ausgebildet und mehr als 100 Studenten in deren Doktorarbeit betreut. Herausragend unter ihren Beiträgen sind die Co-Autorschaft der international anerkannten *Canadian Occupational Performance Measure* und die beiden Bücher *Enabling Occupation*, in denen es um die Erstellung der kognitiven Orientierung zum täglichen Occupational-Performance-Ansatz geht, der durch seinen betätigungsorientierten, klientenzentrierten Ansatz die therapeutische Intervention prägt.

Erna Schönthaler ist Ergotherapeutin, Pädagogin und Sonderschullehrerin. Sie absolvierte ihren Magister zu dem Thema Händigkeit und ist hauptberuflich in Lehre und Forschung im Studiengang Ergotherapie an der Fachhochschule Campus Wien tätig. Sie unterrichtet in Masterstudiengängen für Gesundheitsberufe und gibt Fortbildungen für Ergotherapeutinnen, unter anderem auch zur Händigkeit. Sie ist Herausgeberin des Buches *Grafomotorik und Händigkeit* und arbeitet seit mehr als 25 Jahren mit Kindern. Sie hat sich vor allem auf Kinder mit umschriebener Entwicklungsstörung der motorischen Funktionen (UEMF), dem CO-OP-Ansatz (Cognitive Orientation to Daily Occupational Performance), der Grafomotorik und der Händigkeit von Kindern spezialisiert. Sie ist CO-OP-Instruktorin und seit 2008 zertifizierte Anwenderin des Händigkeitsprofils.

Adressen

Prof. Dr. Elke Kraus (Hrsg.)
Alice-Salomon Hochschule
Alice-Salomon-Platz 5
12627 Berlin
Deutschland
E-Mail: kraus@ash-berlin.eu

Ursula Nagele-Hiedl
Frühlingstraße 78
82110 Germering
Deutschland
E-Mail: linkshandpraxis.ursnagele@web.de

Theresa Allweiss
Institut für Soziale Gesundheit
Katholische Hochschule für Sozialwesen Berlin
Köpenicker Allee 39–57
10318 Berlin
Deutschland
E-Mail: theresa.allweiss@khsb-berlin.de

Einleitung

Elke Kraus

1.1 Warum dieses Buch? – 2

1.2 Überblick des Buchs – 6

1.3 Lesefahrplan – 6

Literatur – 7

© Springer-Verlag GmbH Deutschland, ein Teil von Springer Nature 2019
E. Kraus (Hrsg.), *Zwischen Links- und Rechtshändigkeit*,
https://doi.org/10.1007/978-3-662-57723-3_1

Es gibt nur zwei Arten zu leben. Entweder so als wäre nichts ein Wunder oder so als wäre alles ein Wunder.
(Albert Einstein)

Mut steht am Anfang des Handelns, Glück am Ende.
(Demokrit)

1.1 Warum dieses Buch?

Händigkeit ist ein faszinierendes, höchst komplexes und offensichtlich abstruses Phänomen. Die jahrzehntelange Forschung hat eine enorme Fülle an unterschiedlichsten und widersprüchlichen Ergebnissen generiert. Obgleich man sich inzwischen relativ einig ist, dass Händigkeit ein multidimensionales Verhalten ist, das unter anderem vererbbare, umweltbasierte sowie entwicklungsbedingte Ursprünge hat, bleiben mehr Fragen offen, als beantwortet werden. Tendenziell wird einer Forschungsfrage zu einem Aspekt der Händigkeit nachgegangen, und die Ergebnisse münden oft in einer Hypothese oder Theorie, die dann in nachfolgenden Studien mal widerlegt und mal bestätigt wird. Dazu kommt, dass man in der Forschung Händigkeit nach eigenem Gutdünken definiert, kategorisiert, misst und analysiert – denn es gibt weder Konsens über eine einheitliche Definition und Klassifikation noch über die am besten geeigneten Testerfahren zur Händigkeitsermittlung (▶ Kap. 2).

So könnte man die weite, unübersichtliche Forschungslandschaft zur Händigkeitsthematik mit einem Dschungel aus vielen dichten und verworrenen Ästen und Zweigen vergleichen. Es sind weder die ganzen Bäume klar zu erkennen, noch kann die Sonne das Dickicht durchdringen, um Gegebenheiten deutlich zu beleuchten. Einge der unversiegbaren Fragen, die zu der Verworrenheit beitragen, schließen Folgende Punkte ein:

- Ist Lateralität gleich Händigkeit gleich Handpräferenz gleich Handleistung? Wenn nicht, wie unterscheiden sie sich? Wie hängen sie zusammen?
- Ist ein Linkshänder tatsächlich linkshändig, wenn er 10 aus 10, 8 aus 10 oder lediglich 6 aus 10 Testaufgaben (Items) mit links verrichtet?
- Wenn nicht, was ist er dann? „Beidhänder"? Und sind Beidhänder im Grunde auch Links- oder Rechtshänder oder sind sie tatsächlich weder Links- noch Rechtshänder oder beides? Haben sie mehr Probleme als eindeutige Links- oder Rechtshänder oder haben sie mehr Vorteile?
- Sind Linkshänder tatsächlich anders als Rechtshänder? Wenn ja, in welcher Hinsicht? Und sind die Unterschiede wesentlich bzw. kann man sie generalisieren?
- Äußert sich Händigkeit in Tätigkeiten mit einer Hand oder mit beiden oder sowohl mit der einen wie auch der anderen Hand? Ist eine Form aussagekräftiger als die andere?
- Welche Items sind am besten dazu geeignet, um die Handpräferenz zu ermitteln? Sind dies Items mit der höchsten Zuverlässigkeit, die in der Regel Tätigkeiten entsprechen, die durch Umwelteinflüsse und Übung behaftet sind? Oder handelt es sich dabei um die spontanen, nicht geübten Handlungen, die aber generell keine hohe Zuverlässigkeit aufweisen?
- Ist das Überkreuzen der Körpermitte mit der Händigkeit gleichzustellen oder zumindest damit zu verbinden?
- Warum ist die bevorzugte Hand nicht immer auch die bessere? Weshalb ist der Zusammenhang zwischen Präferenz und Leistung oft nur mäßig?
- Kann die nicht-dominante Hand durch Übung tatsächlich die bessere werden, ohne dass es, wie bei vielen umgeschulten Linkshändern, zu Umschulungsfolgen kommt? Oder anders gefragt: Weshalb zeigen nicht alle umgeschulten Linkshänder Probleme auf?
- Wie genau gestaltet sich das Verhältnis zwischen Motorik und Präferenz? Ist eines als Ursache wichtiger als das andere, oder gibt es eine wechselseitige Beeinflussungen?
- Und ist es wirklich so wichtig, ob man links- oder rechtshändig ist, oder ist es wesentlicher, wie stark links oder rechts ausgeprägt man ist?

- Wie ausschlaggebend ist der genetische Anteil der Händigkeit? Ist er bei allen Menschen gleich stark? Oder könnte die Umwelt doch einen größeren Einfluss haben als vermutet? Und wenn ja, ist das bei allen Menschen gleich?
- Kann sich Händigkeit unter Umständen entgegengesetzt der ursprünglichen genetischen Veranlagung entwickeln? Könnten sich z. B. leicht ausgeprägte Linkshänder mit guten motorischen Voraussetzungen problemlos zu leicht ausgeprägten Rechtshändern entwickeln?
- Und ist es möglich, dass aufgrund der Händigkeit prognostische Schlüsse in Bezug auf Persönlichkeitsstrukturen, Fähigkeiten, Krankheitsbilder etc. gezogen werden können? Wenn ja, welche?

So viele offene Fragen, so wenige klare Antworten – vermutlich ist es nicht nur der Komplexität des Händigkeitsphänomens und unserem beschränkten Wissen über die zugrunde liegenden neurophysiologischen Prozesse geschuldet, dass noch Vieles im einerseits Unklaren bleibt. Es ist sicherlich auch das Resultat eines reduzierten, andererseits eines uneinheitlichen und unsystematischen Umgangs mit den unterschiedlichen Aspekten der Händigkeit (▶ Kap. 3). Es gibt zum einen die typische, meist forschungsbedingte, Vereinfachung und Reduzierung der Händigkeit als Untersuchungsgegenstand, in dem begrenzt nur ein paar wenige Aspekte beforscht werden können und andere, die eventuell auch ausschlaggebend wären, ausgelassen werden. So untersuchen einige Studien z. B. nur die Handpräferenz, ohne die motorische Leistung oder ohne einen eventuellen Übungs-/Gewohnheitsaspekt zu berücksichtigen. Andere Studien beziehen sich nur auf die Leistung bei einhändigen Aktionen, ohne Bezug zu der beidhändigen Leistung im Alltag herzustellen. Diese ist jedoch für die Handlungsfähigkeit eines Menschen wesentlich und wird von der Händigkeit beeinflusst. Das ist sicherlich der Nachteil von experimenteller Forschung generell – der Alltagsbezug und die tatsächlichen Lebensbedingungen werden kaum oder gar nicht berücksichtigt, da man Störfaktoren kontrollieren möchte. Deshalb kann immer nur ein kleiner Teil eines Forschungsgegenstands beleuchtet werden.

Nichtsdestotrotz liefern zu den bestimmten Teilaspekten der Händigkeit Grundlagenforscher im Bereich Neuropsychologie und Neurophysiologie sehr interessante Erkenntnisse. Vor allem werden vermehrt die relativ neuen Möglichkeiten der bildgebenden Verfahren (Neuroimaging) verwendet und bieten spannende Einblicke in die Funktion der menschlichen Gehirnhälften in Bezug auf die Händigkeit – auch wenn die Ergebnisse dieses Forschungszweigs eher einer Ausweitung des Händigkeitsdschungels gleicht.

Für therapeutische, pädagogische, medizinische und soziale Berufe ist Händigkeit ebenfalls ein interessantes und potenziell wichtiges Thema. Hat man doch hier häufiger mit Menschen zu tun, die einen ungewöhnlichen wechselnden Handgebrauch aufzeigen, z.B. deren dominante Hand durch einen Unfall oder eine Krankheit eingeschränkt ist oder deren Händigkeitsentwicklung an sich verzögert ist. Eine unklare Händigkeit wird zusammen mit Problemen in anderen Bereichen wie dem Überkreuzen der Körpermitte und der Ausführung von Spiegelbewegungen als Indiz für Auffälligkeiten der interhemisphärischen Zusammenarbeit gesehen – was für die Praxis prognostische Wichtigkeit besitzt. Die vielfältigen Belege eines Zusammenhangs zwischen wechselhafter Händigkeit (oder „Mischhändigkeit" bzw. „Beidhändigkeit") und bestimmten Krankheitsbildern und Auffälligkeiten stehen allerdings oft im Widerspruch zu Studien, die „Beidhändigkeit" mit bestimmten Vorteilen in Verbindung bringen (▶ Kap. 4).

Sucht man vor diesem Hintergrund jedoch nach Forschungsergebnissen zum Thema Händigkeit, die relevant und anwendbar für die Praxis sind und eine Richtung für Therapie, Intervention oder pädagogisch Konzepte vorgeben könnten, dann gleicht die Forschungslandschaft eher einer Wüste. Hier und da ist ein Gebüsch oder Pflänzchen zu finden, aber generell herrscht eine unbewachsene Weite. Auch zwischen den Disziplinen, z. B. der klinischen Psychologie und der Neuropsychologie, gibt es wenig Austausch im Hinblick auf

Forschungsergebnisse und Praxiserfahrungen (Prichard, Propper & Christman, 2013). Das ist durchaus verständlich, denn zur Komplexität des Phänomens Händigkeit kommen unzählige Einflüsse des tatsächlichen Lebens, die auch damit zusammenhängen und irgendwie erfasst werden müssten, aber sehr schwer zu kontrollieren sind.

Es ist jedoch vor allem im klinischen und pädagogischen Kontext notwendig, relevante Faktoren detailliert zu ermitteln, zu sortieren und zu systematisieren. Das betrifft vorwiegend die Arbeit mit Menschen, die eine unklare Händigkeit bzw. wechselnden Handgebrauch zeigen. Dieses Buch setzt sich vor dem Hintergrund einer gründlichen Literaturrecherche zu den Aspekten der Händigkeit insbesondere mit dem wechselnden Handgebrauch bzw. einer Misch- oder Beidhändigkeit im Forschungs- und Theoriediskurs auseinander.

Im Rahmen meiner langjährigen ergotherapeutischen Erfahrung hatte ich wiederholt mit Kindern mit wechselndem Handgebrauch zu tun, die z. B. kurz vor der Einschulung noch nicht wissen, mit welcher Hand sie in der Schule schreiben sollen. Auch andere Therapeuten oder Eltern, Erzieher, Lehrer, Kinderärzte und Psychologen sind sich oft unschlüssig, ob ein Kind links- oder rechtshändig ist. Da Händigkeit unter anderem entwicklungsbedingt ist und das Entwicklungstempo bei Kindern unterschiedlich sein kann, gibt es relativ viele Kinder, die zur Einschulung noch eine unklare Händigkeit aufweisen. Da es inzwischen aber allgemein bekannt ist, dass eine sogenannte „Umschulung" der eigentlich dominanten auf die nicht-dominante Hand, vor allem beim Schreiben, zu gravierenden Problemen führen kann, ist es wichtig, dass man mit der „richtigen" dominanten Hand schreibt. Eine „falsche" Entscheidung für die Schreibhand würde also in einer Umschulung münden und könnte Umschulungsfolgen verursachen. Allerdings können die genannten Störungen auch unabhängig von einer Umschulung existieren, sodass sie keinen eindeutigen Hinweis darauf geben können.

Vor diesem Hintergrund ist es wichtig, eine Umschulung als Ursache der Probleme durch eine umfassende Befunderhebung auszuschließen oder von vornherein eine Umschulung zu verhindern. Eine umfassende Händigkeitsermittlung der vielseitigen Händigkeitsfacetten ist notwendig, um eine eventuell folgenschwere Entscheidung der Schreibhand fällen zu können. Und obgleich Umschulungen von links auf rechts in Amerika, Kanada, Australien und vielen europäischen Ländern schon lange nicht mehr (offiziell) vorgenommen werden, gibt es immer noch teilweise die Ansicht, dass es prinzipiell besser und einfacher ist, mit rechts zu schreiben, weil wir in einer rechtshändigen Welt leben. So ist es auch heute noch gängig, dass vor allem bei unklarer Händigkeit empfohlen wird, der rechten Hand den Vorzug zu geben. Außerdem gibt es noch viele Länder in Asien, Afrika, Mittelosteuropa und Südamerika, die durch sehr niedrige Linkshänderzahlen flächendeckend auf Umschulungen hinweisen (Kushner, 2013; Porac & Martin, 2007; vgl. ▶ Kap. 2). In unserem globalen Zeitalter, gekennzeichnet von Migration und Mobilität, leben Menschen aus diesen Ländern vermehrt in der westlichen Welt und besuchen therapeutische und pädagogische Einrichtungen. Daher bleibt das Thema Umschulung der Händigkeit in allen Ländern relevant.

Aus dieser Situation heraus habe ich aufgrund meiner Praxiserfahrung bei Kindern mit wechselndem Handgebrauch im Rahmen meiner Doktorarbeit ein Instrument entwickelt, mit dem versucht wird, die relevanten Teilaspekte der Händigkeit in der Forschungslandschaft zu sammeln, zu bündeln und zu systematisieren, um eine gründliche und umfassende Grundlage für klinische Entscheidungen zu schaffen (Kraus, 2003). So entstand das **Händigkeitsprofil**, ein Instrument für die Praxis. Als standardisiertes Assessment mit Strukturhilfen zur Analyse der Daten erfasst es die Wahrscheinlichkeit einer Links- oder Rechtshändigkeit bei Kindern mit wechselndem Handgebrauch, indem das Ausmaß der Händigkeit anhand mehrere Dimensionen ermittelt und zusammen mit der motorischen Leistung analysiert wird. Ziel ist es, den wechselnden Handgebrauch eines Kindes verstehen und einordnen zu können, um dann angemessene Entscheidungen nicht nur für die Schreibhand und für andere anspruchsvolle Tätigkeiten zu fällen, sondern auch den weiteren Interventionsverlauf entsprechend gestalten zu können (siehe auch Kraus, 2006).

Das Händigkeitsprofil ist für 6-jährige Kinder normiert und wird bei Kindern zurzeit in Deutschland, aber auch in Südafrika und Australien, angewandt. Es hat sich aus Sicht der Praktikerinnen mit seiner umfassenden Struktur und systematischen Vorgehensweise zu den unterschiedlichen Aspekten oder Dimensionen der Händigkeit bewährt (Kraus, 2018a, b; Schübl, 2010). Die im Assessment berücksichtigten Dimensionen beinhalten **Handpräferenz** und **Handleistung**, **Überkreuzen der Körpermitte** und **bimanuelle Kooperation**. Während der Testdurchführung werden Informationen in Bezug auf die **motorische Qualität** dokumentiert. Des Weiteren werden sowohl **Umweltfaktoren** wie der Übungsfaktor oder soziokultureller Druck, mit der rechten Hand zu schreiben, als auch **pathologische Faktoren** wie traumatische Umstände vor, bei oder nach der Geburt sowie **veranlagungsbedingte Faktoren** mit einbezogen. Das aktuelle Händigkeitsprofil beruht außerdem auf der Praxiserfahrung von über 500 geschulten Therapeutinnen und Therapeuten, deren Rückmeldungen über die Jahre systematisch erfasst wurden und in die Weiterentwicklung des Händigkeitsprofils mit einflossen.

Es ist unter anderem auch Sinn und Zweck dieses Buches, das Händigkeitsprofil als Beispiel eines Versuchs, den wechselnden Handgebrauchs multidimensional und systematisch zu erfassen und zu analysieren, vorzustellen. Das Händigkeitsprofil geht als exemplarisches Vorgehen auch über den Bereich der Pädiatrie hinaus, da nicht nur praktisch tätige Therapeuten, Psychologen, Pädagogen und Ärzte daran interessiert sein könnten, sondern auch Forscher, Neuropsychologen, Theoretiker und Akademiker, die das Thema Händigkeit bearbeiten oder berücksichtigen. Im Bereich Psychologie wurden wechselhafter Handgebrauch und/oder ähnliche Leistungen der Hände z. B. wiederholt in Zusammenhang mit Aspekten wie verminderter Sensationssuche und erhöhtem Autoritarismus gebracht. So sollten beispielsweise Persönlichkeitsforscher ermutigt werden, die Händigkeit, insbesondere den Ausprägungsgrad, als einen Faktor in die Analyse einzubeziehen (Christman, 2014). Der Ausprägungsgrad scheint mit einer Vielfalt von Merkmalen, Symptomen, oder auch Krankheitsbildern, wie der kognitiven Flexibilität oder Essstörungen zu korrelieren (Christman, Jasper, Sontam, & Cooil, 2007). Ein anderes Beispiel kommt aus dem Bereich der Entwicklungsforschung: Selbst im frühen Kindesalter könnte das Erfassen von altersgerechten rollendifferenzierten bimanuellen Aktionen Hinweise auf weitere Entwicklungsmeilensteine geben und eventuell Präventionsmaßnahmen sowie die pädagogische Herangehensweise beeinflussen (Babik, 2014). Auch in der Grundlagenforschung gibt es noch viele offene Fragen, was diverse anatomische Strukturen der Hemisphären betrifft, die deshalb systematisiert untersucht werden sollte (Ocklenburg, Garland, Ströckens & Uber Reinert, 2015; ▶ Kap. 2 und 4).

Ferner könnte das Thema Umschulung von Relevanz für die Bildungsregeln und Verfahrensweisen im internationalen Bereich haben. Gruber (2016, S. 23) formuliert dies wie folgt:

> Institutionen, insbesondere Schulen, sollten Eltern und Lehrer über die negativen Folgen einer Umschulung informieren und sie davon abhalten. Dies ist wichtig für die politischen Entscheidungsträger, insbesondere in den Entwicklungsländern [...], in denen Umschulungen immer noch üblich sind.[1]

Aber auch ohne die spezifische Anwendung des Händigkeitsprofils als Instrument werden die Prinzipien und Systematik einer Hänbdigkeitsermittlung deutlich gemacht und können

---

1 Übersetzung der Autorin. Englische Version: "Institutions, in particular schools, should inform parents and teachers on the negative consequences of switching and discourage it. This is important for policy makers, in particular in developing countries, [...] where switching is still a common practice." (Gruber, 2016, S. 23)

hilfreich sein. Die Anwendung eines einheitlichen multidimensionalen Instruments aus der Praxis mit Vorschlägen zu einer systematischen Strukturierung und zur Definition von Händigkeitstypen könnte helfen, Licht in den Händigkeitsdschungel sowie auch mehr Pflanzen in die Praxiswüste zu bringen. Es könnte zudem zu einem besseren Verständnis der sogenannten „Beidhänder" beitragen und die Brücke zwischen Forschung, Theorie und Praxis stärken.

1.2 Überblick des Buchs

Die Geleitworte zu diesem Buch wurden dankenswerterweise von zwei internationalen Expertinnen in der Pädiatrie und zum Thema Händigkeit, **Prof. Dr. Helen Polatajko** aus Kanada und **Erna Schönthaler** aus Österreich, verfasst.

In ▶ Kap. 1–5 werden die Grundlagen aus der Händigkeitsliteratur anhand von Fragen aufbereitet, zusammen mit der Mitautorin **Theresa Allweiss**, die ihre Masterarbeit zu dem Händigkeitsprofil und einer digitalisierten Auswertung geschrieben hat. Es wird Bezug auf Veranlagung, Umwelt und Pathologie genommen, Testungsmethoden werden erörtert und die sogenannte „Beidhändigkeit" diskutiert. In ▶ Kap. 2 und 3 werden Schlussfolgerungen und auch Prinzipien zur Händigkeitsermittlung zusammengetragen.

In ▶ Kap. 6–10 wird das Assessment des Händigkeitsprofils als ein Beispiel zur umfassenden und standardisierten Ermittlung der Händigkeit vorgestellt. Das Händigkeitsprofil basiert einerseits auf der Grundlagenforschung und andererseits auf Erfahrungen aus der pädiatrischen Praxis, und es differenziert wesentliche Händigkeitsaspekte (▶ Kap. 6). Es wird Bezug auf die Entwicklung des Händigkeitsprofils mit seinen Subtests, Strukturhilfen zur Analyse und Interpretation genommen. Daraus erschließen sich die konzipierten **Händigkeitstypen** (▶ Glossar) bezüglich Veranlagung, Motorik/Pathologie und Umwelt, die an exemplarischen Kategorisierungsprofilen konkretisiert werden. Sie dienen als Angebot oder Einordnungsstruktur (▶ Kap. 7). Zur Praxisverknüpfung werden mögliche Therapieansätze zur Intervention bei den Händigkeitstypen, die in der Regel einer Intervention bedürfen, vorgestellt (▶ Kap. 8). In ▶ Kap. 9 werden tatsächliche Fälle aus der Praxis von Kindern mit wechselndem Handgebrauch beschrieben. Diese beiden Kapitel wurden gemeinsam mit **Ursula Nagele-Hiedl** geschrieben, eine Motopädin und Lehrerin, die eine langjährige Erfahrung mit händigkeitsauffälligen Kindern und umgeschulten Linkshändern hat. Zum Schluss werden eine kurze Zusammenfassung und ein Ausblick in Bezug auf weitere Forschung dargestellt (▶ Kap. 10).

Die Kapitel sind sehr unterschiedlich in ihrem Aufbau, Inhalt und der Präsentation. Manche Kapitel sind sicherlich interessanter für Praktiker, andere wiederum für Theoretiker oder Forscher. Aber es bedarf diese mannigfachen Ausgangspunkte zur Bearbeitung des Themas Händigkeit, um zu einem soliden Gesamtverständnis und zu schlüssigen Ergebnissen kommen zu können.

1.3 Lesefahrplan

Zur leichteren Lesbarkeit wird in diesem Buch unter anderem die erste Person (Singular und Plural) verwendet. Die „Ich-Form" bezieht sich immer auf mich, Elke Kraus als Hauptautorin des Buchs; die „Wir-Form" bezieht sich entweder auf die kollektive Expertenerfahrung der Autorinnen, der Therapeuten aus der Praxis und/oder auf die Leserschaft. Die Sprache ist nicht gegendert, aber die männliche Form beinhaltet natürlich immer auch die weibliche Form. Zitate und Paraphrasierungen aus Büchern sind in der Regel mit Seiten verzeichnet, die anderen Literaturquellen nur mit Autoren und Jahresangaben.

Das Glossar am Ende des Buchs enthält Erläuterungen wesentlicher Begriffe, die in diesem Buch verwendet werden. Diese Begriffe sind immer fett und vor allem bei Erstnennung mit einem Pfeil Glossar gekennzeichnet. Es stützt sich auf eine Kombination von

Definitionen[2] aus der Fachliteratur und eigener Konzeptionen, da anhand der Logik der theoretischen Auseinandersetzung mit der Händigkeitsthematik Begriffe angepasst oder anders formuliert wurden. Diese Definitionen sind in dem Sinne nicht für die Allgemeinheit bestimmt, sondern dienen einem einheitlichen und verständlichen Sprachgebrauch in Bezug auf das Händigkeitsprofil und seine konzeptionelle Einbettung. Zur leichteren Orientierung werden die wichtigsten Synonyme aus der englischen und deutschen Fachliteratur mit aufgeführt.

Jedes Kapitel eröffnet sich mit zwei Zitaten über das menschliche Handeln und Tun im Allgemeinen. Damit soll symbolisiert werden, dass sich dieses Buch auch jenseits der Links-rechts-Dichotomie und dem Phänomen Händigkeit orientiert – Händigkeit ist letztendlich einer von vielen Aspekten, die das alltägliche Handeln mit beeinflussen, ob in der typisch entwickelten Bevölkerung oder im klinischen Setting. Aus Kostengründen sind die Abbildungen des Buchs nur sehr begrenzt farbig. In der elektronischen Version des Buchs sind jedoch alle Abbildungen farbig.

Wir hoffen, das Buch verschafft nicht nur in das Thema Händigkeit einen guten Einblick, sondern auch in mögliche Analysen und Interpretation unterschiedlicher Wechselverhalten aufgrund einer systematischen Differenzierung der Dimensionen der Händigkeit. Händigkeit ist mehr als nur ein interessantes Phänomen – es ist auf komplexe Weise mit motorischen, psychischen und sozialen Facetten verknüpft und kann die Funktionsfähigkeit von Kindern und Menschen sowohl positiv als auch negativ beeinflussen. Therapeutische, pädagogische, medizinische und psychosoziale Berufe sowie auch Forscher tun daher gut daran, die händigkeitsbedingten Aspekte des menschlichen Handelns besser zu erfassen und zu verstehen.

---

[2] Die Quellen zu den Definitionen anderer Autoren sind in den einzelnen Kapiteln zu finden.

Literatur

Babik, I. (2014). Development of handedness for role-differentiated bimanual manipulation of objects in relation to the development of hand-use preferences for acquisition. [Dissertation]. Greensboro: The University of North Carolina at Greensboro.

Christman, S. (2014). Individual differences in personality as a function of degree of handedness: consistent-handers are less sensation seeking, more authoritarian, and more sensitive to disgust. *Laterality* 19(3), 354–367.

Christman, S. D., Jasper, J. D., Sontam, V., & Cooil, B. (2007). Individual differences in risk perception versus risk taking: Handedness and interhemispheric interaction. *Brain and Cognition* 63, 51–58.

Gruber, R. (2016). Making it right? Social norms, hand writing and cognitive skills. [Paper]. In: Beiträge zur Jahrestagung des Vereins für Socialpolitik 2016: Demographischer Wandel. Augsburg 04.–07.09.2016.

Kraus, E. (2003). The development of a normative profil to determine the extent of handedness in children. (PhD), La Trobe University, Melbourne. https://opus4.kobv.de/opus4-ash/frontdoor/index/index/start/0/rows/10/sortfield/score/sortorder/desc/searchtype/simple/query/kraus+handedness/docId/230. Zugegriffen: 06. Juni 2018.

Kraus, E. (2006). Handedness in children. In: A. Henderson, & C. Pehoski (Eds.), *Hand function in the child. Foundations for remediation* (2nd ed., pp. 161–191). St. Louis: Mosby/Elsevier.

Kraus, E. (2018a). Manual zum Händigkeitsprofil. Manual for Assessment. [Nicht publiziert. Das Manual ist nur über eine Kursteilnahme erhältlich.]. Berlin.

Kraus, E. (2018b). Theoretische Grundlagen zum Grundkurs des Händigkeitsprofils. [Nicht publiziert. Das Manual ist nur über eine Kursteilnahme erhältlich.]. Berlin.

Kushner, H. I. (2013). Why are there (almost) no left-handers in China? *Endeavour* 37(2), 71–81.

Ocklenburg, S., Garland, A., Ströckens, F., & Uber Reinert, A. (2015). Investigating the neural architecture of handedness. *Frontiers in Psychology* 6, 148.

Porac, C., & Martin, W. L. B. (2007). A cross-cultural comparison of pressures to switch left-hand writing: Brazil versus Canada. *Laterality* 12(3), 273–291.

Prichard, E., Propper, R. E., & Christman, S. D. (2013). Degree of handedness, but not direction, is a systematic predictor of cognitive performance. *Frontiers in Psychology* 4, 9.

Schübl, C. (2010). Das Händigkeitsprofil: Eine Untersuchung zur Anwendbarkeit eines neuen Befundinstruments in der Ergotherapie. [Bachelorarbeit]. Berlin: Alice Salomon Hochschule Berlin.

Grundlagen der Händigkeit

Theresa Allweiss und Elke Kraus

2.1	**Was ist „Händigkeit"? – 11**	
2.1.1	Wie wird Händigkeit definiert? – 11	
2.1.2	Wie ist Händigkeit in der Bevölkerung verteilt? – 14	
2.1.3	Wie unterscheiden sich Links- und Rechtshänder im Allgemeinen? – 16	
2.1.4	Gibt es eine „Händigkeit" des Körpers? – 16	
2.2	**Welche neuroanatomischen Strukturen unterliegen der Händigkeit? – 18**	
2.2.1	Kortex – 18	
2.2.2	Corpus callosum – 20	
2.2.3	Zerebellum – 20	
2.2.4	Rückenmark – 21	
2.3	**Welche neurophysiologischen Prozesse unterliegen der Händigkeit? – 21**	
2.3.1	Bimanuelle Kooperation – 21	
2.3.2	Überkreuzen der Körpermitte – 23	
2.4	**Warum gibt es Händigkeit überhaupt bzw. was beeinflusst sie? – 25**	
2.4.1	Wann fingen Menschen an, links- oder rechtshändig zu sein, und warum? – 25	
2.4.2	Wird Händigkeit vererbt? – 27	
2.4.3	Welche Rolle spielen Umweltfaktoren vor, bei oder nach der Geburt? – 28	
2.4.4	Welchen Einfluss hat die rechtsorientierte Umwelt auf die Händigkeitsentwicklung und -bildung? – 30	

© Springer-Verlag GmbH Deutschland, ein Teil von Springer Nature 2019
E. Kraus (Hrsg.), *Zwischen Links- und Rechtshändigkeit*,
https://doi.org/10.1007/978-3-662-57723-3_2

2.4.5	Kann die Händigkeitsbildung durch Störungen, Schädigungen oder Krankheiten beeinflusst werden? – 31	
2.4.6	Zusammenfassung der Einflüsse – 32	

2.5 Wie entwickelt sich die Händigkeit? – 33

2.5.1 Entwicklungsphasen in der Händigkeitsentwicklung – 33
2.5.2 Händigkeitsbildung bei Erwachsenen – 35

2.6 Zusammenfassung – 36

2.7 Fazit – 37

Literatur – 38

> *Zwei Wahrheiten können sich nie widersprechen.*
> (Galileo Galilei)
>
> *Zu wissen, was man weiß, und zu wissen, was man tut, das ist Wissen.* (Konfuzius)

Händigkeit – die offensichtlichste Asymmetrie des menschlichen Körpers – fesselt Menschen schon seit geraumer Zeit. Dabei macht wahrscheinlich die Existenz der Linkshänder das Thema so spannend. Denn wären wir alle entweder rechts- **oder** linkshändig, wäre das Phänomen Händigkeit sicherlich nicht so faszinierend.

Über Jahrhunderte hinweg haben sich verschiedene kulturelle und sogar religiöse Überzeugungen zur Links- und Rechtshändigkeit herausgebildet. Häufig wurde Linkshändigkeit dabei als etwas Negatives angesehen (zusammengefasst von Christman, 2012, S. 290). In der Bibel heißt es beispielsweise, dass am Tag des Jüngsten Gerichts die Sünder zur linken Seite Gottes sitzen würden, während den „**Recht**schaffenden" die rechte Seite vorbehalten bliebe; im Buddhismus ist es der **rechte** Weg, der zum Nirwana führt und so weiter. Negative Vorstellungen über unsere linke Körperhälfte spiegeln sich zudem in unserer Sprache wider – „linkisch sein", „mit dem linken Fuß aufstehen" oder „jemanden links liegen lassen" sind Beispiele davon. Redewendungen wie „Das Herz am rechten Fleck haben", „Recht sprechen" oder „Recht haben" stellen hingegen eine positive Konnotation dar. Diese Tendenz ist in vielen verschiedenen Sprachen zu finden (Schiefenhövel, 2013). Auch im Alltag zeigen sich Umgangsformen, die klar die rechte Hand bevorzugen, z. B. bei der Begrüßung. Ein Händedruck mit links ist nicht nur ungewöhnlich, sondern auch schwer mit einem rechtshändigen Händedruck zu koordinieren. Da Linkshänder schon immer in der Minderzahl waren, dürften solche Traditionen sicher Vorurteile und Diskriminierung begünstigt haben (Porac, 2016, S. 120).

Aber warum gibt es Links- und Rechtshändigkeit eigentlich? Weshalb gibt es mehr Rechtshänder als Linkshänder und keine gleichmäßige Verteilung? Unterscheiden sich Linkshänder von Rechtshändern? Und wenn ja, wie? Entspringt die Händigkeit hauptsächlich genetischen Faktoren oder ist sie umweltbedingt? Mit diesen und weiteren Fragen wollen wir uns in diesem Kapitel beschäftigen und so eine Basis für ein besseres Verständnis des Phänomens legen. Da es gerade zu den Grundlagen eine große Vielfalt an Informationen gibt, haben wir am Ende dieses Kapitels das Wesentliche noch einmal kurz zusammengefasst.

2.1 Was ist „Händigkeit"?

Wir befassen uns zuerst mit der Definition und der Händigkeitsverteilung in der Bevölkerung sowie mit den Unterschieden zwischen Links- und Rechtshändern und berücksichtigen zusätzlich die sogenannte Seitigkeit oder **Lateralität** (▶ Glossar), die auch mit der Händigkeit verwandt ist.

2.1.1 Wie wird Händigkeit definiert?

In der Literatur herrscht kein Konsens über die genaue Definition von Händigkeit. Im Allgemeinen wird sie als eine funktionale Asymmetrie im Gebrauch der Hände definiert (Day, 2017). Häufig wird Händigkeit auf die für das Schreiben bevorzugte Hand reduziert, was aber für eine ausführliche wissenschaftliche sowie therapeutische Betrachtung des Phänomens zu kurz gegriffen scheint.

Um Händigkeit zu verstehen, sind vor allem die zwei **Händigkeitsdimensionen** (▶ Glossar) – Handpräferenz bzw. **Präferenz** (▶ Glossar) und Handleistung bzw. **Leistung** (▶ Glossar) – von Bedeutung (◘ Abb. 2.1). Präferenz steht dabei für die Bevorzugung einer Hand für eine bestimmte Tätigkeit. Es geht darum, **wie oft** eine Hand im Vergleich zu der anderen eingesetzt wird. Leistung hingegen meint die motorischen Fähigkeiten und Fertigkeiten der Hand bei einer bestimmten Tätigkeit. Man beobachtet, **wie gut** eine Hand im Vergleich zur anderen arbeitet. Präferenz und Leistung sind wahrscheinlich angeboren, können aber zusätzlich durch Umweltfaktoren wie Training oder

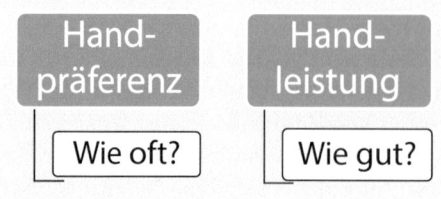

◘ Abb. 2.1 Die Händigkeitsdimensionen Präferenz und Leistung

Aufgabenstellung beeinflusst werden (Kraus, 2006a).

Menschen, die eine Hand bevorzugen, erzielen mit dieser Hand meist auch eine bessere Leistung. Wenn eine Person z. B. ihre rechte Hand für eine Aufgabe bevorzugt (**Präferenz**), führt sie diese Aufgabe im Allgemeinen mit der rechten Hand auch besser aus (**Leistung**). Dieser Zusammenhang zwischen Präferenz und Leistung wurde in vielen verschiedenen Studien untersucht und bestätigt (Annett, 1970; Brown, Roy, Rohr & Bryden, 2006; Triggs, Calvanio, Levine, Heaton & Heilman, 2000). Allerdings war die Übereinstimmung dabei oft nicht so hoch wie erwartet (Bryden, Singh, Steenhuis & Clarkson, 1994; Rigal, 1992; Tapley & Bryden, 1985). Es gibt offensichtlich auch Menschen, die eine Hand für bestimmte Aufgaben bevorzugt einsetzen, aber eine bessere Leistung mit der anderen Hand aufzeigen.

Das Zusammenspiel von Handpräferenz und Handleistung wird noch nicht gänzlich verstanden. Bestimmt die Leistung die Präferenz (da die bessere Hand häufiger eingesetzt wird) oder formt die Präferenz die Leistung (da die bevorzugte Hand mehr benutzt und somit mehr trainiert wird)? Zur Klärung dieses „Henne-und-Ei-Problems" gibt es verschiedene Ansätze. Einige Forscher (z. B. Annett, 1985; Triggs et al., 2000) gehen davon aus, dass **Asymmetrien** (▶ Glossar) der Leistung die Entwicklung der Präferenz beeinflussen. McManus (1999, S. 198) vertritt eine gegenteilige Theorie; nämlich dass sich die Präferenz in der Entwicklung früher festigt und dann die Leistung bestimmt. Porac und Coren (1981) wiederum sehen in Präferenz und Leistung zwei verschiedene Phänomene, die aber wahrscheinlich auf einen gemeinsamen Ursprungsfaktor zurückzuführen sind. Sie gründen ihre Annahme auf der unterschiedlichen Verteilung der zwei Händigkeitsdimensionen in der Bevölkerung. Die Verteilung von Handpräferenz ist üblicherweise geformt wie ein J und zweigipflig; die Verteilung von Leistungsdaten ist hingegen eingipflig und folgt der sogenannten Normalverteilung (◘ Abb. 2.2; Corey, Hurley & Foundas, 2001; Porac & Coren, 1981). Diese Unterschiede weisen darauf hin, dass Daten über die Handleistung nicht wie Präferenzdaten in zwei Gruppen geteilt werden können, und dadurch sind beide Dimensionen nicht gut miteinander vergleichbar.

Meistens wird jedoch nicht berücksichtigt, dass die Handleistung auch normative Aspekte beinhaltet. Wenn z. B. beide Hände in einem motorischen Test ähnlich abschneiden, können sie entweder ähnlich **gut** (bzw. durchschnittlich oder überdurchschnittlich) oder aber ähnlich **schlecht** (bzw. unterdurchschnittlich oder auffällig) sein. Diesen Bewertungsaspekt besitzt die Handpräferenz nicht – es ist egal „wie gut"

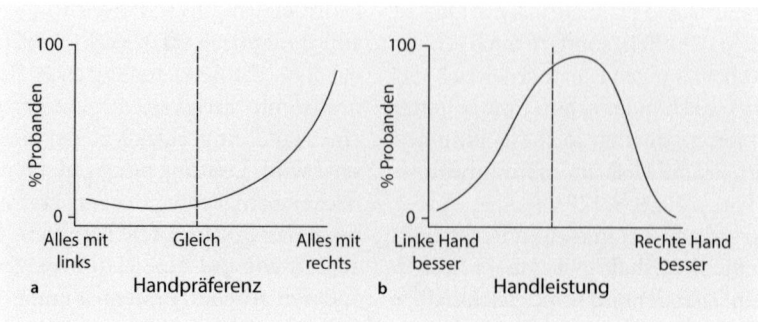

◘ Abb. 2.2 Verteilung von Präferenz- und Leistungsdaten. (Aus: Porac, 2016, S. 12)

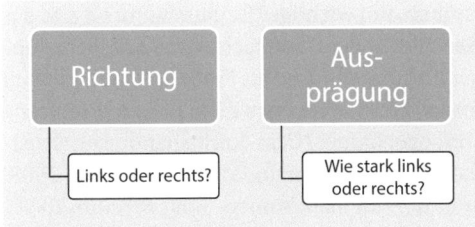

◘ Abb. 2.3 Die Händigkeitsparameter Richtung und Ausprägung Leistung

ein Gegenstand aufhoben wird, es zählt nur mit welcher Hand und „wie oft".

Die Debatte, ob und welche der beiden Dimensionen die tatsächliche Händigkeit ausmacht oder welche Dimension ausschlaggebend ist, bleibt uneinheitlich. Wir gehen davon aus, dass Handpräferenz sowie Handleistung Bestandteile oder Dimensionen der Händigkeit sind. Die ursprünglich veranlagte Händigkeit bezeichnen wir einfachheitshalber als „Dominanz".

Neben den Händigkeitsdimensionen ist es zudem wichtig zwischen den **Parametern Richtung** (▶ Glossar) und **Ausprägung** (▶ Glossar) zu unterscheiden (◘ Abb. 2.3):

- Die **Händigkeitsrichtung** sagt aus, ob eine Person Links- oder Rechtshänder ist, also entweder eine linke oder rechte Handdominanz besitzt.
- Die **Händigkeitsausprägung** hingegen beschreibt das Ausmaß dieser Dominanz als stark oder leicht ausgeprägt (McManus, 1999, S. 197).

Zum Beispiel würde eine Person mit einer rechtshändigen Dominanz (Richtung rechts) und einer starken Ausprägung fast alle Handlungen mit der rechten Hand ausführen; ein Rechtshänder mit einer leichten Ausprägung würde dagegen häufig auch die linke Hand einsetzen. Die Ausprägung wird im Kontext dieses Buchs mit dem **Ausprägungsgrad** (▶ Glossar) spezifiziert, der durch den Lateralitätsquotienten gemessen werden kann.

Es wird spekuliert, dass die Vernachlässigung der Händigkeitausprägung in der Forschung dazu geführt hat, dass viele Forschungsergebnisse so divers und widersprüchlich ausfallen (Prichard, Propper & Christman, 2013).

Die ◘ Abb. 2.4 stellt die Dimensionen und Parameter der Händigkeit in ein Verhältnis zueinander und versucht deren komplexes Zusammenspiel zu verdeutlichen. Die Händigkeit einer Person kann entsprechend der Richtung entweder in den linken oder rechten Spalten verortet werden und anhand der Stärke oder Schwäche des Ausprägungsgrads in der oberen oder unteren Zeile der Tabelle eingeordnet werden. Die Aufteilung in Präferenz und Leistung unter der jeweilig linken oder rechten Richtung spiegelt die Vielfalt an möglichen Kombination der Händigkeitsdimensionen und Parameter wider.

Vor diesem komplexen Hintergrund wird die Händigkeit allerdings selten definiert. Die meisten **Definitionen** beziehen sich entweder auf die geschicktere oder die bevorzugte Hand und setzen sie lediglich mit der gegenüberliegenden motorisch dominanten Gehirnhälfte in Verbindung, wie z. B. die folgende Definition:

◘ Abb. 2.4 Dimensionen und Parameter der Händigkeit

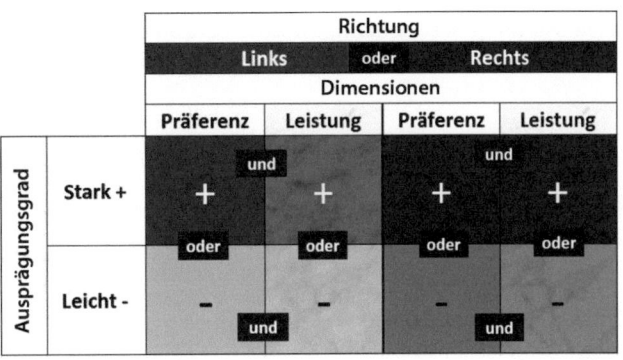

> Die Bevorzugung einer Hand oder die Tendenz, eine Hand geschickter oder angenehmer einzusetzen als die andere, je nachdem, welche Hemisphäre für die motorische Kontrolle dominant ist; etwa 90 % der Menschen zeigen eine Rechtshändigkeit oder linksseitige Dominanz für motorische Kontrolle[1]. (Colman, 2015, S. 330 – Übersetzung der Autorinnen)

Daher haben wir diese und ähnliche andere Definitionen wie folgt erweitert:

Händigkeit ist die deutlichste Form der menschlichen **Lateralität**, bei der die dominante Hand unter anderem von der gegenüberliegenden Gehirnhälfte kontrolliert und gesteuert wird. Händigkeit ist ein multidimensionales Phänomen, welches aus den beiden Dimensionen **Präferenz** und **Leistung** besteht. Diese wiederum beinhalten kontralaterale, ipsilaterale, einhändige sowie zweihändige Aspekte des Handeinsatzes. Die Händigkeit offenbart sich nicht nur in einer Links- oder Rechtshändigkeit (**Richtung**), sondern auch darin, wie stark die **Ausprägung** der Händigkeit ist. Zudem gibt es unterschiedliche Ursprungs- und Wirkfaktoren in Bezug auf Veranlagung, Umwelteinflüsse, Entwicklungsparameter sowie Schädigungen und Krankheitsbilder, die die Richtung und die Ausprägung der Händigkeit maßgeblich beeinflussen können.

2.1.2 Wie ist Händigkeit in der Bevölkerung verteilt?

Um diese Frage eindeutig zu klären, müssen viele Faktoren berücksichtigt werden, die eine Bestimmung der Händigkeit beeinflussen

---

[1] Übersetzung der Autorinnen. Englische Version: „A preference for using one hand rather than the other, or a tendency to use one hand more skilfully or comfortably than the other, depending on which cerebral hemisphere is dominant for motor control, approximately 90 per cent of people showing right handedness or left hemisphere dominance for motor control." (Colman, 2015, S. 330)

---

können. Ein wichtiger Einflussfaktor ist z. B. das **Geschlecht** der Untersuchten, da Männer häufiger linkshändig sind als Frauen. Männer haben im Vergleich eine etwa 25 % höhere Prävalenz von sogenannter Nicht-Rechtshändigkeit (Papadatou-Pastou, Martin, Munafò & Jones, 2008; Sommer, Aleman, Somers, Boks & Kahn, 2008), die neben einer Linkshändigkeit auch unklare Formen der Händigkeit oder Beidhändigkeit mit einschließen kann (mehr dazu in ▶ Kap. 4).

Unterscheidet man nur anhand der **Richtung** zwischen Links- und Rechtshändigkeit, geht man meist von einer 90-zu-10-Verteilung aus. Etwa 90 % der Bevölkerung sind demnach rechtshändig und 10 % linkshändig (Christman, 2012, S. 290; Corballis, 2010, S. 66; Willems, van der Haegen, Fisher & Francks, 2014). Allerdings trifft dieses Verteilungsmuster nicht überall auf der Welt zu, da Studien in Afrika (8 %), Asien (7 %) und Südamerika (4 %) weniger linkshändige Personen zählen als in Nordamerika, Westeuropa, Australien oder Neuseeland (jeweils 10 %; Porac, 2016, S. 120). Auch in China ist Linkshändigkeit sehr wenig verbreitet – vermutlich weil die strenge Schreibtechnik der chinesischen Schrift das Schreiben mit rechts verlangt (Kushner, 2013). Sobald Händigkeit anhand weniger sozial relevanter Aktivitäten wie Ballwerfen oder Haarkämmen gemessen wird, gleicht sich die Händigkeitsverteilung in diesen Gesellschaften jedoch ebenfalls dem Wert von 10 % an (Christman, 2012, S. 290).

Sobald wir neben der Richtung auch den **Ausprägungsgrad** (▶ Glossar) der Händigkeit einbeziehen, verändert sich das Bild der Händigkeitsverteilung noch einmal (◘ Abb. 2.5). Es fällt auf, dass linkshändige Personen häufiger eine schwächere Ausprägung aufweisen als rechtshändige Personen. Linkshänder haben zu etwa 40 % eine eher leicht ausgeprägte Händigkeit, wohingegen Rechtshänder nur zu etwa 6 % eine vergleichbar leichte Ausprägung zeigen (Annett, 2004).

Die Verteilung von Menschen mit starker oder leichter Händigkeitsausprägung (oft auch **konstante** oder **inkonstante** Händigkeit genannt), ohne Berücksichtigung der Richtung, ist ebenfalls interessant. Die in der ◘ Abb. 2.5 dargestellte Studie beinhaltete 35,9 % leicht

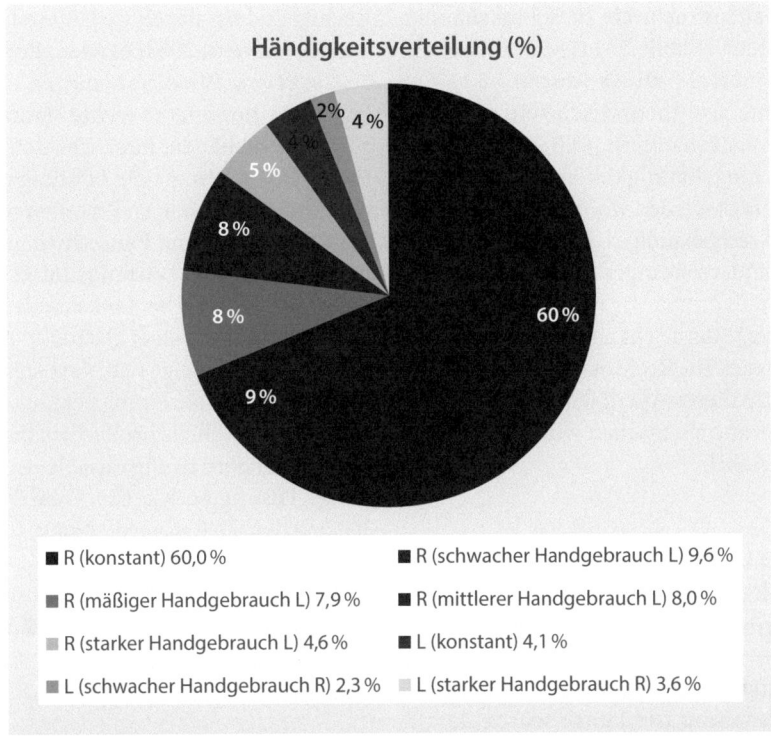

Abb. 2.5 Händigkeitsverteilung auf Basis der Handpräferenz. Insgesamt wurden 2.388 Menschen (5–63 Jahre alt; 949 männlich, 1.439 weiblich) auf ihre Händigkeit hin untersucht und aufgrund ihrer Ergebnisse in 8 Kategorien geteilt. Die Testung basierte auf der Handpräferenz, die durch Beobachtung der 12 Aktivitäten des „Annett Hand Preference Questionnaire" (Annett, 1970) bestimmt wurde. Der höhere Frauenanteil in der Studie könnte zu einer leichten Überpräsentation von Rechtshändigkeit geführt haben. L = links; R = rechts. (Eigene Darstellung auf Basis der Daten von Annett, 2004)

ausgeprägte „**Händer**". Nach einer strengeren Definition, in der Menschen mit allen Kombinationen von rechten, linken oder „weder … noch" Reaktionen zu einer Gruppe von inkonstanten Händern zusammenfasst wurden (also alle, die nicht eindeutig durchgehend eine Hand für verschiedene Tätigkeiten einsetzen), liegt der Anteil sogar bei 49,4 % (Annett, 2004). Das allgemein anerkannte Links-rechts-Verhältnis von 10 % zu 90 % bleibt mit Unsicherheit behaftet, unter anderem weil sich Studienergebnisse häufig untereinander unterscheiden.

Einige Studien fanden eine wesentlich höhere Anzahl von Linkshändern. Zum Beispiel stellte Sovák in den 60er-Jahren die Hypothese auf, dass latente oder schwach ausgeprägte Linkshänder zusammen mit den offensichtlichen Linkshändern ca. 50 % der Bevölkerung ausmachen würden (Sovák, 1962). Problematisch ist, dass bei dieser und anderen älteren Studien die Testmethoden nicht nur uneinheitlich und fragwürdig sind, sondern die Ergebnisse oft auch auf Messungen der allgemeinen Seitigkeit beruhen. So wird beispielsweise das Falten von Armen oder Händen als aussagekräftig angesehen. In ▶ Abschn. 2.1.3 wird deutlich, dass solche **Lateralitätsmerkmale** (▶ Glossar) nur bedingt mit der Händigkeit zusammenhängen. Nichtsdestotrotz sind sie interessant, da auch aktuelle Studien eine höhere Prävalenz von Linkshändern finden, z. B. in einigen Studien bei Kindern in ihren ersten beiden Lebensjahren, in denen weitaus mehr als 10 % Linkshänder gezählt wurden (Babik, 2014; Marschik et al., 2008; Prichard et al., 2013; ▶ Abschn. 2.5.1).

Es könnte also theoretisch sein, dass die Anzahl von Linkshändern größer wäre, wenn zum einen Linkshändigkeit einheitlich definiert und erfasst werden würde und wenn zum anderen das rechtshändige Umfeld die Entwicklung von Kindern weniger stark beeinflussen würde. Daher können wir nicht ausschließen, dass sich einige der leicht ausgeprägten Linkshänder eventuell zu „Rechtshändern" weiterentwickeln. Dass dieser Anteil jedoch bis zu 50 % der Bevölkerung ausmachen würde, ist äußerst unwahrscheinlich.

2.1.3 Wie unterscheiden sich Links- und Rechtshänder im Allgemeinen?

Macht es einen Unterschied, ob jemand links- oder rechtshändig ist? Lange wurde davon ausgegangen, dass Linkshändigkeit ein Risikofaktor für bestimmte neurologische Auffälligkeiten ist (Porac, 2016, 135ff.). Aktuellere Forschungsergebnisse zeigen aber, dass die Evidenz hierfür unzureichend ist. Zwar wird in einigen Studien ein Zusammenhang zwischen einem wechselnden oder „beidhändigen" Handgebrauch und verschiedenen pathologischen Zuständen deutlich (z. B. Kastner-Koller, Deimann & Bruckner, 2007; Rodriguez, Kaakinen, Moilanen, Taanila, McGough, Loo et al., 2010; Somers, Sommer, Boks & Kahn, 2009). Aber auch hier finden sich widersprüchliche Ergebnisse (▶ Kap. 4), und man ist sich inzwischen im Allgemeinen einig, dass Linkshändigkeit per se keine Benachteiligung mit sich bringt und eine normale Variante der Händigkeit darstellt (z. B. Annett, 2004).

Obwohl es also in Bezug auf die Leistung keine offensichtlichen Unterschiede zwischen Links- und Rechtshändern zu geben scheint, hat man jedoch festgestellt, dass bestimmte Eigenschaften, die mit einer Links- oder Rechtshändigkeit einhergehen, nicht spiegelbildlich sind. Insgesamt unterscheiden sich Linkshänder von Rechtshändern durch variablere Handlungsmuster (Annett, 2004; Bryden, Roy & Spence, 2007a; Peters, 1996). So benutzen Linkshänder ihre nicht-dominante rechte Hand viel häufiger als Rechtshänder ihre nicht-dominant linke Hand. Obendrein ist die Leistung der rechten Hand bei linkshändigen Personen oft besser als die der linken Hand bei rechtshändigen. Das führt dazu, dass die **Leistungsunterschiede** zwischen den Händen bei Linkshändern meistens kleiner sind (Bryden et al., 2007). Auch in der Gehirnaktivität zeigt sich, dass sich die hemisphärische Lateralisierung bei Linkshändigkeit nicht spiegelbildlich zur Rechtshändigkeit präsentiert, sondern häufig variabler ist (Szaflarski, Binder, Possing, McKiernan, Ward & Hammeke, 2002; Szaflarski, Rajagopal, Altaye, Byars, Jacola, Schmithorst et al., 2012). Diese und einige weitere typische Unterschiede zwischen Links- und Rechtshändern sind in der ◘ Tab. 2.1 beispielhaft zusammengefasst.

2.1.4 Gibt es eine „Händigkeit" des Körpers?

Die sogenannte **funktionale Asymmetrie** des Gehirns beeinflusst nicht nur die Händigkeit eines Menschen, sondern auch den bevorzugten Gebrauch anderer Körperteile, z. B. der Füße, Augen oder Ohren. Daher kann die in der Überschrift gestellte Frage mit „Ja" beantwortet werden. Diese „Körper-Händigkeit" wird auch **Lateralität** oder **Seitigkeit** (▶ Glossar) genannt. Die Händigkeit zeigt jedoch nur begrenzte Übereinstimmung mit anderen Lateralitäten. Am höchsten stimmt sie mit der Füßigkeit überein, weniger mit der Äugigkeit und Ohrigkeit, wie die folgende Zusammenfassung zeigt (Porac, 2016, S. 179 ff.):

- Rechtshänder haben zu 91 % auch eine rechtsseitige Füßigkeit; Linkshänder zu 61 %, wobei sie aber nur zu 83 % eine konstante Fußpräferenz aufweisen.
- Eine rechtsseitige Händigkeit und Äugigkeit liegt bei 66 % der Menschen vor; eine linksseitige Händigkeit und Äugigkeit bei 57 %.

Tab. 2.1 Vergleich zwischen Links- und Rechtshändern

	Linkshänder	Rechtshänder
Präferenz (Annett 2004; Bryden et al. 2007; Peters, 1996)	Linkshänder setzen die nicht-dominante rechte Hand meist öfter ein als Rechtshänder.	Rechtshänder setzen die nicht-dominante linke Hand meist seltener ein.
Motorische Leistung (Bryden et al., 2007)	Es besteht ein kleiner Leistungsunterschied zwischen beiden Händen, da die nicht-dominante rechte Hand häufig überdurchschnittlich gut ist.	Es besteht ein großer Leistungsunterschied zwischen beiden Händen, da die linke nicht-dominante Hand häufig durchschnittlich ist.
Entwicklung (McManus, Sik, Cole, Mellon, Wong & Kloss, 1988; Scharoun & Bryden, 2014)	Linkshänder entwickeln ihre Händigkeit zumeist später, vermutlich unter anderem wegen ihrer Anpassung an das rechtshändige Umfeld.	Rechtshänder entwickeln ihre Händigkeit oft schon sehr früh, wobei sie das rechtshändige Umfeld wohl unterstützt.
Klassifikation (Peters, 1990)	Linkshänder kann man in deutlich getrennte Gruppen unterteilen: pathologische, leicht ausgeprägte, stark ausgeprägte und umgeschulte Linkshänder.	Rechtshänder sind eine viel homogenere Gruppe und solche Subgruppen sind nicht immer deutlich abgrenzbar.
Bewegungsmuster (Bryden, Roy, Rohr, & Egilo, 2007b)	Leicht ausgeprägte Linkshänder führen oft grobmotorische Tätigkeiten mit der rechten Hand durch.	Rechtshänder führen die meisten grob- und feinmotorische Tätigkeiten mit der rechten Hand durch.
Gehirnaktivität (Szaflarski et al., 2002)	Die Hemisphären sind oft weniger lateralisiert, als die von Rechtshändern.	Die Hemisphären sind meist eindeutiger lateralisiert.
(Klöppel, van Eimeren, Glauche, Vongerichten, Münchaud, Frackowiak et al., 2007)	Wenn Linkshänder ihre rechte Hand einsetzen, findet insgesamt weniger Aktivierung der linken Hemisphäre statt als bei Rechtshändern.	Wenn Rechtshänder ihre linke Hand einsetzen, findet im Allgemeinen mehr Aktivierung der rechten Hemisphäre statt als bei Linkshändern.
Blickrichtung (Casasanto & Henetz, 2012; Scheirs, 1990)	Die Blick- und Malrichtung ist vorzüglich von rechts nach links.	Die Blick- und Malrichtung ist vorzüglich von links nach rechts.
Intelligenz, Kognition, Kreativität (Jeyalyn & Rajasankar, 2016)	Linkshänder schneiden in manchen IQ-Tests besser ab als Rechtshänder.	Rechtshänder schneiden in manchen IQ-Tests schlechter ab als Linkshänder.
Persönlichkeit, Verhalten (Hardie & Wright, 2014; Hardie, Wright & Clark, 2016)	Linkshänder scheinen vorsichtiger bei der Initiierung neuer Tätigkeiten zu sein und zeigen oftmals größere Hemmungen im sozialen Verhalten.	Rechtshänder scheinen schneller bei der Anbahnung neuer Tätigkeiten zu sein und zeigen oftmals weniger Hemmungen in ihrem Verhalten.

- Insgesamt weisen etwa 60 % der Menschen eine rechtsseitige Ohrigkeit auf, 40 % bevorzugen das linke Ohr; die Übereinstimmung mit der Händigkeit liegt hier bei 63 %.

Es ist also nicht ungewöhnlich, eine sogenannte „überkreuzte Dominanz" bzw. Seitigkeit zu finden, z. B. eine rechtshändige Person, die vorzugsweise mit dem linken Auge durch ein Schlüsselloch schaut. Tatsächlich zeigen ca. 50 % der normalen Bevölkerung eine solche gekreuzte Seitigkeit auf (Porac, 2016, S. 192). Demgegenüber besitzen nur 4 % der Menschen eine einheitlich linksseitige und 46 % eine einheitlich rechtsseitige Bevorzugung für Hand, Fuß, Auge und Ohr (Porac, 2016, S. 192).

Wenn wir uns das Verhältnis zwischen Händigkeit und Füßigkeit genauer ansehen, scheinen die meisten rechtshändigen Menschen auch ihren rechten Fuß für Aktionen, wie einen Ball zu kicken oder etwas mit den Zehen aufzuheben, zu bevorzugen (Porac, 2016, S. 182). Vermutlich gilt hier das Prinzip, je anspruchsvoller die Aktion, desto lateralisierter die Reaktion. So fand Musalek (2014) heraus, dass das Tippen mit dem Fuß („foot tapping") mit der Händigkeit korreliert, nicht aber andere grobmotorische Aktionen wie der Einbeinstand. Er schlussfolgerte, dass die feinmotorische Füßigkeit auch als eine Dimension der Händigkeit gesehen werden könne. In diesem Buch gehen wir davon aus, dass Händigkeit nicht nur die am stärksten lateralisierte Form der Seitigkeit ist, sondern auch bei weitem die komplexeste Lateralität, die am höchsten mit der Füßigkeit übereinstimmt.

Die sensorischen Asymmetrien der Äugigkeit und Ohrigkeit sowie auch andere Verhaltens- und Bewegungsasymmetrien (z. B. Körperdrehungen), zeigen keine eindeutige Übereinstimmung mit der Händigkeit auf. Lateralisierung ist auch in der visuellen und auditiven Wahrnehmungsverarbeitung, der somatosensorischen Körperrepräsentation (Hach & Schütz-Bosbach, 2014) oder der Emotionsverarbeitung (Brancucci, Lucci, Mazzatenta & Tommasi, 2009) zu finden. Eventuell könnten solche Lateralitätsmerkmale in Kombination Hinweise auf die Händigkeitsausprägung oder andere Aspekte der Händigkeit geben – dies wurde aber noch nicht differenziert untersucht.

2.2 Welche neuroanatomischen Strukturen unterliegen der Händigkeit?

In diesem Abschnitt beschäftigen wir uns nun mit den neuroanatomischen Strukturen im Gehirn, die offensichtlich maßgeblich die Händigkeit mitbegründen und beeinflussen. Dazu gehören der **Kortex** (die Großhirnrinde), das **Corpus callosum** (der Verbindungsbalken zwischen den Gehirnhälften) und das **Zerebellum** (das Kleinhirn). Überdies gehen wir kurz auf das **Rückenmark** ein, welches ebenfalls bei der **Händigkeitsbildung** (▶ Glossar) beteiligt sein könnte.

2.2.1 Kortex

Die Händigkeit scheint als ein allgemeiner Indikator für die hemisphärische Lateralisation des Gehirns zu gelten und wird daher in der Lateralitätsforschung häufig erfasst (Habib & Robichon, 2003, S. 690). Das liegt daran, dass die Händigkeit nicht durch die Hände selbst bestimmt wird, sondern die **funktionale Asymmetrie** (▶ Glossar) der zwei Gehirnhälften widerspiegelt (Corballis, 2003, 2010, S. 66). Funktionale Asymmetrie bedeutet, dass jede Gehirnhälfte, auch Hemisphäre genannt, verschiedene, manchmal entgegengesetzte Funktionen oder Aspekte einer Aufgabe steuert (Hellige, 2010, S. 25).

Der primär-motorische Kortex – ein Areal der Großhirnrinde, das als motorisches Zentrum gilt – ist hinsichtlich der Händigkeit ein wichtiger Bereich des Gehirns. Bezogen auf die Handmotorik arbeiten die Gehirnhälften hier weitestgehend überkreuz (Illert & Kuhtz-Buschbeck, 2006, S. 96). Mit anderen Worten: Der linke primär-motorische Kortex kontrolliert die Bewegungen der rechten Hand und der rechte primär-motorische Kortex die der linken Hand. Der Vorteil dieser hemisphärischen Spezialisierung wird darin gesehen, dass sich komplementäre (also sich ergänzende) Prozesse nicht gegenseitig stören (Hellige, 2010, S. 26). Die dominante Hemisphäre ist hierbei wahrscheinlich für präzise und energetisch effiziente Koordination zuständig („predictive control") und die nicht-dominante Seite für stabilisierende Leistungen, die weniger effizient, aber robust sind („impedance modulation"; Przybyla, Coelho, Akpinar, Kirazci & Sainburg, 2013; Yadav & Sainburg, 2011; Yadav, Sainburg & Holmes, 2014). Durch die Lateralisierung der motorischen Funktionen ist es uns möglich, flüssige und koordinierte Bewegungen auszuführen (Przybyla et al., 2013; Yadav & Sainburg, 2011; Yadav et al., 2014).

Um diese motorische Lateralität besser zu verstehen, wurde die **Hypothese der dynamischen Dominanz** aufgestellt (Sainburg, 2002, 2014), in der davon ausgegangen wird, dass die Möglichkeit eine Extremität zu kontrollieren der entscheidende Faktor bei der Unterscheidung des dominanten und nicht-dominanten Armes ist (Sainburg, 2002). Die unterschiedlichen hemisphärischen Spezialisierungsaspekte stehen dabei wahrscheinlich in Bezug zu verschiedenen Aspekten der Sensomotorik. Der Einsatz der bevorzugten Hand stellt ein Ergebnis der Interaktion von neurophysiologischen Asymmetrien und Handlungsanforderungen dar (Przybyla et al., 2013). Nach dieser Hypothese hängt die Wahl einer Hand für eine Tätigkeit also davon ab, welche für den entsprechenden Einsatz besser geeignet ist (Przybyla et al., 2013).

Studien, die sich strukturell mit dem primär-motorischen Kortex und der unterliegenden weißen Substanz beschäftigten, fanden eine linksseitige Asymmetrie in der Region um die Zentralfurche herum (Amuts, 2010, S. 154), was die rechtshändige Dominanz der Menschen widerspiegeln könnte. Außerdem produziert der Einsatz der dominanten Hand bei Links- sowie Rechtshändern ein größeres Aktivierungsvolumen im kontralateralen (gegenüberliegenden) Kortex, wobei die Ausprägung und die Richtung der Händigkeit anscheinend getrennt und unabhängig im Gehirn kodiert werden (Dassonville, Zhu, Ugurbil, Kim & Ashe, 1997). Das Ausmaß der Aktivierung scheint dabei mit der Ausprägung der Händigkeit zusammenzuhängen, da stark ausgeprägte Händer bei Handbewegungen eine deutlichere Asymmetrie des primär-motorischen Kortex aufzeigen als leicht ausgeprägte Händer (Dassonville et al., 1997; Pool, Rehme, Fink, Eickhoff & Grefkes, 2014). Außerdem scheinen die Hemisphären von Linkshändern insgesamt etwas weniger lateralisiert zu sein und andere Aktivierungsmuster aufzuzeigen als die von Rechtshändern (Pool et al., 2014; Szaflarski et al., 2002, 2012), was die Ergebnisse der oben genannten Studien bestätigt.

Jedoch werden nicht alle Aspekte der Handmotorik ausschließlich kontralateral reguliert. Beispielsweise werden bei isolierten manuellen Aktionen (Sadato, Campbell, Ibáñez, Deiber & Hallett, 1996) oder Bewegungen mit der nicht-dominanten Hand (Grabowska, Gut, Binder, Forsberg, Rymarczyk & Urbanik, 2012) verschiedene Gehirnregionen auch auf der ipsilateralen (also gleichseitigen) Gehirnhälfte aktiviert. Welche Strukturen des Kortex bei unterschiedlichen Bewegungen genau involviert sind, ist noch ungeklärt, denn trotz moderner bildgebender Verfahren fanden Forscher immer wieder widersprüchliche oder nicht signifikante Ergebnisse (Ocklenburg, Garland, Ströckens & Über Reinert, 2015).

Auch das Verhältnis zwischen Händigkeit und der meist linksseitigen Hirndominanz für Sprache (Corballis, 2003) ist nicht eindeutig. Broca und Wernicke haben vor etwa 150 Jahren herausgefunden, dass bei den meisten Menschen das Sprachzentrum in der linken Hemisphäre der Großhirnrinde liegt. Heute weiß man, dass bei etwa 96 % der Rechtshänder das Sprachzentrum in der linken Gehirnhälfte sitzt und bei 4 % in der rechten Hälfte (Christman, 2012, S. 291). Bei den meisten Linkshändern (70 %) befindet sich das Sprachzentrum ebenfalls linksseitig, bei 15 % rechtsseitig und bei weiteren 15 % sind Sprachregionen in beiden Hemisphären zu finden (Christman, 2012, S. 291f.). Die meisten Menschen, bei denen die Sprachdominanz untypischerweise rechtsseitig verortet ist, scheinen eine besonders ausgeprägte Linkshändigkeit zu besitzen

(Knecht, 2000). Die Tatsache, dass das Sprachzentrum bei den meisten Linkshändern nicht gegenüberliegend ist, passt im Umkehrschluss zu der immer wieder festgestellten Variabilität der Linkshänder. Obwohl der Zusammenhang zwischen Händigkeit und der überwiegend linksseitigen Hirndominanz für Sprache komplex ist, wird in Untersuchungen Händigkeit vielfach als ein Hinweis auf die Sprachlateralität herangezogen (Sommer, 2010, S. 288).

2.2.2 Corpus callosum

Damit eine hemisphärische Spezialisierung überhaupt gelingen kann, ist das Corpus callosum notwendig. Diese Gehirnregion, die auch als Balken zwischen den Gehirnhälften bekannt ist, verbindet die beiden Hemisphären miteinander und dient dem Informationsaustausch (Nowicka & Tacikowski, 2011).

Das Corpus callosum optimiert dabei die Funktionen der Gehirnhälften, indem überflüssige Informationsverarbeitung reduziert wird. So wird z. B. eine Aktivität in der gegenüberliegenden Gehirnhälfte gezielt aktiviert, während dieselbe Reaktion in der anderen Gehirnhälfte verhindert wird (Nowicka & Tacikowski, 2011; Schnitzler, Kessler & Benecke, 1996). Dadurch ermöglicht der „Balken" unter anderem eine komplexe **rollendifferenzierte bimanuelle Manipulation** (Babik, 2014). Unter rollendifferenzierter bimanueller Manipulation sind beidhändige Aktionen zu verstehen, bei denen eine Hand, meist die dominante, präzise Bewegungen durchführt und die andere, meist die nichtdominante Hand, diese Bewegung stabilisierend oder anpassend unterstützt (Michel, Nelson, Babik, Campbell & Marcinowski, 2013). Eine solche rollendifferenzierte Aktion ist beispielsweise das Aufschrauben einer Tube. Bei dieser Tätigkeit würde die nicht-dominante Hand die Tube festhalten und die dominante Hand gleichzeitig die Schraubbewegung ausführen.

Eine Studie, in der einjährige Kinder (N = 24) mit und ohne Corpus callosum in Bezug auf ihre Händigkeit untersucht wurden, ergab, dass sich die Kinder in ihrer Handpräferenz bei einer einfachen Greifaufgabe nicht voneinander unterschieden (Sacco, Moutard & Fagard, 2006). Bei der bimanuellen Aufgabe waren die Kinder ohne Corpus callosum im Vergleich zu ihren typisch entwickelten Pendants jedoch deutlich beeinträchtigt (Sacco et al., 2006). Die Autorinnen schlussfolgern, dass eine Agenesie, also das vollständige Fehlen des Corpus callosum, die Etablierung einer differenzierteren bimanuellen Entwicklung behindert (Sacco et al., 2006). Andersherum wird vermutet, dass frühe Mängel in der rollendifferenzierten bimanuellen Manipulation auf eine Verzögerung der zugrunde liegenden interhemisphärischen Kommunikation und der Entwicklung des Corpus callosum zurückzuführen sind (Babik, 2014). Auf dieser Basis könnte das Entwicklungsmuster von rollendifferenzierten beidhändigen Fähigkeiten als Indiz für den Balken betreffende Funktionen und eine hemisphärische Spezialisierung dienen (Babik, 2014).

Außerdem scheint ein größeres Ausmaß des Corpus callosum in Zusammenhang mit einer weniger ausgeprägten Händigkeit zu stehen, und das sowohl bei links- als auch bei rechtshändigen Personen (Luders, Cherbuin, Thompson, Gutman, Anstey, Sachdev et al., 2010; Witelson, 1989). Das unterstützt die Vermutung, dass bei einer starken Lateralisation des Gehirns weniger interhemisphärische Kommunikation nötig ist und daher die Größe des Corpus callosum geringer ausfällt (Luders et al., 2010).

2.2.3 Zerebellum

Auch das Kleinhirn (Zerebellum) übernimmt für die motorische Planung, Durchführung und Kontrolle wichtige Aufgaben. Es ist an der räumlich-zeitlichen Koordination, der Feinabstimmung von Bewegungen, dem motorischen Lernen und der Stabilisierung von Körperhaltung und Gleichgewicht beteiligt (Illert & Kuhtz-Buschbeck, 2006, S. 121f.). Überdies gibt es Hinweise darauf, dass das Zerebellum auch für die **Händigkeitsbildung** (▶ Glossar) wichtig sein könnte (Musalek, Scharoun & Bryden, 2015; Tichy & Belacek, 2009).

Hierbei ist vor allem relevant, dass das Zerebellum den Muskeltonus mit kontrolliert. In Untersuchungen zeigte sich etwa, dass der nicht-dominante Arm meist entspannter ist und einen geringeren Muskeltonus besitzt als der dominante Arm (Tichy & Belacek, 2009). Das weist darauf hin, dass das Zerebellum Asymmetrien in Bezug auf die Lateralisierung aufweist. Ähnliche Ergebnisse ergaben sich in einer Studie mit 8- bis 10-jährigen Kindern, in der das Verhältnis zwischen zerebellarer Dominanz und Handleistung untersucht wurde (Musalek et al., 2015).

Allerdings gibt es insgesamt widersprüchliche Resultate (Kavaklioglu, Guadalupe, Zwiers, Marquand, Onnink, Shumskaya et al., 2017; Rosch, Ronan, Cherkas, & Gurd, 2010), sodass eine eindeutige Rolle des Kleinhirns in der Händigkeitsbildung noch nicht belegt ist.

2.2.4 Rückenmark

Es gibt Studienergebnisse, welche die Annahmen über das Gehirn als alleinigen physischen Ursprungsort der Händigkeit hinterfragen. Man hat festgestellt, dass sich die Handpräferenz, beispielsweise für das Daumenlutschen, bei Föten schon vor der Hirnreifung zeigt (Hepper, McCartney & Shannon, 1998; Hepper, Shahidullah & White, 1991; Hepper, Wells & Lynch, 2005). Auch eine neuere Untersuchung zu Genaktivitäten im Rückenmark von Embryos weist darauf hin, dass sich die Händigkeit eines Menschen schon bilden könnte, bevor sich das Rückenmark überhaupt mit dem Gehirn verbindet (Ocklenburg, Schmitz, Moinfar, Moser, Klose, Lor et al., 2017).

2.3 Welche neurophysiologischen Prozesse unterliegen der Händigkeit?

Zusätzlich zu den oben beschriebenen neuroanatomischen Strukturen der Händigkeit, sind bestimmte neurophysiologische Prozesse für unser Verständnis der Händigkeit und Händigkeitsbildung[2] relevant. Wir befassen uns nun näher mit den zwei neurophysiologischen Phänomenen der **bimanuellen Kooperation** und des **Überkreuzens der Körpermitte**, da sich beide Phänomene parallel zur Händigkeit entwickeln und nachweislich in einem engen Zusammenhang mit ihr stehen.

2.3.1 Bimanuelle Kooperation

Die meisten Dinge, die wir tun, führen wir mit beiden Händen durch. Dabei haben unsere Hände unterschiedliche Rollen – in der Regel gibt es eine führende oder ausführende Hand und eine haltende oder assistierende Hand. Selbst hoch komplexe und hoch lateralisierte Tätigkeiten wie das Schreiben benötigen die nicht-ausführende Hand zum Stabilisieren und Anpassen des Papiers. Asymmetrien im Handeinsatz zeigen sich bei bimanuellen Aktivitäten besonders deutlich, da die dominante Hand in der Regel die führende und die nicht-dominante die assistierende ist.

Die bimanuelle Koordination ist wesentlich anspruchsvoller, wenn beide Hände **unterschiedliche** Bewegungen durchführen (Swinnen & Wenderoth, 2004). Menschen haben jedoch eine natürliche Tendenz, die motorische Leistung ihrer Hände zu synchronisieren und somit das Gleiche auf beiden Seiten tun zu wollen. Wenn sich dabei die Bewegung der Arme und Hände spiegeln, wird dieses Phänomen auch als **Spiegelbewegung** bezeichnet (Cattaert, Semjen & Summers, 1999). Spiegelbewegungen scheinen ein normales Phänomen im motorischen Lernprozess zu sein (Leinen Vieluf, Kennedy, Aschersleben, Shea & Panzer, 2016). So lernen Kinder bis zu 5 Jahren, erst Spiegelbewegungen

---

2 Wir beziehen uns mit dem Begriff der **Händigkeitsbildung** auf den gesamten Prozess mit all seinen Einflüssen und individuellen Veranlagungen, die eine bestimmte Händigkeit schaffen und ausmachen. Die **Händigkeitsentwicklung** ist Teil der Händigkeitsbildung, bezieht sich aber nur auf die ersten 6 Jahre der Kindesentwicklung.

und später auch Parallelbewegungen zu tätigen (Fagard & Corroyer, 2003). Spiegeln sich die Mitbewegungen nicht, werden sie im Rahmen des Buchs als **assoziierte Mitbewegungen** definiert. Vor allem Kinder und ältere Erwachsene neigen dazu, eine solche unfreiwillige simultane Muskelaktivierung mit einer Körperseite zu erzeugen, während sie eine beabsichtigte Bewegung mit der gegenüberlegenden Seite durchführen (Addamo, Farrow, Hoy, Bradshaw & Georgiou-Karistianis, 2009; Leinen et al., 2016).

Außerdem scheint die Tendenz zur Synchronisation vor allem ausgeprägte Links- und Rechtshänder zu betreffen – inkonstante Hände scheinen von erhöhten Koordinationsanforderungen nicht vergleichbar betroffen zu sein (Kourtis, Saedeleer & Vingerhoets, 2014). Dies scheint darauf hinzuweisen, dass die bimanuelle Kooperation eher von dem Ausprägungsgrad (leicht oder stark) und nicht von der Richtung der Händigkeit (links oder rechts) beeinflusst wird (Kourtis et al., 2014). Ein leichter Ausprägungsgrad der Händigkeit scheint bei bimanuellen Bewegungen die Gehirnaktivität zu erhöhen, was wiederum die Fähigkeit steigert, bimanuelle Bewegungen zu planen und zu organisieren (Kourtis et al., 2014).

Das Fehlen von räumlicher und zeitlicher Unabhängigkeit bei beidhändigen Tätigkeiten wird auch **bimanuelle Kopplung** genannt (Crites & Gorman, 2017). Eine solche bimanuelle Kopplung wurde bei 413 Kindern im Alter von 3–10 Jahren genauer untersucht, um der Frage nachzugehen, inwieweit die Hände unabhängig voneinander agieren können. Bei 3- und 5-jährigen Kindern war die Tendenz stark, dass beide Hände die gleiche Bewegung durchführen wollten und sich daher gegenseitig „störten" („unreife Kopplung"). Bei Kindern zwischen 5 und 7 Jahren nahm diese Tendenz ab, und Kinder zwischen 7 und 9 Jahren konnten ihre Hände allmählich unabhängig und fließend bewegen (van Grunsven, Njiokiktjien, Vuylsteke-Wauters & Vranken, 2009). Die Autoren schlussfolgern, dass diese koordinative Entwicklung die gezielte Aufgabenverteilung zwischen den Händen fördert und die Grundlage für komplexe Aufgaben wie das fließende Schreiben bildet (van Grunsven et al., 2009).

Man geht davon aus, dass unimanuelle Handlungen einzeln entkoppelt und kontrolliert werden müssen, um auf beiden Seiten unabhängige Bewegungen zu ermöglichen. Schon vor Jahrzehnten wurde die Hypothese aufgestellt, dass die Rollenergänzung oder **Komplementarität** eine notwendige Voraussetzung für die Entwicklung der Handpräferenz ist (Bresson, Maury, Pieraut-Le Bonniec & Schonen, 1977). Der Prozess der „Entkopplung" und die Abnahme von Spiegelbewegungen scheint sich überdies mit der Myelinisierung, also der vollständigen Entwicklung des Corpus callosum, zu überlappen (Chicoine, Proteau & Lassonde, 2000). Daher wird der Reifung des Corpus callosum eine wesentliche Rolle für die Bildung der bimanuellen Kooperation zugeschrieben (Leinen et al., 2016; van Grunsven et al., 2009).

Außerdem gibt es Belege, dass beide Hände voneinander profitieren, wenn sie sich zusammen bewegen, allerdings auf unterschiedliche Art und Weise: Bei Rechtshändern „lernt" die linke von der rechten Hand etwas über die Bewegungskurve und Richtung; umgekehrt „lernt" die rechte Hand von der linken etwas über die Kontrolle der Positionierung (Kagerer, 2015). Diese Ergebnisse weisen darauf hin, dass während der gleichzeitigen Bewegung beider Hände unterschiedliche Informationen zwischen den Gehirnhälften ausgetauscht werden. Interessant ist auch die Beobachtung, dass Menschen, die eine motorische Aufgabe anfänglich mit ihrer nicht-dominanten Hand üben, schneller lernen als diejenigen, die zuerst mit ihrer dominanten Hand trainieren, vor allem bei Aktionen, die räumliche Genauigkeit erfordern (Senff & Weigelt, 2011; Stöckel & Weigelt, 2012). Braucht man jedoch Kraft und Präzision für eine Übung, scheint es effektiver zu sein, das Training mit der dominanten Hand zu beginnen (Stöckel & Weigelt, 2012). Überdies scheint die Tiefensensibilität oder Propriozeption auf der nicht-dominanten Hand besser ausgebildet zu sein; vermutlich damit sie sich genauer positionieren kann (Adamo & Martin, 2009; Goble & Brown, 2010).

Kapitel 2 · Grundlagen der Händigkeit

Alle diese Studien zeigen, wie verflochten die Händigkeit mit der bimanuellen Kooperationsentwicklung zu sein scheint. So könnte die Entwicklung der rollendifferenzierten bimanuellen Manipulation sogar für die Entwicklung und Bildung der Handpräferenz notwendig sein. Aber auch hier gibt es weiteren Forschungsbedarf.

2.3.2 Überkreuzen der Körpermitte

Das Phänomen des **Überkreuzens der Körpermitte** (▶ Glossar) bezieht sich im Kontext dieses Buchs auf den spontanen Einsatz einer Hand in der gegenüberliegenden bzw. kontralateralen Seite des Körpers. Das passiert z. B., wenn man einen Gegenstand, der vor dem Körper linksseitig platziert ist, mit der rechten Hand aufnimmt. Um „erfolgreich" überkreuzen zu können, muss der Bewegungsimpuls auf derselben Seite (ipsilateral) gehemmt werden (Bishop, 1990). Die Fähigkeit zum Überkreuzen gilt als Hinweis auf die neurologische Reife sowie auf das Ausmaß der Lateralisierung und Spezialisierung der beiden Gehirnhälften (Surburg & Eason, 1999). Daher wird das Überkreuzen auch als typischer Meilenstein in der sensorisch-motorischen Entwicklung von Kindern angesehen (Ayres, 2013; Kephart, 1977, S. 89). Das Vermeiden des Überkreuzens wird hingegen als ein Indiz für Entwicklungsverzögerungen verstanden (Michell & Wood, 1999; Surburg & Eason, 1999; vgl. ▶ Kap. 4). Dementsprechend werden manchmal Überkreuzungstests eingesetzt, um Entwicklungstrends zu erfassen (Scharoun & Bryden, 2014).

Das Überkreuzen steht auch in einem Zusammenhang mit der Handpräferenz: Ist die Händigkeit ausgereift, so wird die dominante Hand für Tätigkeiten auf derselben bzw. **ipsilateralen** (▶ Glossar) Seite, in der Körpermitte und meist auch auf der gegenüberliegenden bzw. **kontralateralen** (▶ Glossar) Seite eingesetzt (Bryden, Pryde & Roy, 2000; Bryden & Roy, 2006; Kraus, 2006b). Die dominante Hand überkreuzt also die Körpermitte wesentlich öfter als die nicht-dominante Hand, wobei bei Rechtshändern der mittige Handeinsatz stärker ausgeprägt ist als bei Linkshändern (◘ Abb. 2.6).

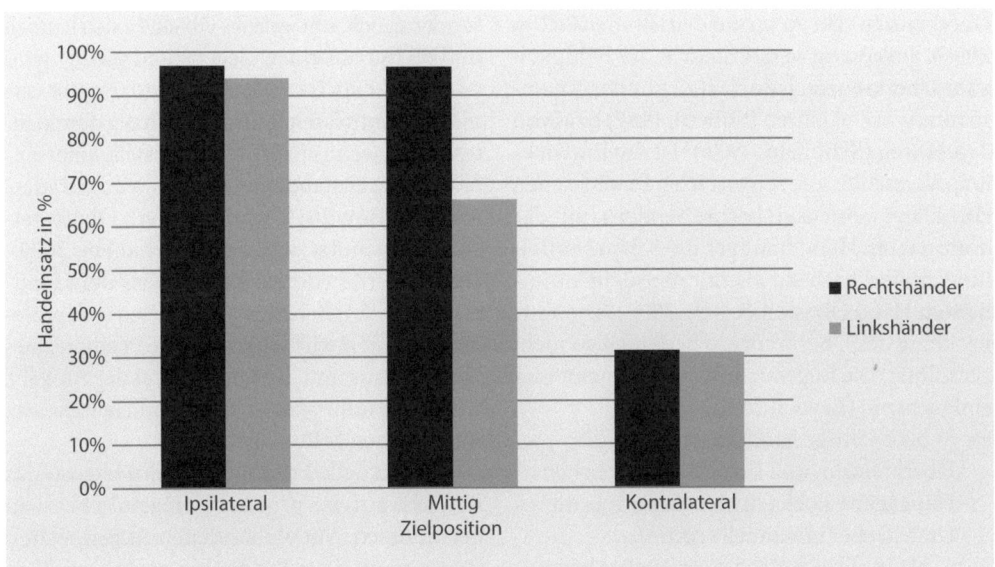

◘ **Abb. 2.6** Ipsilateraler, mittiger und kontralateraler Handeinsatz bei Links- und Rechtshändern. (Eigene Darstellung auf Basis der Daten von Bryden et al., 2000)

Anders als in ◘ Abb. 2.6 dargestellt, gibt es Studienergebnisse, denen zufolge Linkshänder seltener die Körpermitte überkreuzen als Rechtshänder und auch häufiger ihre nicht-dominante Hand einsetzen (Gabbard, Helbig & Gentry, 2001; Kraus, 2006b). Das Überkreuzen scheint insbesondere den Ausprägungsgrad der Handpräferenz widerzuspiegeln (Bishop, Ross, Daniels & Bright, 1996). Da Linkshänder in ihrer Händigkeit oft leichter ausgeprägt sind, können die unterschiedlichen Ergebnisse eventuell auf diese Variabilität zurückgeführt werden.

Einige Autoren gehen außerdem davon aus, dass das Überkreuzen der Körpermitte eine notwendige Voraussetzung für die Entwicklung der Handpräferenz ist (Ayres, 1979; Provine & Westerman, 1979). Das Überkreuzen weist tatsächlich ein ähnliches Entwicklungsmuster zur Händigkeit auf (Scharoun & Bryden, 2014). Die Fähigkeit, die eigene Körpermitte mit den Händen zu überkreuzen, zeigt sich schon in der frühen Kindheit, verstärkt sich im Laufe der kindlichen Entwicklung und nimmt mit zunehmendem Alter wieder etwas ab. So fangen Säuglinge im Alter von 18–20 Wochen an, ihre Körpermitte im Zuge des Erkundens ihres Umfeldes zu überkreuzen (Liederman, 1983; Provine & Westerman, 1979). Kleinkinder scheinen das Überkreuzen eher zu vermeiden (Bryden & Roy, 2006). Insgesamt verstärkt sich die Fähigkeit zum Überkreuzen jedoch stetig in der Altersspanne von 2–6 Jahren (Stilwell, 1987) bzw. von 3–8 Jahren (Schofield, 1976). Ist die Entwicklung abgeschlossen, zeigt sich bei Erwachsenen eine klare, wenn auch leichte Tendenz, mit der dominanten Hand häufiger die Körpermittellinie zu überkreuzen als mit der nicht-dominanten Hand (Bryden & Roy, 2006). Die Entwicklung des Überkreuzens verläuft also nicht geradlinig. Die folgende Erklärung scheint hier einleuchtend (Bryden & Roy, 2006):

- 3- bis 4-jährige Kinder vermeiden das Überkreuzen, weil sich ihre motorischen Fähigkeiten noch entwickeln und sie ihr Umfeld eher bimanuell erproben.
- 6- bis 10-jährige Kinder setzen ihre bevorzugte Hand vermehrt ein, unabhängig davon, wohin sie diese im Raum bewegen, was für eine Überregulierung der dominanten Hand sprechen könnte.
- Jugendliche und Erwachsene haben wiederum ein Stadium erreicht, in dem beide Hände hohe motorische Funktionen beherrschen und effektiv mit geringem Aufwand eingesetzt werden, wodurch auch die nicht-dominante Hand häufiger benutzt wird und kontralaterale Bewegungen wieder etwas abnehmen.

Es scheint sich abzuzeichnen, dass die Aufgabenanforderungen den Handeinsatz beim Überkreuzen beeinflussen. In einer Studie wurde beispielsweise bei 4- bis 9- jährigen Kindern beobachtet, mit welcher Hand sie Klötze aufhoben. Obgleich auch in dieser Untersuchung ein Alterstrend nachgewiesen werden konnte, gab es deutliche Schwankungen der Ergebnisse (Cermak, Quintero & Cohen, 1980). Die Studie wurde mit 5- bis 7-jährigen Kindern wiederholt und die Distanz zwischen den Klötzen verändert (Atwood & Cermak, 1986). Da hier nur wenige der jüngeren Kinder kontralateral agierten, wurde geschlussfolgert, dass eine größere Distanz zu den Testobjekten das Überkreuzen erschwert. Es spielt aber wahrscheinlich nicht nur die Entfernung zu einem Objekt eine Rolle, sondern auch, um welches Objekt es sich handelt und ob nur auf einen Gegenstand gezeigt wird oder dieser auch manipuliert wird. Es gibt vermehrte kontralaterale Einsätze mit der dominanten Hand, wenn ein Werkzeug anstelle eines einfachen Gegenstands aufgehoben wird (Bryden, Mayer & Roy, 2011) und wenn ein Objekt tatsächlich benutzt wird (Hill & Khanem, 2009). Daher wurde vorgeschlagen, dass der Handeinsatz anfänglich zwar durch die Handpräferenz gesteuert wird, aber auch die Position eines Gegenstands und die Komplexität der Aufgabe wichtige Einflussfaktoren für den Handeinsatz sind (Bryden & Roy, 2006).

Das visuelle Feedback scheint ebenso das Reichen auf die gegenüberliegende Seite zu beeinflussen. Mit verbundenen Augen setzten Probanden einer Studie hauptsächlich ihre dominante Hand ipsilateral und mittig ein, auf der anderen kontralateralen Seite aber ihre nicht-dominante Hand – sie vermieden also das Überkreuzen der Körpermitte, wenn sie ihre Hände nicht mit den Augen kontrollieren konnten (Gabbard et al., 2001). Andere Forscher sehen den Einfluss des visuellen Feedbacks jedoch als weniger ausschlaggebend an. Sie verweisen stattdessen auf die Wichtigkeit von bewegungsabhängigen Faktoren für das ipsilaterale Reichen, beispielsweise auf die motorische Kontrolle (Carey, Hargreaves & Goodale, 1996).

Da also die dominante Hand die Körpermittellinie wesentlich häufiger zu überkreuzen scheint als die nicht-dominante Hand, kann das Überkreuzen als ein Indikator für die Handpräferenz herangezogen werden (Carlier, Doyen & Lamard, 2006; Scharoun & Bryden, 2014). Aber der Zusammenhang zwischen den beiden Phänomenen ist noch unklar: Ist das Überkreuzen eine Voraussetzung der Handpräferenz, verhält es sich umgekehrt oder gibt es eine wechselseitige Beeinflussung? Außerdem ist anzumerken, dass die meisten der hier aufgeführten Studien mit Menschen **ohne motorische Auffälligkeiten** durchgeführt wurden.

Entwicklungsverzögerte Kinder, die z. B. ein Überkreuzungsvermeiden aufweisen und motorische Schwierigkeiten haben, zeigen andere Muster auf. In der ergotherapeutischen Praxis gibt es beispielsweise Kinder, die mal mit der einen und mal mit der anderen Hand überkreuzen und auch bei mittigen Reaktionen wechselnden Handgebrauch zeigen. Ebenso gibt es solche, die ihre Körpermitte nicht überkreuzen und nur ipsilaterale Reaktionen tätigen, in der Mitte jedoch die Objekte durchgehend mit einer Hand aufnehmen (Kraus, 2018). Außerdem bestehen Unterschiede zwischen Links- und Rechtshändern, denn das Überkreuzen scheint vor allem bei Linkshändern durch den Ausprägungsgrad und die Beständigkeit des Handgebrauchs beeinflusst zu werden (Kraus, 2006b). Alle diese Beobachtungen weisen darauf hin, dass das Überkreuzen sicherlich als eine Dimension der Händigkeit gesehen werden kann und sollte, aber dass es gleichzeitig auch ein eigenes Phänomen ist. So scheint es folgerichtig, den Ausprägungsgrad und die Konstanz der Händigkeit getrennt von dem Überkreuzen zu ermitteln.

2.4 Warum gibt es Händigkeit überhaupt bzw. was beeinflusst sie?

Auch im Tierreich kann die Bevorzugung einer Körperseite beobachtet werden. Diese ist von der Verteilung her aber nicht unbedingt rechtsseitig ausgeprägt, und wenn sie vorhanden ist, dann nicht so extrem wie beim Menschen (Cashmore, Uomini & Chapelain, 2008; McGrew & Marchant, 1997). Schimpansen benutzen beispielsweise zu 65 % ihre rechte Hand, wenn sie mit Hilfsmitteln arbeiten (Corballis, 2010, S. 67f.). Das ist zwar auch schon eine deutliche Bevorzugung der rechten Seite, aber doch nicht so stark wie bei uns Menschen. Die Fragen nach dem Ursprung der menschlichen Händigkeit sowie deren ungleiche 90-zu-10-Verteilung werden in der Fachliteratur aus unterschiedlichen Perspektiven bearbeitet – bis heute allerdings ohne eindeutige Ergebnisse. Nichtsdestotrotz wollen wir in diesem Abschnitt eine Annäherung versuchen und die gängigsten evolutionären Theorien vorstellen. Außerdem beschäftigen wir uns mit den Faktoren, die die Händigkeitsbildung eines Menschen beeinflussen können, z. B. in Bezug auf Vererbung, Umwelteinflüsse vor, bei oder nach der Geburt oder pathologische Einflüsse.

2.4.1 Wann fingen Menschen an, links- oder rechtshändig zu sein, und warum?

Die **evolutionäre Perspektive** auf das Phänomen Händigkeit bezieht sich unter anderem auf Untersuchungen früher Höhlenzeichnungen, die darauf hindeuten, dass Menschen schon vor mindestens 10.000 Jahren zu etwa 10 % linkshändig und zu 90 % rechtshändig waren (Faurie & Raymond, 2004). Es gibt sogar Hinweise darauf, dass auch schon unsere nächsten Verwandten, die Neandertaler, eine starke Bevorzugung der rechten Hand zeigten (Cashmore et al., 2008; Uomini, 2009).

Eine Theorie sieht die Lateralisierung als Folge des zunehmenden **Gebrauchs von Werkzeugen**, die komplexe und beidhändige

Bewegungen voraussetzen (Cochet & Byrne, 2013; Uomini, 2009). Die Spezialisierung der Hände scheint in diesem Zusammenhang sehr vorteilhaft gewesen zu sein. Dass sich hierbei die Rechtshändigkeit vorwiegend durchgesetzt hat, könnte vermutlich an evolutionär bedingten, vererbbaren Merkmalen liegen (Forrester, Quaresmini, Leavens, Mareschal & Thomas, 2013). Bemerkenswerterweise lassen sich ähnliche Merkmale auch bei Menschenaffen finden, was darauf hindeutet, dass die Händigkeit sowie die zugrunde liegende hemisphärische Spezialisierung nicht ausschließlich ein Merkmal des Menschen ist (Forrester et al., 2013).

Sprache ist demgegenüber eine einzigartige menschliche Eigenschaft. Sie hat sich im Wesentlichen aus kommunikativen Gesten entwickelt (Corballis, 2010, S. 73). Studien, die sich mit Gesten von Babys und Kleinkindern (Cochet & Vauclair, 2010) sowie Affen (Liebal & Call, 2012) beschäftigten, konnten eine starke rechtsseitige Asymmetrie für die non-verbale Kommunikation aufzeigen. Der zunehmende Gebrauch von kommunikativen Gesten in der Entstehungsgeschichte der Sprache könnte also mit der Lateralisierung des Gehirns und der Ausbildung der Händigkeit in Zusammenhang stehen (Corballis, 2003, 2010, 73ff.). Da sich die Sprache aber viel später entwickelte als der Werkzeuggebrauch, wird hinterfragt, ob Händigkeit ein alleiniges Resultat der Sprachentwicklung sein kann (Forrester et al., 2013). Für beide Theorien gibt es wissenschaftliche Belege, daher ist zu vermuten, dass sich die Händigkeit zusammen mit kommunikativen und manipulativen Fähigkeiten entwickelt hat (Cochet & Byrne, 2013).

Eine weitere Evolutionstheorie besagt, dass auch das **aufrechte Gehen und Stehen** der Vormenschen als „neue" Anforderung und Rahmenbedingung zu einem lateralisierten Handgebrauch geführt haben könnte (Hopkins & Morris, 1993; MacNeilage, Studdert-Kennedy & Lindblom, 1987). Diese Hypothese wurde überprüft, indem die Handpräferenz von Bonobos (einer Menschenaffenart) in Bezug auf deren Körperhaltung (sitzend oder stehend) und verschiedene Aufgabenanforderungen getestet wurde. Man stellte fest, dass die Körperhaltung keinen Effekt auf die Handpräferenz zu haben schien, wohl aber die Komplexität der Anforderungen: je schwieriger die Aktion, desto lateralisierter der Handgebrauch – und meist mit der Tendenz nach rechts (Bardo, Pouydebat, & Meunier, 2015). Die Autoren schlussfolgern, dass vermutlich die **Komplexität von Tätigkeiten**, mehr als die Zweifüßigkeit, zur menschlichen Lateralisierung und Rechtshändigkeit beiträgt. Auch andere Autoren fanden einen Zusammenhang zwischen dem Schwierigkeitsgrad einer Tätigkeit und dem Unterschied zwischen den Händen, z. B. bei Aktionen mit Zielgenauigkeit (Bryden & Roy, 2005; Bryden et al., 2007; Carlier, Duyme, Capron, Dumont, & Perez-Diaz, 1993).

Noch lässt sich nicht eindeutig erklären, warum sich beim Menschen gerade eine 90-zu-10-Verteilung der Händigkeit entwickelt hat. Wenn tatsächlich weder eine Links- noch Rechtshändigkeit mit einem klaren Vor- oder Nachteil verbunden ist, sollte sich aus evolutionärer Sicht eine 50-zu-50-Verteilung herausgebildet haben (Christman, 2012, S. 295; Ghirlanda, Frasnelli & Vallortigara, 2009; Prichard et al., 2013). Ein Versuch, dieses Ungleichverhältnis zu erklären, ist die sogenannte **Kampfhypothese** („fighting hypothesis"; Raymond, Pontier, Dufour & Møller, 1996). Die Hypothese geht davon aus, dass Linkshändigkeit eigentlich mit gesundheitlichen Nachteilen einhergeht und sie nur aufgrund einer Überlegenheit dennoch weitervererbt wird. Diese Überlegenheit wird in der größeren Gewinnchance von Linkshändern bei Kämpfen gesehen, da deren Reaktionen für ihre rechtshändigen Gegner oftmals schwer vorhersehbar sind (Faurie & Raymond, 2013). Unterstützung für diese Hypothese findet sich in Studien, die aufzeigen, dass es mehr linkshändige Personen in interaktiven Sportarten gibt (z. B. Boxen oder Fußball), als in anderen Sportarten (z. B. Rudern oder Radfahren) oder in der Allgemeinbevölkerung (Groothuis, McManus, Schaafsma & Geuze, 2013). Eine Untersuchung, die einen Zusammenhang zwischen Tötungsdelikten und Linkshändigkeit in verschiedenen traditionellen Gesellschaften indizierte, spricht ebenfalls für diese Hypothese (Faurie &

Raymond, 2005). Dort zeigte sich, dass in friedlicheren Gesellschaften eine geringere Anzahl an linkshändigen Menschen zu finden war (bis 3 %), in aggressiveren Gesellschaften jedoch eine höhere (bis 27 %; Faurie & Raymond, 2005). Allerding ist die Kampfhypothese umstritten, obgleich sie bisher nicht mit Sicherheit widerlegt werden konnte (Groothuis et al., 2013). Vor allem die Grundannahme, dass Linkshändigkeit per se mit gesundheitlichen Nachteilen einhergeht, wurde überzeugend widerlegt (z. B. Rousson, Gasser, Caflisch, & Jenni, 2009).

2.4.2 Wird Händigkeit vererbt?

Eine weitere Perspektive zu dem Ursprung der Händigkeit spiegelt sich in den unterschiedlichen **Veranlagungs- oder Vererbungstheorien** wider. Eine Vielfalt von Forschungsergebnissen legt nahe, dass Händigkeit zumindest teilweise vererbbar ist. Hinweise, die für genetische Einflüsse sprechen, sind beispielsweise folgende:
- Kinder von linkshändigen Eltern sind häufiger selber linkshändig als Kinder von rechtshändigen Eltern (McKeever, 2000; McManus, 1991).
- Adoptierte Kinder zeigen in ihrer Händigkeitsbildung mehr Übereinstimmung mit ihren leiblichen Eltern als mit ihren Adoptiveltern (Carter-Saltzman, 1980).
- Ein- und zweieiige Zwillinge haben eine 75–80 %ige Übereinstimmung in ihrer Händigkeit (Sicotte, Woods & Mazziotta, 1999).

Allerdings führen gerade Zwillingsstudien zu Irritationen. Wenn Händigkeit vererbbar ist, sollten zumindest alle eineiigen Zwillinge die gleiche Händigkeit haben. Aber das ist nur bei rund drei Viertel der Kinder der Fall, und die Erklärungen hierfür bleiben spekulativ. Basierend auf einer australisch-niederländischen Studie, die über 25.000 Menschen aus Zwillingsfamilien einschloss, liegt die Vererbbarkeit von Händigkeit nur bei etwa 25 % (Medland, Duffy, Wright, Geffen, Hay, Levy et al., 2009). Das heißt, die Genetik erklärt nur etwa ein Viertel der Einflüsse, die bei der Bildung einer Links- oder Rechtshändigkeit eine Rolle spielen.

Überdies scheint es einen vererbbaren linkshändigen Faktor zu geben, die sogenannte **„Familial Sinistrality"**, also eine familiäre Linkshändigkeit, die auf der vorhandenen Linkshändigkeit im engen und weiteren Familienkreis basiert. So wurde festgestellt, dass etwa 30 % aller Menschen ein linkshändiges Familienmitglied haben und dass auch rechtshändige Eltern ein linkshändiges Kind bekommen können (Porac, 2016, S. 37). Außerdem scheint der mütterliche Einfluss auf die Vererbung einer Linkshändigkeit stärker zu sein als der väterliche (McManus & Bryden, 1992).

Um die Verteilung der Händigkeit aus **genetischer Perspektive** zu erklären und möglicherweise das Vererbungsrätsel der Händigkeit zu lösen, wurden verschiedene genetische Theorien entwickelt. Die prominentesten sind die **Right-Shift-Theorie** (Annett, 1979, 2004) und das **Dextral Chance Model** (McManus, 2003, S. 176ff.). Beide Theorien besagen, dass genetisches Material eine Grundtendenz zur Rechtshändigkeit ausdrücken kann. Fehlt diese genetische Tendenz zur Rechtshändigkeit, ist es dem Zufall oder anderen Einflüssen überlassen, ob eine Person links- oder rechtshändig wird. Demnach entsteht Linkshändigkeit durch das Fehlen einer genetischen Tendenz nach rechts (Corballis, 2014).

Auch wenn es einige Hinweise auf verschiedene Gene bzw. Allele gibt, die möglicherweise die Vererbung der Händigkeit beeinflussen (z. B. das Androgen-Rezeptor-Gen; Arning, Ocklenburg, Schulz, Ness, Gerding, Hengstler et al., 2015), liegt bislang keine Evidenz vor, dass es das „Händigkeits-Gen" gibt. Stattdessen scheinen mindestens 40 Genloci (Orte im Genom) an der Entstehung der Händigkeit mitzuwirken (McManus, Davison & Armour, 2013). Außerdem wird darüber diskutiert, ob die Richtung und die Ausprägung der Händigkeit zwei Phänotypen sind, die ebenfalls unterschiedlichen genetischen Faktoren unterliegen (Ocklenburg, Beste & Arning, 2014). Vor diesem Hintergrund wird angenommen, dass die Beschaffenheit der Händigkeit ein polygenetisches Phänomen ist, bei dem auch andere nicht genetische Faktoren eine wesentliche Rolle spielen (Porac, 2016, S. 28ff.).

2.4.3 Welche Rolle spielen Umweltfaktoren vor, bei oder nach der Geburt?

Da die Genetik wahrscheinlich nur zu etwa 25 % die Händigkeitsrichtung erklären kann (Medland et al., 2009), muss es weitere Faktoren geben, die die Händigkeitsbildung mitbegründen oder zumindest beeinflussen. Doch wie und zu welchem Zeitpunkt in der Entwicklung kommen diese Einflüsse zum Tragen?

Zeichen von manueller Asymmetrie können schon bei Föten im Mutterleib gefunden werden. Wie bereits in ▶ Abschn. 2.4 erwähnt, präferieren die meisten Embryos ihren rechten Daumen zum Lutschen (Hepper et al., 1991), sie bewegen auch ihren rechten Arm häufiger als ihren linken (Hepper et al., 1998), und ihr Kopf ist vorwiegend zur rechten Seite geneigt (Ververs, Vries, van Geijn & Hopkins, 1994). Es konnte außerdem nachgewiesen werden, dass die Präferenz für das Daumenlutschen während des letzten Trimesters der Schwangerschaft mit der späteren Händigkeit eines Kindes zusammenhängt (Hepper et al., 2005). Zudem korreliert die Kopfposition kurz vor der Geburt mit der Kopfposition nach der Geburt in Rückenlage und diese wiederum mit der Händigkeit des Kindes 12–74 Wochen nach der Geburt (zusammengefasst von Schaafsma, Riedstra, Pfannkuche, Bouma & Groothuis, 2009). Auch wenn diese Erkenntnisse darauf schließen lassen, dass sich die Händigkeit schon sehr früh zu entwickeln scheint, ist es sehr wahrscheinlich, dass dieser Prozess durch verschiedene Faktoren beeinflusst wird (Schaafsma et al., 2009). Zudem ist nicht klar, ob die beschriebenen pränatalen Präferenzen als ein Abbild einer schon früh festgelegten Händigkeit gewertet werden können oder ob die Asymmetrien im Mutterleib die **Händigkeitsentwicklung** (▶ Glossar) und -bildung mitbegründen – sie also Zeichen oder Einflussfaktor sind.

Die Umweltperspektive stößt daher weitere Überlegungen zum Ursprung der Händigkeit an. Wir können frühe Einflüsse der Umwelt auf die Händigkeit grob in solche vor, bei und nach der Geburt einteilen, die sogenannten pränatalen, perinatalen und postnatalen Einflüsse, und trennen diese von den Einflüssen, die die rechtshändig orientierte Umwelt mit sich bringt. Einige dieser frühen Einflüsse werden hier kurz beschrieben.

- **Umwelteinflüsse vor der Geburt**
- In der „Prevics Vestibular-Monoaminergic Theory" geht man davon aus, dass Händigkeit und zerebrale Lateralisation von einer frühen **Asymmetrie in der Gleichgewichtsentwicklung** beeinflusst werden (Previc, 1991). Previc begründet seine Theorie mit der Korrelation zwischen der Position eines Fötus während des letzten Schwangerschaftstrimesters (also z. B. der Neigung zu einer bestimmten Körperseite) und seiner späteren Händigkeit. Ebenso beobachtete er, dass bestimmte Auffälligkeiten oder Krankheiten, die mit höheren Raten von Nicht-Rechtshändigkeit einhergehen, gehäuft mit vestibulären Störungen oder Verzögerungen auftreten (Previc, 1996). Aktuellere Untersuchungen mit bildgebenden Verfahren zeigten überdies, dass sich das Gleichgewichtssystem überwiegend in der dominanten Hand kontralateralen Hirnregion offenbart und sich daher zwischen links- und rechtshändigen Personen unterscheidet (Dieterich, Bense, Lutz, Drzezga, Stephan, Bartenstein et al., 2003; Janzen, Schlindwein, Bense, Bauermann, Vucurevic, Stoeter et al., 2008; Schmidt, Artinger, Stumpf & Kerkhoff, 2013). Da sich das vestibuläre System in der Kindesentwicklung früh bildet, könnte es so ursächlich an der Bestimmung der Händigkeit beteiligt sein (Dieterich et al., 2003).
- **Testosteron**, ein vorwiegendes männliches Sexualhormon, hat verschiedene Auswirkungen auf Körperfunktionen und die

menschliche Entwicklung (z. B. auf die Maskulinisierung). Die Idee, dass das Sexualhormon auch an der Händigkeitsentwicklung und -bildung beteiligt sein könne, sorgte für viel Aufmerksamkeit. Für die Auswirkungen von Testosteron auf die Händigkeit gibt es allerdings zwei entgegengesetzte Theorien: Das sogenannte **Geschwind-Behan-Galaburda-Modell** stellt einen Zusammenhang zwischen einem erhöhten pränatalen Testosteronlevel und Linkshändigkeit her (Geschwind & Galaburda, 1985); die **Witelson-Theorie** dagegen zwischen einem niedrigen pränatalen Testosteronlevel und Linkshändigkeit (Witelson & Nowakowski, 1991). Die Forschungsergebnisse zu dem Zusammenhang zwischen Testosteron und Händigkeit sind widersprüchlich und sehr uneinheitlich (z. B. Beaton, Rudling, Kissling, Taurines & Thome, 2011; Papadatou-Pastou, Martin & Mohr, 2017; Pfannkuche, Bouma & Groothuis, 2009). Wenn Studien überhaupt ein Verhältnis zwischen dem Hormon und der Händigkeit finden, dann scheinen sie eher die Witelson-Theorie zu unterstützen (z. B. Medland, Duffy, Spurdle, Wright, Geffen, Montgomery et al., 2005; Vuoksimaa, Eriksson, Pulkkinen, Rose & Kaprio, 2010). Wie wesentlich der Einfluss von Testosteron auf die Händigkeitsbildung ist, bleibt also weiter unklar.

— Auch die **psychische Gesundheit der Mutter** in der Schwangerschaft könnte einer aktuellen Studie zufolge Einfluss auf die Händigkeit des Kindes haben. In der groß angelegten schwedischen Untersuchung (N = 1.714) konnte ein höheres Risiko von „Nicht-Rechtshändigkeit" unter Kindern von Müttern mit depressiven Symptomen und kritischen Lebensereignissen während der Schwangerschaft festgestellt werden (Rodriguez & Waldenström, 2008). Es liegen jedoch noch keine Nachfolgestudien vor, die diesen Zusammenhang bestätigen oder erklären könnten (vgl. ▶ Kap. 4).

- **Umwelteinflüsse bei der Geburt**
— Kinder, die vor der 37. Schwangerschaftswoche zur Welt kommen, gelten als **Frühgeborene**. Laut einer Metaanalyse, die 18 Studien mit fast 2.000 Frühgeborenen und über 8.000 Kontrollkindern einschloss, haben Frühgeborene eine zweifach höhere Wahrscheinlichkeit nicht-rechtshändig zu werden (Domellöf, Johansson & Rönnqvist, 2011). Eine Frühgeburt kann verschiedene Folgen für die Gehirnentwicklung haben und auch zu motorischen Störungen wie einer Zerebralparese oder anderen Beeinträchtigungen führen, beispielsweise im Rahmen von umschriebenen Entwicklungsstörungen der motorischen Funktionen (Fawke, 2007; Williams, Lee & Anderson, 2010). Ob der Zusammenhang zwischen Frühgeburten und Nicht-Rechtshändigkeit auf solche medizinischen Folgeerscheinungen zurückgeführt werden kann, ist jedoch unklar.
— Abgesehen von Frühgeburten wurden zahlreiche andere **Störfaktoren**, die die Geburt oder Schwangerschaft betreffen, mit der Links- oder „Nicht-Rechtshändigkeit" eines Kindes in Verbindung gebracht (Porac, 2016, S. 40ff.). Zu diesen Faktoren gehören z. B. das Alter der Mutter bei der Schwangerschaft (Bailey & McKeever, 2004), **Nikotinkonsum** während der Schwangerschaft (Bakan, 1991; Dragovic, Milenkovic, Kocijancic & Sram, 2013) oder ein **niedriges Geburtsgewicht** des Kindes (Powls, Botting, Cooke & Marlow, 1996). In einer britischen Kohortenstudie mit über 10.000 Kindern konnten jedoch zwischen diesen und weiteren möglichen Geburtsstressoren keine Verbindungen zur späteren Händigkeit des Kindes gefunden werden (Nicholls, Johnston & Shields, 2012). Die Datenlage ist also auch hier nicht eindeutig.

- **Umwelteinflüsse nach der Geburt**
— Basierend auf Daten von insgesamt über 20.000 Kindern konnte ein

Zusammenhang zwischen dem **Stillen** von Säuglingen und deren späterer Händigkeit nachwiesen werden (Denny, 2012). Demnach waren Kinder, die länger als 4–6 Wochen gestillt wurden, mit höherer Wahrscheinlichkeit rechtshändig als nur kurz oder nicht gestillte Kinder (Denny, 2012). Die zugrunde liegenden Mechanismen, die den Effekt des Stillens auf die Händigkeit erklären könnten, sind jedoch unklar. Auch fehlen Nachfolgestudien, die diesen Zusammenhang bestätigen.

– Die meisten Menschen, zum größten Teil Rechtshänder, scheinen Neugeborene überwiegend auf der linken Seite ihres Körpers zu halten und zu wiegen (Donnot & Vauclair, 2008, S. 158; Todd & Banerjee, 2016). Da dieses einseitige **Wiegen und Halten** bei den Babys asymmetrische audiovisuelle Stimuli und Kopf- und Armhaltungen verursacht, könnte es sein, dass das linksseitige Halten auch Einfluss auf die Lateralisierung des Kindes hat (Schaafsma et al., 2009). Hierfür gibt es allerdings wenig Evidenz.

Ein relativ neues Forschungsfeld – das der **Epigenetik** – liefert weitere Einblicke in mögliche Ursprungs- und Einflussfaktoren der Händigkeitsentwicklung und -bildung. Die Epigenetik beschäftigt sich mit der „Modulierbarkeit genetischer Information" (Walter & Hümpel, 2016, S. 29). Sie beschreibt, wie bestimmte Gene aktiviert oder inaktiviert werden und dadurch die Merkmale eines Organismus verändern können (Tomiuk & Loeschcke, 2017, S. 206). Ein gutes Beispiel für den Einfluss der Epigenetik sind eineiige Zwillinge, da sie trotz identischer Gene nicht in allen physischen und psychischen Merkmalen zu 100 % identisch sind und sich im Lauf des Lebens immer mehr voneinander unterscheiden. Epigenetische Prozesse können von Umweltfaktoren, z. B. der Ernährung, beeinflusst werden, und die so erworbenen Eigenschaften können in einigen Fällen wahrscheinlich sogar an Nachkommen weitergegeben werden (Pembrey, Bygren, Kaati, Edvinsson, Northstone, Sjöström et al., 2006). Wie eine aktuelle Studie zeigt, könnte auch die Händigkeitsbildung von epigenetischen Prozessen geprägt sein. In der Studie wurden Gene, die vermutlich für die Vererbung der Händigkeit mitverantwortlich sind, auf epigenetische Modifikationen hin untersucht (Schmitz, Kumsta, Moser, Güntürkün & Ocklenburg, 2018). Dabei zeigte sich, dass bestimmte epigenetische Mechanismen (DNA-Methylierungen) bei bestimmten Genen die Händigkeitsrichtung voraussagen konnten (Schmitz et al., 2018). So ist anzunehmen, dass die Bildung der Händigkeit wahrscheinlich von epigenetischen Faktoren (mit)beeinflusst wird. Des Weiteren scheint Geburtsstress als ein möglicher Umwelteinfluss für die Entstehung des epigenetischen Mechanismus verantwortlich zu sein (Schmitz et al., 2018). Die Frage, ob dieser Mechanismus auch weitervererbt werden kann, war bisher noch nicht Gegenstand von Untersuchungen.

2.4.4 Welchen Einfluss hat die rechtsorientierte Umwelt auf die Händigkeitsentwicklung und -bildung?

Ein weiterer Erklärungsansatz befasst sich mit Aspekten wie **Lerneffekten**, **Nachahmungsverhalten** oder **kulturellen Druck** und nutzt diese um die Händigkeitsentwicklung und -bildung zu erklären (z. B. Janßen, 2000). Da wir aber wissen, dass sich eine gewisse Handpräferenz schon bei Embryos beobachten lässt (Hepper, 2013), ist die Annahme, dass eine Links- oder Rechtshändigkeit ausschließlich erlernt wird, nicht überzeugend. Gleichzeitig ist nicht zu bestreiten, dass sicherlich auch Lerneffekte die Händigkeitsbildung beeinflussen. Wäre das nicht der Fall, gäbe es keine umgeschulten Links- oder Rechtshänder, die trotz ihrer eigentlichen Veranlagung mit der nicht-dominanten Hand das Schreiben erlernten. Wie wir schon in ▶ Abschn. 2.1.2 erwähnten, fallen Erhebungen zur Verteilung der Händigkeit international teilweise sehr unterschiedlich aus mit Unterschieden zwischen (Perelle & Ehrman, 1994; Peters, Reimers & Manning, 2006; Raymond & Pontier, 2004) und innerhalb von Ländern und Kulturen (Agostini, Khamis, Ahui & Dellatolas,

1997; Raymond & Pontier, 2004). Es wird argumentiert, dass eine hohe Konformität in einer Gesellschaft oder eine kulturelle Abwertung von Linkshändigkeit linkshändige Kinder vermehrt dazu bringt, ihre nicht-dominante rechte Hand für bestimmte Tätigkeiten und vor allem für die kulturell hochgeschätzte Tätigkeit des Schreibens einzusetzen (Agostini et al., 1997; Dahmen & Fagard, 2005; Kushner, 2013).

Auch in Deutschland galt Linkshändigkeit lange Zeit als abweichend und unerwünscht. Vor allem unter dem Naziregime wurde sie mit Homosexualität in Verbindung gebracht und unterdrückt (Dobel, 2006; Siebner, Limmer, Peinemann, Drzezga, Bloem, Schwaiger & Conrad, 2002). In Schulen wurde – zum Teil mit rabiaten Maßnahmen – versucht, linkshändiges Schreiben zu unterbinden (z. B. durch Schläge auf die Finger; Ocklenburg & Güntürkün, 2017, S. 140). Auch in vielen Elternhäusern wurde mitunter Druck ausgeübt. Eine nordamerikanische Studie aus den 1950er-Jahren zeigte, dass besonders linkshändige Väter ihre Kinder zu einem rechten Handgebrauch animierten, wahrscheinlich weil sie selbst Nachteile durch ihre Linkshändigkeit in der rechtsorientierten Arbeitswelt erlebten und diese ihren Kindern ersparen wollten (Falek, 1959).

Auch wenn sich die Rollenbestimmung in den Familien, die Situation am Arbeitsmarkt und die Haltung gegenüber Linkshändigkeit in den letzten Jahrzehnten wesentlich verändert haben, zeigen diese Beispiele doch, wie soziokultureller Druck die Händigkeitsentwicklung eines Kindes und die Händigkeitsbildung im weiteren Verlauf beeinflussen kann. So ein Einfluss kann auch subtil und versteckt sein, beispielsweise wenn Eltern ihren Kindern Gegenstände in eine bestimmte (meist die rechte) Hand legen oder ihnen Tätigkeiten mit einer bestimmten Hand (meist der rechten Hand) vormachen. Besonders das gemeinsame Spiel und die Händigkeit der Mutter wurden in diesem Zusammenhang als beeinflussende Faktoren identifiziert (zusammengefasst von Porac, 2016, S. 43). Die vorwiegend rechtshändig orientierte physische Umwelt scheint tatsächlich einen unvermeidlichen Einfluss auf die Händigkeitsentwicklung und -bildung zu haben. Es wurden außerdem verschiedene elterliche Qualitäten wie Bildungsstand, Berufstätigkeit oder Einkommen als mögliche, die Händigkeit beeinflussende Faktoren diskutiert (Porac, 2016, S. 44), obgleich die Evidenz hierfür umstritten ist (siehe z. B. Johnston, Nicholls, Shah & Shields, 2009).

Llaurens, Raymond und Faurie (2009) beschreiben drei Arten, wie kulturelle Faktoren und Umgebungseinflüsse die Händigkeit eines Menschen verändern können:
1. Der Handgebrauch wird **nur für bestimmte Tätigkeiten** (beispielsweise für das Essen oder Schreiben) geändert, bleibt aber bei anderen einhändigen Tätigkeiten unverändert.
2. Der **Ausprägungsgrad** (▶ Glossar) der vererbten Händigkeit wird durch leichten externen Druck **reduziert**.
3. Oder es findet ein Wechsel der präferierten Hand für **alle Tätigkeiten** statt, vor allem bei stark ausgeübtem externem Druck.

Studienergebnisse zu umgeschulten Linkshändern unterstützen vor allem die erste dieser Varianten: Die untersuchten Personen schreiben zwar mit rechts, führen jedoch alle weiteren Tätigkeiten weiterhin vornehmlich mit links aus (Klöppel, Vongerichten, Eimeren, Frackowiak & Siebner, 2007a; Siebner et al., 2002). Wir vermuten allerdings, dass die Probanden der Studie wahrscheinlich inhärent stark ausgeprägte Linkshänder waren – weniger stark ausgeprägte Linkshänder könnten sich vermutlich auch in der zweiten oder dritten Variante wiederfinden. In ▶ Abschn. 4.3 gehen wir weiter auf das Thema Umschulungen sowie deren mögliche Ursachen und Folgen ein.

2.4.5 Kann die Händigkeitsbildung durch Störungen, Schädigungen oder Krankheiten beeinflusst werden?

Eine weitere Perspektive, um den Ursprung der Händigkeit zu erklären, basiert auf der Annahme, dass Rechtshändigkeit die Norm ist und dass Linkshändigkeit aufgrund von **pathologischen Einflüssen** von dieser Norm abweicht.

Aus dieser Krankheitsperspektive ist Linkshändigkeit stets störungsbedingt (Bakan, Dibb & Reed, 1973) oder zumindest teilweise störungsbedingt (Satz, Orsini, Saslow & Henry, 1985; Soper & Satz, 1984).

Wir haben einige Störfaktoren, z. B. Geburtsstress, als Einfluss auf die Händigkeitsbildung bereits besprochen (▶ Abschn. 2.4.3). Diese Faktoren können typischerweise mit Entwicklungsverzögerungen und/oder anderen Krankheitsbildern einhergehen. So gibt es Studien, die eine erhöhte Anzahl von Linkshändern mit Epilepsie (Dellatolas, Luciani, Castresana, Rémy, Jallon, Laplane et al., 1993) oder anderen Beeinträchtigungen, die durch Frühgeburten (Domellöf et al., 2011) oder frühkindliche Meningitis (Ramadhani, Koomen, Grobbee, van Donselaar, van Marceline, Furth & Uiterwaal, 2006) hervorgerufen wurden, fanden (mehr Beispiele dazu in ▶ Kap. 4).

Linksseitige Schädigungen im Gehirn (auch minimale) können die Funktionalität der rechten Hand stören und dadurch eine **motorisch bedingte Umbildung** der Händigkeit auf die linke Hand initiieren. Diese auf Störungen oder Krankheitsbildern basierende Ursache führt dazu, die eigentlich nicht-dominante Hand bevorzugt auch bei leistungsstarken Handlungen einzusetzen. Eine solche Händigkeitsbeschaffenheit wird auch **„pathologische Händigkeit"** genannt (Satz et al., 1985). Da die Mehrheit der Menschen rechtshändig ist, ist es plausibel, dass es wesentlich mehr pathologische Linkshänder als pathologische Rechtshänder gibt. Dennoch ist es schwierig, die genaue Anzahl an pathologischen Händern zu ermitteln. Zudem ist die Datengrundlage, die verschiedene Stressoren oder Krankheitsbilder mit (pathologischer) Linkshändigkeit in Verbindung bringt, widersprüchlich. So ließ sich z. B. in einer groß angelegten Untersuchung zwar ein Zusammenhang zwischen einigen Geburtsstressoren und den kognitiven Fähigkeiten der Kinder feststellen, nicht aber zwischen Geburtsstressoren und Händigkeit (Nicholls et al., 2012). Auch wird immer wieder darauf hingewiesen, dass nicht die **Richtung** (▶ Glossar) der Händigkeit, sondern viel mehr die Konsistenz und der **Ausprägungsgrad** (▶ Glossar) die Variablen sind, die eventuell mit Störungen in Verbindung gebracht werden können (▶ Kap. 4).

2.4.6 Zusammenfassung der Einflüsse

Die oben erwähnten Faktoren lassen sich grob in externe und interne Faktoren zusammenfassen (◘ Abb. 2.7).

Interne Faktoren schließen die genetischen Faktoren der Händigkeit, die motorische Veranlagung, die sich wiederum durch Übung und

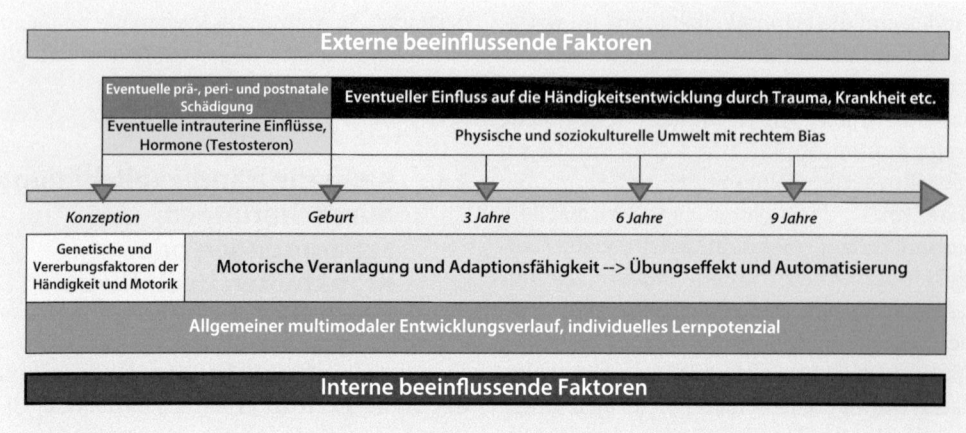

◘ **Abb. 2.7** Interne und externe beeinflussende Faktoren der Händigkeitsentwicklung und -bildung

Automatisierung entwickelt und festigt, sowie den allgemeinen multidimensionalen Entwicklungsverlauf aufgrund der individuellen Anpassungsfähigkeit und Flexibilität, des Lernpotenzials und der Motivation und Resilienz einer Person ein.

Als **externe Faktoren** gelten beispielsweise der Geburtsstress (bzw. Stress vor, während oder nach der Geburt), intrauterine Einflüsse, vor allem Hormone, die Kopfposition des Fötus vor der Geburt und das Daumenlutschen in Utero, das Alter der Mutter, mütterliches Rauchen während der Schwangerschaft, Frühgeburt und niedriges Geburtsgewicht. Nach der Geburt spielt dann die physische und soziokulturelle Umwelt eine wichtige Rolle. Überdies können Traumata oder Krankheiten zu jedem Zeitpunkt eine Auswirkung auf die dominante Hand haben.

Die **Händigkeitsbildung** (▶ Glossar) definieren wir als den Prozess, in dem sich über die gesamte Lebensspanne unzählige Entwicklungsaspekte und Faktoren gegenseitig bedingen und beeinflussen. Wir unterscheiden den Begriff Händigkeitsbildung von dem der **Händigkeitsentwicklung,** (▶ Glossar) die sich nur auf die ersten 6 Jahre des Lebens bezieht und somit den ersten Teil der Händigkeitsbildung ausmacht. Diese hochkomplexen Entwicklungs- und Bildungsprozesse sind für jeden Menschen einzigartig und individuell, werden jedoch in der Forschung zumeist nicht berücksichtigt. Eventuell könnte diese Zusatzinformation einige Aspekte einer nicht typischen **Händigkeitsbeschaffenheit** (▶ Glossar) (d. h., wie sich die Händigkeit zu einem bestimmten Zeitpunkt mit allen ihren Dimensionen und Aspekten präsentiert) offenbaren.

2.5 Wie entwickelt sich die Händigkeit?

Bisher haben wir uns vorwiegend mit der Frage beschäftigt, welche Ursprungsfaktoren und Ursachen die Händigkeit beim Menschen begründen und welche Faktoren die Bildung der Händigkeit beeinflussen können. Nun möchten wir erörtern, wie sich die Händigkeit im Allgemeinen im Lebensverlauf entwickelt.

2.5.1 Entwicklungsphasen in der Händigkeitsentwicklung

Wie wir bereits aufgeführt haben, sind manuelle Asymmetrien schon während der Schwangerschaft bei **Föten** zu beobachten und zeigen einen Zusammenhang mit der späteren Händigkeit eines Menschen (Hepper et al., 1991, 2005).

Nach der Geburt weisen **Säuglinge** erst einmal inkonstante Präferenzen in Bezug auf ihren Hand- oder Armeinsatz auf (Fagard, 2006). Es wurde beispielsweise beobachtet, dass sich in dieser frühen Entwicklungsphase Präferenzen für den Handgebrauch oft verändern und dass die Händigkeit eher unbeständig und formbar zu sein scheint (Carlson & Harris, 1985; Corbetta, Williams & Snapp-Childs, 2006; Michel, Tyler, Ferre & Sheu, 2006). Eventuell hat das damit zu tun, dass die Gliedmaßen von **Neugeborenen** in ihrer neuen Umgebung der Schwerkraft ausgesetzt sind, und es für sie daher erst einmal schwieriger ist, Bewegungen auszuführen (Harris, 2005, S. 322).

Dennoch lassen sich auch schon im 1. Lebensjahr, vor allem zwischen dem 6. und 12. Monat, asymmetrische Tendenzen im Handgebrauch erkennen. Untersuchungen zu einfachen Greifbewegungen von Säuglingen (z. B. dem unimanuellen Greifen nach Spielzeug oder Essen) konnten eine rechtsseitige Bevorzugung unter den teilnehmenden Babys feststellen (Michel et al., 2006; Nelson, Campbell & Michel, 2013; Rönnqvist & Domellöf, 2006; Sacrey, Arnold, Whishaw & Gonzalez, 2013). Eine aktuelle Studie, die die Entwicklung von 6–14 Monate alten Kindern genauer untersuchte, bestimmte dabei vier verschiedene Entwicklungstypen (Campbell, Marcinowski & Michel, 2018):

a. Kinder mit früher rechtsseitiger Präferenz (32 %)
b. Kinder mit früher linksseitiger Präferenz (12 %)
c. Kinder mit später rechtsseitiger Präferenz (25 %)
d. Kinder mit keiner eindeutigen Handpräferenz in dieser Altersspanne (30 %)

Allerdings wird vermutet, dass es möglicherweise noch eine fünfte Gruppe von Kindern gibt, nämlich die, die später eine linksseitige Präferenz ausbilden (Campbell et al., 2018). Man könnte vermuten, dass diese Entwicklungstypen mit unterschiedlichen Ausprägungsgraden übereinstimmen.

Kleinkinder zeigen ebenfalls Präferenzen in ihrem Handeinsatz, die in ihrer weiteren Entwicklung stabil zu bleiben scheinen (Gonzalez, Flindall & Stone, 2015; Nelson et al., 2013). In ihrem 2. und 3. Lebensjahr steigern sich die motorische Kontrolle und Kraft der Kinder, und sie lernen verschiedene, auch anspruchsvollere, ein- sowie beidhändige Handlungen mit ihren Händen durchzuführen, z. B. können sie Werkzeuge wie Hammer oder Löffel benutzen und mit dem Pinzettengriff kleine Gegenstände manipulieren (Harris, 2005, S. 322f.). Eine Studie begleitete die Händigkeitsentwicklung von 6–24 Monate alten Kindern engmaschig und zeigte, dass Kinder ohne frühe Handpräferenz bis zu ihrem 2. Lebensjahr eine links- oder rechtsseitige Bevorzugung entwickelten (Nelson et al., 2013). Insbesondere wurde die Mehrheit der Kinder ohne frühe Handpräferenz im Verlauf der Studie rechtshändig (15 von 23 oder 65,2 %), während die übrigen Kinder entweder linkshändig wurden (7 von 23 oder 30,4 %) oder mit unklarer Handpräferenz verblieben (1 von 23 oder 4,4 %; Nelson et al., 2013). Obgleich es in dieser Studie im Vergleich zur Händigkeitsverteilung unter Erwachsenen mehr linkshändige Kinder (21 %) gab, war die Mehrheit der Kinder (67 %) im Alter von 2 Jahren rechtshändig (Nelson et al., 2013). In Anbetracht der vielfältigen rechtsorientierten Umwelteinflüsse könnte man spekulieren, dass leicht ausgeprägte linkshändige Kinder ihre Präferenz teilweise nicht beibehalten, sondern sich an das rechtshändige Umfeld anpassen.

Bei Kleinkindern, aber auch Erwachsenen, scheinen **Hand-zu-Mund-Aktionen**, also dem Greifen nach Essen, einen besonders stark bevorzugten Handeinsatz hervorzurufen (Gonzalez et al., 2015; Sacrey et al., 2013). Man fand beispielsweise, dass Kinder schon mit einem Jahr bei Hand-zu-Mund-Aktionen eine deutliche Handpräferenz besitzen, nicht aber bei Konstruktionsaufgaben (Sacrey et al., 2013). Obwohl das Greifen nach Essen und das Greifen nach anderen Objekten ähnliche Anforderungen an eine Person stellen, scheinen Kinder Hand-zu-Mund-Aktionen mit größerer Präzision durchzuführen (Flindall & Gonzalez, 2015). Eventuell sind diese Ergebnisse damit zu begründen, dass die untersuchten Aufgaben mit unterschiedlichen Endzielen verbunden sind und das Greifen zum Essen eine wichtigere, da für das Überleben notwendige Aktion darstellt (Flindall & Gonzalez, 2013, 2015).

In der frühen Entwicklungsphase der Händigkeit ist zudem die Betrachtung des **bimanuellen Handeinsatzes** aufschlussreich. Es wird nämlich davon ausgegangen, dass der Erwerb einer bimanuellen Koordinationsfertigkeit, vor allem mit **Rollendifferenzierung zwischen den Händen**, auch die Händigkeit für unimanuelle Aktionen beeinflusst (Cochet, 2016). Das könnte erklären, warum manche Kinder im 1. Lebensjahr noch keine stabile Präferenz für einhändige Greifaktionen zeigen, diese dann aber als Kleinkind für beidhändige und auch einhändige Aktionen entwickeln. Anders als man vielleicht vermuten könnte, scheint eine frühe Lateralisierung der Händigkeit in diesem Zusammenhang nicht unbedingt vorteilhaft für die Entwicklung der bimanuellen Koordination zu sein (Babik, 2014; Fagard & Corroyer, 2003; Goldfield & Michel, 1986).

Es gibt des weiteren theoretische Auseinandersetzungen mit den Anforderungsaspekten (und insbesondere deren Komplexität), die bei der Händigkeitsentwicklung und -bildung eine Rolle spielen könnten. In der **Kaskadentheorie** wird beispielsweise vorgeschlagen, dass die Händigkeitsbildung einer Art Kaskade (oder einem Wasserfall) gleicht, in der sich die Bevorzugung einer Hand über verschiedene manuelle Fähigkeiten innerhalb eines Zeitrahmens entwickelt und sich Bevorzugungen in früheren Entwicklungsfähigkeiten mit Bevorzugungen in späteren Entwicklungsfähigkeiten zur Händigkeit einer Person verketten (Michel, 1988, 1998). Grundlegend für diese Argumentation ist die Annahme, dass sich die Händigkeit in jeder neuen Fähigkeit entwickelt und nicht (nur) von einer inhärenten „unveränderlichen" hemisphärischen Spezialisierung herrührt (Babik, 2014).

Außerdem wird in der Kaskadentheorie die Hypothese aufgestellt, dass die Händigkeitsbildung in einer sich entwickelnden manuellen Fähigkeit erst einmal schwach ist, stärker wird, wenn die Fähigkeit gemeistert wird, und wieder abnimmt, wenn die Fähigkeit gut etabliert und automatisiert ist. Die Ergebnisse der im Folgenden beschriebenen Studie machen das exemplarisch deutlich (Babik, 2014). Gegenstand der Untersuchung war die Lateralisierung für das Greifen nach altersgerechtem Spielzeug sowie für unimanuelle und bimanuelle Manipulationen (das Hantieren/Spielen mit dem Spielzeug) bei 6–14 Monate alten Kindern (N = 380). Bei der bimanuellen Manipulation wurde außerdem zwischen Aktionen mit und ohne Rollendifferenzierung der Hände unterschieden. Die Lateralisierung der Hände für das Greifen nach Spielzeug stieg im Zeitraum von 6–12 Monaten an und nahm danach wieder ab. Die unimanuelle sowie die rollendifferenzierte bimanuelle Manipulation erhöhten sich während des 9.–14. Monats. Außerdem korrelierte die bevorzugte Hand für das Ergreifen von Spielzeug positiv mit der bevorzugten Hand bei einhändiger Manipulation, was wiederum auf einen Zusammenhang zwischen komplexeren Bewegungen und bimanueller Rollenaufteilung hinweist (Babik, 2014). Die Kaskadentheorie hinterfragt also die Annahme, dass das beobachtete Fluktuieren der Handpräferenz bei Säuglingen und Kleinkindern ein Zeichen für eine gegebene Instabilität ist (Corbetta & Thelen, 2002; Fagard, 1998). Stattdessen wird der unbeständige Handeinsatz auf die kaskadenhaften Transformationen der Händigkeit über **verschiedene Tätigkeiten** zu **unterschiedlichen Zeitpunkten** zurückgeführt.

Wie dem auch sei: Es wurden einige Meilensteine in der Händigkeitsentwicklung zusammengetragen. **Ab 3 Jahren** scheint sich eine Händigkeit klarer zu formen, und es gibt wahrscheinlich drei Phasen in Bezug auf die Händigkeitsentwicklung und -bildung (Scharoun & Bryden, 2014):

1. Phase (3–5 Jahre): eher schwache und teilweise inkonstante Handpräferenz (vor allem bei linkshändigen Kindern).
2. Phase (7–10 Jahre): besonders starker Fokus auf die dominante Hand; diese wird unabhängig von Aufgabe, Objekt oder dessen Positionierung im Raum eingesetzt.
3. Phase (10–12 Jahre): Entwicklung einer „erwachsenen" Händigkeit; der ausgeprägte Einsatz der dominanten Hand verringert sich wieder etwas, ebenso wie die Leistungsunterschiede zwischen den Händen.

Wenn wir uns die unterschiedlichen und zum Teil durch Variabilität geprägten Entwicklungsphasen ansehen, wird deutlich, dass es kein einheitliches Muster gibt, nach dem Kinder ihre Händigkeit entwickeln. Die individuelle Entwicklung kann sich von Kind zu Kind unterscheiden (Harris, 2005, S. 324). Während die Richtung der Händigkeit vermutlich schon mit etwa 3 Jahren stabil ist, scheint sich die Ausprägung der Händigkeit etwas langsamer zu etablieren (Harris, 2005, 323 f.; McManus et al., 1988). Ein Übungseffekt mit der dominanten Hand ist wahrscheinlich erst mit 4 Jahren zu erwarten (Harris, 2005, S. 323). Überdies scheint sich die Handpräferenz bei linkshändigen Kindern später zu festigen als bei rechtshändigen (Scharoun & Bryden, 2014).

2.5.2 Händigkeitsbildung bei Erwachsenen

Wie sich die manuelle Asymmetrie der Händigkeit im **Erwachsenenalter** weiterbildet, ist ebenfalls Gegenstand der Händigkeitsforschung. Einige Studien fanden dabei, dass sich der Ausprägungsgrad und damit die Asymmetrie mit zunehmendem Alter **verringerten** (Kalisch, Wilimzig, Kleibel, Tegenthoff & Dinse, 2006; Przybyla, Haaland, Bagesteiro & Sainburg, 2011; Sebastjan, Skrzek, Ignasiak & Sławińska, 2017). Dann gibt es Forschungsergebnisse, aus denen hervorgeht, dass sich der Ausprägungsgrad oder die Asymmetrie mit dem Alter **verstärkten**

(Weller & Latimer-Sayer, 1985). Wieder andere Forscher fanden, dass die Handpräferenz und der Ausprägungsgrad von Kindheit an bis ins hohe Alter gleich bleiben (Gonzalez et al., 2015; Gooderham & Bryden, 2014). Eine Erklärung für die widersprüchlichen Resultate könnte sein, dass die altersbedingten Veränderungen in Bezug auf die Händigkeit aufgabenabhängig verlaufen (Sivagnanasunderam, Gonzalez, Bryden, Young, Forsyth & Roy, 2015), abgesehen von dem grundsätzlichen Problem der uneinheitlichen Definition und Ermittlung.

2.6 Zusammenfassung

Um den komplexen, vielfältigen und anspruchsvollen Inhalt dieses Kapitels noch einmal übersichtlich betrachten zu können, folgt nun eine prägnante Zusammenfassung des Kapitels.

Händigkeit beinhaltet die zwei Dimensionen **Handpräferenz** (wie oft?) und **Handleistung** (wie gut?). Sie kann mit den zwei Parametern **Richtung** (rechts oder links?) und **Ausprägung** (wie stark links oder rechts?) weiter beschrieben werden. Obwohl es zur Definition der Händigkeit noch keinen breiten wissenschaftlichen Konsens gibt, lässt sie sich am besten als ein multidimensionales Phänomen verstehen. Es wird angenommen, dass etwa 10 % der Menschen linkshändig und 90 % rechtshändig sind, und dass Linkshändigkeit eine normale Variante der Händigkeit ist. Linkshänder unterschieden sich von Rechtshändern durch eine größere Variabilität in ihrem Handgebrauch, d. h., sie haben meist kleinere Leistungsunterschiede zwischen den Händen und zeigen im Vergleich einen geringeren Ausprägungsgrad ihrer Präferenz auf. Es gibt auch andere Formen der Lateralität, wobei die Füßigkeit am häufigsten mit der Händigkeit übereinstimmt.

Händigkeit spiegelt die **funktionale Asymmetrie** der zwei Gehirnhälften wider. Die linke Hemisphäre kontrolliert die Bewegungen der rechten Hand und die rechte Hemisphäre die Bewegungen der linken Hand. Die Lateralisierung des Handgebrauchs stellt wahrscheinlich die Voraussetzung dar, um hoch koordinierte unimanuelle und bimanuelle Bewegungen auszuführen. Welche Strukturen und Prozesse in den Hemisphären dabei genau involviert sind, ist jedoch noch nicht gänzlich geklärt. Einen eindeutigen Bezug zur Lateralisierung und Spezialisierung der beiden Gehirnhälften hat das Corpus callosum. Die Händigkeit kann gewissermaßen den Reifestatus des Balkens abbilden. Auch das Kleinhirn könnte über die Regulierung des Muskeltonus zur Händigkeit eines Menschen beitragen. Eventuell beeinflusst aber schon vor der Hirnreifung das Rückenmark die Handpräferenz eines Menschen.

Beim Einsatz beider Hände gibt es eine **Rollenaufteilung** mit einer führenden, meist der dominanten, und einer assistierenden, meist der nicht-dominanten, Hand. Mithilfe rollendifferenzierter bimanueller Fähigkeiten können die beiden Hände unterschiedliche Bewegungen zu einem gemeinsamen Ziel ausführen. Das Überkreuzen der Körpermitte ist ein Phänomen, das mit der Handpräferenz verwandt ist, da die dominante Hand mehr überkreuzt als die nicht-dominante Hand. Es entwickelt sich aber nicht stringent und zeigt auch im Erwachsenenalter häufig keine vollständige Übereinstimmung mit der Händigkeit. Das Ausmaß des Überkreuzens scheint mit dem Ausprägungsgrad der Händigkeit zusammenzuhängen.

Evolutionär gesehen entwickelte sich Händigkeit wahrscheinlich in Zusammenhang mit kommunikativen und manipulativen Fähigkeiten. Händigkeit ist zu einem gewissen Grad **vererbbar**, aber es sind für die Händigkeitsbildung auch viele andere **nicht genetische** Faktoren wichtig. Zu diesen Faktoren gehören Umweltfaktoren vor, bei oder nach der Geburt, soziokulturelle und physische Einflussfaktoren der Umwelt sowie pathologische Einflüsse. Es ist angesichts des komplexen Zusammenspiels von polygenetischen, epigenetischen und multiplen Umweltfaktoren sehr wahrscheinlich, dass viele dieser Faktoren dazu beitragen, wie sich die Händigkeit einer Person entwickelt und bildet.

Die Bevorzugung der einen Hand gegenüber der anderen **entwickelt** sich sehr früh im Leben. Säuglinge und Kleinkinder zeigen jedoch noch häufig wechselnden Handgebrauch auf. Dabei ist aber nicht klar, ob dies aufgrund inhärenter links- und rechtshändiger Phasen geschieht oder weil Kinder aufgrund von Einflüssen aus der Umwelt und durch verschiedene Handlungsanforderungen unterschiedliche Übungsphasen durchlaufen, bis bestimmte motorische Bewegungsabläufe und Fähigkeiten erlernt sind. Jedenfalls scheinen vor allem der gleichzeitige Gebrauch beider Hände und die Entwicklung der Rollendifferenzierung zwischen den Händen maßgeblich zur Lateralisierung und Spezialisierung der Hände beizutragen. Die Händigkeitsentwicklung bei Kindern folgt keinem einheitlichen Entwicklungsmuster, sondern ist durch verschiedene Entwicklungstypen und individuelle Unterschiede geprägt. Mit 3 Jahren scheinen die meisten Kinder die Richtung ihrer Händigkeit etabliert zu haben. Der Ausprägungsgrad entwickelt sich jedoch in den folgen Jahren noch weiter und kann eventuell bis ins hohe Alter Veränderungsprozesse durchlaufen.

2.7 Fazit

Wie unsere Auseinandersetzung mit den Grundlagen der Händigkeit in diesem Kapitel zeigt, kann nur bestätigt werden, dass die Händigkeit ein hochkomplexes Phänomen ist. Es ist multidimensional und von genetischen, epigenetischen und vielfältigen Umweltfaktoren geprägt. ◘ Abb. 2.8 ist ein Versuch, diese vielen Aspekte bildlich darzustellen, ohne einen Anspruch auf Vollständigkeit zu erheben.

Im Zentrum der ◘ Abb. 2.8 steht die Händigkeit, die sich über fünf Teile entfaltet: der Dimensionen **Präferenz** und **Leistung**; der **bimanuellen Kooperation**, bei der rollendifferenzierte Aktionen eine höhere Lateralisierung und Spezialisierung der Hände voraussetzen; dem **Überkreuzen der Körpermitte**, das erhöhte Anforderungen an die Handpräferenz stellt; und der Seitigkeit oder **Lateralität** anderer Körperteile, die (bedingt) Übereinstimmung mit der Händigkeit zeigen. Alle diese Dimensionen bzw. Aspekte sind noch einmal aufgegliedert in Bestandteile, die bei einer Ermittlung der Händigkeit berücksichtigt werden müssen.

Die Händigkeitsdimensionen sind eingebettet in vier große Ursprungskomplexe: multiple genetische und vererbbare Aspekte; die **neurophysiologischen Strukturen** und Prozesse, insbesondere über das Corpus callosum, den Kortex und das Zerebellum, die den Lateralisierungs- und Spezialisierungsprozessen zugrunde liegen; förderliche und hinderliche Entwicklungsfaktoren, die auch mit der Plastizität und Anpassungsfähigkeit des Gehirns zu tun haben; sowie Umweltfaktoren, die möglicherweise schon im Uterus ihre Wirkung entfalten, durch Schädigungen ausgelöst werden können und auch das rechtshändig geprägte Umfeld beinhalten.

Reflektieren wir zum Abschluss noch einmal einige Gründe, weshalb Forschung im Gebiet der Händigkeit wichtig ist. Zum einen wird Händigkeit mit vielen **Merkmalen** und Auffälligkeiten in Verbindung gebracht und oft als Indikator für bestimmte Zustände angesehen. Diese Zusammenhänge sind jedoch in der Forschungslandschaft umstritten, und wir werden sie in ▶ Kap. 4 noch weiter untersuchen. Zweitens entwickelt sich ein neuer Schwerpunkt in der Händigkeitsforschung: Es scheint wichtiger zu sein, den **Ausprägungsgrad** (▶ Glossar) der Händigkeit in Verbindung mit Merkmalen oder Auffälligkeiten zu setzen und weniger die Richtung. Aber auch hier sind Studien schwer vergleichbar und die Aussagen entsprechend vage und ambivalent, denn es gibt keine einheitliche Einteilung für die Händigkeitsausprägung (▶ siehe Kap. 4 für eine intensivere Auseinandersetzung zu dem Thema). Ein weiterer Grund zur Forschung ist der Bezug der Händigkeit zu den **Spezialisierungsprozessen** der beiden Gehirnhälften – sie wird gewissermaßen als Fenster in die Hemisphären angesehen. Und nicht zuletzt sollte untersucht werden, welche eventuellen Auswirkungen eine bestimmte Händigkeitsbeschaffenheit auf die alltägliche Funktion und Tätigkeiten von Menschen hat, auch **Betätigungsstatus** genannt (Kraus & Romein, 2015).

Die „richtige" Ermittlung der Händigkeit ist jedoch eine unbedingte Voraussetzung für alle weiteren Forschungsvorhaben. Deshalb widmen wir das nächste Kapitel dem Thema

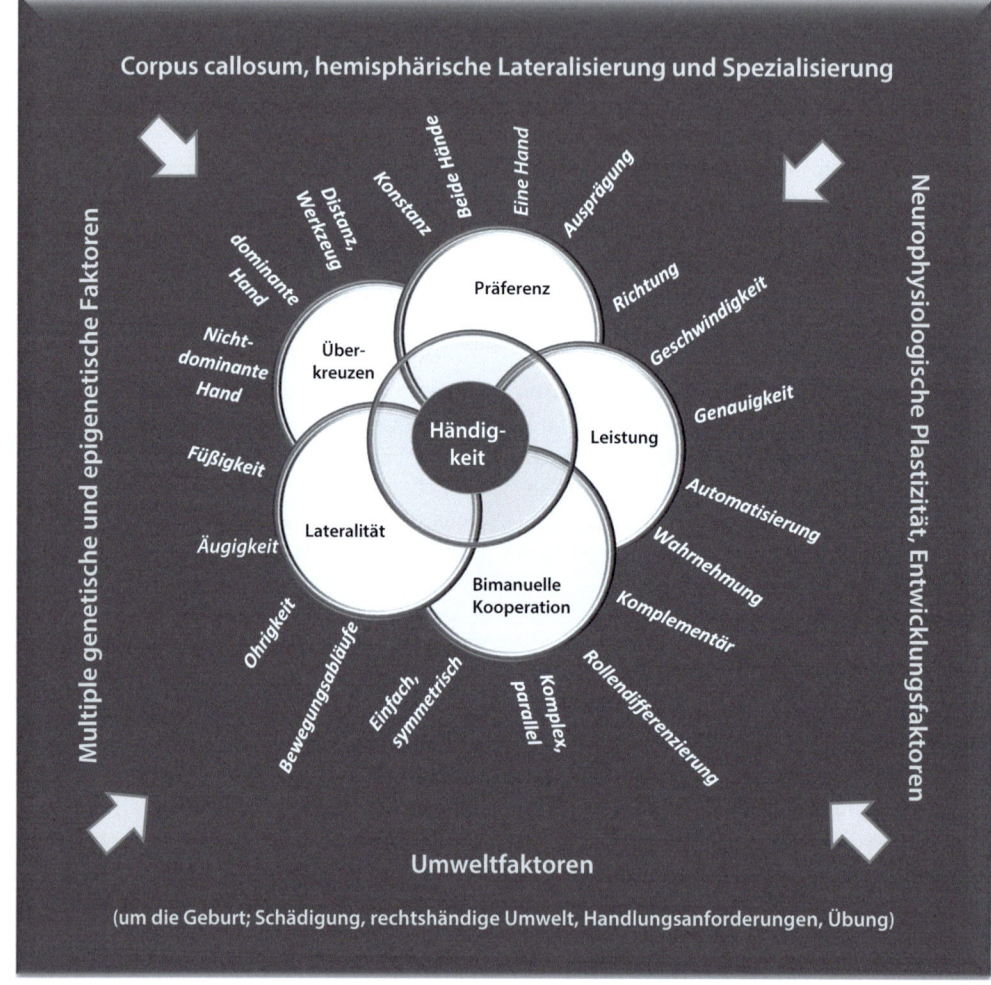

◘ Abb. 2.8 Die Multidimensionalität der Händigkeit und beeinflussende Faktoren

Ermittlung der Händigkeit, stellen Testverfahren vor und fassen Empfehlungen aus der Literatur für eine umfassende Erhebung der Händigkeit zusammen.

Literatur

Adamo, D. E., & Martin, B. J. (2009). Position sense asymmetry. *Experimental Brain Research* 192(1),87–95.

Addamo, P. K., Farrow, M., Hoy, K. E., Bradshaw, J. L., & Georgiou-Karistianis, N. (2009). The influence of task characteristics on younger and older adult motor overflow. *The Quarterly Journal of Experimental Psychology* 6(2),239–247.

Agostini, M. de., Khamis, A. H., Ahui, A. M., & Dellatolas, G. (1997). Environmental Influences in Hand Preference. *An African Point of View. Brain and Cognition* 35(2),151–167.

Allweiss, T. C. (2015). The digitalised handedness profile: reliability and measurement error of the digital and the conventional methods of analysis. [Masterthesis]. Hamburg: Hochschule für Angewandte Wissenschaften Hamburg.

Amuts, K. (2010). Structural indices of asymmetry. In: K. Hugdahl, & R. Westerhausen (Eds.), *The two halves of the brain. Information processing in the cerebral hemispheres* (pp. 145–175). Cambridge, Mass: MIT Press.

Annett, M. (1970). A classification of hand preference by association analysis. *British Journal of Psychology* 61(3),303–321.

Annett, M. (1979). Family handedness in three generations predicted by the right shift theory. *Annals of Human Genetics* 42(4),479–491.

Annett, M. (1985). *Left, right, hand, and brain. The right shift theory*. London: L. Erlbaum Associates.

Annett, M. (2004). Hand preference observed in large healthy samples: classification, norms and interpretations of increased non-right-handedness by the right shift theory. *British Journal of Psychology* 95(3),339–353.

Arning, L., Ocklenburg, S., Schulz, S., Ness, V., Gerding, W. M., Hengstler, J. G. et al. (2015). Handedness and the X chromosome. The role of androgen receptor CAG-repeat length. *Scientific Reports* 5, 8325.

Atwood, R. M., & Cermak, S. A. (1986). Crossing the midline as a function of distance from midline. *American Journal of Occupational Therapy* 40(10),685–690.

Ayres, A. J. (1979). *Lernstörungen. Sensorisch-integrative Dysfunktionen*. Berlin, Heidelberg: Springer.

Ayres, A. J. (2013). *Bausteine der kindlichen Entwicklung: Sensorische Integration verstehen und anwenden – das Original in der modernen Neuauflage*. Berlin, Heidelberg: Springer.

Babik, I. (2014). Development of handedness for role-differentiated bimanual manipulation of objects in relation to the development of hand-use preferences for acquisition. [Dissertation]. Greensboro: The University of North Carolina at Greensboro.

Bailey, L. M., & McKeever, W. F. (2004). A large-scale study of handedness and pregnancy/birth risk events. Implications for genetic theories of handedness. *Laterality* 9(2),175–188.

Bakan, P. (1991). Handedness and maternal smoking during pregnancy. *International Journal of Neuroscience* 56(1–4), 161–168.

Bakan, P., Dibb, G., & Reed, P. (1973). Handedness and birth stress. *Neuropsychologia* 11(3),363–366.

Bardo, A., Pouydebat, E., & Meunier, H. (2015). Do bimanual coordination, tool use, and body posture contribute equally to hand preferences in bonobos? *Journal of Human Evolution* 82, 159–169.

Beaton, A. A., Rudling, N., Kissling, C., Taurines, R., & Thome, J. (2011). Digit ratio (2D:4D), salivary testosterone, and handedness. *Laterality* 16(2),136–155.

Bishop, D. V. M. (1990). Handedness, clumsiness and developmental language disorders. *Neuropsychologia* 28(7),681–690.

Bishop, D. V., Ross, V. A., Daniels, M. S., & Bright, P. (1996). The measurement of hand preference: a validation study comparing three groups of right-handers. *British Journal of Psychology (London, England: 1953)* 87 (Pt 2), 269–285.

Brancucci, A., Lucci, G., Mazzatenta, A., & Tommasi, L. (2009). Asymmetries of the human social brain in the visual, auditory and chemical modalities. *Philosophical Transactions of the Royal Society B: Biological Sciences* 364(1519),895–914.

Bresson, F., Maury, L., Pieraut-Le Bonniec, G., & de Schonen, S. (1977). Organization and lateralization of reaching in infants: an instance of asymmetric functions in hands collaboration. *Neuropsychologia* 15(2),311–320.

Bryden, P. J., & Roy, E. A. (2005). Unimanual performance across the age span. *Brain and Cognition* 57(1),26–29.

Bryden, P. J., & Roy, E. A. (2006). Preferential reaching across regions of hemispace in adults and children. *Developmental Psychobiology* 48(2),121–132.

Bryden, M. P., Singh, M., Steenhuis, R. E., & Clarkson, K. L. (1994). A behavioral measure of hand preference as opposed to hand skill. *Neuropsychologia* 32(8),991–999.

Bryden, P. J., Pryde, K. M., & Roy, E. A. (2000). A performance measure of the degree of hand preference. *Brain and Cognition* 44(3),402–414.

Bryden, P. J., Roy, E. A., & Spence, J. (2007a). An observational method of assessing handedness in children and adults. *Developmental Neuropsychology* 32(3),825–846.

Bryden, P. J., Roy, E. A., Rohr, L. E., & Egilo, S. (2007b). Task demands affect manual asymmetries in pegboard performance. *Laterality* 12, 364–377.

Bryden, P. J., Mayer, M., & Roy, E. A. (2011). Influences of task complexity, object location, and object type on hand selection in reaching in left and right-handed children and adults. *Developmental Psychobiology* 53(1),47–58.

Brown, S., Roy, E., Rohr, L., & Bryden, P. J. (2006). Using hand performance measures to predict handedness. *Laterality* 11(1),1–14.

Campbell, J. M., Marcinowski, E. C., & Michel, G. F. (2018). The development of neuromotor skills and hand preference during infancy. *Developmental Psychobiology* 60(2),165–175.

Carey, D. P., Hargreaves, E. L., & Goodale, M. A. (1996). Reaching to ipsilateral or contralateral targets: within-hemisphere visuomotor processing cannot explain hemispatial differences in motor control. *Experimental Brain Research* 112(3),496–504.

Carlier, M., Duyme, M., Capron, C., Dumont, A. M., & Perez-Diaz, F. (1993). Is a dot-filling group test a good tool for assessing manual performing in children? *Neuropsychologia* 31(3),233–240.

Carlier, M., Doyen, A.-L., & Lamard, C. (2006). Midline crossing. Developmental trend from 3 to 10 years of age in a preferential card-reaching task. *Brain and Cognition* 61(3),255–261.

Carlson, D. F., & Harris, L. J. (1985). Development of the infant's hand preference for visually directed reaching: Preliminary report of a longitudinal study. *Infant Mental Health Journal* 6(3),158–174.

Carter-Saltzman, L. (1980). Biological and sociocultural effects on handedness. Comparison between biological and adoptive families. *Science (New York, N.Y.)* 209(4462),1263–1265.

Casasanto, D., & Henetz, T. (2012). Handedness shapes children's abstract concepts. *Cognitive Science* 36(2),359–372.

Cashmore, L., Uomini, N., & Chapelain, A. (2008). The evolution of handedness in humans and great apes. A review and current issues. *Journal of Anthropological Sciences* 86, 7–35.

Cattaert, D., Semjen, A., & Summers, J. J. (1999). Simulating a neural cross-talk model for between-hand interference during bimanual circle drawing. *Biological Cybernetics* 81(4),343–358.

Cermak, S. A., Quintero, E. J., & Cohen, P. M. (1980). Developmental age trends in crossing the body midline in normal children. *The American Journal of Occupational Therapy* 34(5),313–319.

Chicoine, A. J., Proteau, L., & Lassonde, M. (2000). Absence of interhemispheric transfer of unilateral visuomotor learning in young children and individuals with agenesis of the corpus callosum. *Developmental Neuropsychology* 18(1),73–94.

Christman, S. D. (2012). Handedness. In: V. S. Ramachandran (Ed.), *Encyclopedia of human behavior* (pp. 290–296). Oxford: Academic Press.

Cochet, H. (2016). Manual asymmetries and hemispheric specialization: Insight from developmental studies. *Neuropsychologia* 93(Pt B), 335–341.

Cochet, H., & Byrne, R. W. (2013). Evolutionary origins of human handedness. Evaluating contrasting hypotheses. *Animal Cognition* 16(4),531–542.

Cochet, H., & Vauclair, J. (2010). Pointing gestures produced by toddlers from 15 to 30 months. Different functions, hand shapes and laterality patterns. *Infant Behavior and Development* 33(4),431–441.

Colman, A. M. (Ed.). (2015). *A dictionary of psychology* (4rd ed.). Oxford: Oxford University Press.

Corballis, M. C. (2003). From mouth to hand. Gesture, speech, and the evolution of right-handedness. *The Behavioral and Brain Sciences* 26(2),199–208; discussion 208–260.

Corballis, M. C. (2010). Handedness and cerebral asymmetry. An evolutionary perspective. In: K. Hugdahl, & R. Westerhausen (Eds.), *The two halves of the brain. Information processing in the cerebral hemispheres* (pp. 65–88). Cambridge, Mass: MIT Press.

Corballis, M. C. (2014). Left brain, right brain. Facts and fantasies. *PLoS Biology* 12(1), e1001767.

Corbetta, D., & Thelen, E. (2002). Behavioral fluctuations and the development of manual asymmetries in infancy: contributions of the dynamic systems approach. *Handbook Neuropsychology* 8, 311–330.

Corbetta, D., Williams, J., & Snapp-Childs, W. (2006). Plasticity in the development of handedness: evidence from normal development and early asymmetric brain injury. *Developmental Psychobiology* 48(6),460–471.

Corey, D. M., Hurley, M. M., & Foundas, A. L. (2001). Right and left handedness defined. A multivariate approach using hand preference and hand performance measures. *Neuropsychiatry, Neuropsychology, and Behavioral Neurology* 14(3),144–152.

Crites, M. J., & Gorman, J. C. (2017). Bimanual coupling and the intermanual speed advantage. *Proceedings of the Human Factors and Ergonomics Society Annual Meeting* 61(1),1385–1389.

Dahmen, R., & Fagard, J. (2005). The effect of explicit cultural bias on lateral preferences in Tunisia. *Cortex* 41(6),805–815.

Dassonville, P., Zhu, X.-H., Ugurbil, K., Kim, S.-G., & Ashe, J. (1997). Functional activation in motor cortex reflects the direction and the degree of handedness. *Proceedings of the National Academy of Sciences* 94(25),14015–14018.

Day, P. (2017). Händigkeit. In: M. A. Wirtz (Hrsg.), *Dorsch - Lexikon der Psychologie* (18. Aufl.). Göttingen: Hogrefe. https://portal.hogrefe.com/dorsch/haendigkeit/. Zugegriffen: 17. Mai 2017.

Dellatolas, G., Luciani, S., Castresana, A., Rémy, C., Jallon, P., Laplane, D. et al. (1993). Pathological left-handedness. Left-handedness correlatives in adult epileptics. *Brain: A Journal of Neurology* 116(Pt 6), 1565–1574.

Denny, K. (2012). Breastfeeding predicts handedness. *Laterality* 17(3),361–368.

Dieterich, M., Bense, S., Lutz, S., Drzezga, A., Stephan, T., Bartenstein, P. et al. (2003). Dominance for vestibular cortical function in the non-dominant hemisphere. *Cerebral Cortex (New York, N.Y.: 1991)* 13(9),994–1007.

Dobel, S. (2006). Das mach ich mit links. Artikel vom 13. 08.2006. *Stern*. https://www.stern.de/panorama/wissen/mensch/linkshaender-das-mach-ich-mit-links-3602138.html. Zugegriffen: 08. Juni 2018.

Domellöf, E., Johansson, A.-M., & Rönnqvist, L. (2011). Handedness in preterm born children. A systematic review and a meta-analysis. *Neuropsychologia* 49(9),2299–2310.

Donnot, J., & Vauclair, J. (2008). Why do we hold infants on the left side? In: C. Yoon (Eds.), *Focus on family relations in the 21st century* (pp. 155–166). New York: Nova Science Publishers.

Dragovic, M., Milenkovic, S., Kocijancic, D., & Sram, Z. (2013). Etiological aspect of left-handedness in adolescents. *Srpski arhiv za celokupno lekarstvo* 141(5–6), 354–358.

Fagard, J. (1998). Changes in grasping skills and the emergence of bimanual coordination during the first year of life. In: K. J. Conolly (Ed.), *The Psychobiology of the Hand*. London: MacKeith Press.

Fagard, J. (2006). Normal and abnormal early development of handedness. Introduction. *Developmental Psychobiology* 48(6),413–417.

Fagard, J., & Corroyer, D. (2003). Using a continuous index of laterality to determine how laterality is related to interhemispheric transfer and bimanual coordinence in children. *Developmental Psychobiology* 43(1),44–56.

Falek, A. (1959). Handedness: A family study. *American Journal of Human Genetics* 11(1),52–62.

Faurie, C., & Raymond, M. (2004). Handedness frequency over more than ten thousand years. *Proceedings of the Royal Society B: Biological Sciences* 271 (Suppl. 3), 43–45.

Faurie, C., & Raymond, M. (2005). Handedness, homicide and negative frequency-dependent selection. *Proceedings of the Royal Society B: Biological Sciences* 272(1558),25–28.

Faurie, C., & Raymond, M. (2013). The fighting hypothesis as an evolutionary explanation for the handedness polymorphism in humans. Where are we? *Annals of the New York Academy of Sciences* 1288, 110–113.

Fawke, J. (2007). Neurological outcomes following preterm birth. *Seminars in Fetal and Neonatal Medicine* 12(5),374–382.

Flindall, J. W., & Gonzalez, C. L. R. (2013). On the evolution of handedness: evidence for feeding biases. *Public Library of Science one PLoS 1*, 8 (11), e78967.

Flindall, J. W., & Gonzalez, C. L. R. (2015). Children's bilateral advantage for grasp-to-eat actions becomes unimanual by age 10 years. *Journal of Experimental Child Psychology* 133, 57–71.

Forrester, G. S., Quaresmini, C., Leavens, D. A., Mareschal, D., & Thomas, M. S. C. (2013). Human handedness: an inherited evolutionary trait. *Behavioural Brain Research* 237, 200–206.

Gabbard, C., Helbig, C. R., & Gentry, V. (2001). Lateralized effects on reaching by children. *Developmental Neuropsychology* 19(1),41–51.

Geschwind, N., & Galaburda, A. M. (1985). Cerebral lateralization. Biological mechanisms, associations, and pathology. II. A hypothesis and a program for research. *Archives of Neurology* 42(6),521–552.

Ghirlanda, S., Frasnelli, E., & Vallortigara, G. (2009). Intraspecific competition and coordination in the evolution of lateralization. *Philosophical Transactions of the Royal Society B: Biological Sciences* 364(1519),861–866.

Goble, D. J., & Brown, S. H. (2010). Upper limb asymmetries in the perception of proprioceptively determined dynamic position sense. Journal of experimental psychology. *Human Perception and Performance* 36(3),768–775.

Goldfield, E. G., & Michel, G. F. (1986). The Ontology of Infant Bimanual Reaching During the First Year. *Infant Behavior and Development* 9, 81–89.

Gonzalez, C. L. R., Flindall, J. W., & Stone, K. D. (2015). Hand preference across the lifespan. Effects of end-goal, task nature, and object location. *Frontiers in Psychology* 5(1579),112–120.

Gooderham, S. E., & Bryden, P. J. (2014). Does your dominant hand become less dominant with time? The effects of aging and task complexity on hand selection. *Developmental Psychobiology* 56(3),537–546.

Grabowska, A., Gut, M., Binder, M., Forsberg, L., Rymarczyk, K., & Urbanik, A. (2012). Switching handedness. FMRI study of hand motor control in right-handers, left-handers and converted left-handers. *Acta Neurobiologiae Experimentalis* 72(4),439–451.

Groothuis, T. G. G., McManus, I. C., Schaafsma, S. M., & Geuze, R. H. (2013). The fighting hypothesis in combat. How well does the fighting hypothesis explain human left-handed minorities? *Annals of the New York Academy of Sciences* 1288, 100–109.

Habib, M., & Robichon, F. (2003). Structural Correlates of Brain Asymmetry: Studies in Left-Handed and Dyslexic Individuals. In K. Hugdahl & R. J. Davidson (Eds.), *The asymmetrical brain* (pp. 681–716). Cambridge, Mass: MIT Press.

Hach, S., & Schütz-Bosbach, S. (2014). In (or outside of) your neck of the woods. Laterality in spatial body representation. *Frontiers in Psychology* 19(5),123–134.

Hardie, S. M., & Wright, L. (2014). Differences between left- and right-handers in approach/avoidance motivation: influence of consistency of handedness measures. *Frontiers in Psychology* 5(134),1–20.

Hardie, S. M., Wright, L., & Clark, L. (2016). Handedness and social anxiety: Using Bryden's research as a catalyst to explore the influence of familial sinistrality and degree of handedness. *Laterality* 1–19. https://doi.org/10.1080/1357650X.2015.1131712.

Harris, L. J. (2005). Handedness. In: B. Hopkins (Ed.), *The Cambridge encyclopedia of child development* (pp. 321–326). Cambridge, UK: Cambridge University Press.

Hellige, J. B. (2010). Hemispheric Specialization: Language, Space, and Sexual Differentiation. In: G. F. Koob (Ed.), *Encyclopedia of behavioral neuroscience* (pp. 21–26). Amsterdam: Elsevier.

Hepper, P. G. (2013). The developmental origins of laterality. Fetal handedness. *Developmental Psychobiology* 55(6),588–595.

Hepper, P. G., Shahidullah, S., & White, R. (1991). Handedness in the human fetus. *Neuropsychologia* 29(11),1107–1111.

Hepper, P. G., McCartney, G. R., & Shannon, E. A. (1998). Lateralised behaviour in first trimester human foetuses. *Neuropsychologia* 36(6),531–534.

Hepper, P. G., Wells, D. L., & Lynch, C. (2005). Prenatal thumb sucking is related to postnatal handedness. *Neuropsychologia* 43(3),313–315.

Hill, E. L., & Khanem, F. (2009). The development of hand preference in children: the effect of task demands and links with manual dexterity. *Brain and Cognition* 71(2),99–107.

Hopkins, W. D., & Morris, R. D. (1993). Handedness in great apes: A review of findings. *International Journal of Primatology* 14(1),1–25.

Illert, M., & Kuhtz-Buschbeck, J. P. (2006). Motorisches System. In: F. Schmidt, & H.-G. Schaible (Hrsg.), *Neuro- und Sinnesphysiologie* (S. 94–130). Berlin, Heidelberg: Springer.

Janßen, J. P. (2000). Foundations of a Functional Theory of Human Handedness. *Theory and Psychology* 10(3),375–398.

Janzen, J., Schlindwein, P., Bense, S., Bauermann, T., Vucurevic, G., Stoeter, P. et al. (2008). Neural correlates of hemispheric dominance and ipsilaterality within the vestibularsystem. *Neuroimage* 42(4),1508–1518.

Jeyalyn, S., & Rajasankar, D. S. (2016). Correlation between Handedness and Intelligence among School-Children. *International Journal of Contemporary Medical Research* 3(9),2683–2686.

Johnston, D. W., Nicholls, M. E. R., Shah, M., & Shields, M. A. (2009). Nature's experiment? Handedness and early childhood development. *Demography* 46(2),281–301.

Kagerer, F. A. (2015). Control of discrete bimanual movements: how each hand benefits from the other. *Neuroscience Letters* 584, 33–38.

Kalisch, T., Wilimzig, C., Kleibel, N., Tegenthoff, M., & Dinse, H. R. (2006). Age-related attenuation of dominant hand superiority. *Public Library of Science one PLoS* 1 1, e90.

Kastner-Koller, U., Deimann, P., & Bruckner, J. (2007). Assessing handedness in pre-schoolers: Construction and initial validation of a hand preference test for 4–6-year-olds. *Psychology Science* 49(3), 239–254.

Kavaklioglu, T., Guadalupe, T., Zwiers, M., Marquand, A. F., Onnink, M., Shumskaya, E. et al. (2017). Structural asymmetries of the human cerebellum in relation to cerebral cortical asymmetries and handedness. *Brain Structure and Function* 222 (4), 1611–1623.

Kephart, N. C. (1977). *Das Lernbehinderte Kind im Unterricht*. München: Ernst Reinhardt.

Klöppel, S., Vongerichten, A., van Eimeren, T., Frackowiak, R. S. J., & Siebner, H. R. (2007a). Can left-handedness be switched? Insights from an early switch of handwriting. *The Journal of Neuroscience* 27(29),7847–7853.

Klöppel, S., van Eimeren, T., Glauche, V., Vongerichten, A., Münchaud, A., Frackowiak, R. S. J., et al. (2007b). The effect of handedness on cortical motor activation during simple bilateral movements. *Neuroimage* 34(1),274–280.

Knecht, S. (2000). Handedness and hemispheric language dominance in healthy humans. *Brain* 123(12),2512–2518.

Kourtis, D., de Saedeleer, L., & Vingerhoets, G. (2014). Handedness consistency influences bimanual coordination: a behavioural and electrophysiological investigation. *Neuropsychologia* 58, 81–87.

Kraus, E. (2006a). Handedness in children. In: A. Henderson, & C. Pehoski (Eds.), *Hand function in the child. Foundations for remediation* (2nd ed., pp. 161–191). St. Louis: Mosby/Elsevier.

Kraus, E. (2006b). Ist das Überkreuzen der Körpermittellinie ein Indikator für die Handpräferenz bei Kindern? *Ergoscience* 1(3),100–109.

Kraus, E. (2018). Theoretische Grundlagen zum Grundkurs des Händigkeitsprofils. [Nicht publiziert. Das Manual ist nur über eine Kursteilnahme erhältlich.]. Berlin.

Kraus, E., & Romein, E. (2015). *Das Pädiatrische Ergotherapeutische Assessment und Prozessinstrument – Test Manual*. Idstein: Schulz-Kirchner Verlag.

Kushner, H. I. (2013). Why are there (almost) no left-handers in China? *Endeavour* 37(2), 71–81.

Leinen, P., Vieluf, S., Kennedy, D., Aschersleben, G., Shea, C. H., & Panzer, S. (2016). Life span changes: Performing a continuous 1:2 bimanual coordination task. *Human Movement Science* 46, 209–220.

Liebal, K., & Call, J. (2012). The origins of non-human primates' manual gestures. *Philosophical Transactions of the Royal Society B: Biological Sciences* 367(1585),118–128.

Liederman, J. (1983). Mechanisms underlying instability in the development of hand preference. In: G. Young, S. J. Segalowitz, C. M. Corter, & E. Trehub (Eds.), *Manual specialization and the developing brain* (pp. 71–90). New York: Academic Press.

Llaurens, V., Raymond, M., & Faurie, C. (2009). Why are some people left-handed? An evolutionary perspective. *Philosophical transactions of the Royal Society of London. Series B, Biological Sciences* 364(1519),881–894.

Luders, E., Cherbuin, N., Thompson, P. M., Gutman, B., Anstey, K. J., Sachdev, P. et al. (2010). When more is less. Associations between corpus callosum size and handedness lateralization. *Neuroimage* 52(1),43–49.

MacNeilage, P. F., Studdert-Kennedy, M. G., & Lindblom, B. (1987). Primate handedness reconsidered. *The Behavioral and Brain Sciences* 10(2),247–303.

Marschik, P. B., Einspieler, C., Strohmeier, A., Plienegger, J., Garzarolli, B., & Prechtl, H. F. (2008). From the reaching behavior at 5 months of age to hand preference at preschool age. *Developmental Psychobiology* 50(5),511–518.

McGrew, W. C., & Marchant, L. F. (1997). On the other hand: Current issues in and meta-analysis of the behavioral laterality of hand function in nonhuman primates. *American Journal of Physical Anthropology* 104, 201–232.

McKeever, W. F. (2000). A new family handedness sample with findings consistent with X-linked transmission. *British Journal of Psychology (London, England: 1953)* 91(Pt 1), 21–39.

McManus, I. C. (1991). The inheritance of left-handedness. *Ciba Foundation Symposium* 162, 251–267; discussion 267–281.

McManus, I. C. (1999). Handedness, cerebral lateralization and the evolution of language. In: M. C. Corballis, & S. E. G. Lea (Eds.), *The descent of mind. Psychological perspectives on hominid evolution* (pp. 194–217). Oxford: Oxford University Press.

McManus, I. C. (2003). *Right hand, left hand. The origins of asymmetry in brains, bodies, atoms and cultures.* London: Phoenix.

McManus, C., & Bryden, M. P. (1992). The genetics of handedness, cerebral dominance and lateralisation. In: I. Rupin, & S. J. Segalowitz (Eds.), *Handbook of Neropsychology* (Vol. 10). Amsterdam: Elsevier.

McManus, I. C., Sik, G., Cole, D. R., Mellon, A. F., Wong, J., & Kloss, J. (1988). The development of handedness in children. *Developmental Psychology* 6(3), 257–273.

McManus, I. C., Davison, A., & Armour, J. A. L. (2013). Multilocus genetic models of handedness closely resemble single-locus models in explaining family data and are compatible with genome-wide association studies. *Annals of the New York Academy of Sciences* 1288, 48–58.

Medland, S. E., Duffy, D. L., Spurdle, A. B., Wright, M. J., Geffen, G. M., Montgomery, G. W. et al. (2005). Opposite effects of androgen receptor CAG repeat length on increased risk of left-handedness in males and females. *Behavior Genetics* 35(6), 735–744.

Medland, S. E., Duffy, D. L., Wright, M. J., Geffen, G. M., Hay, D. A., Levy, F. et al. (2009). Genetic influences on handedness. Data from 25,732 Australian and Dutch twin families. *Neuropsychologia* 47(2), 330–337.

Michel, G. F. (1988). A neuropsychological perspective on infant sensorimotor development. In: C. Rovee-Collier, & L. P. Lipsitt (Eds.), *Advances in infancy research* (Vol. 5, pp. 1–38). Norwood, NJ: Ablex.

Michel, G. F. (1998). A lateral bias in the neuropsychological functioning of human infants. *Developmental Neuropsychology* 14(4), 445–469.

Michel, G. F., Tyler, A. N., Ferre, C., & Sheu, C.-F. (2006). The manifestation of infant hand-use preferences when reaching for objects during the seven – to thirteen-month age period. *Developmental Psychobiology* 48(6), 436–443.

Michel, G. F., Nelson, E. L., Babik, I., Campbell, J. M., & Marcinowski, E. C. (2013). Multiple trajectories in the developmental psychobiology of human handedness. *Advances in Child Development and Behavior* 45, 227–260.

Michell, D., & Wood, N. (1999). An investigation of midline crossing in three-year-old children. *Physiotherapy* 85(11), 607–615.

Musalek, M. (2014). Skilled performance tests and their use in diagnosing handedness and footedness at children of lower school age 8–10. *Frontiers in Psychology* 5, 1513.

Musalek, M., Scharoun, S. M., & Bryden, P. J. (2015). The link between cerebellar dominance and skilled hand performance in 8–10-year-old right-handed children. *Journal of Motor Behavior* 47(5), 386–396.

Nelson, E. L., Campbell, J. M., & Michel, G. F. (2013). Unimanual to bimanual: tracking the development of handedness from 6 to 24 months. *Infant Behavior and Development* 36(2), 181–188.

Nicholls, M. E. (1998). Seasonal trends in the birth of sinistrals. *Laterality* 3(3), 241–253.

Nicholls, M. E. R., Johnston, D. W., & Shields, M. A. (2012). Adverse birth factors predict cognitive ability, but not hand preference. *Neuropsychology* 26(5), 578–587.

Nowicka, A., & Tacikowski, P. (2011). Transcallosal transfer of information and functional asymmetry of the human brain. *Laterality* 16(1), 35–74.

Ocklenburg, S., & Güntürkün, O. (2017). *The lateralized brain. The neuroscience and evolution of hemispheric asymmetries.* Saint Louis: Elsevier Science.

Ocklenburg, S., Beste, C., & Arning, L. (2014). Handedness genetics: considering the phenotype. *Frontiers in Psychology* 5, 1300.

Ocklenburg, S., Garland, A., Ströckens, F., & Uber Reinert, A. (2015). Investigating the neural architecture of handedness. *Frontiers in Psychology* 6, 148.

Ocklenburg, S., Schmitz, J., Moinfar, Z., Moser, D., Klose, R., Lor, S. et al. (2017). Epigenetic regulation of lateralized fetal spinal gene expression underlies hemispheric asymmetries. *eLife* 6, e22784.

Papadatou-Pastou, M., Martin, M., Munafò, M. R., & Jones, G. V. (2008). Sex differences in left-handedness. A meta-analysis of 144 studies. *Psychological Bulletin* 134(5), 677–699.

Papadatou-Pastou, M., Martin, M., & Mohr, C. (2017). Salivary testosterone levels are unrelated to handedness or cerebral lateralization for language. *Laterality* 22(2), 123–156.

Pembrey, M. E., Bygren, L. O., Kaati, G., Edvinsson, S., Northstone, K., Sjöström, M. et al. (2006). Sex-specific, male-line transgenerational responses in humans. *European Journal of Human Genetics* 14(2), 159–166.

Perelle, I. B., & Ehrman, L. (1994). An international study of human handedness. The data. *Behavior Genetics* 24(3), 217–227.

Peters, M. (1990). Subclassification of non-pathological left-handers poses problems for theories of handedness. *Neuropsychologia* 28(3), 279–289.

Peters, M. (1996). Hand Preference and Performance in Lefthanders. In: D. Elliott & E. A. Roy (Eds.), *Manual asymmetries in motor performance* (pp. 99–120). Boca Raton: CRC Press.

Peters, M., Reimers, S., & Manning, J. T. (2006). Hand preference for writing and associations with selected demographic and behavioral variables in 255,100 subjects. The BBC internet study. *Brain and Cognition* 62(2),177–189.

Pfannkuche, K. A., Bouma, A., & Groothuis, T. G. G. (2009). Does testosterone affect lateralization of brain and behaviour? A meta-analysis in humans and other animal species. *Philosophical transactions of the Royal Society of London. Series B, Biological Sciences* 364(1519),929–942.

Pool, E.-M., Rehme, A. K., Fink, G. R., Eickhoff, S. B., & Grefkes, C. (2014). Handedness and effective connectivity of the motor system. *Neuroimage* 99, 451–460.

Porac, C. (2016). *Laterality. Exploring the enigma of left-handedness*. Amsterdam: Elsevier Science.

Porac, C., & Coren, S. (1981). *Lateral preferences and human behavior*. New York: Springer.

Powls, A., Botting, N., Cooke, R. W., & Marlow, N. (1996). Handedness in very-low-birthweight (VLBW) children at 12 years of age. Relation to perinatal and outcome variables. *Developmental Medicine and Child Neurology* 38(7),594–602.

Previc, F. H. (1991). A general theory concerning the prenatal origins of cerebral lateralization in humans. *Psychological Review* 98(3),299–334.

Previc, F. H. (1996). Nonright-handedness, central nervous system and related pathology, and its lateralization. A reformulation and synthesis. *Developmental Neuropsychology* 12(4),443–515.

Prichard, E., Propper, R. E., & Christman, S. D. (2013). Degree of handedness, but not direction, is a systematic predictor of cognitive performance. *Frontiers in Psychology* 4, 9.

Provine, R. R., & Westerman, J. A. (1979). Crossing the midline. Limits of early eye-hand behavior. *Child Development* 50(2),437–441.

Przybyla, A., Haaland, K. Y., Bagesteiro, L. B., & Sainburg, R. L. (2011). Motor asymmetry reduction in older adults. *Neuroscience Letters* 489(2),99–104.

Przybyla, A., Coelho, C. J., Akpinar, S., Kirazci, S., & Sainburg, R. L. (2013). Sensorimotor performance asymmetries predict hand selection. *Neuroscience* 228, 349–360.

Ramadhani, M. K., Koomen, I., Grobbee, D. E., van Donselaar, C. A., van Marceline Furth, A., & Uiterwaal, C. S.P.M. (2006). Increased occurrence of left-handedness after severe childhood bacterial meningitis. Support for the pathological left-handedness hypothesis. *Neuropsychologia* 44(12),2526–2532.

Raymond, M., & Pontier, D. (2004). Is there geographical variation in human handedness? *Brain and Cognition* 9(1),35–51.

Raymond, M., Pontier, D., Dufour, A. B., & Møller, A. P. (1996). Frequency-dependent maintenance of left handedness in humans. *Proceedings of the Royal Society B: Biological Sciences* 263(1377),1627–1633.

Rigal, R. A. (1992). Which handeness – preference or performance? *Perceptual and Motor Skills* 75(3),851–866.

Rodriguez, A., & Waldenström, U. (2008). Fetal origins of child non-right-handedness and mental health. *Journal of Child Psychology and Psychiatry and Allied Disciplines* 49(9),967–976.

Rodriguez, A., Kaakinen, M., Moilanen, I., Taanila, A., McGough, J. J., Loo, S. et al. (2010). Mixed-handedness is linked to mental health problems in children and adolescents. *Pediatrics* 125(2),e340–e348.

Rönnqvist, L., & Domellöf, E. (2006). Quantitative assessment of right and left reaching movements in infants: a longitudinal study from 6 to 36 months. *Developmental Psychobiology* 48(6),444–459.

Rosch, R. E., Ronan, L., Cherkas, L., & Gurd, J. M. (2010). Cerebellar asymmetry in a pair of monozygotic handedness-discordant twins. *Journal of Anatomy* 217(1),38–47.

Rousson, V., Gasser, T., Caflisch, J., & Jenni, O. G. (2009). Neuromotor performance of normally developing left-handed children and adolescents. *Human Movement Science* 28(6),809–817.

Sacco, S., Moutard, M.-L., & Fagard, J. (2006). Agenesis of the corpus callosum and the establishment of handedness. *Developmental Psychobiology* 48(6),472–481.

Sacrey, L.-A. R., Arnold, B., Whishaw, I. Q., & Gonzalez, C. L. R. (2013). Precocious hand use preference in reach-to-eat behavior versus manual construction in 1- to 5-year-old children. *Developmental Psychobiology* 55(8),902–911.

Sadato, N., Campbell, G., Ibáñez, V., Deiber, M., & Hallett, M. (1996). Complexity affects regional cerebral blood flow change during sequential finger movements. *The Journal of Neuroscience* 16(8),2691–2700.

Sainburg, R. L. (2002). Evidence for a dynamic-dominance hypothesis of handedness. *Experimental Brain Research* 142(2),241–258.

Sainburg, R. L. (2014). Convergent models of handedness and brain lateralization. *Frontiers in Psychology* 5, 1092.

Satz, P., Orsini, D. L., Saslow, E., & Henry, R. (1985). The pathological left-handedness syndrome. *Brain and Cognition* 4(1),27–46.

Schaafsma, S. M., Riedstra, B. J., Pfannkuche, K. A., Bouma, A., & Groothuis, T. G. G. (2009). Epigenesis of behavioural lateralization in humans and other animals. *Philosophical Transactions of the Royal Society B: Biological Sciences* 364(1519),915–927.

Scharoun, S. M., & Bryden, P. J. (2014). Hand preference, performance abilities, and hand selection in children. *Frontiers in Psychology* 5, 82.

Scheirs, J. G. (1990). Relationships between the direction of movements and handedness in children. *Neuropsychologia* 28(7),743–748.

Schiefenhövel, W. (2013). Biased semantics for right and left in 50 Indo-European and non-Indo-European languages. *Annals of the New York Academy of Sciences* 1288, 135–152.

Schmidt, L., Artinger, F., Stumpf, O., & Kerkhoff, G. (2013). Differential effects of galvanic vestibular stimulation on arm position sense in right- vs. left-handers. *Neuropsychologia* 51(5),893–899.

Schmitz, J., Kumsta, R., Moser, D., Güntürkün, O., & Ocklenburg, S. (2018). DNA methylation in candidate genes for handedness predicts handedness direction. *Laterality* 23(4),441–461.

Schnitzler, A., Kessler, K. R., & Benecke, R. (1996). Trans-callosally mediated inhibition of interneurons within human primary motor cortex. *Experimental Brain Research* 112(3),381–391.

Schofield, W. N. (1976). Do Children Find Movements Which Cross the Body Midline Difficult? *The Quarterly Journal of Experimental Psychology* 28(4),571–582.

Sebastjan, A., Skrzek, A., Ignasiak, Z., & Sławińska, T. (2017). Age-related changes in hand dominance and functional asymmetry in older adults. *Public Library of Science one PLoS 1* 12(5), e0177845.

Senff, O., & Weigelt, M. (2011). Sequential effects after practice with the dominant and non-dominant hand on the acquisition of a sliding task in schoolchildren. *Laterality* 16(2),227–239.

Sicotte, N. L., Woods, R. P., & Mazziotta, J. C. (1999). Handedness in twins. A meta-analysis. *Laterality* 4(3),265–286.

Siebner, H. R., Limmer, C., Peinemann, A., Drzezga, A., Bloem, B. R., Schwaiger, M., & Conrad, B. (2002). Long-term consequences of switching handedness: a positron emission tomography study on handwriting in "converted" left-handers. *The Journal of Neuroscience* 22(7),2816–2825.

Sivagnanasunderam, M., Gonzalez, D. A., Bryden, P. J., Young, G., Forsyth, A., & Roy, E. A. (2015). Handedness throughout the lifespan. Cross-sectional view on sex differences as asymmetries change. *Frontiers in Psychology* 5(1556),103–111.

Somers, M., Sommer, I. E., Boks, M. P., & Kahn, R. S. (2009). Hand-preference and population schizotypy. A meta-analysis. *Schizophrenia Research* 108 (1–3), 25–32.

Sommer, I. E. C. (2010). Sex Differences in Handedness, Brain Asymmetry, and Language Lateralization. In: K. Hugdahl & R. Westerhausen (Eds.), *The two halves of the brain. Information processing in the cerebral hemispheres* (pp. 287–312). Cambridge, Mass: MIT Press.

Sommer, I. E., Aleman, A., Somers, M., Boks, M. P., & Kahn, R. S. (2008). Sex differences in handedness, asymmetry of the Planum Temporale and functional language lateralization. *Brain Research* 1206, 76–88.

Soper, H. V., & Satz, P. (1984). Pathological left-handedness and ambiguous handedness. A new explanatory model. *Neuropsychologia* 22(4),511–515.

Sovák, M. (1962). Lateralität und Sprache. *Wissenschaftliche Zeitschrift Martin-Luther Universität* 11, 1695–1702.

Stilwell, J. M. (1987). The development of manual midline crossing in 2- to 6-year-old children. *The American Journal of Occupational Therapy* 41(12),783–789.

Stöckel, T., & Weigelt, M. (2012). Brain lateralisation and motor learning: selective effects of dominant and non-dominant hand practice on the early acquisition of throwing skills. *Laterality* 17(1),18–37.

Surburg, P. R., & Eason, B. (1999). Midline-crossing inhibition. An indicator of developmental delay. *Laterality* 4(4),333–343.

Swinnen, S. P., & Wenderoth, N. (2004). Two hands, one brain: cognitive neuroscience of bimanual skill. *Trends in Cognitive Sciences* 8(1),18–25.

Szaflarski, J. P., Binder, J. R., Possing, E. T., McKiernan, K. A., Ward, B. D., & Hammeke, T. A. (2002). Language lateralization in left-handed and ambidextrous people. FMRI data. *Neurology*, 59 (2), 238–244.

Szaflarski, J. P., Rajagopal, A., Altaye, M., Byars, A. W., Jacola, L., Schmithorst, V. J. et al. (2012). Left-handedness and language lateralization in children. *Brain Research* 1433, 85–97.

Tapley, S. M., & Bryden, M. P. (1985). A group test for the assessment of performance between the hands. *Neuropsychologia* 23(2),215–221.

Tichy, J., & Belacek, J. (2009). Laterality in children: cerebellar dominance, handedness, footedness and hair whorl. *Activitas Nervosa Superior Rediviva* 51(1–2), 9–20.

Todd, B. K., & Banerjee, R. (2016). Lateralization of infant holding by mothers. A longitudinal evaluation of variations over the first 12 weeks. *Laterality* 21(1),12–33.

Tomiuk, J., & Loeschcke, V. (2017). *Grundlagen der Evolutionsbiologie und Formalen Genetik*. Berlin: Springer Spektrum.

Triggs, W. J., Calvanio, R., Levine, M., Heaton, R. K., & Heilman, K. M. (2000). Predicting hand preference with performance on motor tasks. *Cortex* 36(5),679–689.

Uomini, N. T. (2009). The prehistory of handedness. Archaeological data and comparative ethology. *Journal of Human Evolution* 57(4),411–419.

van Grunsven, W., Njiokiktjien, C., Vuylsteke-Wauters, M., & Vranken, M. (2009). Ontogenesis of laterality in 3- to 10-yr.-old children: increased unimanual independence grounded on improved bimanual motor function. *Perceptual and Motor Skills* 109(1),3–29.

Ververs, I. A., Vries, J. I. de, van Geijn, H. P., & Hopkins, B. (1994). Prenatal head position from 12–38 weeks. I.

Developmental aspects. *Early Human Development* 39(2), 83–91.

Vuoksimaa, E., Eriksson, C. J. P., Pulkkinen, L., Rose, R. J., & Kaprio, J. (2010). Decreased prevalence of left-handedness among females with male co-twins. Evidence suggesting prenatal testosterone transfer in humans? *Psychoneuroendocrinology* 35(10), 1462–1472.

Walter, J., & Hümpel, A. (2016). Einführung in die Epigenetik. In: R. Heil, S. B. Seitz, H. König & J. Robienski (Hrsg.), *Epigenetik. Ethische, rechtliche und soziale Aspekte (Technikzukünfte, Wissenschaft und Gesellschaft/Futures of Technology, Science and Society)*. Wiesbaden: Springer VS.

Weller, M. P., & Latimer-Sayer, D. T. (1985). Increasing right hand dominance with age on a motor skill task. *Psychological Medicine* 15(4), 867–872.

Willems, R. M., van der Haegen, L., Fisher, S. E., & Francks, C. (2014). On the other hand. Including left-handers in cognitive neuroscience and neurogenetics. *Nature Reviews Neuroscience* 15 (3), 193–201.

Williams, J., Lee, K. J., & Anderson, P. J. (2010). Prevalence of motor-skill impairment in preterm children who do not develop cerebral palsy. A systematic review. *Developmental Medicine and Child Neurology* 52(3), 232–237.

Witelson, S. F. (1989). Hand and sex differences in the isthmus and genu of the human corpus callosum. *Brain* 112(3), 799–835.

Witelson, S. F., & Nowakowski, R. S. (1991). Left out axons make men right. A hypothesis for the origin of handedness and functional asymmetry. *Neuropsychologia* 29(4), 327–333.

Yadav, V., & Sainburg, R. L. (2011). Motor lateralization is characterized by a serial hybrid control scheme. *Neuroscience* 196, 153–167.

Yadav, V., Sainburg, R. L., & Holmes, N. P. (2014). Limb Dominance Results from Asymmetries in Predictive and Impedance Control Mechanisms. *Public Library of Science one PLoS 1* 9(4), e93892.

Ermittlung der Händigkeit

Elke Kraus und Theresa Allweiss

3.1 Wie kann Händigkeit klassifiziert werden? – 48

3.2 Wie wird Händigkeit gemessen? – 48

3.3 Wie wird Händigkeit ermittelt? – 50
3.3.1 Ermittlung der Handpräferenz – 50
3.3.2 Ermittlung der motorischen Handleistung – 53
3.3.3 Multidimensionale Ermittlung der Händigkeit – 54

3.4 Welche gängigen Testverfahren gibt es? – 54

3.5 Was beeinflusst die Ermittlung der Händigkeit? – 61

3.6 Welche Schlussfolgerungen können für die Händigkeitsermittlung gezogen werden? – 62

3.7 Fazit – 64

Literatur – 65

© Springer-Verlag GmbH Deutschland, ein Teil von Springer Nature 2019
E. Kraus (Hrsg.), *Zwischen Links- und Rechtshändigkeit*,
https://doi.org/10.1007/978-3-662-57723-3_3

Unsere Hauptaufgabe ist nicht, zu erkennen, was unklar in weiter Entfernung liegt, sondern zu tun, was klar vor uns liegt. (Thomas Carlyle)

Zwei Dinge sind zu unserer Arbeit nötig: Unermüdliche Ausdauer und die Bereitschaft, etwas, in das man viel Zeit und Arbeit gesteckt hat, wieder wegzuwerfen. (Albert Einstein)

In diesem Kapitel gehen wir der Frage nach, wie die Händigkeit eines Menschen ermittelt werden kann. Wir nutzen den Begriff Ermittlung und meinen damit das Austesten, Messen, Erfassen oder Bestimmen der Händigkeit. Bei einem dermaßen vielschichtigen und umfangreichen Phänomen wie der Händigkeit stellt die Ermittlung kein einfaches Unterfangen dar. So muss zuerst geklärt werden, ab wann eine Person als links- oder rechtshändig gelten soll und was eine stark oder leicht ausgeprägte Händigkeit ausmacht. Zu diesem Zweck hat man in der Fachliteratur verschiedene Klassifikationsansätze entwickelt, die wir hier kurz vorstellen werden. Dann widmen wir uns unterschiedlichen Ansätzen der Händigkeitsermittlung in Form von Tests und Verfahren, diskutieren diese und überlegen, welche Faktoren eine Ermittlung zusätzlich beeinflussen können.

3.1 Wie kann Händigkeit klassifiziert werden?

Händigkeit lässt sich unterschiedlich klassifizieren, je nachdem, ob nur die Richtung oder auch die Ausprägung in Betracht gezogen wird. Die Klassifizierungen reichen von einer binären Unterscheidung zwischen Links- und Rechtshändigkeit, die also nur die Richtung berücksichtigt, über Einteilungen in 3–8 Untergruppen, wobei auch die Händigkeitsausprägung einbezogen wird. Alternativ wird manchmal gar keine Gruppeneinteilung vorgenommen, sondern die Händigkeit als ein Kontinuum abgebildet (Denny & Zhang, 2010; Hardyck & Petrinovich, 1977). Tendenziell wird in den letzten Jahren dem Ausprägungsgrad mehr Gewichtung gegeben als der Richtung. Hierbei wird zwischen **stark ausgeprägter** Händigkeit (auch bezeichnet als „konstante", „konsistente" oder „beständige" Händigkeit) und **leicht ausgeprägter** Händigkeit (synonym mit „inkonstanter", „inkonsistenter" oder „unbeständiger" Händigkeit) unterschieden (Christman, 2012; Prichard, Propper & Christman, 2013; ◘ Abb. 3.1).

Wie wir schon in ▶ Kap. 2 festgestellt haben, sind solche Einteilungen schwer miteinander vergleichbar, da unterschiedliche Definitionen von Händigkeit und unterschiedliche Testverfahren zu unterschiedlichen Einteilungen und Klassifizierungen führen. Außerdem ist die Kategorie der Beidhändigkeit, auf Englisch „mixed handedness", sehr diffus und noch uneinheitlicher definiert als Links- und Rechtshändigkeit. McManus (2004) argumentiert beispielsweise, dass Beidhändigkeit keine natürliche Kategorie darstellt, sondern eher schwach ausgeprägte Links- und Rechtshänder zusammenfasst. Aufgrund dessen schlägt McManus vor, vier Händigkeitsgruppen zu verwenden, um den Ausprägungsgrad klarer abzubilden. Aber der Grenzwert oder „cut-off point" zwischen den Kategorien ist äußerst uneinheitlich. So bezieht sich eine starke Ausprägung (oder „consistent handedness") in manchen Studien auf einen Handeinsatz, bei dem alle Aufgaben mit der dominanten Hand getätigt werden, und eine leichte Ausprägung („inconsistent handedness") auf einen Handeinsatz, bei dem mindestens eine Aufgabe mit der nicht-dominanten Hand ausgeführt wird (Prichard et al., 2013). In ▶ Kap. 4 befassen wir uns weiter mit dieser Problematik.

3.2 Wie wird Händigkeit gemessen?

Es gibt eine weitverbreitete Formel, die Unterschiede im Handeinsatz und somit auch den Ausprägungsgrad der Händigkeit misst: den **Lateralitätsquotienten (LQ)** (▶ Glossar). In Bezug auf die Handpräferenz wird die Anzahl

Kapitel 3 · Ermittlung der Händigkeit

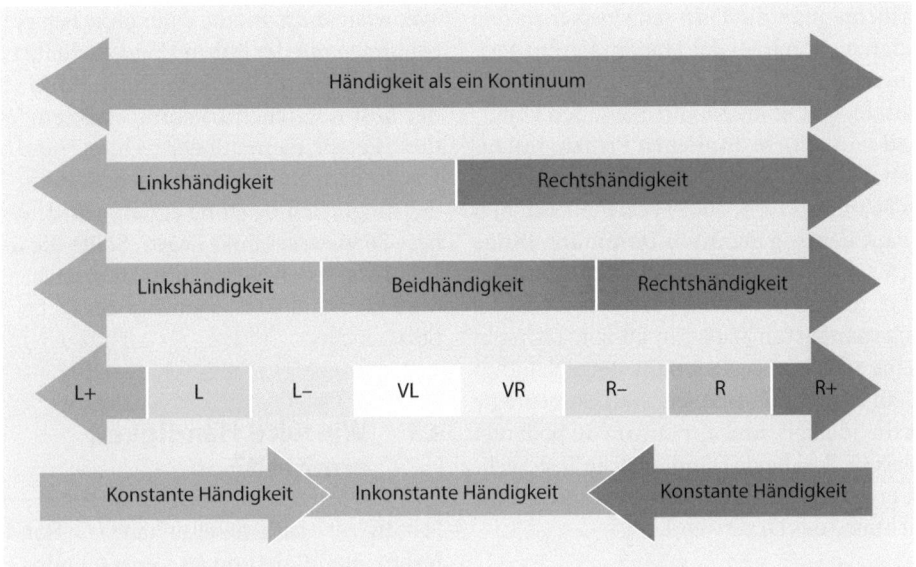

Abb. 3.1 Händigkeitsklassifikationen (Aus: Allweiss, 2015, S. 6). Abbildung nicht in Übereinstimmung mit der Verteilung von Händigkeit in der Bevölkerung. L+ = starke Linkshändigkeit, L = mäßige Linkshändigkeit, L- = leichte Linkshändigkeit, VL = variable Linkshändigkeit, R+ = starke Rechtshändigkeit, R = mäßige Rechtshändigkeit, R- = leichte Rechtshändigkeit, VR = variable Rechtshändigkeit

der Handeinsätze beider Hände dokumentiert, zusammengezählt und miteinander zu dem Lateralitätsquotienten verrechnet. Es entsteht ein Prozentsatz, der die Rechts-links-Asymmetrie der Hände aufzeigt und Auskunft darüber gibt, wie viel öfter eine Hand im Vergleich zur anderen eingesetzt wird (Oldfield, 1971). Der LQ repräsentiert also den Ausprägungsgrad der sogenannten **Inter-Hand-Differenzen** (▶ Glossar) auf der **Präferenzebene** (PE) (▶ Glossar) durch einen entsprechenden Wert. Er wird wie folgt berechnet:

$$LQ\,(PE) = \frac{R-L}{R+L} \times 100$$

Beispiel 1: $\frac{8-2}{8+2} = \frac{6}{10} \times 100$
$= 60\,\%$ mehr rechts

Beispiel 2: $\frac{4-6}{4+6} = \frac{-2}{10} \times 100$
$= -20\,\%$ mehr links

R = Anzahl des Handlungseinsatzes der rechten Hand
L = Anzahl des Handlungseinsatzes der linken Hand
R + L = Summe der gesamten Anzahl von Handlungen × 100 = multipliziert mit 100, um einen Prozentwert zu erlangen

Ein LQ von 100 wird als eine maximal stark ausgeprägte rechtshändige Präferenz interpretiert und ein LQ von –100 als eine maximal stark ausgeprägte linkshändige Präferenz (ein Minus bedeutet also immer Linkshändigkeit bzw. linke Präferenz). Bei 80–90% liegt eine stark ausgeprägte Rechtshändigkeit vor, bei 60–70% eine weniger stark ausgeprägt, usw. Ein LQ von 0 bedeutet, dass beide Hände die gleiche Anzahl von Handeinsätzen tätigen und es daher keine Differenz zwischen den Händen gibt. Basierend auf einer großen Studie mit mehr als 1.500 Menschen liegt der Durchschnitt von konstanten Links- und Rechtshändern bei einem Lateralitätsquotienten von 80%. Menschen mit einem LQ unter 80% würden in diesem Fall als inkonstante Händer klassifiziert werden (Prichard et al., 2013).

Möchte man die Differenz zwischen den Händen nicht nur an der Handpräferenz festmachen, sondern auch die Leistungsdifferenz ermitteln, gibt es die Möglichkeit, den Unterschied nach einem ähnlichen Prinzip festzustellen. Sowohl Schönthaler (2013, S. 188) wie auch Schilling (1974, 2009) beziehen sich hier z. B. auf den sogenannten **Dominanz-Index (DI)** (▶ Glossar): Der DI drückt das Verhältnis der Leistungen der rechten Hand in Bezug zu der Gesamtleistung aus. Ein DI von 100 steht für eine sehr stark ausgeprägte Rechtshändigkeit, ein DI von 0 für eine sehr stark ausgeprägte Linkshändigkeit, und ein DI von 50 bedeutet wiederum, dass beide Hände gleiche Testergebnisse erzielten. Die folgende Formel wird für die Errechnung des DI verwendet:

$$DI = \frac{\text{Ergebnisse der rechten Hand}}{\text{Ergebnisse der R + L Hand}} \times 100$$

Im Rahmen des Händigkeitsprofils wird auch für die Handleistung ein Lateralitätsquotient errechnet, der sich etwas anders zusammenstellt: Die zu beurteilende Leistung jeder Hand wird mit einem maximalen oder bestmöglichen Wert verglichen und zu einem Prozentsatz verrechnet (Kraus, 2018). So entsteht ein Wert, der nicht nur die Differenz zwischen den Händen abbildet, sondern auch aufzeigt, wie gut die **Leistungsebene (LE)** (▶ Glossar) jeder Hand ist. Dieser Leistungsquotient kann außerdem mit Normwerten verglichen werden und darüber Auskunft geben, ob ein Ergebnis der Altersnorm entspricht oder über- bzw. unterdurchschnittlich ist. Da wir hier schon mit Prozenten rechnen, ist es nicht mehr erforderlich durch die Summe zu teilen und mit 100 zu multiplizieren:

$$LQ\,(LE) = R - L \times 100$$

Beispiele
1) DI = 70 % − 100 % = −30 % besser links
2) DI = 90 % − 30 % = 60 % besser rechts

Wenn jemand z. B. eine Figur ohne Fehler in 20 Sekunden mit der linken Hand nachfährt oder nachspurt, dann würde die linke Hand 100 % der bestmöglichen Leistung erzielen. Wenn diese Person dann mit der rechten Hand beim Nachspuren einige Fehler macht und nur 70 % der möglichen Leistung erzielt, würde der DI bei −30 % besser links liegen. Sollte die rechte Hand die bessere sein und 100 % erreichen und die linke Hand 70 %, dann läge der DI bei 30 % besser rechts.

3.3 Wie wird Händigkeit ermittelt?

Händigkeit wird generell anhand von **Handpräferenz, Handleistung** (▶ Glossar) oder einer **Kombination** der beiden ermittelt. Diese drei Ansätze unterscheiden sich wesentlich voneinander und werden daher separat dargestellt. Um unterschiedliche Tests und Verfahren vorzustellen, folgt eine tabellarische Zusammenfassung mit Beispielen zu den drei Ansätzen (◘ Tab. 3.2).

3.3.1 Ermittlung der Handpräferenz

- **Selbsteinschätzungsbögen**

Die Handpräferenz bezieht sich darauf, **wie oft** eine Hand bevorzugt eingesetzt wird, unabhängig davon, wie gut sie es macht (Definition siehe ▶ Abschn. 2.1). Üblicherweise werden zur Erfassung der Handpräferenz Selbsteinschätzungsbögen eingesetzt. Einige dieser Fragebögen ermitteln lediglich die Richtung der Händigkeit, andere auch den Ausprägungsgrad. Fragebögen, die nur die **Richtung** berücksichtigen, erfragen, welche Hand für unterschiedliche Aktivitäten verwendet wird. Bei diesen Tests gibt es meist nur zwei oder drei mögliche Antwortkategorien: rechte Hand, linke Hand oder beide Hände. Ein Beispiel dafür ist das ursprüngliche „Edinburgh Handedness Inventory" (EHI; Oldfield, 1971). Fragbögen, die auch den **Ausprägungsgrad** (▶ Glossar) erfassen, nutzen meist größere Skalen. So wurde z. B. das ursprüngliche Bewertungssystem des EHI zu einer 5-Punkte-Likert-Skala erweitert (z. B. Hardie, Wright & Clark, 2016). Jede Frage zur Präferenz kann hierbei wie folgt eingeschätzt und bewertet werden: „immer rechts" (+10), „meistens rechts" (+5), „gleicher Einsatz" (0), „meistens links" (-5), „immer links" (-10). Man geht davon aus, dass mithilfe einer Skala individuelle Unterschiede in der Händigkeit besser aufgezeichnet werden können (Prichard et al., 2013).

Da Selbsteinschätzungsbögen in kurzer Zeit, mit wenig Aufwand und bei einer großen Probandenzahl durchführbar sind, werden sie häufig eingesetzt. Der Nachteil dieses Verfahrens ist, dass es, ebenso wie andere Selbsteinschätzungsinstrumente, auf der subjektiven Einschätzung der befragten Person beruht und von bestimmten Faktoren, z. B. dem Aufgabenverständnis oder dem Vorstellungsvermögen, beeinflusst werden kann (Bryden, Pryde & Roy, 2000).

Um verlässliche Ergebnisse zu erzielen, müssen die Testpersonen überdies in der Lage sein, sich zu erinnern, welche Hand sie für bestimmte Tätigkeiten im Alltag tatsächlich einsetzen (Bryden et al., 2000). Zudem kann die Anzahl der Antwortkategorien Einfluss auf das Antwortverhalten der einzelnen Befragten haben (Brown, Roy, Rohr & Bryden, 2006). Aufgrund dieser Faktoren können Selbsteinschätzungsbögen bei bestimmten Gruppen, vor allem älteren Menschen oder Kindern, unzuverlässig sein (Brown et al., 2006).

- **Beobachtete Durchführung zur Handpräferenz**

Die Handpräferenz kann auch bei einer beobachteten Durchführung erfasst werden. Die Testpersonen führen hierbei eine Reihe von Tätigkeiten durch, während ihr Handeinsatz beobachtet wird (Bruckner, 2010). Nicht selten stammen die durchzuführenden Aktivitäten aus den Selbsteinschätzungsbögen (Scharoun & Bryden, 2014). In dem Beobachtungsverfahren, das auch als „leistungsbasierte Ermittlung der Handpräferenz" (Scharoun & Bryden, 2014) bezeichnet wird, werden die Schwächen der Selbsteinschätzungsmethode vermieden. Verschiedene Merkmale von Aktivitäten können den Handeinsatz jedoch auch in einer beobachteten Durchführung beeinflussen. Typischerweise werden diese Merkmale gegensätzlich formuliert und gegenübergestellt (Cochet & Byrne, 2013). Wir haben sie in der ◘ Tab. 3.1 zusammengestellt.

Eine Beobachtung der Handpräferenz kann zudem durch weitere Faktoren beeinflusst werden:

- **Position eines Testgegenstands im Raum:** Ob ein Gegenstand in der Mitte, auf der rechten oder der linken Seite liegt, beeinflusst den Handeinsatz. Wie wir in ▶ Abschn. 2.3.2 ausgeführt haben, überkreuzen Rechtshänder mehr mit ihrer rechten und Linkshänder mehr mit ihrer linken Hand (**kontralaterale** (▶ Glossar) Reaktionen), aber der häufigste Handeinsatz der dominanten Hand findet auf derselben Seite (**ipsilateral**) (▶ Glossar) statt (Bryden et al., 2000). Rechtshänder benutzen fast ausschließlich ihre dominante Hand, wenn sie Gegenstände auf der rechten Seite erreichen wollen; Linkshänder tun dasselbe mit der linken Hand auf der linken Seite – sie agieren ipsilateral (auf derselben Seite) (▶ Kap. 2).
- **Visuelles Feedback:** Wird eine Aufgabe im Dunkeln ohne visuelles Feedback durchgeführt, steigt der Einsatz der nicht-dominanten Hand (Przybyla, Coelho, Akpinar, Kirazci & Sainburg, 2013). Eventuell könnte das damit zusammenhängen, dass die nicht dominante Hand in der Regel über eine bessere Tiefensensibilität verfügt (Adamo & Martin, 2009).
- **Involvierte Muskulatur:** Linkshänder setzen in der Regel bei **distalen** (▶ Glossar) Tätigkeiten wie dem Schreiben ihre linke Hand ein, wechseln aber häufig den Handgebrauch bei **proximalen** (▶ Glossar) Aufgaben, z. B. dem Werfen (Gilbert & Wysocki, 1992; Healey, Liederman & Geschwind, 1986). Es scheint also einen Unterschied zu machen,

◻ **Tab. 3.1** Aktivitätsmerkmale, die den Handeinsatz beeinflussen können

Einfach	Komplex
Nicht manipulative Aktivitäten, die mit leeren Händen durchgeführt werden, zeigen eine niedrigere Asymmetrie im Handgebrauch auf (Cochet & Byrne, 2013).	**Manipulative** Aktivitäten, die einen Gegenstand oder ein Werkzeug einschließen, zeigen eine höhere Asymmetrie im Handgebrauch auf als nicht manipulative Aktivitäten (Cochet & Byrne, 2013).
Nicht anspruchsvolle Aktivitäten, die nur eine geringe Geschicklichkeit voraussetzen, weisen weniger starke Asymmetrien auf (Fagard & Lockman, 2005; Mamolo et al., 2004; Steenhuis & Bryden, 1989).	**Anspruchsvolle** Aktivitäten, die hohe Geschicklichkeit voraussetzen, zeigen ein stärkeres Präferenzmuster auf (Fagard & Lockman, 2005; Mamolo, Roy, Bryden & Rohr 2004; Steenhuis & Bryden, 1989).
Unimanuelle (einhändige) Aktivitäten sind weniger komplex, und es ist daher vermutlich leichter, unimanuelle Handlungen durch Übung und Wiederholung zu automatisieren (Kraus, 2003).	**Bimanuelle** (beidhändige) Aktivitäten setzen eine Arbeitsteilung der Hände voraus (z. B. eine Arbeits- und eine Haltehand) und bilden daher die Asymmetrien im Handgebrauch am deutlichsten ab (Fagard & Lockman, 2005).
Ungeübte Aktivitäten sind meistens unbekannt und können anspruchsvoll oder einfach sein. Das Übungsausmaß kann hier allerdings von Faktoren wie genderspezifischen Tätigkeiten beeinflusst sein (Steenhuis & Bryden, 1989).	**Geübte** Aktivitäten zeigen eine recht große Übereinstimmung mit anspruchsvollen und komplexen Aktivitäten auf, beispielsweise mit dem Malen oder Schreiben, da sie einem starken Übungseffekt unterliegen (Steenhuis & Bryden, 1989).
Ungeschulte Aktivitäten gelten als spontan und nicht von der Umwelt beeinflusste Aktivitäten. Sie können unterschiedlich komplexe Anforderungen haben. Die Unterteilung zwischen geschult und ungeschult dient vor allem dem Erfassen von Umwelteinflüssen auf die Händigkeitsbildung (Sattler, 2002, 2008).	**Geschulte** Aktivitäten sind nicht nur an sich geübt, sondern sie werden mit einer ganz bestimmten Hand geübt. Es sind meist Tätigkeiten, die einen hohen kulturellen Wert haben, wie z. B. die rechte Hand zum Gruß zu geben (DGAUM, 2014; Sattler, 2002).

ob große und zentral gelegene (proximale) Muskelgruppen oder kleine dezentral gelegene (distale) Muskelgruppen bei einer Tätigkeit aktiviert werden.
- **Anzahl an Wiederholungen einer Testaufgabe:** Wird dieselbe Aufgabe mehrmals wiederholt, kann festgestellt werden, ob eine Person den Handgebrauch innerhalb dieser Tätigkeit wechselt (**interne Konstanz**, (▶ Glossar) auch „Konsistenz" oder „Beständigkeit" genannt; Bruckner, 2010). Es wird empfohlen, die Anzahl von Aufgabenwiederholungen zu standardisieren, um eine gute Vergleichbarkeit zu sichern (Cochet & Byrne, 2013). Ein Vorteil von mehreren Wiederholungen liegt darin, dass festgestellt werden kann, ob ein Mensch auch innerhalb einer Tätigkeit seinen Handgebrauch wechselt (Bruckner, 2010).

- **Überkreuzen der Körpermitte**

Neben den Selbsteinschätzungsbögen und der durchführungsbasierten Präferenzmessung gibt es auch Verfahren, die anhand des Überkreuzens der Körpermitte die Handpräferenz ermitteln (Carlier Doyen & Lamard, 2006; Scharoun & Bryden, 2014). Wie wir in ▶ Kap. 2 aufgeführt haben, überkreuzt die dominante Hand die Körpermittellinie wesentlich häufiger als die nicht-dominante Hand. Daher wird das Überkreuzen häufig als ein Indikator für die Handpräferenz herangezogen (Carlier et al., 2006; Scharoun & Bryden, 2014). Außerdem deuten Forschungsergebnisse darauf hin, dass

Kapitel 3 · Ermittlung der Händigkeit

das Überkreuzen besonders den Ausprägungsgrad der Handpräferenz widerspiegelt (Bishop, Ross, Daniels & Bright, 1996).

Allerdings ist dieses Verfahren auch kritisch zu betrachten. Obgleich einige Studien darauf hindeuten, dass die Fähigkeit des Überkreuzens eine Voraussetzung für eine ausgereifte **Händigkeitsbildung** (▶ Glossar) ist (Ayres, 1989, S. 190; Provine & Westerman, 1979), wird das Zusammenspiel der beiden Phänomene noch nicht gänzlich verstanden (Kraus, 2006; Scharoun & Bryden, 2014). Mit anderen Worten: Könnte es nicht auch andersherum sein, nämlich dass eine klare Händigkeit Voraussetzung für das Überkreuzen ist? Außerdem gilt es hier, auf mögliche Einflussfaktoren zu achten, z. B. die Art und Position eines Gegenstands und die Komplexität der Aufgabe. Das ist vor allem wichtig, da viele entwicklungsverzögerte Kinder ein Überkreuzungsvermeiden aufweisen (Michell & Wood, 1999; Surburg & Eason, 1999). In solchen Fällen ist fraglich, ob ein Überkreuzungstest die Handpräferenz tatsächlich erfassen kann.

- **Fremdeinschätzung**

Es gibt viele Studien, die eine Fremdeinschätzung der Handpräferenz bzw. Händigkeit nutzen. Hier wird von Bezugspersonen eingeschätzt, ob ihre Kinder, Schüler, Eltern oder Verwandten rechts- oder linkshändig sind und wie stark die jeweilige Händigkeit ausgeprägt ist (z. B. Hill & Khanem, 2009). Auch dies ist eine beliebte Form der Ermittlung, da schnell und einfach viele Daten gewonnen werden können. Aber abgesehen von der Subjektivität, von der auch dieses Verfahren behaftet ist, ist es schwierig, zwischen Präferenz und Leistung zu unterscheiden. Vermutlich wird in dieser Methode eher ein allgemeiner Eindruck einer Händigkeit erfasst.

3.3.2 Ermittlung der motorischen Handleistung

Handleistungstests sind Verfahren, bei denen motorische Aufgaben durchgeführt werden, um dann die Leistungsniveaus der Hände miteinander zu vergleichen. Auch wenn es bis zu zehn Dimensionen gibt, anhand derer motorische Fähigkeiten abgebildet werden können (Barnsley & Rabinovitch, 1970), wird für die Messung der Handleistung meist nur die Geschwindigkeit oder Genauigkeit herangezogen. Die motorische Dimension **Kraft** wird beispielsweise relativ selten berücksichtigt, da sie als ein eher schwacher Prädiktor für die Händigkeit gilt (Brown, Roy, Rohr, Snider & Bryden, 2004; Brown et al., 2006). Wie bei der Handpräferenz gibt es auch bei der **Ermittlung der Handleistung** verschiedene Faktoren, die die Ergebnisse beeinflussen können. Dazu gehören:

a. **Komplexitätslevel einer Aktivität:** Ähnlich wie bei den beeinflussenden Faktoren der Präferenzmessung werden die motorischen Leistungsunterschiede zwischen den Händen bei steigender Komplexität einer Aufgabe deutlicher (Alphonso, Roy, Bryden, Balkowski, Mayer & Kuehner, 2008).

b. **Visuelles Feedback:** Wird das Sehen bei einer manuellen Aufgabe verhindert, sinkt die Leistung beider Hände. Wie schon erwähnt, scheint dies vor allem die dominante Hand zu betreffen, wobei sich z. B. in Dunkelheit die Leistungsunterschiede zugunsten der nicht-dominanten Hand verschieben können (Przybyla et al., 2013).

c. **Übungseffekt:** Besonders die Ausführung von hoch spezialisierten Aktivitäten wird durch Schulung und Training beeinflusst (Peters, 1998). Die geübte Seite schneidet in Leistungstests dementsprechend besser ab und weist somit einen höheren Unterschied zur ungeübten Seite auf. Man differenziert zwischen hoch spezialisierten geübten Aktionen wie dem Schreiben, Malen oder Punktieren und anderen, die keinen Übungseffekt aufweisen, z. B. dem Klopfen (Carlier, Duyme, Capron, Dumont, & Perez-Diaz, 1993).

Vor diesem Hintergrund wird wiederholt empfohlen, im Rahmen der Ermittlung möglichst verschiedene Aktivitäten mit unterschiedlichen Anforderungen zu kombinieren, um eine

Spannbreite an motorischen Dimensionen erfassen zu können (Brown et al., 2004, 2006; Corey, Hurley & Foundas, 2001). Diese Empfehlung ist auch deshalb sinnvoll, weil einzelne Leistungsaufgaben nur einen leichten Zusammenhang zueinander aufweisen und auf unterschiedliche motorische Dimensionen schließen lassen (Brown et al., 2006). Außerdem sollten bei Handleistungstests **altersspezifische Richtwerte und Geschlechtsunterschiede** berücksichtigt werden, da auch diese Faktoren das Leistungsniveau wesentlich beeinflussen können.

3.3.3 Multidimensionale Ermittlung der Händigkeit

Multidimensionale Händigkeitstests erheben sowohl die Handpräferenz als auch die Handleistung und/oder weitere Dimensionen der Händigkeit. Sie beruhen auf der Hypothese, dass sich die Händigkeit einer Person in ihrer Handpräferenz sowie in ihrer Handleistung widerspiegelt (Peters, 1998). Zur Umsetzung der multidimensionalen Händigkeitsermittlung werden unterschiedliche Aktivitätsmerkmale in den Ansätzen berücksichtigt (◘ Tab. 3.1). Wir befassen uns in ▶ Kap. 6 weiter mit diesen Aspekten.

3.4 Welche gängigen Testverfahren gibt es?

In ◘ Tab. 3.2 haben wir unterschiedliche gängige standardisierte Tests und Verfahren zur Ermittlung der Händigkeit (oder einzelner Komponenten) gesammelt, zusammengefasst und sie den drei oben aufgeführten Ansätzen zugeordnet. Bei den **Präferenztests** differenzieren wir zwischen Selbsteinschätzung, beobachtungsbasierten Tests und Überkreuzungsverfahren. Die **Leistungstests** wurden von uns in unimanuell ungeübte, unimanuell geübte und bimanuell ungeübte Verfahren unterteilt. Diese Sammlung von Testverfahren stellt jedoch keinen Anspruch auf Vollständigkeit, sondern ist exemplarisch gedacht.

Mit einigen dieser Testverfahren werden wir uns im Sinne eines analytischen Vergleichs anhand bestimmter Merkmale in ▶ Kap. 6 befassen.

◘ **Tab. 3.2** Tabellarische Zusammenfassung gängiger Händigkeitstests

Test/Assessment (Autoren, Jahr)	Beschreibung: Methode, Inhalt	Anmerkung
Präferenz: Fragebögen		
Edinburgh Handedness Inventory (EHI) (Oldfield, 1971) Handpräferenz durch Selbsteinschätzung (Fragebogen)	Beinhaltet 10 alltagsnahe Items: Schreiben, Malen, Werfen, Zähneputzen, mit Schere schneiden, mit Löffel essen, Streichholz anzünden, mit Besen fegen, mit Messer schneiden, Kästchen öffnen. In seiner ursprünglichen Form hatte der Test nur 2 Antwortkategorien (rechts oder links), adaptierte Versionen nehmen die Bewertung meist anhand einer 5-Punkte-Likert-Skala vor (z. B. Niebauer, Christman, Reid, & Garvey, 2004)	Anhand der Antworten zum Handeinsatz wird ein Lateralitätsquotient (LQ) berechnet. Der EHI wird häufig in der Forschung eingesetzt, er besitzt im Allgemeinen eine hohe Reliabilität und Faktorstabilität (McFarland & Anderson, 1980). Der EHI wurde schon oft für die Anwendung mit Kindern adaptiert, indem bestimmte Items weggelassen wurden (z. B. Hill & Bishop, 1998; Hill & Khanem, 2009), der Fragebogen von den Eltern ausgefüllt wurde (z. B. Hill & Khanem, 2009) oder indem die Items durchgeführt und beobachtet wurden (z. B. Karapetsas & Vlachos, 1997).

Kapitel 3 · Ermittlung der Händigkeit

Tab. 3.2 (Fortsetzung)

Test/Assessment(Autoren, Jahr)	Beschreibung: Methode, Inhalt	Anmerkung
Waterloo Handedness Questionnaire (WHQ) (Bryden, 1977) Handpräferenz durch Selbsteinschätzung (Fragebogen)	In der ersten Version wurden 60 Tätigkeiten zum Handgebrauch mit einer 5-stufigen Skala abgefragt (immer linke Hand – für gewöhnlich linke Hand – keine Präferenz – für gewöhnlich rechte Hand – immer rechte Hand). Auf Basis dieser ersten Testversion wurden verschiedene Varianten mit unterschiedlich vielen Items entwickelt. Die Items beziehen sich auf distale und proximale Aktivitäten sowie auf solche mit hohen und geringen Geschicklichkeitsanforderungen.	Eine adaptierte Form des WHQ mit 36 bzw. 20 Items kann bereits bei Kindern ab 3 Jahren eingesetzt werden (z. B. Bryden & Roy, 2005; Bryden, Roy, Rohr & Egilo, 2007). Jüngeren Kindern unter 12 Jahren werden die Items vorgelesen und erklärt. Sie werden außerdem aufgefordert, sich die betreffende Aktivität vorzustellen oder sie nachzuahmen. Gibt das Kind eine Präferenz für eine Hand an, wird es gefragt, ob es diese Hand immer oder meistens bei dieser Tätigkeit einsetzt. So wird das 5-stufige Antwortformat beibehalten. Sind Kinder unter 4 Jahre alt, werden die Eltern zur Handpräferenz befragt. Die Variante mit 32 Items besitzt eine hohe Test-Retest-Reliabilität und Faktorstabilität (Steenhuis, Bryden, Schwartz & Lawson, 1990).
Präferenz: Durchführung		
Handpräferenztest (HAPT) für 4- bis 6-jährige Kinder (Bruckner, Kastner-Koller, Deimann & Voracek, 2011) Handpräferenz durch beobachtete Durchführung	Besteht aus 16 Items, davon 8 „präzise" (Ball werfen, Zeichnen, Stempeln, Kehren, Angeln, Dose öffnen, Kette und Perle aufnehmen) und 8 „automatisiert" (Winken, Würfeln, Sticker und Belohnung aufnehmen, Lichtschalter, Reißverschluss). Es gibt ein kindgerechtes Konzept der Abenteuerreise für die Durchführung. Der Test findet im Stehen statt.	Ein standardisierter und normierter Test mit guten Gütekriterien. Er differenziert zwischen Ausprägungsgrad und Konsistenz aufgrund von 3 Durchführungen. Die Items werden nicht zwischen bimanuell/unimanuell oder geschult/ungeschult differenziert, wohl aber zwischen präzise und automatisiert. Durch die Ausführung im Stehen könnten eventuell andere Stabilisierungsmechanismen als im Sitzen den Handgebrauch beeinflussen.

◘ Tab. 3.2 (Fortsetzung)

Test/Assessment(Autoren, Jahr)	Beschreibung: Methode, Inhalt	Anmerkung
Sattler-Methode zur Händigkeitsabklärung (S-MH)* (Sattler, 2008) Beobachtungs- und Anamnesebogen zur Abklärung der Händigkeit	Beinhaltet eine sehr ausführliche, qualitative Informationserhebung (einschließlich Anamnese). Testet vor allem die Handpräferenz. 25 Items von kindgerechten spielerischen Tätigkeiten werden wiederholt durchgeführt (Items sind unterteilt in bimanuelle und unimanuelle sowie geschulte und ungeschulte Tätigkeiten). Die Testung wird per Video aufgenommen. Anamnestische Information ist wesentlich für die Interpretation. Das Interview findet mit Eltern und Kind gemeinsam statt.	Die Videoanalyse dient als Grundlage zur Interpretation. Items sind standardisiert, aber die Anzahl der Durchführungen nicht. Eine Schulung ist Voraussetzung für den Einsatz des Tests – man benötigt viel Erfahrung und Übung, es gibt einen relativ großen Interpretationsspielraum. Testmaterial ist nur durch Fortbildungen erhältlich. Die S-MH wird oft mit quantitativen Daten des HDT ergänzt.
Handpräferenztest (HPT) (Steding-Albrecht & Becker, 2006) Handpräferenz (Durchführung) und Handleistung (Nachspuren und Punktieren)	Besteht aus 20 kindgerechten standardisierten Items, die jeweils einmal durchgeführt werden (Handlungspräferenz). Der Leistungstest umfasst das Nachspuren und Punktieren mit Genauigkeits- und Geschwindigkeitsmessung (Leistungspräferenz). Errechnet wird ein Lateralitätsquotient. Kein Bezug auf anamnestische Information. Normierung noch nicht abgeschlossen.	*Präferenz:* Items sind zahlreich und haben hohe Reliabilitätswerte. Es gibt nur eine Durchführung, daher ist die interne Konstanz nicht erfassbar. Keine Einteilung in geschult/ungeschult oder unimanuell/bimanuell. *Leistung:* Geschwindigkeit und Genauigkeit werden mit einander verrechnet. Nachspuren ähnlich wie beim Developmental Test of Visual Perception (DTVP-2; Hammill Pearson & Voress, 1993). Punktieraufgabe ist sehr umfassend.
WatHand Cabinet Test (WHCT) (Bryden et al., 2000, 2007) Handpräferenz (Durchführung) mit Konsistenzwert	In einem Kasten mit Klappe und Griff sind 8 unterschiedliche Gegenstände an- und untergebracht, die das Kind durchführt: 1. Klappe der Box öffnen (insgesamt 4 Mal), 2. Spielzeughammer einsetzen, 3. Ring an einen Haken hängen, 4. Ball auf eine Zielscheibe aus Klettmaterial werfen, 5. Schloss mit einem Schlüssel öffnen, 6. Schraubenzieher benutzen, 7. auf einen Knopf drücken, 8. Süßigkeitenspender betätigen.	Lateralitätsquotienten werden für folgende Aspekte berechnet: Fertigkeitswert („skilled score") bei Items, die manuelle Geschicklichkeit verlangen; Konsistenzwert („concistency score") aufgrund der 4-maligen Öffnung der Klappe; bimanueller Wert („bimanual score") bei Aufgabe mit Süßigkeitenspender und Klappe sowie ein Gesamtwert. Da der Test kein hohes Sprachverständnis voraussetzt ist er auch bei jüngeren Kindern einsetzbar. Der WHCT wurde auf seine Validität und Reliabilität überprüft (Scharoun & Bryden, 2012).

Kapitel 3 · Ermittlung der Händigkeit

Tab. 3.2 (Fortsetzung)

Test/Assessment(Autoren, Jahr)	Beschreibung: Methode, Inhalt	Anmerkung
Hand Preference Demonstration Test (HPDT) (Soper et al., 1986) Handpräferenz (Durchführung) mit Konsistenzmessung	8 Items werden jeweils 3 Mal in zufälliger Reihenfolge angeboten: Mit einem Löffel essen, aus Tasse trinken, Zähne putzen, mit einem Stift zeichnen, Ball werfen, mit Hammer hämmern, Rosinen o. Ä. aufheben, 10-Cent-Stück aufheben.	Die Testperson präsentiert jedes Item beidhändig, um eine linke oder rechte Beeinflussung zu vermeiden. Allerdings könnte es sein, dass das Kind dieses Verhalten nachahmt und die Items ebenfalls mit beiden Händen aufnimmt. Eine Konstanzmessung innerhalb einer Handlung ist möglich, da die Items 3 Mal durchgeführt werden.
Preschool Handedness Inventory (PHI) (Tan, 1985) Handpräferenz (Durchführung)	Es gibt 13 Tätigkeiten: Schachtel öffnen und schließen, Stift aus der Schachtel nehmen und wieder hineinlegen, Zeichnen, mit einer Schere schneiden, mit Hammer hämmern, mit einem Krug gießen, Bohnen in eine Flasche geben, Turm mit Würfeln bauen, Bohnensack mit einer Hand fangen, Bohnensack mit einer Hand werfen. Die Gegenstände werden in der Mitte des Gesichtsfelds präsentiert.	Der Einsatz der rechten Hand wird mit 0 Punkten, der linken Hand mit 2 Punkten und der Einsatz beider Hände mit 1 Punkt verrechnet. Es ergibt sich ein Wert zwischen 0 (extrem rechtshändig) bis 26 (extrem linkshändig). Jedes Item wird nur einmal durchgeführt.
Präferenz: Überkreuzen der Körpermitte		
Space Visualisation Contralateral Use (SVCU) Score – Teil des Sensory Integration and Praxis Tests (SIPT) (Ayres, 1989) Überkreuzungstest der Körpermitte	Als Teil des SIPT ist der SVCU ein Test zum Erfassen der räumlichen Wahrnehmung. Es wird beobachtet, mit welcher Hand das Kind eines von zwei Blöcken aufhebt. Die beiden Blöcke werden auf Linie der Schultern des Kindes platziert. Nur ein Block passt in die vorgegebene Form, die hinter den beiden Blöcken mittig platziert wird. Das Kind kann den passenden Block mit der rechten Hand aufheben (ipsilaterale Reaktion) oder mit der linken Hand (kontralaterale Reaktion). Es gibt 30 Aufgaben mit gesteigertem Schwierigkeitsgrad.	Die Schreibhand des Kindes wird festgestellt und als die dominante Hand benannt. Es wird dann gezählt, wie oft diese Hand die Mittellinie überkreuzt (Anzahl der kontralateralen Reaktionen). Dieser Wert kann dann als Prozentsatz errechnet werden. Es gibt Altersnormen für Kinder zwischen 4 und 11 Jahren. Wichtig ist, dass dieser Test nicht die Händigkeit ermittelt, sondern nur das Überkreuzen der Körpermitte. Diese Information soll aber auf die hemisphärische Interaktion hinweisen.

◘ **Tab. 3.2** (Fortsetzung)

Test/Assessment(Autoren, Jahr)	Beschreibung: Methode, Inhalt	Anmerkung
Quantification of Hand Preference (QHP) Task (Bishop et al., 1996) Überkreuzungstest der Körpermitte	Probanden nehmen Karten mit Bildern von Gegenständen (z. B. Auto, Vogel, Flugzeug) auf, die in 7 Positionen mit je 3 Karten in einem Halbkreis rechts, links und in der Mitte angeordnet werden. Die Karten werden dann in eine Schachtel gelegt und der Handeinsatz wird notiert. Die Reihenfolge der Karten ist zufällig, und es wird mit der mittleren Karte in Position 4 begonnen.	Zur Auswertung wird der linke Handgebrauch mit −0,50 und der rechte Handgebrauch mit +0,50 berechnet. Die Kategorisierung erfolgt nach LATB (Laterality/Bishop): LATB <0 gilt als linkshändig; LATB >0 gilt als rechtshändig. Die Anzahl des Überkreuzens der Körpermitte wird zusätzlich als Grad der Händigkeit berechnet, sein Wert liegt zwischen 0 (kein Überkreuzen) und 18 (alle möglichen kontralaterale Reaktionen werden getätigt).
Preferential Reaching Task (Bryden et al., 2000; Bryden & Roy, 2006) Überkreuzungstest der Körpermitte	Mit 7 Rundhölzern (10 cm × 5 cm) werden verschiedene Tätigkeiten durchgeführt: auf Gegenstände zeigen, sie aufnehmen, umstoßen, werfen und in eine Öffnung stecken. Die Rundhölzer werden in einem Halbkreis vor die Testperson gelegt, und die Tätigkeiten einhändig durchgeführt. Bei einer alternativen Variante des Tests für jüngere Probanden (3–20 Jahre) wird ein jeweils passender Behälter für die Gegenstände bereitgestellt und in die Aufgabe integriert.	Das Prinzip des Lateralitätsquotienten wird verwendet, sodass positive Werte eine Bevorzugung der rechten Hand und negative Werte eine Präferenz für die linke Hand darstellen. Des Weiteren wird ein sogenannter Switch-Score-Point berechnet, an dem die Testperson die Hand wechselt. In diesem Test wird das Überkreuzungsprinzip verwendet – je weiter eine Person die Körpermitte überkreuzt, desto stärker ausgeprägt die Händigkeit.
Leistung: unimanuell ungeübt		
Grooved Pegboard Test (Wang, Magasi, Bohannon, Reuben, McCreath, Bubela et al., 2011) Stecker einstecken	Ein standardisierter Motoriktest, bestehend aus einem Brett mit 25 Löchern. Metallstäbchen werden in einer bestimmten Reihenfolge in den Löchern platziert. Zum Einstecken müssen die Stäbchen rotiert werden.	Es werden 3 Werte gebildet: Zeit in Sekunden, Anzahl von Fehlern (heruntergefallene Stäbchen) und richtig gesteckte Stäbchen. Der Test ist für verschiedene Altersgruppen normiert und unterscheidet dabei zwischen den Geschlechtern sowie zwischen der dominanten und nicht-dominanten Hand. Es handelt sich um einen Geschicklichkeitstest, keinen spezifischen Händigkeitstest.
Dot-filling-Test (Tapley & Bryden, 1985) Punktieren	Ein Papier-Bleistift-Test, bei dem in vorgegebene Kreise Punkte gesetzt werden sollen. Der Test verläuft in 4 Runden, in der 1. und 4. Runde wird die bevorzugte Hand eingesetzt, in der 2. und 3. die nicht präferierte Hand.	Für die Bewertung werden alle richtig gesetzten Punkte gezählt und Werte für die linke und rechte Hand gebildet. Der Unterschied zwischen den Händen wird dann mit einem weiteren Wert ausgedrückt, für den der rechtshändige und linkshändige Wert durch den Gesamtwert geteilt wird.

◘ **Tab. 3.2** (Fortsetzung)

Test/Assessment (Autoren, Jahr)	Beschreibung: Methode, Inhalt	Anmerkung
Annett's Pegboard (Annett, 1970) Stecker einstecken	Der Test besteht aus 2 Brettern mit je 10 Löchern. Im Stehen sollen die Kinder so schnell wie möglich der Reihe nach Stäbchen einstecken, einmal mit der rechten und einmal mit der linken Hand. Die Zeit wird gestoppt. Fällt ein Stäbchen herunter, wird der Durchgang wiederholt. Ältere Kinder machen 5 Durchgänge, jüngere 3.	Es werden 3 Werte ermittelt: Wert der rechten Hand, Wert der linken Hand und ein Differenzwert. Der Differenzwert ist ein Index, der Richtung und Ausprägung der Handasymmetrie widerspiegelt.
Finger Tapping (Peters & Durding, 1978) Tippen/Klopfen	Die Probanden tippen während 10 Sekunden so schnell wie möglich mit dem Zeigefinger auf einen Schalter, während der Rest der Hand ruhig gehalten wird. Dazu wird ein kleiner Kasten (815 cm × 25 cm × 3 cm) mit einem montierten Mikroschalter mit Hebel genutzt.	Das Zeitintervall wird beim ersten Drücken aktiviert und zeichnet die Anzahl der Drückreaktionen für 10 Sekunden auf. Der Test wurde mit Kindern im Alter von 5–13 Jahren durchgeführt.
Peg-Moving Task (Annett, 1970, 1985, 2002) Stäbe versetzen	Der Peg-Moving Task wird bei Erwachsenen und Kindern eingesetzt. Auf einem Holzbrett werden 10 Holzstifte so schnell wie möglich von der hinteren in die vordere Lochreihe gesteckt. Im Stehen werden abwechselnd 3 Durchgänge durchgeführt. Fällt ein Stift runter, wird der Durchgang wiederholt. Die Zeit wird für jeden Durchgang notiert.	Zur Auswertung wird der Durchschnitt für die rechte und linke Hand errechnet und eine Differenz zwischen den Händen nach dem Prinzip des Lateralitätsquotienten erhoben. Negative Werte zeigen eine Linkshändigkeit, positive Werte eine Rechtshändigkeit auf.
Züricher Neuromotorik Test (Largo, Fischer, Caflisch, & Jenni, 2007) Stecker drehen und einstecken	Ein standardisierter und normierter Motoriktest für Kinder von 5–16 Jahren. Das Steckbrett hat 2 Versionen: jüngere Kinder (5–10 Jahre) stecken Stecker ein; ältere Kinder (11–16 Jahre) drehen Stifte ein. Sequentielle und repetitive Finger- und Handbewegungen testen die ungeschulte Leistung.	Die Zeit für 20 Wiederholungen wird gemessen. Außerdem wird das Ausmaß der kontralateralen Mitbewegungen als sogenannte Differenzkomponente bewertet. Es gibt eine Geschwindigkeits-, aber keine Genauigkeitsmessung. Die Normwerte beziehen sich auf die dominante und nichtdominante Hand, aber es gibt keine gesonderten Daten für Links- und Rechtshänder.

◘ **Tab. 3.2** (Fortsetzung)

Test/Assessment (Autoren, Jahr)	Beschreibung: Methode, Inhalt	Anmerkung
Leistung: unimanuell geübt		
Hand-Dominanz-Test (HDT) (Steingrüber & Linert, 2010) Nachspuren und Punktieren	Besteht aus 3 Subtests: Spuren nachzeichnen, Kreise punktieren und Quadrate punktieren. Jüngere Kinder (6–10 Jahre) haben für die Aufgaben, die einmal mit der rechten und einmal mit der linken Hand durchgeführt werden, 30 Sekunden Zeit; ältere Kinder und Erwachsene (11–70 Jahre) haben 15 Sekunden Zeit. Es wird nur geschulte Leistung getestet (Punktieren und Nachspuren korrelieren hoch mit Schreiben).	Für jeden der Subtests wird ein Differenzwert errechnet. Diese Differenzwerte ergeben zusammen den Gesamtwert mit einem Standardwert und einem Prozentrangwert, der einer 5-stufigen Kategorisierung zugeordnet werden kann. Der HDT ist ein normierter Test mit guter Test-Retest- und Interrater-Reliabilität. Allerdings fiel die Übereinstimmung der Testergebnisse mit der Selbsteinschätzung der Kinder gering aus. Die Genauigkeit wird in diesem Test nur grob gemessen – die Spuren sind breit und die Qualität der Linien und Punkte wird nicht berücksichtigt.
Leistungs-/Präferenz-Dominanz-Test (LDT/PDT) (Schilling, 2009) Punktiertest	Der Punktiertest (LDT/PDT) ist ein Papier-Stift-Test für Kinder im Alter von 5–12 Jahren. Auf den Testbögen ist je eine Clown-Figur (für die linke und rechte Hand spiegelverkehrt) abgebildet, an deren Umrisslinie insgesamt 150 kleine Kreise angeordnet sind. Das Kind macht mit einem Fineliner so schnell und genau wie möglich Punkte in diese Kreise.	Die Auswertung berücksichtigt die Geschwindigkeit und Genauigkeit. Für die Leistung der rechten und linken Hand wird jeweils ein Motorikquotient errechnet. Es wird ein Dominanz-Index (DI) auf einer Skala von 0–100 ermittelt. Für den LDT/PDT liegen Normen getrennt nach Alter und Geschlecht vor. Die Test-Retest-Reliabilität ist sehr hoch und die Korrelation mit der Einschätzung der Eltern zur Händigkeit ist hoch.
Motor Accuracy (MAc) Test – Teil des Sensory Integration and Praxis Tests (SIPT) (Ayres, 1989) Nachspurtest	Der MAc ist ein Bestandteil des SIPT und besteht aus einer Nachspuraufgabe, bei der ein Schmetterling nachgefahren wird. Eine Hand beginnt (diese wird als die „dominante" Hand bezeichnet) und versucht, ohne abzuheben, den Schmetterling innerhalb von etwa 1 Minute zu umfahren. Die andere Hand führt die gleiche Aufgabe auf einem anderen Arbeitsblatt durch.	Die Zeit wird notiert, und Fehler werden basierend auf Abweichungen von der vorgegebenen Linie berechnet. Die Fehler werden mit der Zeit verrechnet – je länger die Zeit, desto mehr Fehlerpunkte. So entstehen Werte für jede Hand, die miteinander verglichen werden können. Dieser Test ist, wie alle SIPT, normiert für Kinder zwischen 4 und 11 Jahren.

Kapitel 3 · Ermittlung der Händigkeit

☐ Tab. 3.2 (Fortsetzung)

Test/Assessment(Autoren, Jahr)	Beschreibung: Methode, Inhalt	Anmerkung
Leistung: bimanuell ungeübt		
Bimanual Circle Drawing (Carson, 1997; Cattaert, Semjen & Summers, 1999) Bimanuelle Kreise gleichzeitig malen	Mit beiden Händen werden gleichzeitig 2 Kreise (Durchmesser: 10 cm) in unterschiedlichen Modi erzeugt: symmetrisch „nach innen" (die linke Hand bewegt sich im Uhrzeigersinn, die rechte Hand gegen den Uhrzeigersinn), symmetrisch „nach außen" (die linke Hand bewegt sich gegen den Uhrzeigersinn, die rechte Hand im Uhrzeigersinn) und asymmetrisch/parallel (beide Hände bewegen sich im Uhrzeigersinn oder gegen den Uhrzeigersinn). Es gibt 2 Durchgänge: einmal mit bevorzugter Geschwindigkeit und einmal so schnell wie möglich. Es werden 10 Sekunden für jede Richtung vorgegeben.	Der Test wurde in der Studie der Autoren eingesetzt mit dem Ergebnis, dass die dominante Hand bessere Kreise macht und die Richtung beibehält, vor allem bei den parallelen Bewegungen (beide Hände im Uhrzeigersinn oder dagegen). Bei den Parallelbewegungen (so schnell wie möglich) scheint es zudem einen Wendepunkt zu geben, bei dem die nicht-dominante Hand die Richtung der dominanten Hand spiegelt. Die dominante Hand scheint zudem mehr zu führen.
Leistung: uni- und bimanuell ungeübt		
Purdue Pegboard (Tiffin & Asher, 1948) Stäbchen stecken, Montieraufgabe	In der 1. Durchführung werden Stäbchen separat mit der rechten und linken Hand für je 30 Sekunden eingesteckt. In der 2. Durchführung wird dies mit beiden Händen gleichzeitig durchgeführt (30 Sekunden). Als 3. Teil erfolgt eine bimanuelle Montieraufgabe (60 Sekunden).	Es gibt Normwerte für 5- bis 16-jährige Kinder. Jungen und Mädchen haben eigene Normwerte. Es wird eine ungeschulte Leistung getestet. Es wird die Geschwindigkeit gemessen, aber nicht die Genauigkeit. Man geht davon aus, dass geschicktere Kinder auch schneller abschneiden. Der Test ist in erster Linie ein Manipulations- und Geschicklichkeitstest, kein eigentlicher Händigkeitstest.

3.5 Was beeinflusst die Ermittlung der Händigkeit?

Bei der Ermittlung der Händigkeit sind viele verschiedene Faktoren zu berücksichtigen, die die Ergebnisse beeinflussen können. Es ergibt Sinn, diese Einflussfaktoren unter zwei Gesichtspunkten aufzulisten. Zum einen ist es wahrscheinlich, dass sich die unterschiedlichen Dimensionen der Händigkeit (für eine Zusammenfassung siehe ☐ Abb. 2.4) mit den genetischen und umweltbedingten Einflüssen wechselwirkend bedingen. Sie könnten als „interne" Einflüsse bezeichnet werden. Zum anderen gibt es „externe" Aspekte, die auf die Händigkeitsermittlung einwirken können: die Definition der Händigkeit, die Art der Ermittlung und die nachfolgende Klassifizierung (☐ Abb. 3.2).

Die **Definition** der Händigkeit ist ausschlaggebend und beeinflusst wiederum, wie sie ermittelt wird. Auch die **Methode** der Händigkeitsermittlung bestimmt, welcher Aspekt der Händigkeit erfasst wird, und dies mündet im Ergebnis oft in einer **Klassifikation**, die dann

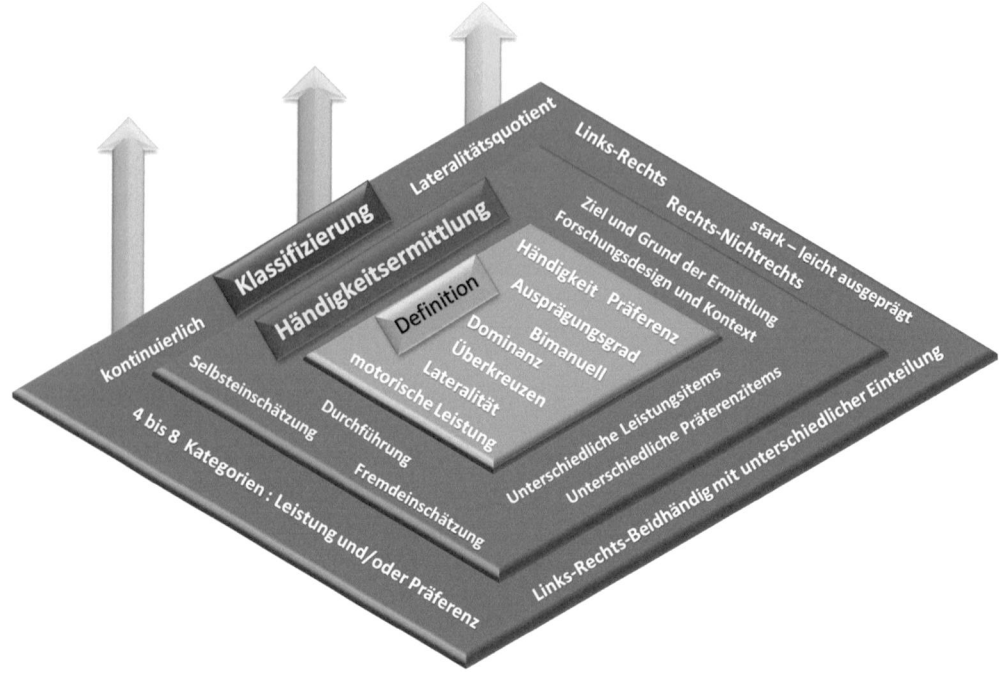

● Abb. 3.2 Einflussfaktoren auf die Händigkeitsermittlung und Begrifflichkeiten

anhand unterschiedlicher Kriterien festlegt, ob es sich um Links- oder Rechtshänder oder Personen aus anderen Händigkeitskategorien handelt. Es gilt außerdem zu erfassen, ob das Ermittlungsverfahren in der Praxis oder im Rahmen von Forschungsprojekten durchgeführt wird. Im zweiten Fall wären noch weitere Einflussfaktoren zu berücksichtigen, z. B. Merkmale, die die Stichprobe betreffen (z. B. das Geschlecht der Teilnehmenden), die Probandenzahl und Stichprobenauswahl, das Studiendesign und die experimentellen Bedingungen.

3.6 Welche Schlussfolgerungen können für die Händigkeitsermittlung gezogen werden?

Aufgrund der vielen Studienergebnisse, die sich mit der Ermittlung der Händigkeit befasst haben, sind eine Reihe an unterschiedlichen Schlussfolgerungen und Empfehlungen entstanden. Die Wesentlichen haben wir hier als Empfehlungen zusammengetragen.

Für Fragebögen, die im Rahmen einer **Selbsteinschätzung** die **Handpräferenz** (▶ Glossar) ermitteln sollen, hat Peters (1998) folgende Hinweise gegeben:

» Es liegen empirische Nachweise vor, aus denen hervorgeht, dass Fragebögen zur Händigkeit: (a) anspruchsvolle und wenig anspruchsvolle Tätigkeiten beinhalten sollten; (b) ausreichend umfassend sein sollten, um einen „Masseneffekt" der Variabilität in den Präferenzen bei einer Reihe von Testaufgaben zu erfassen; und (c) anstelle einer erzwungenen Links-oder-rechts-Entscheidung abstufbare Antwortoptionen für einzelne Items zulassen sollten. (Peters, 1998, S. 77 – Übersetzung der Autorinnen[1])

Auch für die **beobachtete Handpräferenz** und die **Handleistung** (▶ Glossar) wurden Empfehlungen ausgesprochen, um eine umfassende und verlässliche Ermittlung der Händigkeit zu unterstützen (z. B. Bear, Schiff, Saver, Greenberg & Freeman, 1986). Es folgt eine kurze Zusammenfassung:

- Die Ermittlung der Handpräferenz soll eine relativ **hohe Anzahl** von **unterschiedlichen alltäglichen Handlungen** beinhalten (Ida, Mandal & Bryden, 2000; Peters, 1998; Steenhuis & Bryden, 1989).
- Ebenso sollten die Aktivitäten **unterschiedliche Leistungsebenen** (▶ Glossar) offenbaren (Ida et al., 2000; Steenhuis & Bryden, 1989).
- Ein Handpräferenztest sollte nicht nur **geübte Items** mit hoher Test-Retest-Reliabilität beinhalten, die oft einem Übungseffekt unterliegen, sondern auch **ungeübte Items**, die in der Regel eine niedrigere Reliabilität besitzen (Annett, 1998; Olsson, 1989; Steenhuis & Bryden, 1989).
- Die Kategorisierung sollte sich nicht nur auf links und rechts beziehen, sondern die Möglichkeit für Abstufungen bieten, um auch den **Ausprägungsgrad** der Händigkeit zu erfassen (z. B. etwas mehr rechts, wesentlich mehr links; Peters, 1998).
- Ein Lateralitätsquotient unter 60 % gilt für einige Forscher als der **Grenzwert** für eine unklare („unestablished") Händigkeit oder **Beidhändigkeit** (Bear et al., 1986; Dellatolas, Amnesia, Jallon, Chavance, & Lellouch, 1990; Schachter, Ransil & Geschwind, 1987); andere Autoren beziehen sich auf einen Grenzwert von 80 % (Christman, 2014; Prichard et al., 2013). Dieser Grenzwert sollte deutlich festgelegt werden (Kraus, 2008).
- **Präferenz** (▶ Glossar) sollte (in einem ersten Schritt) auf einem Kontinuum erfasst werden, z. B. in Form eines **Lateralitätsquotienten** (▶ Glossar), und nicht lediglich in willkürlichen Links- und Rechtshänderkategorien (Bishop et al., 1996).
- Zur Ermittlung der **Präferenz und Leistung** (▶ Glossar) sollten unterschiedliche Aspekte getrennt getestet, aber zusammen analysiert werden (Bishop, 1989).
- Die Art, wie eine Aktivität oder Handlung ausgeführt wird, vor allem bei einem **bimanuellen Einsatz**, sollte erfasst werden (Fagard, 1987). Eine qualitative Bewertung und einheitliche Dokumentation sind hierbei vorteilhaft (Kraus, 2008).
- Es ist wichtig, die **Konstanz** (▶ Glossar) des Handgebrauchs innerhalb einzelner Aktivitäten zu erfassen, da die Beständigkeit jeweils mit bestimmten Fertigkeiten zu korrelieren scheint (Bruckner et al., 2011).
- Die Aktivität oder Handlung muss anhand ihrer Eigenheiten und dem Übungseffekt analysiert werden (z. B. geschult oder ungeschult, proximal oder distal, unimanuell oder bimanuell, leistungsstark oder nicht; Steenhuis & Bryden, 1989).
- Der **räumliche Faktor** (kontra- oder ipsilateral) sollte kontrolliert werden (Colman, Remington & Kritikos, 2017). Obgleich es offensichtlich einen Zusammenhang zwischen dem **Überkreuzungsverhalten** (▶ Glossar) und der Händigkeit gibt, sind sie zwei unterschiedliche Phänomene (Kraus, 2006). Daher sollten die Gegenstände bei einer Präferenzermittlung immer mittig platziert werden (Kraus, 2008).
- Leistung sollte immer aufgrund **Genauigkeit und Geschwindigkeit** gemessen werden (Fitts, 1954; Fleishman, 1972; Steingrüber & Linert, 2010).
- **Inter-Hand-Differenzen** (▶ Glossar) in Handpräferenz und Handleistung (▶ Glossar) sollten gemessen (Barnsley & Rabinovitch, 1970) und in der Analyse einander gegenübergestellt werden (Kraus, 2003).

---

1 Der englische Originaltext lautet: „Empirical evidence is provided which shows that handedness questionnaires should: (a) comprise items that cover skilled and unskilled activities; (b) be sufficiently long to capture a 'mass effect' of variability in lateral preferences over a range of items; and (c) allow graded answer options for individual items rather than forced left/right choices." (Peters, 1998, S. 77)

3.7 Fazit

In dem Bestreben vieler Forscher, die Händigkeit zu ermitteln, wurde eine Vielzahl an Instrumenten und Vorgehensweisen zur Beurteilung der Handpräferenz und Handleistung entwickelt. **Handpräferenz** (▶ Glossar) wird oft mit Fragebögen zur Selbstauskunft gemessen, da diese schnell und einfach umzusetzen sind. Diese Fragebögen werden jedoch für ihre Subjektivität und ihre Unangemessenheit bei bestimmten Personengruppen kritisiert. **Beobachtete Durchführungen** sind hingegen Verfahren, bei denen der Handeinsatz bei verschiedenen Aktivitäten beobachtet wird. Sie sind zwar zeitaufwendiger, reduzieren aber das Risiko der Subjektivität und sind beispielsweise auch für Kinder anwendbar. Außerdem ermöglichen sie eine präzisere Beurteilung der **Konstanz** (▶ Glossar) des Handeinsatzes. **Handleistung** (▶ Glossar) wird anhand verschiedener motorischer Aufgaben wie Fingerklopfen, Punktieren, Nachspuren oder der Manipulation von Gegenständen erfasst. Die motorischen Leistungsaufgaben können in geübte und ungeübte Aktivitäten unterteilt werden. Da unterschiedliche Aufgaben jeweils auch andere Aspekte der manuellen Leistung zu messen scheinen (die nicht unbedingt miteinander übereinstimmen), wird eine Kombination von mehreren motorischen Aufgaben empfohlen. Die Leistungsfaktoren **Geschwindigkeit** und **Genauigkeit** dienen in der Regel als Bewertungskriterium für die motorischen Leistungsaufgaben, wobei eine Kombination beider Faktoren am besten geeignet ist.

Es ist hier noch einmal wichtig anzumerken, dass die meisten Ermittlungsverfahren im Rahmen von Forschungsstudien entwickelt und durchgeführt wurden. Das Forschungsmilieu unterscheidet sich deutlich von der therapeutischen und pädagogischen Praxis, nicht zuletzt durch das Klientel, das in der Praxis sehr heterogen ist und spezifischen Kontextfaktoren unterliegt.

Aus der gesichteten Literatur geht hervor, dass sich die meisten Ermittlungsmethoden auf die Handpräferenz beziehen und nur wenige Studien zusätzlich Daten zur Handleistung erheben. Überdies werden sehr häufig Fragebögen eingesetzt, die eine subjektive Sicht der befragten Personen mit unterschiedlichem Verständnis von „oft" oder „meistens" abbilden. Die wenigen Studien, in denen Handpräferenz beobachtet wird, berücksichtigen oft auch die Beständigkeit oder **Konstanz** (▶ Glossar) einer Aktivität. Aber auch hier werden überwiegend einhändige Tätigkeiten genutzt, und das Überkreuzen der Körpermitte wird kaum für die Handpräferenzermittlung eingesetzt. Weiter befassen sich sehr wenige Studien mit zusätzlicher Information, beispielsweise familiärer Linkshändigkeit, Umschulungen oder Verletzungen von der dominanten Hand oder dem dominanten Arm. So müssen wir schlussfolgern, dass die meisten Studien zur Händigkeit im Wesentlichen nicht multidimensional ausgelegt sind und in nur wenigen die Empfehlungen für eine gründliche Händigkeitsermittlung umgesetzt werden.

Die Wahl eines Testverfahrens hängt natürlich von dem Ziel ab. Es kann Situationen geben, in denen ein Schnellpräferenzfragebogen ausreicht, z. B. in Forschungsvorhaben, bei denen die Händigkeit ausschließlich als Stichprobenmerkmal verwendet wird. Aber für Studien, die Händigkeit als umfassendes Phänomen untersuchen, ist ein multidimensionaler Ansatz passender. Dies gilt auch für die Beurteilung der Händigkeit in der klinischen Praxis: Um die Händigkeit eines Kindes zu ermitteln und die unterschiedlichen Einflussfaktoren zu berücksichtigen, ist es nützlich, zusätzlich die Konstanz des Handeinsatzes und die Fähigkeit der Mittellinienkreuzung zu erheben. Idealerweise sollte so ein Messverfahren auch standardisiert, zuverlässig und valide sein.

Wie wir in ▶ Kap. 4 sehen werden, scheinen Menschen mit einer weniger ausgeprägten Händigkeit ein anderes Ausmaß und auch eine andere Art von interhemisphärischer Interaktion aufzuweisen als Menschen mit ausgeprägter Händigkeit. Das äußert sich am deutlichsten in alltäglichen Handlungen, bei denen ein ungewöhnlich wechselhafter Handgebrauch auffällt. Wenn solch ein Verhalten als unklare Händigkeit – vor allem bei Kindern – gedeutet wird, kann dies in eine Überweisung in die **therapeutische Praxis** münden, um die Händigkeit ermitteln zu lassen und beispielsweise zu einem Schluss zu kommen, mit welcher Hand geschrieben werden soll. Aus **Forschungsperspektive** ist es hingegen wichtig, die Parallelen zwischen der interhemisphärischen Kommunikation und der Händigkeit noch genauer zu erfassen und zu erörtern, ob und welche voraussagenden Faktoren es eventuell zu Krankheitsbildern, Auffälligkeiten oder auch Talenten gibt.

Für beide Einsatzbereiche, Forschung und Praxis, ist eine multidimensionale Händigkeitsermittlung von Präferenz und Leistung sowie Richtung und Ausprägungsgrad erforderlich. Sie sollte idealerweise in das physische und soziokulturelle Umfeld der Person und ihrer Geschichte eingebettet sein. Denn nur so kann man erfahren, ob es Linkshänder in der Familie gibt und somit den genetischen Aspekt miteinbeziehen; ob es Schwierigkeiten bei der Geburt gab, um eine eventuelle pathologische Links- oder Rechtshändigkeit zu berücksichtigen; oder ob bewusst Einfluss auf die Richtung der Händigkeitsbildung genommen wurde und die Person auf die nicht-dominante Hand geschult wurde. Damit auch diese Aspekte erfasst werden können, muss die Ermittlung der unterschiedlichen Händigkeitsdimensionen und beeinflussenden Faktoren nicht nur umfassend sein. Es ist auch notwendig, eine systematische Strukturierung und Differenzierung vorzunehmen, um die reichhaltige Information analysieren und verstehen zu können. Wir gehen davon aus, dass man nur so die beste Chance hat, den wechselnden Handgebrauch einer unklaren Händigkeit zu verstehen: Je mehr relevante Faktoren dabei berücksichtigt werden, desto sicherer kann eingeschätzt werden, ob eine Person links- oder rechtshändig ist.

Vor einer ähnlichen Argumentation wurde das **Händigkeitsprofil** entwickelt mit dem Ziel, unterschiedliche Arten von wechselndem Handgebrauch zu kategorisieren und zu verstehen. In ▶ Kap. 5 und 6 wird das Händigkeitsprofil mitsamt seinen Entwicklungsstudien vorgestellt. Bevor wir uns jedoch diesem Instrument zuwenden, befassen wir uns im nachfolgenden Kapitel genauer mit dem Phänomen des wechselnden Handgebrauchs, um es vor dem Hintergrund der Fachliteratur besser verstehen zu können.

Literatur

Adamo, D. E., & Martin, B. J. (2009). Position sense asymmetry. *Experimental Brain Research* 192(1), 87–95.

Allweiss, T. C. (2015). The digitalised handedness profile: reliability and measurement error of the digital and the conventional methods of analysis. [Masterthesis]. Hamburg: Hochschule für Angewandte Wissenschaften Hamburg.

Alphonso, K., Roy, E. A., Bryden, P. J., Balkowski, B., Mayer, M., & Kuehner, Z. (2008). Preference and performance measures of handedness. The effect of task complexity. *Brain and Cognition* 67, 11.

Annett, M. (1970). The growth of manual preference and speed. *British Journal of Psychology* 61(4), 545–558.

Annett, M. (1985). *Left, right, hand and brain: the Right-Shift Theory*. Hillsdale, NJ: Lawrence Erlbaum.

Annett, M. (1998). The stability of handedness. In: K. J. Conolly (Ed.), *The psychobiology of the hand* (Vol. 147, pp. 63–76). London: Mac Keith Press.

Annett, M. (2002). *Handedness and brain asymmetry: The right shift theory*. Hove, UK: Psychology Press.

Ayres, J. (1989). Sensory Integration and Praxis Test: Western Psychological Services. https://www.wpspublish.com/store/images/downloads/product/sipt_sample-test-report.pdf. Zugegriffen: 09. Juni 2018.

Barnsley, R. H., & Rabinovitch, M. S. (1970). Handedness. Proficiency versus stated preference. *Perceptual and Motor Skills* 30(2), S. 343–362.

Bear, D., Schiff, D., Saver, J., Greenberg, M., & Freeman, R. (1986). Quantitative analysis of cerebral asymmetries, fronto-occipital correlation, sexual dismorphism and association with handedness. *Archives of Neurology* 43, 598–603.

Bishop, D. V. M. (1989). Does hand proficiency determine hand preference? *British Journal of Psychology* 80, 191–199.

Bishop, D. V. M., Ross, V. A., Daniels, M. S., & Bright, P. (1996). The measurement of hand preference: a validation study comparing three groups. *British Journal of Psychology* 87, 269–285.

Brown, S. G., Roy, E. A., Rohr, L. E., Snider, B. R., & Bryden, P. J. (2004). Preference and performance measures of handedness. *Brain and Cognition* 55(2), 283–285.

Brown, S. G., Roy, E., Rohr, L., & Bryden, P. J. (2006). Using hand performance measures to predict handedness. *Laterality* 11(1), 1–14.

Bruckner, J. (2010). Erfassung der Handpräferenz bei Kindern von 4 bis 6 Jahren und entwicklungspsychologische Relevanz der differenzierten Erfassung der Handpräferenz im Kindergartenalter. [Dissertation]. Wien: Universität Wien. Fakultät für Psychologie.

Bruckner, J., Kastner-Koller, U., Deimann, P., & Voracek, M. (2011). Drawing and handedness of preschoolers: a repeated-measurement approach to hand preference. *Perceptual and Motor Skills* 112(1), 258–266.

Bryden, M. P. (1977). Measuring handedness with questionnaires. *Neuropsychologia* 15, 617–628.

Bryden, P. J., & Roy, E. A. (2005). Unimanual performance across the age span. *Brain and Cognition* 57(1), 26–29.

Bryden, P. J., & E. A. Roy (2006). Preferential reaching across regions of hemispace in adults and children. *Developmental Psychobiology* 48, 121–132.

Bryden, P. J., Pryde, K. M., & Roy, E. A. (2000). A performance measure of the degree of hand preference. *Brain and Cognition* 44(3), 402–414.

Bryden, P. J., Roy, E. A., Rohr, L. E., & Egilo, S. (2007). Task demands affect manual asymmetries in pegboard performance. *Laterality* 12, 364–377.

Carlier, M., Duyme, M., Capron, C., Dumont, A. M., & Perez-Diaz, F. (1993). Is a dot-filling group test a good tool for assessing manual performing in children? *Neuropsychologia* 31(3), 233–240.

Carlier, M., Doyen, A.-L., & Lamard, C. (2006). Midline crossing. Developmental trend from 3 to 10 years of age in a preferential card-reaching task. *Brain and Cognition* 61(3), 255–261.

Carson, R. G., Thomas J., Summers, J. J., Walters, M. R., & Semjen, A. (1997). The dynamics of bimanual circle drawing. *The Quarterly Journal of Experimental Psychology* 50A(3), 664–683.

Cattaert, D., Semjen, A., & Summers, J. J. (1999). Simulating a neural cross-talk model for between-hand interference during bimanual circle drawing. *Biological Cybernetics* 81, 343–358.

Christman, S. D. (2012). Handedness. In: V. S. Ramachandran (Ed.), *Encyclopedia of human behavior* (pp. 290–296). Oxford: Academic Press.

Christman, S. D. (2014). Individual differences in personality as a function of degree of handedness: consistent-handers are less sensation seeking, more authoritarian, and more sensitive to disgust. *Laterality* 19(3), 354–367.

Cochet, H., & Byrne, R. W. (2013). Evolutionary origins of human handedness. Evaluating contrasting hypotheses. *Animal Cognition* 16(4), 531–542.

Colman, H. A., Remington, R. W., & Kritikos, A. (2017). Handedness and graspability modify shifts of visuospatial attention to near-hand objects. *Public Library of Science one PLoS 1* 12(1), e0170542.

Corey, D. M., Hurley, M. M., & Foundas, A. L. (2001). Right and left handedness defined. A multivariate approach using hand preference and hand performance measures. *Neuropsychiatry, Neuropsychology, and Behavioral Neurology* 14(3), 144–152.

Dellatolas, G., Amnesia, I., Jallon, P., Chavance, M., & Lellouch, J. (1990). An Epidemiological reconsideration of the Geschwind-Galaburda theory of cerebral lateralization. *Archives of Neurology* 47, 778–782.

Denny, K., & Zhang, W. (2010). In praise of ambidexterity. How a continuum of handedness predicts social adjustment: University College Dublin. School of Economics. http://researchrepository.ucd.ie/handle/10197/2634. Zugegriffen: 09. Juni 2018.

Deutsche Gesellschaft für Arbeitsmedizin und Umweltmedizin (DGAUM). (2014). Leitlinie: Händigkeit – Bedeutung und Untersuchung. Registernummer 002-017. Klassifikation S1. Stand: 21.11.2014, gültig bis 20.11.2019. http://www.awmf.org/leitlinien/detail/ll/002-017.html. Zugegriffen: 09. Juni 2018.

Fagard, J. (1987). Bimanual stereotypes: bimanual coordination in children as a function of movements and relative velocity. *Journal of Motor Behavior* 19(3), 355–366.

Fagard, J., & Lockman, J. J. (2005): The effect of task constraints on infants' (bi)manual strategy for grasping and exploring objects. *Infant Behavior and Development* 28(3), 305–315.

Fitts, P. M. (1954). The information capacity of the human motor system in controlling the amplitude of movement. *Journal of Experimental Psychology* 47(6), 381–391.

Fleishman, E. A. (1972). Structure and measurement of psychomotor abilities. In: R. N. Singer (Ed.), *The psychomotor domain* (pp. 78–196). Philadelphia: Lea & Febiger.

Gilbert, A. N., & Wysocki, C. J. (1992). Hand preference and age in the United States. *Neuropschologia* 30(7), 601–608.

Hammill, D. D., Pearson, N. A., & Voress, J. K. (1993). *Developmental test of visual perception* (2nd ed.). Austin, TX: Pro-Ed.

Hardie, S. M., Wright, L., & Clark, L. (2016). Handedness and social anxiety: Using Bryden's research as a catalyst to explore the influence of familial sinistrality and degree of handedness. *Laterality* 1–19. https://doi.org/10.1080/1357650X.2015.1131712.

Hardyck, C., & Petrinovich, L. F. (1977). Left-handedness. *Psychological Bulletin* 84(3), 385–404.

Healey, J. M., Liederman, J., & Geschwind, N. (1986). Handedness is not a unidimensional trait. *Cortex* 22(1), 33–53.

Hill, E. L., & Bishop, D. V. (1998). A reaching test reveals weak hand preference in specific language impairment and developmental co-ordination disorder. *Laterality* 3(4), 295–310.

Hill, E. L., & Khanem, F. (2009). The development of hand preference in children: the effect of task demands and links with manual dexterity. *Brain and Cognition* 71(2), 99–107.

Ida, M., Mandal, M. K., & Bryden, P. J. (2000). Factor structures of hand preference questionnaires: Are "skilled" and "unskilled" factors artifacts? In: M. K. Mandal, M. B. Bulman-Fleming, & G. Tiwari (Eds.), *Side bias: a neuropsychological perspective* (pp. 175–190). Dordrecht: Springer.

Karapetsas, A. B., & Vlachos, F. M. (1997). Sex and handedness in development of visuomotor skills. *Perceptual and Motor Skills* 85(1),137–140.

Kraus, E. (2003). The development of a normative profile to determine the extent of handedness in children. [PhD thesis]. Melbourne: La Trobe University, Melbourne. https://opus4.kobv.de/opus4-ash/frontdoor/index/index/start/0/rows/10/sortfield/score/sortorder/desc/searchtype/simple/query/kraus+handedness/docId/230. Zugegriffen: 09. Juni 2018.

Kraus, E. (2006). Ist das Überkreuzen der Körpermittellinie ein Indikator für die Handpräferenz bei Kindern? *Ergoscience* 1(3),100–109.

Kraus, E. (2008). Händigkeit bei Kindern: Definition und Diagnostik – Das mach ich doch mit links! *Ergopraxis* 1(7/8), 24–27.

Kraus, E. (2018). *Manual zum Händigkeitsprofil. Manual for Assessment.* [Nicht publiziert. Das Manual ist nur über eine Kursteilnahme erhältlich.]. Berlin.

Largo, R. H., Fischer, J. E., Caflisch, J. A., & Jenni, O. G. (2007). *Züricher Neuromotorik Test* (2. Aufl.). Zürich: AWE-Verlag.

Mamolo, C. M., Roy, E. A., Bryden, P. J., & Rohr, L. E. (2004). The effects of skill demands and object position on the distribution of preferred hand reaches. *Brain and Cognition* 55(2),349–351.

McFarland, K, & Anderson, J. (1980). Factor stability of the Edinburgh Handedness Inventory as a function of test-retest performance, age and sex. *British Journal of Psychology* 71, 135–142.

McManus, C. (2004). *Right hand, left hand: The origins of asymmetry in brains, bodies, atoms and cultures.* Cambridge, Massachusetts: Harvard University Press.

Michell, D., & Wood, N. (1999). An investigation of midline crossing in three-year-old children. *Physiotherapy* 85(11),607–615.

Niebauer, C. L., Christman, S., Reid, S., & Garvey, K. (2004). Interhemispheric interaction and beliefs on our origin: degree of handedness predicts beliefs in creationism versus evolution. *Laterality* 9(4),433–447.

Oldfield, R. C. (1971). The assessment and analysis of handedness: the Edinburgh Inventory. *Neuropsychologia* 9, 97–113.

Olsson, B. R. A. (1989). *Linkshändigkeit* (Bd. 34). Bern: Hans Huber.

Peters, M. (1998). Description and validation of a flexible and broadly usable handedness questionnaire. *Laterality* 3(1),77–96.

Peters, M., & Durding, B. M. (1978). Handedness measured by finger tapping: a continuous variable. *Canadian Journal of Psychology* 32(4),257–261.

Prichard, E., Propper, R. E., & Christman, S. D. (2013). Degree of handedness, but not direction, is a systematic predictor of cognitive performance. *Frontiers in Psychology* 4, 9.

Provine, R. R., & Westerman, J.A. (1979). Crossing the midline: Limits of early eye-hand behavior. *Child Development* 50(2),437–441.

Przybyla, A., Coelho, C. J., Akpinar, S., Kirazci, S., Sainburg, R. L. (2013). Sensorimotor performance asymmetries predict hand selection. *Neuroscience* 228, 349–360.

Sattler, J. B. (2002). Linkshändige und umgeschulte linkshändige Kinder sowie Kinder mit wechselndem Handgebrauch in der Ergotherapie. *Ergotherapie und Rehabilitation* 41, 21–29.

Sattler, J. B. (2008). *Sattler Methode zur Händigkeitsabklärung (S-MH).* http://www.lefthander-consulting.org/deutsch/Beobachtungsbogen.pdf. Zugegriffen: 09. Juni 2018.

Schachter, S. C., Ransil, B. J., & Geschwind, N. (1987). Associations of handedness with hair color and learning disabilities. *Neuropsychologia* 25(1), 269–276.

Scharoun, S. M., & Bryden, P. J. (2012). Test-retest reliability of the Wathand Cabinet Test in children and adults. *Journal of Exercise, Movement, and Sport (SCAPPS refereed abstracts repository)* 44(1).

Scharoun, S. M., Bryden, P. J. (2014). Hand preference, performance abilities, and hand selection in children. *Frontiers in Psychology* 5, 82.

Schilling, F. (1974). [Psychological examinations of the diagnostic valency of manual dexterity in childhood (author's transl)]. *Monatsschrift Kinderheilkunde* 122(9),763–766.

Schilling, F. (2009). *PTK – LDT. Punktiertest und Leistungs-Dominanztest für Kinder (5–12 Jahre).* Dortmund: Verlag Modernes Lernen.

Schönthaler, E. (2013). *Grafomotorik und Händigkeit: Ergotherapie bei Kindern.* Stuttgart: Thieme.

Soper, H. V., Satz, P., Orsini, D. L., Henry, R. R., Zvi, J. C., & Schulman, M. (1986). Handedness patterns in autism suggest subtypes. *Journal of Autism and Developmental Disorders* 16(2),155–167.

Steding-Albrecht, U., & Becker, H. (2006). *Ergotherapie im Arbeitsfeld Pädiatrie.* Stuttgart: Thieme.

Steenhuis, R. E., & Bryden, M. P. (1989). Different dimensions of hand preference that relate to skilled and unskilled activities 1. *Cortex* 25(2),289–304.

Steenhuis, R. E., Bryden, M. P., Schwartz, M., & Lawson, S. (1990). Reliability of hand preference items and factors. *Journal of Clinical and Experimental Neuropsychology*,12, 921–930.

Steingrüber, H. J., & Linert, G. A. (2010). *HDT – Hand-Dominanz-Test* (3. Aufl.). Göttingen: Hogrefe.

Surburg, P. R., & Eason, B. (1999). Midline-crossing inhibition. An indicator of developmental delay. *Laterality* 4(4), 333–343.

Tan, L. E. (1985). Laterality and motor skills in four-year-olds. *Child Development* 56, 119–124.

Tapley, S. M., & Bryden, M. P. (1985). A group test for the assessment of performance between the hands. *Neuropsychologia* 23, 215–221.

Tiffin, J., & Asher, E. I. (1948). The Purdue Pegboard: Norms and studies of reliability and validity. *Journal of Applied Psychology* 32, 234–247.

Wang, Y. C., Magasi, S. R., Bohannon, R. W., Reuben, D. B., McCreath, H. E., Bubela, D. J., et al. (2011). Assessing dexterity function: a comparison of two alternatives for the NIH Toolbox. *Journal of Hand Therapy* 24(4), 313–320; quiz 321.

Mögliche Ursachen eines wechselnden Handgebrauchs

Elke Kraus

4.1	Gibt es Ambidextrie? – 72	
4.2	Welche Studienformen gibt es zur Ausprägung der Händigkeit und zur „Beidhändigkeit"? – 72	
4.3	Zu welchen Ergebnissen kommen Forscher über „Beidhänder"? – 77	
4.3.1	„Beidhändigkeit" als „Vorteil" – 77	
4.3.2	„Beidhändigkeit" als „Nachteil" – 78	
4.3.3	„Beidhändigkeit" als Unterscheidungsmerkmal – 80	
4.3.4	Eine mögliche Erklärung der unterschiedlichen und widersprüchlichen Forschungsergebnisse zu „Beidhändern" (AG-CC-Hypothese) – 81	
4.4	Was kann eine Umschulung der Händigkeit bewirken? – 83	
4.4.1	Umwelteinflüsse – 84	
4.4.2	Mögliche Umschulungsfolgen – 84	
4.4.3	Plastizität des Gehirns – Schreibtraining der nicht-dominanten Hand – 88	
4.5	Beeinflusst eine Entwicklungsverzögerung bei Kindern ihre Händigkeitsbildung? – 89	
4.5.1	Zum Begriff der Entwicklungsverzögerung – 89	
4.5.2	Studien zur „beidhändigen" Kindern und Entwicklungsverzögerung – 90	

© Springer-Verlag GmbH Deutschland, ein Teil von Springer Nature 2019
E. Kraus (Hrsg.), *Zwischen Links- und Rechtshändigkeit*,
https://doi.org/10.1007/978-3-662-57723-3_4

4.6 Was macht eine pathologische Händigkeit aus? – 94
4.6.1 Unterscheidung zwischen pathologischer und familiärer Händigkeit – 94
4.6.2 Mögliche Ursachen für pathologische Händigkeit – 94

4.7 Welche Krankheitsbilder mit verminderter Lateralisierung gibt es? – 96

4.8 Fazit – 98
4.8.1 Zwischen typischer Händigkeitsbeschaffenheit und medizinischer Diagnose – 98
4.8.2 Notwendigkeit einer Differenzierung der „Beidhändigkeit" – 101
4.8.3 Schlussfolgerung – 101

Literatur – 104

Kapitel 4 · Mögliche Ursachen eines wechselnden Handgebrauchs

> *Was nützt die Freiheit des Denkens, wenn sie nicht zur Freiheit des Handelns führt? (Jonathan Swift)*
>
> *Für das Können gibt es nur einen Beweis: das Tun. (Marie von Ebner-Eschenbach)*

Obgleich die Händigkeit ein äußerst komplexes und noch unverstandenes Phänomen ist, lässt sich immer wieder abbilden, dass die Ausprägung der Händigkeit ein Indikator für bestimmte Fähigkeiten, Veranlagungen, Krankheitsbilder und generell neurophysiologische Prozesse zu sein scheint (siehe z. B. Hardie, Wright & Clark, 2016). Sowohl die diversen Ursprungsfaktoren wie Vererbung, motorische Fähigkeiten und individuelle Entwicklungsmuster als auch physische, soziale und kulturelle Umwelteinflüsse scheinen nicht nur zu der Komplexität beizutragen, sondern auch zu der **Variabilität** (▶ Glossar) der Händigkeit, die sich vor allem in bimanuellen Tätigkeiten äußert (z. B. Annett, 1978; Corbetta, Williams & Snapp-Childs, 2006; Humphrey, 1951). Mit anderen Worten: Die meisten Menschen agieren im Alltag mit beiden Händen, die je nach Aktivität eine Rollenverteilung zeigen, in der es eine führende oder aktivere und eine haltende oder unterstützende Hand gibt. Es ist zu vermuten, dass sich die Händigkeit in bimanuellen Tätigkeiten klar abbildet, aber eine höhere Variabilität aufzeigt, als man es in einhändigen Tätigkeiten sehen würde. Wahrscheinlich sind Erfahrung, Übung, motorische Fähigkeiten, soziokulturelle Einflüsse und individuelle Entwicklungsparameter für diese Variabilität verantwortlich, die vermutlich dazu beiträgt, die Funktionsfähigkeit, die Effizienz und das Anpassungspotenzial im Alltag zu erhöhen. Eine solche Differenziertheit ist also als normal einzuschätzen und ist aus einer Funktionsperspektive wünschenswert. Sie scheint allerdings bei manchen Menschen größer zu sein als bei anderen, insbesondere bei vielen Linkshändern.

Abgesehen von einer normalen Variabilität könnten auch andere Faktoren verantwortlich für einen wechselnden Handgebrauch sein. Wie schon in ▶ Kap. 2 erläutert, wird in der Forschungslandschaft mit den nicht eindeutigen Rechts- oder Linkshändern sehr unterschiedlich umgegangen. Das macht einen Vergleich der entsprechenden Studien schwierig. Es finden sich eine große Verschiedenheit an Trennpunkten oder „cut-off points", nach denen Rechtshändern, Linkshänder und/oder andere Händigkeitsgruppen kategorisiert werden, und es gibt zahllose unterschiedliche Testverfahren, die wiederum wahrscheinlich zu unterschiedlichen Ergebnissen führen. Zudem existiert eine Bandbreite an uneinheitlich definierten Begrifflichkeiten für eine Nicht-Links- oder Rechtshändigkeit, beispielsweise „gemischte", „inkonsistente", „inkonstante", „unbeständige", „unklare" Händigkeit; oder auf Englisch „mixed", „inconsistent" „ambiguous", „non-right", „non-left" oder „confused handedness".

Um einen Begriff zu finden, der diese Diversität grob umfasst, wird zunächst „Beidhändigkeit" als Sammelbegriff verwendet. Hierbei ist kritisch anzumerken, dass es in dem Sinne gar keine „Beidhändigkeit" geben kann, da jeder Mensch vermutlich eine ursprüngliche Veranlagung zur Links- oder Rechtshändigkeit hat, sei sie noch so leicht ausgeprägt (z. B. Annett, 2004; Peters, 1992). Aber vor dem Hintergrund des undurchsichtigen Studiendschungels wird in diesem Kapitel in einem ersten Schritt der Mischbegriff der „Beidhändigkeit"[1] genutzt, um ihn dann im Verlauf des Buches weiter zu differenzieren und neu zu benennen. Studien zur „Beidhändigkeit" werden hier als solche bezeichnet, in denen Teilnehmer wechselnden Handgebrauch aufweisen, entweder aufgrund eines Präferenztests, durch den wechselnder Handgebrauch innerhalb einer Aktivität oder über mehrere Aktivitäten hinweg ermittelt wird; aufgrund eines Leistungstests, in dem beide Hände sehr ähnlich abschneiden; oder auch aufgrund eines Überkreuzungstests, in dem mit links und mit rechts überkreuzt wird.

Eine weitere Klassifizierungsmaßnahme wird in einigen Studien herangezogen, die sogenannte **familiäre Sinistralität (FS)**. Hier werden

---

1 Um zu kennzeichnen, dass dies eher ein Platzhalter und kein passender Begriff im Rahmen dieses Buchs ist, wird „Beidhändigkeit" in Anführungsstriche gesetzt.

Menschen aufgrund ihrer familiären Händigkeit bzw. Linkshändigkeit in der nahen Verwandtschaft (Eltern, Geschwister, Kinder) mit **FS+** bezeichnet; gibt es familiäre Linkshändigkeit in der weiteren Verwandtschaft (Großeltern, Enkel, Onkel, Tanten, Cousinen), dann gilt dies als **FS-** (Bryden, 1977; Corr, 2011). Es wurden Zusammenhänge zwischen einer solchen familiären Sinistralität und einer Tendenz zur „Beidhändigkeit" festgestellt, woraus geschlussfolgert wurde, dass FS+ ein Merkmal für eine erhöhte interhemisphärische Interaktion und eine verminderte Lateralisierung sein könne (Christman & Butler, 2011).

In diesem Kapitel erfolgt die Betrachtung zum wechselnden Handgebrauch aus verschiedenen Perspektiven, wobei nach Bezügen zur Händigkeit gesucht wird. Zuerst wird kurz die Studienlage zur „Beidhändigkeit" geprüft, in der Forscher zu sehr unterschiedlichen und teilweise widersprüchlichen Ergebnissen kommen. Diese Resultate werden in **Vorteile, Nachteile** und **Unterscheidungsmerkmale** unterteilt. Es folgt ein Erklärungsmodell, weshalb die Studien möglicherweise so unterschiedliche Resultate generieren. Anschließend geht es um mögliche Einfluss- oder auch **Ursprungsfaktoren** der Händigkeit, die zu einem unbeständigen Handeinsatz führen können. Dazu gehört das Phänomen der umweltbedingten **Umschulung** (▶ Glossar) einer Händigkeit. Ebenso können **Entwicklungsverzögerungen** (▶ Glossar) bei Kindern oder auch eine sogenannte **pathologische (Links-)Händigkeit** (▶ Glossar) sowie auch bestimmte **Krankheitsbilder** eine „Beidhändigkeit" verursachen. Im Fazit wird dann die **Händigkeitsbeschaffenheit** (▶ Glossar) zusammenfassend auf einem Kontinuum dargestellt, das sich zwischen „Normalität" bzw. ohne medizinische Diagnose bis zu unterschiedlichen Krankheitsbildern erstreckt.

4.1 Gibt es Ambidextrie?

Hildreth (1949a, S. 197) beschrieb einst die Hand als das „Instrument des Geistes, ein Werkzeug, das mit seiner Flexibilität, Leistung und Kraft alle anderen Werkzeuge übertrifft"[2]. Die Arbeitsaufteilung zwischen den Händen ermöglicht eine hohe Effizienz der Aktionen und ist fundamental zur Leistungsentwicklung. Hildreth unterscheidet zwischen sehr wenigen **ambidexteren** Menschen, die „beidhändig" aufgrund einer vergleichbaren guten Leistung auf beiden Seiten sind, und vielen **ambisinistralen** Menschen, die auf beiden Seiten eine geringwertige Leistung zeigen und aufgrund dessen ein ähnliches Leistungsniveau aufweisen (Hildreth, 1949a, b). Zwei der wenigen Forscher, die sich mit Ambidextrie auseinandergesetzt haben, kamen auch zu dem Schluss, dass dies sehr rar ist (Elneel, Carter, Tang & Cuschieri, 2008; Moynihan & Breathnach, 1995).

Da es wenige Auseinandersetzungen mit diesem Begriff gibt, schließt sich die Autorin Hildreth an und definiert **Ambidextrie** (▶ Glossar) als ein rares Phänomen, das motorisch begabte Menschen aufzeigen, die sowohl mit rechts als auch mit links schreiben und andere hochkomplexe Tätigkeiten gleich gut auf beiden Seiten verrichten. In der Literatur wird Ambidextrie oft mit „Beidhändigkeit" gleichgesetzt und enthält z. B. umgeschulte Linkshänder (z. B. Vuoksimaa, Koskenvuo, Rose & Kaprio, 2009), aber selbst hier kommt man nicht über 4 %. In diesem Buch grenzen wir den Begriff „Ambidexterität" von dem der „Beidhändigkeit" ab, um genauer zwischen den unterschiedlichen Gründen eines wechselnden Handgebrauchs unterscheiden zu können.

4.2 Welche Studienformen gibt es zur Ausprägung der Händigkeit und zur „Beidhändigkeit"?

Vor dem Dickicht uneinheitlicher Begriffe und Zuordnungen ist es nicht verwunderlich, dass sich viele Händigkeitsstudien sich nur mit

---

2 „… the instrument of the mind, a tool that surpasses in its flexibility, power, and strength any other tool in existence" (Hildreth, 1949a, p. 197).

eindeutigen Links- oder Rechtshändern befassen. So werden „beidhändige" Probanden oft aus der Datenanalyse ausgeschlossen. Allerdings wird dies wiederum kritisch bemängelt, denn viele Studienergebnisse erschließen sich deshalb nur auf Daten von rechtshändige Personen oder auf die von zwei Kategorien wie Rechtshänder und „Nicht-Rechtshänder", in denen selbst Linkshänder nicht berücksichtigt werden (Willems, van der Haegen, Fisher & Francks, 2014). Die Studien, die „Beidhänder" berücksichtigen, tun dies sehr unterschiedlich. Meist werden nicht eindeutige Links- oder Rechtshänder bei unterschiedlichen Trennpunkten der „Beidhändergruppe" zugeordnet. Daher bleibt diese Gruppe äußerst heterogen und undurchsichtig, denn es fehlen Informationsbausteine zu den unterschiedlichen Ausprägungsgraden (Porac, 2016b). Damit tragen diese Studien wenig zu einem besseren Verständnis des wechselnden Handgebrauchs bei, und „Beidhänder" bleiben schwer einzuordnen, da ihr Verhalten nicht mit den typischen Merkmalen der Links- oder Rechtshänder vereinbar sind.

Es ist daher nicht verwunderlich, dass Forscher bei den vorhandenen Untersuchungen zu „Beidhändern" unterschiedlichen und auch widersprüchlichen Ergebnissen kommen. Viele stellen Bezüge zwischen einer „Beidhändigkeit" und Krankheitsbildern sowie Auffälligkeiten fest, während andere eine Reihe positiver Eigenschaften und besonderer Fähigkeiten mit „Beidhändern" in Verbindung bringen. Um eine Studienübersicht zur „Beidhändigkeit" zu erstellen und auch eine Vergleichbarkeit dieser Studien zu ermöglichen, muss eindeutig festgelegt werden, aufgrund welcher **Kategorisierungsstruktur** und welcher **Testverfahren** die „Beidhänder" identifiziert wurden.

Kategorisierungsstruktur: „Beidhändergruppen" sind in der Regel eine aus 2–8 Kategorien (vgl. ▶ Kap. 3 zur Klassifizierung), wobei eine hohe Anzahl von Kategorien eher selten ist. Die Zweierkategorien bestehen meist aus Rechtshändern und „Nicht-Rechtshändern". Ungerade Kategorien benennen meist die mittlere Kategorie mit einem „beidhändigen" Begriff; bei einer geraden Anzahl von Kategorien werden die leicht ausgeprägten Kategorien oft in einem Schritt der Datenanalyse als „beidhändige" Gruppe zusammengefasst.

Testverfahren: Neben der angewendeten Händigkeitskategorien ist es bei der Begutachtung von Studien wichtig zu erfassen, ob die Ermittlung von „Beidhändigkeit" aufgrund von Leistungs- oder Präferenzmessungen erfolgt. Wenn die Einteilung auf relativer **Leistung** (▶ Glossar) basiert, ist zu beachten, mit welcher Tätigkeit (z. B. Stäbchen versetzen, Nachspuren, Klopfen etc.) dies geschieht. Außerdem ist in diesem Fall zu prüfen, ob Messungen der Genauigkeit und Geschwindigkeit vorliegen. Wenn sich die Klassifizierung der „Beidhändigkeit" auf **Präferenz**messungen (▶ Glossar) stützt, ist zu klären, ob diese auf einer beobachteten Präferenzmessung oder auf Selbsteinschätzung beruhen. Auch die **Anzahl** und **Art** der Items ist in diesem Zusammenhang ausschlaggebend. Es ist zudem zu klären, ob die Beständigkeit oder **interne Konstanz** (▶ Glossar) der Durchführung durch mehrere Wiederholungen oder Einschätzung innerhalb einer Aktivität erfasst wurde und ob das **Überkreuzen der Körpermitte** (▶ Glossar) als sogenannte unvoreingenommene Messung der Präferenz vorgenommen wurde (vgl. ▶ Kap. 3).

Für den Zweck einer Übersicht zur Vergleichbarkeit der Studien über „Beidhänder" und deren Methodologie wurde eine Checkliste erstellt, um die Verfahren für die Klassifizierung transparent zu machen (◘ Abb. 4.1).

Im Rahmen dieses Buchs haben wir probeweise 27 Studien in Bezug auf „Beidhändigkeit" anhand dieser Checkliste untersucht. Das ist natürlich kein umfassendes Ergebnis und keinesfalls repräsentativ, aber es macht trotzdem Tendenzen deutlich. Wesentliche Ergebnisse dieser Analyse sind tabellarisch zusammengefasst (◘ Tab. 4.1).

Von den 27 untersuchten Studien zur „Beidhändigkeit" hatten 13 Studien diese als Nicht-Rechtshändigkeit definiert und verglichen daher Rechtshänder mit Nicht-Rechtshändern, wobei die Gruppe der Nicht-Rechtshänder natürlich auch Linkshänder beinhaltete. Weitere 8 Studien definierten 3 Gruppen, Links-, Rechts- und

Name der Autoren, Title der Studie, Jahr:	
Kategorisierung: Anzahl von Beidhändergruppen:	☐ 1 ☐ 2 ☐ 3 ☐ 4 ☐ 5
Was ist der Cut-off-Punkt für BH?	☐ 90 % ☐ 80 % ☐ 70 % ☐ 60 % ☐ 50 %
Welche Händigkeit wurde erfasst?	☐ Handpräferenz ☐ Handleistung ☐ Beides
Wie wurde **Handpräferenz** erfasst?	**Fragebogen:** ☐ Selbsteinschätzung ☐ Fremdeinschätzung **Durchführung:** ☐ Beobachtung ☐ Gar nicht
Wie viele Items zur Handpräferenz gab es?	☐ 1 ☐ 2–3 ☐ 4–5 ☐ 6–8 ☐ 9–10 ☐ 11–15 ☐ 16–20 ☐ 20+
Wie oft wurde jedes Item durchgeführt?	☐ 1× ☐ 2× ☐ 3× ☐ 4× ☐ Gar nicht
Gab es eine Mischung von geübt/ungeübt; einhändig/zweihändigen Items?	☐ Ja ☐ Teilweise ☐ Nein
Wurde Überkreuzen als Ermittlungsmethode verwendet?	☐ Ja ☐ Nein
Welche **Handleistung** wurde erfasst?	**Geübt:** ☐ Punktieren ☐ Nachspuren ☐ Sonstiges **Ungeübt:** ☐ Klopfen/Tippen ☐ Stäbchen versetzen ☐ Hämmern ☐ Bimanuelle Kreise ☐ Sonstiges
Welche Verfahren wurden genutzt?	☐ Forschungsspezifisch ☐ Standardisiert ☐ Normiert für ○ Altersgruppen ○ Links- und Rechtshänder ○ Dominante/nicht-dominante Hand
Wie wurde die Leistung gemessen?	☐ Geschwindigkeit ☐ Genauigkeit ☐ Sonstiges
Wurde unimanuelle oder bimanuelle Leistung erhoben?	☐ Unimanuell ☐ Bimanuell ☐ Beides
Datenanalyse: Wurden Handpräferenz und Handleistung gegenübergestellt?	☐ Ja ☐ Teilweise ☐ Nein
Wurden weitere oder anamnestische Informationen erhoben, die die Händigkeitsbildung beeinflussen können?	Ja: ☐ Linkshändigkeit/Beidhändigkeit in der Familie? ☐ Umschulung vorgenommen? ☐ Verletzung der dominanten Hand? ☐ Kopfverletzung/Operation? ☐ Geburtsstress? ☐ Nein
Wurden diese Informationen in der Datenanalyse der BH berücksichtigt?	☐ Ja ☐ Nein, obgleich vorhanden ☐ Nein, weil nicht vorhanden
Forschung: Unter welchen Bedingungen wurde die Händigkeit erfasst?	☐ Experimentell ☐ Pragmatisch (real) ☐ Praxis (Therapie)
Welche Art Probanden nahmen an der Studie teil?	☐ Kleinkinder ☐ Vorschulkinder ☐ Grundschulkinder ☐ Jugendliche ☐ Erwachsene ☐ Typisch entwickelt/normal ☐ Bestimmtes Krankheitsbild ☐ Auffällig/verzögert
Anzahl der Probanden? Rekrutierung?	☐ 1–20 ☐ 21–50 ☐ 61–100 ☐ 101–200 ☐ 201–500 ☐ 501–1.000 ☐ 1.000+ ☐ Gleiche Anzahl LH:RH:BH ☐ Gruppengrößen nicht vergleichbar ☐ Rekrutierung zufällig ○ Ja ○ Nein

◘ **Abb. 4.1** Checkliste der Studienmethodologie für „Beidhänder". *BH* = „Beidhänder", *LH* = Linkshänder, *RH* = Rechtshänder

Kapitel 4 · Mögliche Ursachen eines wechselnden Handgebrauchs

◘ Tab. 4.1 Zusammenfassung wesentlicher Ergebnisse von 27 Studien zur „Beidhändigkeit".

	Autor(en) der Studien, Jahr	Gruppen	Test	Art	Anzahl Items und Konstanz
1	Glover, O'Connor, Heron & Golding, 2004	5	Präf	FE	6–10
2	Domellof, Ronnqvist, Titran, Esseily & Fagard, 2009	5	Präf	FE, SE, Beob	11+
3	Schiffman, Pestle, Mednick, Ekstrom, Sorensen & Mednick, 2005	2	Präf	SE	11+
4	Oslejskova, Dusek, Makovska & Rektor, 2007	2	Präf	Nicht angegeben	Nicht angegeben
5	Rodriguez & Waldenstrom, 2008	3	Präf	FE	6–10
6	Cantor, Klassen, Dickey, Christensen, Kuban, Blak et al., 2005	2	Präf	SE (EHI)	6–10
7	Forrester, Pegler, Thomas & Mareschal, 2014	3	Präf	FE, Beob	1–5
8	Floris, Chura, Holt, Suckling, Bullmore, Baron-Cohen & Spencer, 2013	5	Präf	SE (EHI)	6–10
9	Mulvey, Ringenbach & Jung, 2011	2	Präf	FE	6–10, Ja
10	Nicholls, Chapman, Loetscher & Grimshaw, 2010	5	Präf u. Leist	SE	11+
11	Denny & Zhang, 2017	3	Präf u. Leist	FE	1–5
12	Propper, Lawton, Przyborski & Christman, 2004	2	Präf	SE (EHI)	6–10
13	Kourtis, De Saedeleer & Vingerhoets, 2014	2	Präf	SE (EHI)	6–10
14	Rodriguez, Kaakinen, Moilanen, Taanila, McGough, Loo & Jarvelin, 2010	3	Präf	FE	1–5
15	Bruckner, Kastner-Koller, Deimann & Voracek, 2011	2	Präf	FE, Beob	11+, Ja
16	Preti, Lai, Serra & Zurrida, 2008	3	Präf	FE, SE, Beob	11+
17	Obel, Hedegaard, Henriksen, Secher & Olsen, 2003	2	Präf	FE	1–5

Tab. 4.1 (Fortsetzung)

	Autor(en) der Studien, Jahr	Gruppen	Test	Art	Anzahl Items und Konstanz
18	Vingerhoets & Sarrechia, 2009	3	Präf	SE (EHI)	11+
19	Davidson & Tremblay, 2013	3	Präf u. Leist	SE (EHI)	6–10
20	Christman, 2014	2	Präf	SE (EHI)	6–10
21	Christman, Sontam & Jasper, 2009	2	Präf	SE (EHI)	6–10
22	LaVoie, Olbinski & Palmer, 2015	2	Präf	SE (EHI)	6–10
23	Dellatolas, Tubert-Bitter, Curt, 1997	5	Präf	Beob	6–10
24	Fallow & Voyer, 2013	?	Präf	Nicht angegeben	11+
25	Isaacs, Barr, Nelson & Devinsky, 2006	3	Präf	SE (EHI)	6–10
26	Kaploun & Abeare, 2010	2	Präf	SE (EHI)	11+
27	Newman, Malaia & Seo, 2014	2	Präf	SE (EHI)	Nicht angegeben

Präf = Handpräferenz, *Leist* = motorische Leistung, *SE* = Selbsteinschätzung, *EHI* = Edinburgh Handedness Inventory, *FE* = Fremdeinschätzung, *Beob* = Beobachtung der Präferenzdurchführung

„Beidhänder", wobei nur bei 2 Studien Parameter für „Beidhändigkeit" formuliert wurden. In 5 Studien wurden 5 Gruppen eingesetzt: stark ausgeprägte Links- und Rechtshänder, leicht ausgeprägte Links- und Rechtshänder sowie „Beidhänder" (Abb. 4.2).

Bis auf 5 der Studien nutzten alle Fragbögen zur Ermittlung der Handpräferenz. Davon basierten 10 auf Selbsteinschätzung und 12 auf Fremdeinschätzung. Insgesamt wurde hier zudem 12 Mal der EHI eingesetzt. Nur in 5 der Studien wurde ein Beobachtungsverfahren bei der Durchführung der Präferenzitems eingesetzt, in 2 davon wurden die Items mehrmals durchführen, um ein Maß für die Beständigkeit oder Konstanz zu erfassen (Abb. 4.3).

Die große Mehrheit, 24 der 27 Studien, bezog sich nur auf die Händigkeitsdimension Handpräferenz, wobei in 17 der Studien bis zu 10 Items verwendet wurden und in 10 Studien

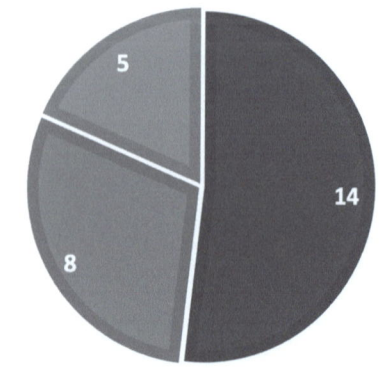

Abb. 4.2 Anzahl der Händigkeitsgruppen in „Beidhänder"-Studien (N = 27)

Kapitel 4 · Mögliche Ursachen eines wechselnden Handgebrauchs

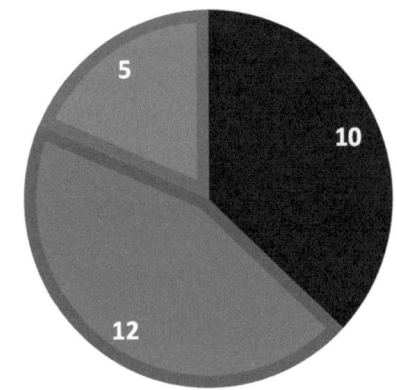

○ Abb. 4.3 Art der Ermittlung der Händigkeit in „Beidhänder"-Studien (N = 27)

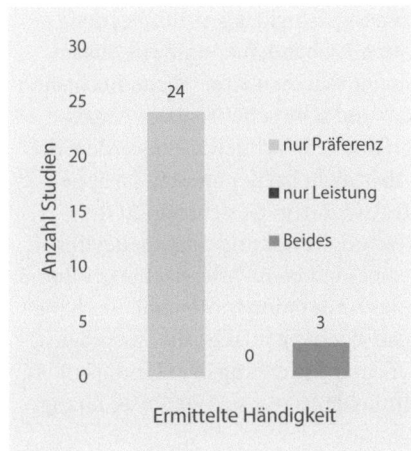

○ Abb. 4.4 Erfasste Aspekte der Händigkeit in (N = 27)

mehr als 10 Items. Lediglich in 3 Studien wurden zusätzlich zur Handpräferenz auch Daten zur motorischen Leistung wie z. B. Fingerklopfen erhoben, wobei sich die Leistungsmessung auf die Geschwindigkeit beschränkte (○ Abb. 4.4).

In keiner der Studien wurde das Überkreuzen der Körpermitte zur Messung einer unvoreingenommenen Präferenz genutzt. Außerdem wurden in den analysierten Studien unterschiedliche Begrifflichkeiten der Händigkeit verwendet, die zusammen mit den uneinheitlichen Erhebungsmethoden und Items sowohl die Vergleichbarkeit der Studien als auch eindeutige Aussagen zu den ermittelten Ergebnissen erheblich erschweren. Nichtsdestotrotz folgt nun eine Besprechung dieser und weiterer Forschungsergebnisse sowie ihre Analyse, um wichtige und interessante Hinweise über „Beidhänder" zu sammeln.

4.3 Zu welchen Ergebnissen kommen Forscher über „Beidhänder"?

Es gibt Studien, in denen „Beidhändigkeit" als ein „Vorteil" erscheint oder zumindest so interpretiert wird, und andere, die „Beidhändigkeit" mit „Nachteilen" wie Krankheitsbildern und Auffälligkeiten verbinden.

4.3.1 „Beidhändigkeit" als „Vorteil"

— Es gibt Evidenz, dass weniger ausgeprägte Links- und Rechtshänder bestimmte Vorteile und Überlegenheit gegenüber ausgeprägten Links- und Rechtshändern haben. Diese Ergebnisse werden dahingehend interpretiert, dass dies auf eine effizientere interhemisphärische Kommunikation hinweist (z. B. Davidson & Tremblay, 2013). Beispielsweise wurde die Fähigkeit, Annahmen in einem metakognitiven Prozess zu überprüfen, bei ausgeprägten und wenig ausgeprägten Links- und Rechtshändern anhand von Gödels mathematischen und Eschers kunstvollen Werken untersucht. Sogenannte „Beidhänder" zeigten hierbei eine **größere Fähigkeit zur Metakognition** (Niebauer & Garvey, 2004).
— Eine kontinuierliche Messung der Handleistung wurde bei 7-, 11- und 16-jährigen Kindern und Jugendlichen zusammen mit sozialer

Anpassungsfähigkeit geprüft. Bei den jüngeren Probanden konnte ein Zusammenhang zwischen einer Nicht-Rechtshändigkeit und schwacher sozialer Anpassungsfähigkeit nachgewiesen werden, die sich aber nicht bei der ältesten Gruppe zeigte. Unter dem Gesichtspunkt der relativen Handleistung zeigten diejenigen mit einer kleineren Differenz ein **größeres soziales Anpassungspotenzial**. Auch hier schlussfolgerte man, dass die Ausprägung und nicht die Richtung der Händigkeit ein wesentlicher Faktor sei (Denny & Zhang, 2017).

- Die **Kompetenz des Notenlesens** erfordert nicht nur eine extrem hohe musikalische Fähigkeit, sondern auch eine anspruchsvolle interhemisphärische Kommunikation. Notenlesen korrelierte in einer Untersuchung, in der ein Klopftest zur Klassifikation der Händigkeit genutzt wurde, signifikant mit einer Nicht-Rechtshändigkeit (Kopiez, Niels Galley & Lee, 2006).
- Als positiv kann auch bewertet werden, wenn eine stark ausgeprägte Händigkeit mit Auffälligkeiten in Verbindung gebracht wird und eine leichte Ausprägung diese Auffälligkeiten nicht aufweist. Zum Beispiel schnitten in einer Studie stark ausgeprägte Rechtshänder an Grundschulen in **allen akademischen Tests** schlechter ab als weniger ausgeprägte Rechtshänder. Diese ausgeprägten Rechtshänder wiesen außerdem eine schwache Leistung der linken Hand sowie auffällige Leistung der rechten Hand auf (Annett & Manning, 1989).
- Im Rahmen der Persönlichkeitsforschung wurde beständige, stark ausgeprägte Händigkeit mit einer geminderten Sensationssuche, einer höheren Affinität zu rechtsradikalem Autoritarismus sowie einer erhöhten Ekelsensibilität in Verbindung gebracht. Es wurde geschlussfolgert, dass die Händigkeitsausprägung als analytischer Faktor in der Persönlichkeitsforschung berücksichtigt werden sollte (Christman, 2014).

Wenig ausgeprägte Rechtshänder konnten außerdem ihre **körperliche, kognitive und wahrnehmungsbezogene Prozesse** besser aktualisieren (Christman et al., 2009) und sie wiesen bessere **Wortstammergänzungen** und somit vermutlich eine **größere hemisphärische Interaktion** auf (LaVoie et al., 2015).

4.3.2 „Beidhändigkeit" als „Nachteil"

- Es wurden sehr diverse Aspekte in Bezug auf eine nachteilige „Beidhändigkeit" erforscht. Inkonsistente Linkshänder scheinen beispielsweise eine wesentlich größere **soziale Angst** („anxiety") aufzuweisen als konsistente Links- und Rechtshänder, vor allem wenn eine familiäre Linkshändigkeit ersten Grads vorliegt (Hardie et al., 2016; Yancosek, 2010).
- Unklare („ambiguous") Händigkeit ist auch besonders bei Menschen mit sogenannter **geistiger Behinderung und/oder Autismus** festzustellen (Soper & Satz, 1984). Orr, Cannon, Gilvarry, Jones und Murray (1999) konnten überdies basierend auf dem Annett's Questionnaire nachweisen, dass eine niedrige Händigkeitsausprägung eine genetische Basis bei Menschen mit **psychotischen und affektiven Krankheitsbildern** zu haben scheint.
- In einer Studie wurde der Zusammenhang zwischen dem Ausprägungsgrad der Händigkeit und der **Sprachdominanz** bei 174 Patienten mit **Epilepsie** untersucht. Atypische Sprachdominanz (d. h. Sprachdominanz in der rechten Gehirnhälfte) kam nur bei 9 % der ausgeprägten Rechtshänder vor, während wenig ausgeprägte Probanden mit 46 % und stark ausgeprägte Linkshänder mit 69 % das Sprachzentrum

in der rechten statt der linken Gehirnhälfte hatten (Isaacs et al., 2006).
- Eine weitere Studie untersuchte eine mögliche Ursache von „Beidhändigkeit". Es wurden 824 dänische Frauen untersucht, die während ihrer **Schwangerschaft psychologischem Stress** ausgesetzt waren. Vor allem bei Frauen, die im dritten Trimester der Schwangerschaft erhebliche Sorgen bzw. Nöte hatten, war die Wahrscheinlichkeit einer „Beidhändigkeit" des Kindes 3–4 Mal höher als bei unbelasteten Müttern (Obel et al., 2003).
- Wieder eine andere Untersuchung kam zu dem Schluss, dass die **Unsicherheit, links und rechts zu unterscheiden**, vor allem bei Menschen mit einer wenig ausgeprägten Händigkeit zu finden ist (Vingerhoets & Sarrechia, 2009; vgl. ▶ Kap. 2 zu den Ursprungsfaktoren der Händigkeit).

Eine Hauptthese vieler Autoren in Bezug auf offenbare Nachteile von „Beidhändern" ist, dass die geringere Leistungsfähigkeit oder auch Krankheit auf eine nicht optimale interhemisphärische Lateralisierung und somit mangelnde Interaktion/Kommunikation hinweist (Gabbard, Hart & Kanipe, 1993). Das hat man auch in Bezug auf Entwicklungsfaktoren bei Kindern untersucht, und einige der Ergebnisse sind in ◘ Tab. 4.2 zusammengefasst.

Sehen wir uns die Studien zu den vermeintlichen Vor- und Nachteilen von „Beidhändern" bzw. wenig ausgeprägten Links- oder

◘ Tab. 4.2 Zusammenfassung einiger Studien zu „beidhändigen" Kindern.

Händigkeitstest	Studienergebnisse	Autor(en), Jahr
Handpräferenz (Fremdeinschätzung)	Beidhändige Kinder hatten in einer finnische Langzeitstudie mit 7.871 Kindern zwischen 7 und 16 Jahren mehr **Sprachverzögerungen, schulische Schwierigkeiten, psychische Probleme sowie ADHS-Symptome**	Rodriguez et al., 2010
Handleistung (Square Checking Task)	11-jährige Kinder mit den kleinsten Inter-Hand-Differenzen in einem motorischen Test (Square Checking Task) hatten die größten Probleme bei **verbalen, nicht-verbalen** und **mathematischen Leistungen** sowie dem **Leseverständnis**, interessanterweise gefolgt von extrem ausgeprägten Rechtshändern.	Denny, 2008
Handpräferenz (HAPT)	Bei österreichischen Vorschulkindern konnte nur bei Mädchen ein Zusammenhang zwischen beständigem Handeinsatz innerhalb einer Tätigkeit und hoher **Zeichenfertigkeit** nachgewiesen werden. Bei nicht konsistenten („beidhändigen") Kindern war das nicht der Fall.	Bruckner et al., 2011
Handpräferenz (Pinboard-Test)	Konsistentere Vorschulkinder zeigten eine größere **Auge-Hand Koordination** als die nicht konsistenten („beidhändigen") Kinder. Dies könnte auf die Entwicklung des Corpus callosum und die damit verbundenen interhemisphärischen Kommunikation zurückzuführen sein.	Gabbard et al., 1993
Handpräferenz (Annett's Questionnaire)	Statt den geschätzten 3 % wurden bei den 100 Kindern mit **Asthma** oder **Diabetes** 20 % „Beidhänder" gefunden.	Preti et al., 2008

ADHS = Aufmerksamkeitsdefizit-/Hyperaktivitätsstörung, HAPT = Hand Präferenz Test

Rechtshändern genauer an, so scheinen viele Ergebnisse nur auf den ersten Blick widersprüchlich. Auf den zweiten Blick könnte man spekulieren, dass es sich eventuell um Stärken und Schwächen von sogenannten „Beidhändern" handeln könnte, die sich von ausgeprägten Links- und Rechtshändern unterscheiden, z. B. bei der akademischen Leistung. Tatsächlich gibt es auch Studienergebnisse, die die Besonderheit der Händigkeitsausprägung mit unterschiedlichen neurophysiologischen Prozessen zwischen den Hemisphären in Verbindung bringen (Fallow & Voyer, 2013).

4.3.3 „Beidhändigkeit" als Unterscheidungsmerkmal

— Nicht nur bei Menschen ist der Ausprägungsgrad der Händigkeit im Vergleich zu der rein binären Unterscheidung von Rechts- und Linkshändigkeit ein zunehmend aussagekräftiger und wichtiger Indikator (Prichard, Propper & Christman, 2013). Auch bei Untersuchungen mit Mäusen hat man festgestellt, dass diese ein Ausprägungsgrad besitzen, und man Mäuse, die zur Hälfte links- und zur Hälfte rechtspfotig sind, in drei Kategorien einteilen kann: hoch lateralisiert, schwach lateralisiert und ambilateral. Schwach lateralisierte und ambilaterale rechts- sowie linkspfotige Mäuse scheinen zudem einen größeren Corpus callosum zu haben (Biddle & Eales, 1996). Bei Menschen scheint ebenso ein Zusammenhang zwischen der **Händigkeitsausprägung** und der **zerebralen Lateralisierung** zu bestehen, wobei Männer stärker lateralisiert zu sein scheinen als Frauen (Bourne, 2008).
— Die Ergebnisse von Studien, die **kognitive Flexibilität, Risikowahrnehmung und episodisches Erinnerungsvermögen** untersuchten, konnten eine Verbindung mit dem Ausprägungsgrad der Händigkeit aufzeigen: Eine leicht ausgeprägte Händigkeit scheint im Zusammenhang mit Prozessen in der rechten Hemisphäre zu stehen (Prichard et al., 2013). „Beidhänder" sind auch geneigt, ihre **Meinung** schneller und häufiger zu ändern als konsistente Händer, und sie sind zudem risikofreudiger (Christman, Jasper, Sontam & Cooil, 2007).
— Auch scheint die **subjektive Wahrnehmung von Zeit** vor allem rechtshemisphärische Prozesse zu beinhalten. „Beidhänder" (die ihre nicht-dominante Hand für einige Tätigkeiten einsetzen) nehmen Zeit anders wahr als ausgeprägte Links- und Rechtshänder. Westfalla, Jasper und Zelmanova (2010) schlussfolgern, dass dies eine Verbindung zwischen dem Ausmaß und unterschiedlichen Ebenen der hemisphärischen Kommunikation darstellt und postulieren, dass der Faktor Zeit im Bereich von Wahrnehmungsforschungen berücksichtigt werden sollte.
— In einer anderen Studie wurde das Ausmaß des **sequenziellen motorischen Lernens und des intermanuellen Transfers** in Bezug zu dem Ausprägungsgrad der Händigkeit untersucht. Alle Probanden, egal ob links- oder rechtshändig, zeigten eine höhere sensomotorische Anpassung mit ihrer rechten Hand. Weniger ausgeprägte Linkshänder waren besser im intermanuellen Transfer in Bezug auf die sensomotorische Adaption, während weniger ausgeprägte Rechtshänder einen besseren intermanuellen Transfer des sequenziellen Lernens aufwiesen. Die Ergebnisse weisen darauf hin, dass der Einbezug der ipsilateralen Hemisphäre während des motorischen Lernens das Ausmaß des intermanuellen Transfers beeinflusst (Chase & Seidler, 2008).
— Der Zusammenhang zwischen der **Menge an Testosteron**, der Handpräferenz und dem dichotomischen Zuhören (ein Verhaltenstest für die hemisphärische Lateralisierung der Sprachwahrnehmung) wurde bei links- und rechtshändigen Frauen untersucht und mit dem **Ausprägungsgrad** (▶ Glossar) verglichen. Stark ausgeprägt linkshändige Frauen zeigten die geringste

Menge an Testosteron und wenig ausgeprägt rechtshändige Frauen die höchste Menge. Stark ausgeprägt rechtshändige und wenig ausgeprägt linkshändige Frauen wiesen eine ähnliche Menge an Testosteron auf. Es scheint also ein Verhältnis zwischen der Testosteronmenge und zerebralen Lateralisierung, durch den Ausprägungsgrad der Händigkeit impliziert, zu bestehen (Gadea, Gomez, Gonzalez-Bono, Salvador & Espert, 2003).

— Auch Schlafmuster wurden verglichen. Leicht ausgeprägte Links- und Rechtshänder zeigen eine kürzere **Schlaflatenz** auf und schlafen länger als stark ausgeprägte Links- und Rechtshänder. Außerdem zeigte sich ein Zusammenhang zwischen stark ausgeprägter Händigkeit und REM („rapid eye movement") sowie schwach ausgeprägter Händigkeit und NREM („non-rapid eye movement" im Tiefschlaf; Propper et al., 2004).

4.3.4 Eine mögliche Erklärung der unterschiedlichen und widersprüchlichen Forschungsergebnisse zu „Beidhändern" (AG-CC-Hypothese)

Die generelle Problematik der uneinheitlichen und unterschiedlichen Schwerpunkte, Klassifizierungen und Messungen wird bei der Forschung über die sogenannte „Beidhändigkeit" am deutlichsten. Die Forschungsfenster sind zu klein und erfassen immer nur einen Teilaspekt, der dann eher isoliert und relativ zusammenhangslos präsentiert wird.

Was aus den Ergebnissen jedoch deutlich wird, ist einerseits der Bezug zwischen einem vermutlich vererbten **leichten Ausprägungsgrad** und einer „Beidhändigkeit" und andererseits die **interhemisphärische Interaktion** (▶ Glossar) zwischen den Gehirnhälften, vor allem durch das **Corpus callosum**, wie viele Studien aufzeigen. Es scheint sinnvoll, diese beiden Aspekte getrennt zu betrachten und nicht davon auszugehen, dass sie auf dasselbe hinweisen. Es könnte ja sein, dass Menschen mit einem leichten Ausprägungsgrad entweder eine **ineffektive interhemisphärische Kommunikation** einhergehend mit einer retardierten Lateralisierung und Spezialisierung der Gehirnhälften oder eben eine **besonders gute, effektive interhemisphärische Interaktion** mit klarer Spezialisierung auf beiden Seiten haben.

Bei der Gegenüberstellung dieser beiden Aspekte könnte einerseits zwischen einem starken Ausprägungsgrad (**AG++**) und einem leichten Ausprägungsgrad (**AG--**) in Bezug auf die beiden Händigkeitsdimensionen Präferenz und Leistung differenziert werden, andererseits zwischen einem „breiteren", hoch effektiven Corpus callosum (**CC++**) und einem „schmaleren", weniger effektiven Corpus callosum (**CC--**).

Zusätzlich werden noch zwei Aspekte dazugenommen, die man beobachten und einschätzen kann, und die, wie die Forschung zeigt, in enger Verbindung zu den neurophysiologischen Strukturen stehen. Für eine **motorische Leistung**, welche die Funktion des Corpus callosum widerspiegelt, erfolgt eine Bezugnahme auf die bimanuelle Kooperation bzw. Koordination der beiden Hände; für den **Ausprägungsgrad** die Beständigkeit oder Konstanz in der Handpräferenz.

Die **Inter-Hand-Differenzen (IHD)** (▶ Glossar) zeigen auf, wie groß der Unterschied zwischen den Händen in bevorzugten Alltagstätigkeiten (Präferenz) oder auch in Handlungen, die motorische Geschicklichkeit erfordern (Leistung), ist.

Die ◘ Abb. 4.5 zeigt eine Gegenüberstellung dieser multiplen Aspekte, die in ihrer Kombination eventuell ein deutlicheres Bild der „Beidhändigkeit" darstellen und die widersprüchlichen Ergebnisse erklären könnten.

Nun folgt eine hypothetische Erläuterung:
— **AG++CC++:** Sind der Ausprägungsgrad stark (**AG++**) und das Corpus callosum effektiv (**CC++**), so ist anzunehmen, dass die IHD in der alltäglichen Präferenz beständig oder konstant (**Konstanz** ☺) und auch hoch (**Präferenz IHD ↑**) sind. Die Hände unterscheiden sich aber in Bezug auf die Leistung nicht wesentlich (**Leistung**

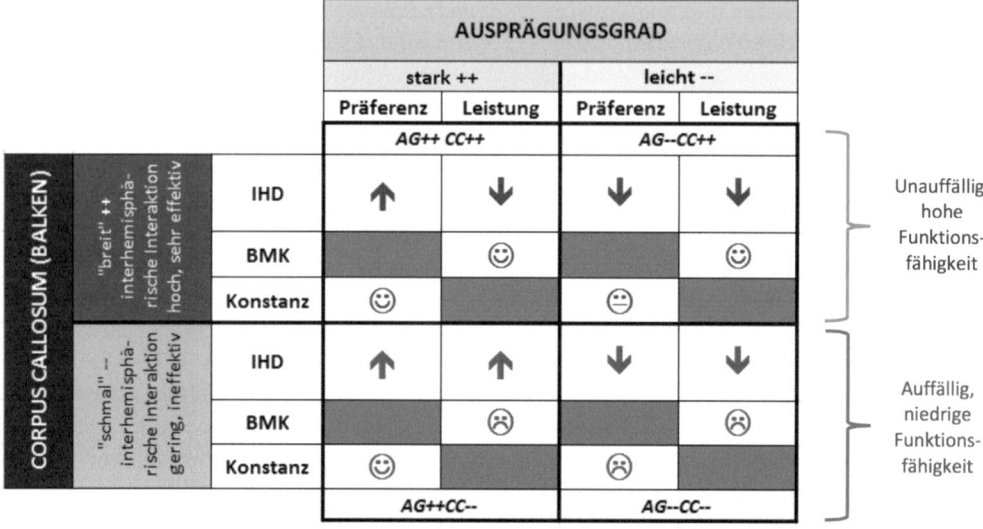

◘ Abb. 4.5 Gegenüberstellung des Ausprägungsgrads mit der interhemisphärischen Kommunikation durch das Corpus callosum. BMK = bimanuelle Koordination, IHD = Inter-Hand-Differenzen

IHD ↓), denn auch die nicht-dominante Hand ist motorisch sehr gut und arbeitet effektiv mit der dominanten Hand zusammen (**BMK** ☺).
- **AG--CC++:** Bei leichtem Ausprägungsgrad (**AG--**) und effektivem Corpus callosum (**CC++**) ist zu erwarten, dass die IHD in Bezug auf die Präferenz und Leistung niedrig sind (**Präferenz und Leistung IHD** ↓), aber die bimanuelle motorische Leistung sehr gut (**BMK** ☺) – also beide Hände sind ähnlich geschickt. Die Konstanz bei einer leichten Ausprägung und hoch effektivem Corpus callosum ist als mittelmäßig einzuschätzen (**Konstanz** ☺).
- **AG++CC--:** Im Fall einer starken Ausprägung (**AG++**) kombiniert mit einem ineffektiven Corpus callosum (**CC--**) sind die IHD vermutlich hoch (**Präferenz und Leistung IHD** ↑) und die Konstanz ebenfalls (**Konstanz** ☺), aber die bimanuelle Koordination wäre beeinträchtigt (**BMK** ☹).
- **AG--CC--:** Bei niedrigem Ausprägungsgrad (**AG--**) und ineffektivem Corpus callosum (**CC--**) würde sich das sowohl in kleinen IHD niederschlagen (**Präferenz und Leistung IHD** ↓) als auch in einer Unbeständigkeit im Handgebrauch (**Konstanz** ☺) sowie einer schwachen bimanuellen Koordination (**BMK** ☹) – d. h., beide Hände sind ähnlich ungeschickt.

Die Hypothese zum **Ausprägungsgrad – Corpus callosum** (AG-CC-Hypothese) bietet eine mögliche Erklärung, weshalb Unterschiede der Funktionsfähigkeit mit beiden Händen nicht unbedingt nur am Ausprägungsgrad festzumachen sind. Es gibt Menschen mit guter bimanueller Koordination und einer großen IHD in ihrer Präferenz, und es gibt gut koordinierte Menschen mit einer kleinen IHD. Ebenso können Menschen mit koordinativen Problemen entweder große oder kleine IHD haben. Erst die **Kombination** von Ausprägungsgrad (repräsentativ für die Lateralisierung der Hemisphären) **und** bimanueller motorischer Leistung (repräsentativ für einen effektiven Corpus callosum) scheint tatsächlich aussagekräftig. Diese AG-CC-Hypothese muss natürlich überprüft werden, aber sie könnte mit begründen, weshalb in einigen Studien zu „Beidhändern" positive, in anderen negative Ergebnisse ermittelt wurden.

Abgesehen von dem Corpus callosum und der Ausprägung beeinflussen vermutlich noch weitere,

z. B. externe Faktoren den Ausprägungsgrad und die Händigkeitsbildung und könnten damit auch für einen wechselnden Handgebrauch bzw. „Beidhändigkeit" verantwortlich sein (▶ Kap. 2). Daher scheint eine Hintergrundinformation für eine Händigkeitsermittlung durchaus sinnvoll.

Zum Beispiel könnte es sein, dass ein Mensch einen wechselnden Handgebrauch aufweist, weil er von seiner eigentlich präferierten linken Hand auf die rechte Hand **umgeschult** wurde und diese auch zum Schreiben nutzt, aber andere Tätigkeiten immer noch mit links macht (siehe 4.4). Oder sind eventuell **Entwicklungsverzögerungen** die Ursache, dass die Händigkeitsentwicklung retardiert und ein auffälliges Wechseln offensichtlich ist (siehe 4.5)? Eine weitere Ursache könnte sein, dass es vor, bei oder um die Geburt Schwierigkeiten und Schäden gab, die eine Auswirkung auf die Händigkeitsbildung hatten und in eine **pathologische Händigkeit** münden (siehe 4.6). Ist die dominante Hand stark betroffen, könnte sich auch hier ein Wechselverhalten zeigen. Nicht zuletzt zeigen auch bestimmte **Krankheitsbilder** eine verminderte Lateralisierung als Teil ihrer Symptomatik (siehe 4.7).

Alle diese Menschen würden sicherlich im Rahmen von Forschungsstudien der sogenannten „Beidhänder"-Gruppe zugeordnet werden, obgleich ihr wechselnder Handgebrauch sehr unterschiedliche Ursachen hat. Vor diesem Hintergrund setzen wir uns nun mit genau diesen Faktoren auseinander: Umschulung, Entwicklungsstörungen, pathologische Händigkeit und Krankheitsbilder.

4.4 Was kann eine Umschulung der Händigkeit bewirken?

Mit einer **Umschulung** (▶ Glossar) ist gemeint, dass beispielsweise ein linkshändige Person durch das physische und soziokulturelle Umfeld mit der rechten Hand **schreibt** und eventuell auch andere Tätigkeiten durchführt. Umschulungen können aber auch bei rechtshändigen Menschen vorkommen, wenn diese aus bestimmten Gründen mit links schreiben und auch andere komplexe Tätigkeiten mit links durchführen. Allerdings ist das wegen des vorherrschenden rechtshändigen Umfelds eher selten – es setzt in der Regel eine persönliche Motivation voraus, mit der linken Hand schreiben zu wollen. Eine Studie zeigt, dass umgeschulte Rechtshänder eine Umschulung in der Regel aus eigenem Interesse und/oder meist im Erwachsenenalter im Kontext ihres beruflichen Lebens vornehmen, z. B. in der Zusammenarbeit mit linkshändigen Chirurgen (Jain, Leitman & Adusumilli, 2012). Umgeschulte Linkshänder hingegen werden im Kindesalter meist durch andere und deren Motive umgeschult (Sattler, 2000).

Kulturelle und Umweltfaktoren können die „natürliche" Handpräferenz auf drei Arten verändern (De Agostini, Khamis, Ahui & Dellatolas, 1997):
1. Eine Umschulung der Hand für nur eine Aktivität (z. B. Schreiben), ohne eine Veränderung für andere Aktivitäten
2. Durch Reduzieren des Ausprägungsgrads der Handpräferenz oder
3. Durch eine Umstellung der gesamten Handbevorzugung

Coren (1994) schätzt, dass ca. 9 % von Menschen ihre Händigkeit in ihrem Leben ändern. Von diesen Umschulungsversuchen sind ca. 41 % von links nach rechts „erfolgreich", verglichen mit nur 7 % erfolgreichen Umschulungen nach links. Mit **erfolgreich umgeschult** ist gemeint, dass die Betroffenen danach immer mit der rechten Hand schreiben und/oder andere Dinge mehr mit rechts machen und somit das Profil von Rechtshänders aufweisen (Porac & Buller, 1990). Dieser „Erfolg" berücksichtigt allerdings keine Untersuchung von eventuellen Umschulungsfolgen.

In Anbetracht des „Erfolgs" wäre es auch interessant, den Ausprägungsgrad als weiteres Untersuchungskriterium mit einzubeziehen. Searleman und Porac (2003) fanden z. B. heraus, dass sich vor allem die weniger stark ausgeprägten Linkshänder „erfolgreich" umschulen ließen, da sie danach nur mit der rechten Hand schrieben.

Wie schwer es als Linkshänder ist, in einer rechtshändigen Welt zu leben und zu agieren, wird von einige Autoren problematisiert. Porac, Friesen, Barnes & Gruppuso (1998) befragten Linkshänder allen Alters dazu, wie schwer ihnen diese Anpassung falle, und baten um eine Einschätzung auf einer Skala von 1 (sehr leicht) bis 4 (sehr schwer). Das Ergebnis war eher unerwartet: Die meisten Linkshänder stuften sich bei 2 (leicht) ein. Eine Erklärung der offensichtlich recht guten Anpassung könnte laut den Autoren damit zu tun haben, dass Linkshänder linksgerechte Gegenstände heute einfach über das Internet erwerben können, wenn sie diese benötigen (Porac, 2016b). Aber auch hier ist es naheliegend, dass ein weniger starker Ausprägungsgrad bei Linkshändern auch die Anpassung an die rechtshändige Welt erleichtert, die wiederum sicherlich dazu beiträgt, den Ausprägungsgrad zu entkräften.

4.4.1 Umwelteinflüsse

Da die Händigkeit u. a. entwicklungsbedingt ist und das Gehirn bekanntlich sehr plastisch ist, kann die Richtung (ob links oder rechts) beeinflusst werden. Obgleich Gene die Struktur des Gehirns formen (Pezawas, Verchinski, Mattay, Callicott, Kolachana, Straub et al., 2004), können Umweltfaktoren wie **Übung** das Gehirn ebenfalls ändern (Draganski, Gaser, Busch, Schuierer, Bogdahn & May, 2004). Vor diesem Hintergrund können die Richtung und die Ausprägung der Händigkeit durchaus beeinflusst und verändert werden. Es wird generell angenommen, dass **Schreiben** die ausschlaggebende Tätigkeit für eine Umschulung ist, da es die alleinige Tätigkeit ist, die innerhalb und über verschiedene Kulturkreise und Länder durchgehend von links auf rechts geschult wurde und oft noch wird (Beukelaar & Kroonenberg, 1986; Porac & Buller, 1990; Porac, Coren & Searleman, 1986).

Wie schon in ▶ Kap. 2 und 3 erwähnt, scheint es einen Zusammenhang zwischen sogenannten **formellen Kulturkreisen**, in denen strenge Traditionen herrschen und Umschulungen häufiger vorkommen, und weniger formellen Kulturkreisen, in denen man Linkshändigkeit einfach sein lässt, zu geben (Medland, Perelle, De Monte & Ehrman, 2004). So fand man beispielsweise in Japan nur 5 % Linkshänder (Hatta & Kawakami, 1995). Laut einer Studie mit 56 linkshändigen japanischen Kindern waren 86 % umgeschult, davon 56 % „erfolgreich" (Koeda & Takeshita, 1988). In China ist die Prävalenz sogar noch niedriger – um 1 % in den 1980er-Jahren (Kushner, 2013). Die Berücksichtigung dieser soziokulturellen Aspekte könnte die unterschiedliche Häufigkeit von Linkshändern und umgeschulten Linkshändern in verschiedenen Ländern zumindest teilweise erklären.

Generell ist anzunehmen, dass der soziokulturelle Druck zur Umschulung über die letzten Jahrzehnte abgenommen hat. Studien, die sich auf große Datensätze der Bevölkerung in Kanada und Amerika berufen, weisen auf, dass sich zwischen 3 % und 12 % von Menschen einer Umschulung unterzogen haben, wobei die Zahl abnimmt, je jünger diese Menschen sind (Porac, 1996).

Welche Einflüsse spielen noch eine Rolle bei Umschulungen? Der Einfluss der **Mutter** im ersten Lebensjahr könnte eventuell eine linke oder rechte Präferenz anregen, vor allem bei Kindern mit einer leicht ausgeprägten Händigkeit (Michel & Harkins, 1987). Manche Studien fanden einen Zusammenhang zwischen Umschulungen und dem **Bildungsstand** der Eltern. Zum Beispiel scheint es mehr Linkshänder und damit weniger umgeschulte Linkshänder in Familien mit Eltern mit einem höheren Bildungsniveau und Einkommen zu geben (Johnston, Nicholls, Shah & Shields, 2009), obgleich andere Studien zu unterschiedlichen Ergebnissen kommen (Porac, 2016a; vgl. ▶ Abschn. 2.4.4).

4.4.2 Mögliche Umschulungsfolgen

Eine Umschulung der Schreibhand wurde als der massivste Eingriff in das menschliche Gehirn beschrieben (Sattler, 2000). Obgleich man eine Linkshändigkeit heute nicht mehr wie früher mit körperlicher Gewalt (z. B. Schläge und Eingipsen) bekämpfen würde, vermutet Meyer, dass es auch heutzutage noch versteckte und subtile Umschulungsversuche gibt. Dies könnte sich z. B. in Belohnungen, moralischem Druck oder negativen Äußerungen beim Einsatz der linken Hand äußern (DGAUM, 2014; Meyer, 2007).

Negative Folgen von Umschulungen wurden vor allem um die vorige Jahrhundertwende dokumentiert und führten dazu, dass man in vielen Ländern wie Amerika, Kanada oder Australien generell ab den 1940er-Jahren von Umschulungen absah (Porac, 2016a). Orton und Travis publizierten damals eine Reihe von Artikeln und Büchern, die vor allem Stottern als eine Umschulungsfolge erfassten. Sie wiesen nach, dass die Hälfte ihrer Patienten, die stotterten, umgeschulte Linkshänder waren. Bei einigen Patienten stellte sich das **Stottern** ein, als sie wieder mit der linken Hand schrieben (Orton & Travis, 1929; Travis & Johnson, 1934). Orton und Travis (1929) argumentierten, dass Händigkeit und Sprache durch die hemisphärische Spezialisierung eng zusammenhängen und eine Veränderung der Händigkeit daher auch in **Sprach- und Lesestörung** resultiert. Im Gegensatz zu den englischsprachigen Ländern hat man in Deutschland und Österreich bis in die 1970er-Jahre umgeschult – vermutlich eine Auswirkung der negativen Einstellung Linkshändern gegenüber, die im Rahmen der Ideologie des Dritten Reiches nicht geduldet waren (Dobel, 2006).

Allerdings ist die Studienlage zu Umschulungsfolgen im Vergleich zu anderen Aspekten im Bereich Lateralität und Händigkeit überschaubar. In der aktuellen englischsprachigen Literatur liegt der Forschungsschwerpunkt von sogenannten „switched" oder „converted" Linkshändern nicht auf Umschulungsfolgen und dem Umgang der Person mit diesen, sondern befasst sich mit der Art des soziokulturellen Drucks, der auf Linkshänder ausgeübt wird, mit der rechten Hand zu schreiben (Porac & Buller, 1990). Sattler (2000) hingegen beschreibt zwar Fallstudien, in denen Umschulungsfolgen beschrieben werden, und stellt Hypothesen dazu auf, aber es gibt nur wenige Studien im internationalen Bereich, die sich empirisch und systematisch mit den möglichen Konsequenzen von Umschulungen befassen. Dies ist eigentlich erstaunlich, da schon öfter darauf hingewiesen wurde, dass umgeschulte Linkshänder, die in Studien vermutlich als Rechtshänder oder „Beidhänder" klassifiziert werden, vermutlich ein Grund sind, weshalb es oft widersprüchliche und inkonsistente Ergebnisse gibt (Perelle & Ehrmann, 2005; Vouksimaa et al., 2009).

Abgesehen von dem Stottern, das mit vielen Umschulungen einherging, wurden auch andere Umschulungsfolgen festgestellt, z. B. **Lernschwierigkeiten** (Rett, Kohlmann & Strauch, 1973) und **Dyslexie** sowie **Dysgrafie** (Sovák, 1968). Ebenso gibt es Hinweise, dass umgeschulte Linkshänder einer vierten Klasse schlechtere Lernfertigkeiten haben als ihre linkshändigen Pendants (Sarma, 1989). Porac und Searleman (2002) weisen auf negative Konsequenzen einer Umschulung wie **motorische Koordination** und **Lernschwierigkeiten** hin. Sie stellten in ihren Untersuchungen fest, dass sich umgeschulte Linkshänder in Bezug auf das physische und psychische Wohlbefinden niedriger einstufen als Links- und Rechtshänder. Allerdings beziehen die Autorinnen dieses vor allem auf die „nicht erfolgreich umgeschulten" Linkshänder und spekulieren, dass sie sich niedriger einstufen, weil sie dabei versagt haben, sich an die rechtshändige Umwelt anzupassen (Porac & Searleman, 2002). Sattler (2000, 2002) hingegen sieht eine **eingeschränkte Lebensqualität** bei umgeschulten Linkshändern aufgrund der häufig vorhandenen Umschulungsfolgen gerade bei „erfolgreich" umgeschulten Linkshändern, also denen, die kontinuierlich mit rechts schreiben.

Offensichtlich gibt es hier unterschiedliche Faktoren, die nicht gleichermaßen berücksichtigt wurden. Bemerkenswerterweise scheint es unter Umständen möglich zu sein, Umschulungsfolgen wieder rückgängig zu machen. So bezieht sich Meng (2007) z. B. auf umgeschulte linkshändige Kinder, die stotterten und Lernschwierigkeiten hatten; als sie wieder mit der linken Hand schrieben, verschwanden diese Probleme. Andere Autoren beschreiben ähnliche Beobachtungen aus der Praxis (Kraus, 2009; Sattler, 2002; Willikonsky, 2016).

Zusammenfassend lassen sich folgende **primäre Umschulungsfolgen** nach den Leitlinien der DGAUM (2014) aufzählen:
- Gedächtnisstörungen
- Sprachstörungen wie Stottern
- Konzentrationsstörungen
- Feinmotorische Schwierigkeiten, vor allem beim Schreiben
- Lese- und Rechtschreibschwierigkeiten
- Raum-Lage-Labilität und Links-rechts-Unsicherheit

Zu den **Sekundärfolgen** gehören:
- Zurückgezogenheit und Minderwertigkeitskomplexe
- Verhaltensstörungen einschließlich Bettnässen und Nägelkauen
- Widerspruchsgeist und Trotzhaltungen
- Unsicherheit
- Imponier- und oppositionelles Verhalten
- Überkompensation durch erhöhten Leistungseinsatz
- Emotionale Probleme bis ins Erwachsenenalter

Dabei besteht das Risiko, dass sich eventuell auch neurotische und/oder psychosomatische Symptome und Störungen des Persönlichkeit bilden können (DGAUM, 2014).

Somit bleibt festzustellen, dass diese Umschulungsfolgen sehr breit gefasst sind – sie kommen teilweise symptomatisch auch bei anderen Krankheitsbildern vor, z. B. bei Menschen mit ADHS oder Lernstörungen. Das macht die Identifizierung einer Umschulung aufgrund dieser vielfältigen Umschulungsfolgen schwierig. Es bestehen jedoch durch die fortschreitende Technik in der Forschung neue Möglichkeiten, einen tatsächlichen Einblick in das menschliche Gehirn zu erhalten und durch diese Methoden weitere Erkenntnisse zu gewinnen. Die **funktionelle Magnetresonanztomografie** (fMRT) ist z. B. ein Verfahren, durch das physiologische Funktionen des Gehirns bildlich dargestellt werden können (Johner & Haas, 2009), und uns somit einen direkten Einblick in die Aktivitäten des Gehirns gewährt. So können Hypothesen zur Hirnfunktion viel genauer untersucht und mit bestimmten Aktivitäten in Verbindung gebracht werden.

Umgeschulte Linkshänder wurden in den letzten Jahren auch mit bildgebenden Verfahren untersucht, da der Vergleich zu nicht umgeschulten Links- und Rechtshändern eine einzigartige Gelegenheit ist, die Mechanismen der Lateralisierung sowie die Plastizität des Gehirns aufgrund von umweltbedingten Einflüssen zu erforschen (Klöppel, Mangin, Vongerichten, Frackowiak & Siebner, 2010; Klöppel, Vongerichten, van Eimeren, Frackowiak & Siebner, 2007a). Insbesondere fMRTs sind äußerst hilfreich, um die neurophysiologischen und anatomischen Besonderheiten von umgeschulten Linkshändern zu erforschen. Klöppel und Kollegen fanden erwartungsgemäß, dass Rechtshänder hauptsächlich ihre linke und Linkshänder ihre rechte Gehirnhälfte aktivieren, allerdings etwas weniger als Rechtshänder. Umgeschulte Linkshänder hingegen zeigten eine **bilaterale Aktivierung** beider Gehirnhälften auf. Dies scheint darauf hinzuweisen, dass umgeschulte Linkshänder bestimmte Aktivierungen in ihrer dominanten rechten Gehirnhälfte beibehalten, während die kontralateralen Areale des linken motorischen Kortex Kontrolle über die rechte Schreibhand haben (Klöppel, van Eimeren, Glauche, Vongerichten, Münchaud, Frackowiak et al., 2007b; Klöppel et al., 2007a; Siebner, Limmer, Peinemann, Drzezga, Bloem, Schwaiger & Conrad, 2002). Leider wurde nur die dominante Hand getestet – der Vergleich mit der nicht-dominanten Hand hätte eventuell noch weitere Informationen zu den Unterschieden zwischen den Gruppen geben können.

Andere ähnliche Untersuchungen zeigen, dass es **neuronale Unterschiede** zwischen den „erfolgreich" umgeschulten und den „nicht erfolgreich" umgeschulten Linkshänder gibt. Dies scheint vor allem der Fall, wenn „erfolgreich" Umgeschulte selber Linkshänder in ihrer Familie hatten und somit die Wahrscheinlichkeit einer vererbten linkshemisphärischen

Dominanz vorlag (Klöppel et al., 2010). Grabowska, et al. (2012) verglichen vier Gruppen: ausgeprägte Rechtshänder, ausgeprägte Linkshänder, „erfolgreich" umgeschulte Linkshänder (Schreiben mit der rechten Hand) und „nicht erfolgreich" umgeschulte Linkshänder (Schreiben mit der linken Hand). Es zeigte sich, dass die Gehirnaktivität von „erfolgreich" umgeschulten Linkshändern eher der von Rechtshändern glich als der von „nicht erfolgreich" umgeschulten Linkshändern. Die Ergebnisse von Siebner und Klöppel wurden zudem bestätigt, und man schlussfolgerte, dass umgeschulte Linkshänder plastische Veränderungen in ihrer Reorganisation der motorischen Funktionen aufweisen würden. So glichen ihre neuroanatomischen Strukturen und neurophysiologischen Prozesse teilweise, aber nicht gänzlich denen der Rechtshänder – es gab nämlich auch hier immer noch bestehende Aktivierungen auf anderen Arealen, die denen von Linkshändern entsprachen (Grabowska et al., 2012).

Vongerichten (2012) befasste sich in ihrer Doktorarbeit mit der **langfristigen Auswirkung einer Umschulung auf die Gehirnfunktion** und kam zu ähnlichen Ergebnissen. Mithilfe der fMRT wurde die aufgabenassoziierte regionale Hirnaktivität eingesetzt, während eine Taste mit dem linken, rechten oder mit beiden Zeigefingern gedrückt wurde. Die Hirnaktivität der konsistenten (stark ausgeprägten) Linkshänder glich der von konsistenten Rechtshänder, aber die konsistenten Händer unterschieden sich eindeutig von den umgeschulten Linkshändern. Die Gehirnareale, die unmittelbar mit der Bewegungssteuerung zu tun haben, verlagerten ihre neuronale Aktivität bei den umgeschulten Linkshändern von deren eigentlich „dominanter" rechter Hemisphäre zur linken – je „erfolgreicher" die Umschulung, desto größer die Verlagerung. Die Gehirnareale jedoch, die an der Bewegungsplanung und -kontrolle beteiligt und den Bewegungsausführungen funktionell übergeordnet sind, lagen bei den umgeschulten Linkshändern weiterhin in der rechten „dominanten" Hirnhälfte und waren zudem stärker ausgeprägt als bei den konsistenten Links- und Rechtshändern (Vongerichten, 2012). Die Autorin kam zu folgendem Schluss:

> » Versuche des Umlernens können zwar die ausführenden ‚exekutiven' Areale der anderen Hemisphäre trainieren, nicht jedoch die Aktivität in übergeordneten motorischen Arealen in die nicht-dominante Hemisphäre verlagern. Hier wird durch das Umlernen die Aktivität in der dominanten Hirnhälfte sogar noch verstärkt. Diese Ergebnisse zeigen, dass Linkshänder – trotz intensivsten Trainings – nicht zu Rechtshändern werden können. (Vongerichten, 2012, S. 62)

Wenn eine Umschulung eine bilaterale Repräsentation des Gehirns veranlasst, stellt sich die Frage, ob dies dann dazu führt, dass umgeschulte Händer auch **andere Aktivitäten mit der nicht-dominanten Hand tätigen**. Wie schon erwähnt, gibt es drei unterschiedliche Varianten: Es wird nur die Schreibhand gewechselt; zusätzlich zu der „neuen" Schreibhand wird der Handgebrauch weniger ausgeprägt, und die rechte Hand wird mehr eingesetzt; oder alle Aktivitäten werden mit der rechten Hand durchgeführt (De Agostini et al., 1997; Llaurens, Raymond & Faurie, 2009). Mit einer ähnlichen Forschungsfrage untersuchte Porac (2009) die Präferenz und Leistung von umgeschulten und nicht umgeschulten Linkshändern und Rechtshändern und ließ sie leistungsstarke und leistungsschwache Items auf einer 3er-Skala (links – rechts – gemischt) einschätzen. Es stellte sich heraus, dass umgeschulte Linkshänder wesentlich mehr die rechte Hand einsetzten als nicht umgeschulte Linkshänder. Als Leistungsaufgabe füllten die Teilnehmer einen Punktiertest durch. Umgeschulte Linkshänder wiesen eine vergleichbare Leistung zu den anderen beiden Gruppen auf – sie schnitten also nicht schlechter ab (Porac, 2009). Dies scheint darauf hinzuweisen, dass umgeschulte Linkshänder nicht unbedingt rechtsseitige motorische Defizite aufgrund ihrer Umschulung erfahren. Hier ist jedoch kritisch zu betrachten, dass die meisten

Punktiertests nur mit Geschwindigkeit gemessen werden und die Genauigkeit oder die Qualität der Punkte meist nicht berücksichtigt wird. Ebenso korreliert das Punktieren zwar mit dem Schreiben, ist aber mit der Komplexität des Schreibens nicht vergleichbar. Daher ist es nicht eindeutig, ob man Umschulungsfolgen ausschließen kann.

4.4.3 Plastizität des Gehirns – Schreibtraining der nicht-dominanten Hand

Wir möchten nun erörtern, wie es sich mit der Plastizität des Gehirns bei einer Umerziehung der Schreibhand verhält. Es gibt zwei unterschiedliche Prozesse, die eine Funktionsanpassung im motorischen System veranlassen. Entweder muss das Gehirn eine neue Aufgabe in einem Lernprozess bewältigen, oder es versucht nach einer Schädigung, die resultierenden funktionellen Einschränkungen zu überwinden. Man nimmt an, dass ähnliche neuronale Mechanismen für beide Prozesse verantwortlich sind (Karnath & Thier, 2006). Allerdings wird eine bisher gängige Theorie, dass die anatomische Struktur des Gehirns in der Jugend vorrangig ausgereift und abgeschlossen ist, vor dem Hintergrund der bildhaften Darstellung der Hirnaktivierung bei Erwachsenen infrage gestellt. Stattdessen lässt das Phänomen der sogenannten *funktionellen Plastizität* darauf schließen, dass das Gehirn ein anatomisch und morphologisch plastisches Organ ist, das sich funktionell immerzu verändert (Doyon & Benali, 2005; Floyer-Lea & Matthews, 2005; Klöppel et al., 2007a, b; Kienle, 2011). Diese Prozesse sind vermutlich auch grundlegend bei einer Umschulung der dominanten Hand.

Im Rahmen der Plastizitätsforschung hat Kienle (2011) eine fMRT-Studie durchgeführt, in der das Umlernen des Schreibens bei 19 unauffälligen Rechtshändern untersucht wurde. Untersuchungsgegenstand war die strukturelle und funktionelle Veränderung des Gehirns nach dem Schreiberwerb mit der linken Hand. Die Ergebnisse zeigen, dass vor dem Umlernen des Schreibens die Zentren für bewusste motorische Planung in beiden Hirnhälften aktiviert werden. Nach der Umlernphase verlagerte sich der Aktivierungsfokus in die linke Hirnhälfte, die für die motorische Koordination in der Routine verantwortlich ist. Die Autorin schlussfolgert zum einen, dass das Schreiben mit der nicht-dominanten Hand eine strukturelle Veränderung im Gehirn verursache; und zum anderen, dass dadurch assoziative Verbindungen im Gehirn abgeleitet würden, damit motorische Informationen zwischen beiden Hemisphären ausgetauscht werden können. Eine ähnliche Studie führten Philip und Frey (2014) mit Menschen durch, deren rechter Arm amputiert war. Sie konnten nachweisen, dass die Teilnehmer nach einem Schreibtraining motorisch vergleichbar mit der linken Hand schreiben konnten, aber im Vergleich zur Kontrollgruppe mehr Gehirnaktivität benötigten, das Schreiben also mit einer höheren Anstrengung verbunden war.

Das Schreiben ist nicht nur ein wichtiger Bestandteil der menschlichen Kultur, sondern auch ein hochkomplexer Bewegungsablauf, bei dem das Nervensystem und die Hand- bzw. Armmuskeln extrem fein aufeinander abgestimmt sein müssen. Das Schreiben ist daher ein spannender Forschungsgegenstand, vor allem weil es einerseits zu ca. 90 % rechtshändig schreibende Menschen gibt, andererseits das Schreiben umgelernt werden kann.

» Betrachtet man die Vielzahl an Komponenten [sic] die das Gehirn bei Planung und Durchführung einfachster motorischer Abläufe mit einbezieht, so ist man erstaunt, wie der vergleichsweise komplexe Ablauf des Schreibens, der viele Zentren des Gehirns mit einbezieht [sic], nicht nur durchgeführt, sondern auch auf die andere Hand umgelernt werden kann. Aufgrund dessen wird auch verständlich, warum die Hand, im Vergleich zu anderen Körperteilen, als Areal in überproportionaler Größe im motorischen Cortex repräsentiert ist. (Kienle, 2011, S. 7)

Wenn Menschen also durch ein Trauma gezwungen sind, mit ihrer nicht-dominanten Hand zu schreiben, findet eine schädigungsbedingte

Umschulung oder **Umbildung** (▶ Glossar) statt. In dem Programm „Handwriting for Heros" wurde ein Schreibprogramm für Veteranen mit einer Amputation oder Verstümmelung der dominanten Hand erprobt und untersucht. Hierbei wurden gute Resultate erzielt – allerdings schnitt die Kontrollgruppe, die das Programm mit ihrer dominanten Hand durchführte, besser ab als die Gruppe der Veteranen (Yancosek, 2010). Kritisch ist hier anzumerken, dass in diesem Programm nur ein Satz wiederholt geübt wurde. In einer ähnlichen Studie führten Walker und Henneberg (2007) über 28-Tage ein Schreibtraining von einem Satz bei unauffälligen Erwachsenen mit ihrer nicht-dominanten Hand durch. Die Probanden zeigten sehr unterschiedliche Leistungen über diesen Zeitraum, aber die Schrift mit der nicht-dominanten Hand wies eine große Ähnlichkeit mit dem Schriftbild der dominanten Hand auf. Die Autoren kamen zu dem Schluss, dass man Schreiben als eine der Hauptaktivitäten bei den Händigkeitsermittlungen hinterfragen müsse (Walker & Henneberg, 2007). Des Weiteren gibt es ähnliche Studien, die nachweisen, dass die nicht-dominante Hand mit Übung genauso leserlich schreiben kann wie die präferierte (Galobardes, Bernstein & Morabia, 1999) und es mit entsprechender Übung keine Unterschiede bei motorischen Aspekten wie Kontrolle, Kraft oder Positionierung zwischen den Händen gibt (Teixeria & Paroli, 2000).

Die Tatsache, dass ein Umlernen des Schreibens auf die nicht-dominante Seite so erfolgreich zu sein scheint, könnte darauf schließen lassen, dass der Schreiblernprozess auf Muskelebene und nicht auf kortikaler Ebene stattfinden. Das argumentierten Lindemann und Wright (1998) mit der Hypothese, dass Händigkeit weniger mit einer inhärenten angeborenen Veranlagung zu tun hat als mit der Tatsache, dass sie sich innerhalb eines rechtshändigen Umfelds durch Gewohnheit und Automatisierung entfaltet.

Dies ist allerdings weder ein neues Argument – der Zusammenhang zwischen Präferenz und Leistung und die Wahl der entsprechenden Items für Testungen wird schon seit Jahrzehnten beforscht – noch ist die Argumentation überzeugend. Ein Schreibtraining, das sich auf ein paar Worte und somit auf den motorischen Aspekt des Schreibens beschränkt, kann nicht gleichgesetzt werden mit dem Schreiben als Tätigkeit im alltäglichen Leben. Schreiben ist eine höchst komplexe Aktivität: Für das wiederholte Abschreiben bedarf es keiner komplexen kognitiven Prozesse, wie dies z. B. beim Schreiben eines Diktats oder der Niederschrift eigener Gedanken der Fall wäre. Es ist daher anzunehmen, dass in diesen komplizierten und multimodalen Abläufen, die beim alltäglichen Schreiben innerhalb des Bruchteils einer Sekunde ablaufen, eine Umschulung nicht so einfach erfolgt, und dass umgeschulte Links- oder Rechtshänder Schwierigkeiten bekommen können. Es sind nicht alle Forscher der Meinung, dass eine Umschulung tatsächlich „erfolgreich" sein kann, und hinterfragen zudem die Schlussfolgerung, dass die dominante Hand trotz Übung eine überragende Rolle hat (Annett, 2002; Peters, 1981).

Auch wenn die nachgewiesene Plastizität des Gehirns es uns offensichtlich ermöglicht, mit der nicht-dominanten Hand Schreiben erlernen zu können, bleibt jedoch unklar, ob und welche Umschulungsfolgen durch so eine Veränderung entstehen und welche förderlichen oder hinderlichen Faktoren eventuell eine Rolle spielen könnten. Es besteht also auch in Bezug auf die Umschulung der dominanten Hand noch weiterer Forschungsbedarf.

4.5 Beeinflusst eine Entwicklungsverzögerung bei Kindern ihre Händigkeitsbildung?

4.5.1 Zum Begriff der Entwicklungsverzögerung

Um diese Frage zu klären, werfen wir einen Blick in die Literatur über Händigkeit in Bezug auf Entwicklungsverzögerung bzw. -störung. Man hat festgestellt, dass Kinder nach Schwangerschafts- oder Geburtskomplikationen, beispielsweise Frühgeborene, ein erhöhtes Risiko für eine Entwicklungsstörung haben (de Moura, Costa,

Santos, Barros, Matijasevich, Halpern et al., 2010). Die Ursachen und Entstehungsmechanismen sind jedoch nicht vollständig bekannt, und man vermutet, dass unterschiedliche Ursachen zu ähnlichen Schwierigkeiten führen können. Nach der International Classification of Diseases, der ICD-10-WHO Version 2016 (F80–F89), haben **Entwicklungsstörungen** (▶ Glossar) folgende Gemeinsamkeiten:
4. Beginn ausnahmslos im Kleinkindalter oder in der Kindheit
5. Eine Entwicklungseinschränkung oder -verzögerung von Funktionen, die eng mit der biologischen Reifung des Zentralnervensystems verknüpft sind
6. Stetiger Verlauf ohne Remissionen und Rezidive

In den meisten Fällen sind u. a. die Sprache, die visuell-räumlichen Fertigkeiten und die Bewegungskoordination betroffen. In der Regel besteht die Verzögerung oder Schwäche vom frühestmöglichen Erkennungszeitpunkt an. Mit dem Älterwerden der Kinder vermindern sich die Störungen oft zunehmend, wenn auch im Erwachsenenalter geringere Defizite zurückbleiben können (Noterdaeme & Hutzelmeyer-Nickels, 2010).

Bei **motorisch basierten Entwicklungsstörungen** handelt es sich häufig um Probleme auf der „Steuerungsebene", d. h. im Gehirn, und nicht um Muskelstörungen. So könnte es sein, dass eine motorische Ungeschicktheit vererbbar ist; dass eine spezifische Störung im Bereich der Körper- oder Raumwahrnehmung vorliegt (z. B. das Kind spürt seinen eigenen Bewegungsdruck und seine Lage im Raum nur ungenügend); oder es gibt Schwierigkeiten bei der Entscheidung, Steuerung und Koordination von Bewegungen (das Kind weiß, was es machen will, aber nicht wie; Krombholz, 2005). Eine **geistige Entwicklungsstörung** geht oft einher mit einer eingeschränkten geistigen Leistungsfähigkeit, verlangsamtem Denken, Problemen im Sprachverständnis oder beim Sprechen, einer eingeschränkten Fähigkeit, sich selbst zu versorgen, Verhaltensstörungen vor allem bei Veränderungen und/oder einem gestörten emotionalen Verhalten (Joseph, Tager-Flusberg & Lord, 2002).

Auch die Entwicklung der Händigkeit gilt als Entwicklungsmeilenstein der sensomotorischen Entfaltung (Cermak, Quintero & Cohen, 1980; Stilwell, 1987; vgl. ▶ Kap. 2). Im Folgenden stehen drei Entwicklungsaspekte im Mittelpunkt der Betrachtung, die maßgeblich mit der Händigkeitsbildung zu tun haben:
1. Die **motorische Entwicklung**, einschließlich Koordination und grafomotorische Entwicklung (Malen und Schreiben)
2. Das **Überkreuzen der Körpermitte** in Bezug auf andere Entwicklungsaspekte
3. Die **kognitive, intellektuelle und Sprachentwicklung** (Lesen, Mathematik, Rechtschreiben etc.)

Es folgen vor diesem Hintergrund einige Studien, die sich mit „beidhändigen" Kindern und diesen Entwicklungsparametern befasst haben.

4.5.2 Studien zur „beidhändigen" Kindern und Entwicklungsverzögerung

- **1) Motorische Entwicklung und Koordination**

Es gibt eine Vielzahl an Studien, die die motorische Entwicklung auch in Bezug zur Händigkeit untersuchen, aber sie kommen nicht zu einheitlichen Ergebnissen, wie folgende Ausführungen zeigen:
— Mori, Iteya und Gabbard (2006) untersuchten die Handpräferenz und visomotorische Fähigkeiten bei 5- bis 6-jährigen Kindern. Die Kinder wiederholten die Durchführung von 6 Tätigkeiten (Schreiben, Malen, mit Löffel/Stäbchen essen, Schneiden, Werfen, Zähneputzen) und wurden anhand ihrer Ergebnisse in zwei Gruppen eingeteilt: Kinder mit konsistentem (beständigem) und inkonsistentem Handeinsatz. Konsistente Kinder

waren den inkonsistenten Kindern in den **visomotorischen Aufgaben** überlegen. Mori und Kollegen (2006) schlussfolgerten, dass die interhemisphärische Kommunikation, die die Information von Propriozeptoren integriert, bei ausgeprägten Links- und Rechtshändern effizienter sei als bei „Beidhändern".

- In einer anderen Studie wurde der Zusammenhang zwischen Links, Rechts- und „Beidhändigkeit" und **Koordinationsstörungen** bei Kindern im Alter von 6–17 Jahren untersucht (Goez & Zelnik, 2008). Die Handpräferenz wurde anhand von drei Tätigkeiten ermittelt (Schreiben, Ball werfen, Löffel halten). Kinder, die mit beiden Händen schrieben, wurden als „beidhändig" eingestuft. Die Analyse zeigt, dass **Linkshänder und „Beidhänder"** bei Kindern mit Koordinationsstörungen überrepräsentiert waren (zu jeweils 30 % und 13 %). Andere Forscher fanden hingegen keinen Unterschied zwischen drei Gruppen (Linkshänder, Rechtshänder und „Beidhänder") 4- bis 6-jähriger Kinder, die einen **Fingerklopftest** durchführten und drei Tätigkeiten wiederholten (Schreiben, Ball werfen, Würfel stapeln; Gabbard, Hard & Gentry, 1995). Allerdings wurde die Leistung unterschiedlich ermittelt, und die Ergebnisse sind deshalb nur bedingt vergleichbar.
- Bruckner et al. (2011) untersuchten 4- bis 5-jährige Kinder mit dem HAPT 4–6, der auch die Konstanz („Konsistenz") innerhalb einer Aktivität misst. Mädchen mit konstanter Handpräferenz schnitten besser beim Nachzeichnen ab als Mädchen mit inkonstanter Handpräferenz. Die Kinder mit **unterdurchschnittlicher Leistungen** im Nachzeichnen waren auch häufiger **inkonstant** in ihrem Handgebrauch, wobei die **Jungen** häufiger einen inkonstanten Handgebrauch zeigten als die Mädchen.
- In einer britischen Studie mit knapp 13.000 11-jährigen Kindern wurde ein möglicher Zusammenhang zwischen kognitiven Fähigkeiten (insbesondere Leseverständnis, mathematische sowie verbale und nonverbale Fähigkeiten) mit der Händigkeit bzw. Handleistung untersucht (Crow, Crow, Done & Leask, 1998). Die Testung der Handleistung beruhte auf einem Square Checking Task (Häkchen in Vierecke setzen mit Geschwindigkeitskontrolle) und der Angabe der Schreibhand. Die Forscher stellten fest, dass Kinder, die mit beiden Händen gleich geschickt waren (also **kleine Leistungsunterschiede** zwischen den Händen haben), **schlechter abschnitten** als Kinder mit einer deutlich besseren Hand. Allerdings wurde nicht ermittelt, ob beide Hände altersgemäß gleich gut oder gleich schlecht waren. Die Autoren argumentierten, dass dieses Ergebnis auf eine sogenannte „hemispheric indecision" (eine hemisphärische Unentschiedenheit) zurückzuführen sei – mit der zugrunde liegenden Hypothese, dass nur eine Lateralisierung der Gehirnhälften einen optimalen Informationsaustausch ermöglicht.
- In einer weiteren Studie kam man zu einem anderen Ergebnis: Mayringer und Wimmer (2002) zum Beispiel ermittelten die Händigkeit von Kindern zu Schulbeginn, indem sie den Peg-Moving Task von Annett (1985) für die **Handleistung** und 5 Aktivitäten des Edinburgh Handedness Inventory für die **Handpräferenz** einsetzten (Malen, Schreiben, mit dem Löffel essen, Zähne putzen und mit der Schere schneiden). Ihre Kategorisierung basierte auf der Präferenz: Nur Kinder die alle 5 Aktivitäten mit derselben Hand ausführten, wurden als Links- oder Rechtshänder bezeichnet, der Rest war „inkonsistent". In **nonverbalen Intelligenztests** am Ende der ersten Klasse und Lese- und Rechtschreibetests am Ende der dritten Klasse gab es **keine Unterschiede** in Bezug auf die Präferenz- oder die Leistungsgruppen. Auch hier ist anzumerken, dass die Kategorisierung

aufgrund unterschiedlicher Ermittlungen erfolgte (einmal Leistung und einmal Präferenz) und auch der Cut-off-Punkt ein anderer war. Mayringer und Wimmer (2002) benennen den Altersunterschied zwischen den Kindern als einen Grund für die widersprüchlichen Ergebnisse zu Crow et al. (1998). Die 11-jährigen Kinder der Studie von Crow et al. (1998) hatten schon mehrere Jahre Schreiberfahrung mit einer Hand, was sich auf den Square-Checking-Task-Test auswirkt, da dieser eine hohe Übereinstimmung mit dem Schreiben aufweist. Wenn Kinder hingegen schulvermeidendes Verhalten zeigen und entsprechend weniger Schreiberfahrung haben, könnte auch das mit niedrigeren kognitiven Leistungen zusammenhängen. Die 5- bis 8-jährigen Kinder der Studie von Mayringer und Wimmer (2002) hingegen hatten nur wenig Schreiberfahrung und führten einen motorischen Fähigkeitstest durch, der mit dem Schreiben weniger übereinstimmt.

- **2) Überkreuzen der Körpermitte**

Auch zum Überkreuzen der Körpermitte gibt es vereinzelt Studien:
- Bishop (2005) stellte in ihrer Studie mit 196 Zwillingen und dem Überkreuzungstest „QHP Task" (▶ Kap. 3) fest, dass Kinder mit einer **Sprachstörung** das **Überkreuzen der Körpermitte** eher **vermieden** und auch eine schwächer ausgeprägte Händigkeit aufwiesen. In einer ähnlichen Studie hatten Hill und Bishop (1998) schon früher mit demselben Verfahren **Sprach- und Koordinationsstörungen** bei Kindern im Alter von 7–11 Jahren erfasst und die Daten mit einer gleichaltrigen und einer jüngeren Gruppe von Kindern ohne Auffälligkeiten verglichen. Es zeigten vor allem **rechtshändige Kinder** mit Sprach- und Koordinationsstörungen sowie jüngere, nicht beeinträchtigte Kinder ein Überkreuzungsvermeiden im Gegensatz zu den älteren, typisch entwickelten Kindern (Hill & Bishop, 1998).
- Diese Tendenz wurde jedoch in einer anderen Studie nicht festgestellt. Rostoft, Sigmundsson, Whiting und Ingvaldsen (2002) untersuchten 4-jährige Kinder in Bezug auf die Händigkeit und das Überkreuzen der Mittellinie, allerdings mit einem anderen Testverfahren, das durch **sich bewegende Objekte** einen **höheren Anspruch** an die Fähigkeit des Überkreuzens stellt. Die Autoren beobachteten, dass **motorisch auffällige Kinder** unter diesen höheren Anforderungen eher die **rechte Hand** einsetzten. Zur Prüfung, ob dies auch ein Phänomen bei Linkshändern ist, müsste die Studie allerdings noch einmal mit einer größeren Probandenzahl und mit Linkshändern überprüft werden.

- **3) Kognitive, intellektuelle und Sprachentwicklung**

Die kognitive und intellektuelle Entwicklung sowie die Sprachentwicklung sind von großem Interesse, da vor allem sie die Schulleistung beeinflussen. Es gibt eine Vielzahl an Studien in diesem Bereich:
- Denny und O'Sullivan (2007) untersuchten die Daten von Crow et al. (1998) noch einmal mit einem zusätzlichen Leistungstest (Streichhölzer aufheben), um die Ergebnisse besser mit denen von Mayringer und Wimmer (2002) vergleichen zu können. Die Autoren schlussfolgerten, dass es **keine allgemeinen Muster** zwischen der relativen Handleistung und kognitiven Fähigkeiten gibt – z. B. gab es auch Fälle, in denen Kinder mit sehr geringer Leistungsdifferenz besser abschnitten.
- Auch Krombholz (2008) bezog sich auf die motorische Leistung und nutzte einen leistungsbasierten Punktiertest. Die Vorschulkinder wurden entsprechend in Linkshänder-, Rechtshänder- und

„Beidhändergruppen" eingeteilt ein. Am Anfang und am Ende der Kindergartenzeit wurden feinmotorische und kognitive Tests durchgeführt, und hier fand man **keinen Zusammenhang** zwischen Links- oder „Beidhändigkeit" und Defiziten im motorischen oder kognitiven Bereich. Allerdings wechselten 16 % der Kinder die Händigkeit in diesem Zeitraum, und im Vergleich zu den anderen Kindern mit einer stabilen Händigkeit zeigten diese Kinder schlechtere feinmotorische und kognitive Leistungen. Hier muss man jedoch bedenken, dass ein Punktiertest eine hohe Übereinstimmung mit dem Malen und Schreiben aufzeigt und daher stark von einem **Übungseffekt** beeinflusst wird. Kinder mit wechselndem Handgebrauch beim Malen und Schreiben können nicht optimal mit einer Hand üben, und es ist daher nicht verwunderlich, dass sie schlechter abschnitten.

- In einer australischen Langzeitstudie wurden ca. 4- bis 5-jährige Kinder auf einen Zusammenhang zwischen den drei Händigkeitskategorien (linkshändig, rechtshändig und „beidhändig"), ermittelt durch eines Präferenztest, und Fertigkeiten wie Schreiben, Nachzeichnen, Wortverständnis, Motorik, Sprache und emotionale Entwicklung untersucht (Johnston et al., 2009). In dieser Studie erzielten **„beidhändige" Kinder** mit sogenannter „gemischter" Händigkeit, vor allem Jungen, die **schlechtesten Leistungen**. Auch Linkshänder schnitten schlechter ab als Rechtshänder, aber besser als die „beidhändigen" Kinder. Es wurde geschlussfolgert, dass vor allem Kinder mit wechselndem Handgebrauch in ihrer **kognitiven Entwicklung verzögert** seien.
- Im Gegensatz dazu konnten Tirosh, Stein, Harel und Scher (1999) **keine wesentlichen Unterschiede** in der kognitiven Entwicklung und im Verhalten zwischen Links- und Rechtshändergruppen oder auch zwischen Links-, Rechts- und „Beidhändern" im Vorschulalter entdecken. Mädchen schnitten bei den kognitiven Leistungen besser ab als Jungen, und diese waren wiederum den Mädchen in der motorischen Entwicklung überlegen. In dieser Studie konnte **kein Zusammenhang** zwischen Entwicklungsparametern und der Handpräferenz festgestellt werden.

Die Ergebnisse scheinen deutlichere Hinweise zu liefern, wenn die **Handpräferenz** (▶ Glossar) der Handleistung gegenübergestellt wird. So konnten Björk, Brus, Osika & Montgomery (2012) feststellen dass Auffälligkeiten in kognitiven Fähigkeiten erst dann einen Zusammenhang mit der Händigkeit zeigen, wenn auch die **Motorik** (▶ Glossar), vor allem der linken Hand, unterdurchschnittlich ist. Auch im psychosozialen Bereich plädieren Denny & Zhang (2017) für die Kombination der Präferenz und der Leistung, da diese unterschiedliche Zusammenhänge aufweisen.

Schlussfolgernd lässt sich bei einigen Studien tendenziell feststellen, dass „beidhändige" und manchmal auch rechtshändige Kinder (und vor allem Jungen) eher Koordinationsstörungen und motorische Schwächen aufweisen. Diese Gruppe von Kindern vermeidet auch tendenziell das Überkreuzen der Körpermitte. Die bestätigen jedoch nicht alle Studien. Das bedeutet, dass der Zusammenhang zwischen Entwicklungsverzögerungen und Händigkeitsbildung nicht eindeutig ist. Auch hier ist zu vermuten, dass unterschiedliche beeinflussende Parameter nicht differenziert erfasst wurden, und auch hier stellen sowohl die unterschiedlichen Erfassungsmethoden, Kategorisierungen, Entwicklungsparameter als auch die verschiedenen Altersgruppen ein erhebliches Hindernis für die Vergleichbarkeit der Studien dar.

Vielleicht ergibt sich mehr Klarheit aus Studien mit Probanden, deren Entwicklungsverzögerungen tatsächlich auf Störungen vor, bei oder nach der Geburt zurückzuführen sind und die eine sogenannte pathologische Linkshändigkeit aufweisen?

4.6 Was macht eine pathologische Händigkeit aus?

Die sogenannte **pathologische Linkshändigkeit** (▶ Glossar) (Satz, 1972) bezieht sich auf wiederholte Beobachtungen, dass bei Frühgeborenen und Säuglingen mit **möglicher Hirnverletzung vor, bei oder nach der Geburt** häufiger eine Linkshändigkeit vorliegt (Ross, Lipper & Auld, 1987). Diese Aussage impliziert zweierlei: Zum einen wird sofort klar, dass die Abgrenzung zu den Entwicklungsstörungen, die auch Geburtsstress als eine der Hauptursachen aufzählen, unscharf und nebulös ist; zum anderen resultiert bereits **von Anfang an** aus einer einseitigen oder asymmetrischen Gehirnverletzung des dominanten motorischen Kortex höchstwahrscheinlich eine **Verlagerung der inhärenten dominanten Hand** auf die nicht-dominante Hand. Das wäre bei ca. 90 % der rechtshändig veranlagten Babys die linke Hand (genannt **pathologische Linkshänder**; Bishop, 1984, 1990; Satz, 1972).

Bei den zu ca. 10 % linkshändig veranlagten Babys mit einer Gehirnschädigung auf der linken Seite kann vergleichsweise eine wesentlich seltenere **pathologische Rechtshändigkeit** entstehen, die von einigen Autoren auch untersucht und bestätigt wurde (Coren & Searleman, 1990; Kim, Yi, Son & Kim, 2001).

4.6.1 Unterscheidung zwischen pathologischer und familiärer Händigkeit

Es wird deutlich, dass es zwar pathologische Linkshänder gibt, aber nicht alle Linkshänder aus pathologischen Gründen Linkshänder sind. Man unterscheidet also zwischen **pathologischen** (aufgrund von Gehirnschädigung) und **familiären** (aufgrund von Vererbung) Linkshändern, und es werden sehr unterschiedliche Forschungsergebnisse erzielt, wenn diese Differenzierung beachtet wird (Annett, 1985; Hécaen & Sauguet, 1971; McKeever, 1981; Orsini & Satz, 1986). Man ist sich hier über die Definition eines pathologischen Linkshänders allerdings nicht einig. Eine Erläuterung besagt, dass nur eine **erhebliche Schädigung des Gehirns** eine pathologische Händigkeit verursachen kann (Annett, 1985; McManus & Bryden, 1992; Satz, Orsini, Saslow & Henry, 1985). Nach diesem Kriterium ist die Anzahl der pathologischen Linkshänder relativ gering. Andere Autoren argumentieren, dass selbst eine **minimale Schädigung** vor, während oder nach der Geburt eine pathologische Linkshändigkeit verursachen kann, was bedeuten würde, dass ungefähr die Hälfte (Coren, 1992) oder sogar alle Linkshänder (Bakan, 1990) auf einen pathologischen Ursprung zurückzuführen wären.

Tatsächlich gibt es eine Reihe von Studien, die diesen Unterschied eventuell belegen, da sie Nachweise liefern, dass bestimmte Auffälligkeiten **nicht** mit einer Linkshändigkeit in Verbindung stehen (◘ Tab. 4.3).

Wie dem auch sei, ein stark lateralisierter und ungewöhnlich konstanter Handeinsatz in der frühen Kindheit (d. h. vor dem 3. Lebensjahr) scheint generell auf eine zugrunde liegende Neuropathologie hinzuweisen. Vor allem in Kombination mit einer deutlich schwächeren Leistung der nicht präferierten (aber vermutlich inhärent dominanten) Hand wird dies bei Links- sowie Rechtshändern als Indikator für eine frühe Hirnschädigung gesehen (Bishop, 1984; Gillberg, Waldenstrom & Rasmussen, 1984).

4.6.2 Mögliche Ursachen für pathologische Händigkeit

Wie wir feststellen können, gibt es eine Vielzahl an Studien, die den Zusammenhang zwischen Geburtsstress (vor, während oder auch nach der Geburt) und einer „Beidhändigkeit" untersuchten. Man vermutet, dass es sich um einen kausalen Zusammenhang handelt. Gibt es Hinweise, ob eine Gehirnhälfte generell öfter betroffen ist als die andere? Eine Hypothese besagt, dass die **linke Hemisphäre** bei der Geburt anfälliger ist, wie einige Studien bei Kindern mit Hemiplegie vermuten lassen (Goodman, 1994; Uvebrant, 1988). Es werden folgende Gründe dafür

Tab. 4.3 Keine Evidenz für einen Zusammenhang zwischen Linkshändigkeit und Auffälligkeiten

Studie	Ergebnis
Pathologische und familiäre Linkshänder (McKeever & VanDeventer, 1977)	Der Zusammenhang zwischen pathologischen und schwach ausgeprägten Linkshändern wurde untersucht. Es wurde kein Zusammenhang gefunden, außer beim Fingerklopfen, in dem die familiären Linkshänder ausgeprägter waren.
Sprachentwicklung (Bergstrom, Bille & Rasmussen, 1984)	89 Jungen und 20 Mädchen mit minimalen neurologischen Defiziten wurden anhand einer kranialen Computertomografie untersucht. Die Prävalenz von Linkshändigkeit und Sprachentwicklung war nicht höher bei diesen Kindern.
Kognitive Entwicklung (Nicholls, Johnston & Shields, 2012)	Obgleich Geburtsstress einen negativen Einfluss auf die kognitive Leistung hat, wurde kein Zusammenhang mit dem Ausprägungsgrad oder der Richtung der Handpräferenz und damit auch nicht mit der Lateralisierung der Gehirnhälften gefunden.
Motorische Auffälligkeiten (Bishop, 1984)	Es wurde kein Zusammenhang zwischen Linkshändigkeit und motorischen Defiziten gefunden.
Geburtsstress (Tan & Nettleton, 1980)	In dieser Studie mit über 900 Probanden wurde die Handpräferenz anhand eines 14-Item-Fragebogens sowie Informationen zur Geburt erhoben. Es gab keine Evidenz, dass Geburtsstress die Hauptursache für Linkshändigkeit ist.

benannt: Die Blutversorgung ist in der linken Hemisphäre geringer als in der rechten (Perlmutter, Powers, Herscovitch, Fox & Raichle, 1987); die linke Gehirnhälfte reift anfangs angeblich auch langsamer als die rechte und reagiert daher empfindlicher auf beispielsweise Sauerstoffmangel, was vor allem zu interkranialen, fokalen Läsionen und interkranialen Blutungen führen kann (Schuhmacher, Barks, Johnston, Down, Roloff & Barlett, 1988). Obgleich diese Theorie in Bezug auf pathologische Linkshändigkeit die wesentlich größere Anzahl pathologischer Linkshänder begründen könnte, erklärt sie nicht, weshalb es generell mehr linksseitige Hemiplegien bei Kindern mit Zerebralbehinderung gibt, wobei hauptsächlich die rechte Gehirnhälfte eine Schädigung erleidet (Cioni, Sales, Paolicelli, Petacchi, Scusa & Canapicchi, 1999).

Zu den Geburtsstressfaktoren zählen, ebenso wie bei den Ursachen für Entwicklungsstörungen, folgende Faktoren: Frühgeburten, niedriges Geburtsgewicht, erhöhtes Alter der Mutter und Rauchen der Mutter während der Schwangerschaft. In **Tab. 4.4** sind einige exemplarische Studien zu solchen Risikofaktoren aufgeführt.

Weil offensichtlich eine klare Abgrenzung zwischen Entwicklungsverzögerungen und pathologischer Händigkeit schwierig ist, abgesehen von den vielen unterschiedlichen Ermittlungsmethoden, bleibt zu vermuten, dass bei den „Beidhändern" auch pathologische Links- und Rechtshänder dabei sind und umgekehrt. In beiden Fällen ist der Geburtsstress für eine kortikale Schädigung verantwortlich. Aber bei einer detaillierten Untersuchung könnte man theoretisch zwei Unterschiede zwischen den beiden Ursachen identifizieren. Zum einen ist eine **Entwicklungsverzögerung** (▶ Glossar) wahrscheinlich nicht (nur) auf eine Schädigung des dominanten motorischen Kortex zurückzuführen, sondern auf beide Gehirnhälften, sodass motorische Auffälligkeiten beider Hände zu beobachten sind, d. h., beide „gleich schlecht" sind. Somit verzögert sich die Händigkeitsentwicklung, weil sich beide Hände ausprobieren und noch nicht klar ist, welche besser ist. Bei

Tab. 4.4 Risikofaktoren, die eventuell die Händigkeitsentwicklung beeinflussen können

Geburtsstress	Autor(en), Jahr	Ergebnisse
Geburtsgewicht	O'Callaghan, Burn, Mohay, Rogers & Tudehope, 1993	54 % der untergewichtigen Probanden waren linkshändig im Vergleich zu den 8 % bei normalem Geburtsgewicht.
Frühgeburt	Ross et al., 1987	Nur 63 % der Frühgeborenen zeigten mit 4 Jahren Rechtshändigkeit, verglichen mit 80 % der normalen Geburten.
	Domellof, Johansson & Ronnqvist, 2011	Aufgrund einer Metaanalyse von 18 Studien scheint die Wahrscheinlichkeit doppelt so hoch zu sein, dass Frühgeborene nicht rechtshändig werden.
Eingeleitete Geburt	Colbourne, Kaplan, Crawford & McLeod, 1993	Es wurde eine erhöhte Linkshändigkeit im Vergleich zur normalen Bevölkerung gefunden.
Alter der Mutter bei der Geburt	Coren, 1992	Mütter über 40 Jahre hatten mit einer um 60 % höheren Wahrscheinlichkeit linkshändige Kinder im Vergleich zu 20-jährigen Müttern.
	Byailey & McKeever, 2012	Das Alter der Mutter war der einzige von 25 möglichen Stressoren, der einen deutlichen Zusammenhang mit einer Linkshändigkeit der Kinder zeigte.
Rauchen der Mutter während der Schwangerschaft	Bakan, 1991	Es gab mehr linkshändige Kinder bei rauchenden Müttern als bei nicht rauchenden Müttern.
	Rodriguez & Waldenstrom, 2008	Rauchen der Mutter während der Schwangerschaft erhöht die Linkshändigkeit wesentlich.
Früher Gehirnschaden	Saigal, Rosenbaum, Szatmari & Hoult, 1992; Satz, 1972	Es gab eine erhöhte „Nicht-Rechtshändigkeit", vor allem bei Jungen, die allerdings in keinem Zusammenhang mit Sprach- oder kognitiven Defiziten sowie der Schulleistung stand.

einer **pathologischen Händigkeit** (▶ Glossar) hingegen würde man erwarten, dass der Unterschied der motorischen Leistung zwischen den Händen sehr hoch ist, denn die erhebliche Schwäche auf einer Seite hat zu einer **Umbildung** (▶ Glossar) (bzw. schädigungsbedingten Umschulung) der Dominanz geführt. Aber um derartige Unterschiede feststellen zu können, müssen andere und umfassendere Ermittlungsverfahren eingesetzt werden.

Zuletzt geht es um bestimmte **Krankheitsbilder** (▶ Glossar), die mit einer reduzierten Lateralisierung einhergehen. Auch hier ist die Abgrenzung zwischen Entwicklungsverzögerung und pathologischer Händigkeit oft nicht klar, und so ist es wahrscheinlich, dass mehrere Ursachen im Sinne einer multimorbiden Konstellation auch in Bezug einer „Beidhändigkeit" koexistieren.

4.7 Welche Krankheitsbilder mit verminderter Lateralisierung gibt es?

Definiert man die pathologischen Einflüsse der Händigkeitsbildung als einen ihrer Ursprungsfaktoren, so können auch bestimmte Krankheitsbilder eine verminderte Lateralisierung und folglich einen wechselnden Handgebrauch verursachen.

Zu diesen Krankheitsbildern gehören beispielsweise **Autismus** und **Schizophrenie**, weil man hier wiederholt nachweisen konnte, dass der Ausprägungsgrad der Händigkeit deutlich schwächer ist als bei Menschen ohne diese Erkrankungen. Einige der Krankheitsbilder, die mit einer verminderten Lateralisierung einhergehen, werden in ◘ Tab. 4.5

Kapitel 4 · Mögliche Ursachen eines wechselnden Handgebrauchs

Tab. 4.5 Zusammenfassung von Krankheitsbildern mit der Symptomatik einer „verminderten Rechtshändigkeit".

Krankheitsbild	Autor(en), Jahr	Schlüsselergebnis
Autismus	Forrester et al., 2014	4-jährige Jungen mit und ohne Autismus sind weniger lateralisiert.
	Floris et al., 2013	Rechtsseitige hemisphärische Lateralisierung, aber keine funktionale Beidhändigkeit
	Soper & Satz, 1984	Beidhändigkeit ist vor allem bei schwer behinderten Menschen mit Autismus zu sehen.
	Hauck & Dewey, 2001	Bilaterale Hirndysfunktion, aber wahrscheinlich nicht aufgrund motorischer Störungen
	Lindell & Hudry, 2013	Reduzierte Rechtshändigkeit bei Menschen mit Autismus
	Lewin, Kohen & Mathew, 1993	Vermehrte Beidhändigkeit und Linkshändigkeit bei Menschen mit Epilepsie im Vergleich zu Kontrollgruppen
Embryofetales Alkoholsyndrom (EFA)	Bookstein, Sampson, Connor & Streissguth, 2002	Schaden am Corpus callosum vor der Geburt bleibt bis in das Erwachsenenalter erhalten.
	Ma, Coles, Lynch, Laconte, Zurkiya, Wang & Hu, 2005	Untersuchung der Bildung des Corpus callosum zeigte einseitige Anomalitäten auf.
Epilepsie	Oslejskova et al., 2007	Verminderte Lateralisierung und Rechtshändigkeit bei 205 10-jährigen Jungen
	Lewin et al., 1993	Vermehrte Beidhändigkeit und Linkshändigkeit bei Menschen mit Epilepsie im Vergleich zu Kontrollgruppen
	Dellatolas, Luciani, Castresana, Rémy, Jallon et al., 1993	Erhöhte Rate von Linkshändigkeit bei Menschen mit Epilepsie
	Gutwinski, Löscher, Mahler, Kalbitzer, Heinz & Bermpohl, 2011	Es gibt weniger Rechtshänder bei Menschen mit Epilepsie.
Down-Syndrom	Gérard-Desplanches, Deruelle, Stefanini, Ayoun, Volterra, Vicari et al., 2006	Es wird geschätzt, dass zwischen 25 % und 50 % von Menschen mit Down-Syndrom nicht rechtshändig sind, abhängig von den Einteilungskriterien.
	Groen, Yasin, Laws, Barry & Bishop, 2008	Niedriger Ausprägungsgrad bei Kindern mit Down-Syndrom korreliert mit Sprachdefiziten.
ADHS	Rodriguez & Waldenstrom, 2008	Beidhändigkeit kann ein Hinweis auf atypische Hirnlateralität sein und erhöht das Risiko von ADHS-Symptomen im Kindesalter.
	Gillberg & Rasmussen, 1982	Der Anteil an linkshändigen Kinder mit ADS sowie minimaler Hirnfunktionsstörung war wesentlich höher als in der normalen Bevölkerung.
	Valera, Faraone, Murray & Seidman, 2007	Eine Metaanalyse von fMRT-Studien bei Menschen mit ADHS zeigte Anomalien der zerebralen Asymmetrie und interhemisphärischer Signale.

◘ Tab. 4.5 (Fortsetzung)

Krankheitsbild	Autor(en), Jahr	Schlüsselergebnis
Schizophrenie	Schiffman et al., 2005	Anomalien der Lateralität statt der Händigkeit waren aussagekräftig bei der Differenzierung zwischen Schizophrenie-Spektrum-Störungen. Linke oder gemischte Lateralität scheint eine neurologische Störung zu signalisieren.
	Dollfus, Alary, Razafimandimby, Prelipceanu, Rybakowski, Davidson et al., 2011	Es liegen eine erhöhte familiäre Linkshändigkeit bei Menschen mit Schizophrenie (erste schizophrene Episode) und eine geringere Lateralisierung vor.
Pränatale Depression	Rodriguez & Waldenstrom, 2008	Beidhändigkeit ist eine Konsequenz mütterlicher Belastung („distress") während der Schwangerschaft.
	Brouwers, van Baar & Pop, 2001	Mütterliche Belastung während der Schwangerschaft wirkt sich negativ auf die Entwicklung des Kindes aus, einschließlich der Händigkeitsbildung.

ADHS = Aufmerksamkeitsdefizit-/Hyperaktivitätsstörung, ADS = Aufmerksamkeitsdefizitsyndrom, fMRT = funktionelle Magnetresonanztomographie

zusammengefasst, wobei auch hier die Gruppe der „Beidhänder" diffus ist und sich sicherlich auch mit den sogenannten pathologischen Linkshändern überlappt. Daneben ist das Verhältnis zwischen Händigkeit und Krankheitsbild unklar. In Anbetracht des jetzigen Wissens ist davon auszugehen, dass diese Krankheitsbilder eine verminderte Lateralisierung verursachen und nicht umgekehrt.

4.8 Fazit

Bei der Erkundung der Ursachen für einen wechselnden Handgebrauch zeichnet es sich ab, dass es schwer ist, klar abgrenzbare Ursprungsaspekte zu definieren. Zudem ist die Bestimmung, wann ein Wechselverhalten noch „normal" ist, diffus. Nicht zuletzt ist es schwierig, zwischen „Beidhändigkeit" und pathologischer Linkshändigkeit zu unterscheiden und sie eindeutig mit Krankheitsbildern zu verbinden oder davon abzugrenzen – es könnte sich eventuell auch um eine Koexistenz der beiden Aspekte handeln. Vor diesem Hintergrund erscheint es uns hilfreich, die entsprechenden Einflüsse zusammenfassend auf einem Kontinuum zwischen typischer Beschaffenheit der Händigkeit bis hin zu einer medizinischen Diagnose zu konzipieren. Unter **Händigkeitsbeschaffenheit** (▸ Glossar) ist gewissermaßen der „Status" der Händigkeit zu verstehen und wie sie sich zu dem aktuellen Zeitpunkt mit allen ihren Dimensionen und Aspekten aufgrund von unterschiedlichen Einflüssen präsentiert. Im Gegensatz zur Händigkeitsentwicklung und -bildung geht es bei der Beschaffenheit jedoch nicht um Prozesse, sondern um einen Zustand.

4.8.1 Zwischen typischer Händigkeitsbeschaffenheit und medizinischer Diagnose

Wir gehen davon aus, dass jeder Mensch eine Veranlagung zu einer Links- oder Rechtshändigkeit (d. h. eine Dominanz) hat, die sich dann über die Kindesentwicklung hinaus im Kontext vieler Einflussfaktoren bildet – das ist typisch oder „normal". Bestimmte Umstände, Veranlagungen, Eingriffe oder Krankheitsbilder können die Bildung der Händigkeit maßgeblich beeinflussen, verändern oder auch beeinträchtigen. Die genetische Veranlagung, Umweltfaktoren und pathologische oder krankheitsbedingte Faktoren machen als drei große Einflussfelder im Prozess der Händigkeitsbildung (welche die Händigkeitsentwicklung der ersten 6 Jahre beinhaltet) die Händigkeitsbeschaffenheit aus.

Wir könnten also ein Kontinuum mit sechs Schwerpunkten konzipieren: Vererbung und Umwelt als „normale" Ursprünge sowie vier medizinisch diagnostizierbare Einflussfaktoren und Ursachen, die Entwicklungsverzögerung, motorische Defizite aufgrund kortikaler oder subkortikaler Schädigungen sowie Krankheitsbilder (◘ Abb. 4.6). Alle Menschen könnte man auf diesem Kontinuum in Bezug auf ihre Händigkeitsbeschaffenheit einordnen, denn auch ohne Diagnose haben genetische Veranlagung und beeinflussende Umweltfaktoren Auswirkungen.

Es folgt eine kurze Erläuterung des Kontinuums:

Vererbung: Es gibt unumstrittene Hinweise für eine genetische Grundlage der Händigkeit, sodass davon auszugehen ist, dass jeder Mensch von Anfang an durch ein polygenes und epigenetisches Zusammenspiel entweder als **Links- oder Rechtshänder** prädestiniert ist. Unabhängig davon wird jeder Mensch mit einem bestimmten **Ausprägungsgrad** (▶ Glossar) der inhärenten Händigkeit geboren. Ebenso werden motorische Fähigkeiten vererbt. Wie bei allen anderen menschlichen Eigenschaften gibt es auch im motorischen Bereich Unterschiede zwischen den Menschen, die aber alle noch im sogenannten Normbereich liegen. Das heißt, es gibt Menschen, die über eine bessere **motorische Fähigkeit** (▶ Glossar) und Koordination verfügen als andere. Es ist daher naheliegend, dass die individuell unterschiedlich ausgeprägte motorische Fähigkeit auch die Entwicklung der Händigkeit beeinflusst. Menschen haben ebenfalls durch die Plastizität ihres Gehirns eine **Anpassungsfähigkeit** und eine **Flexibilität**, die sie auszeichnet. Aber auch

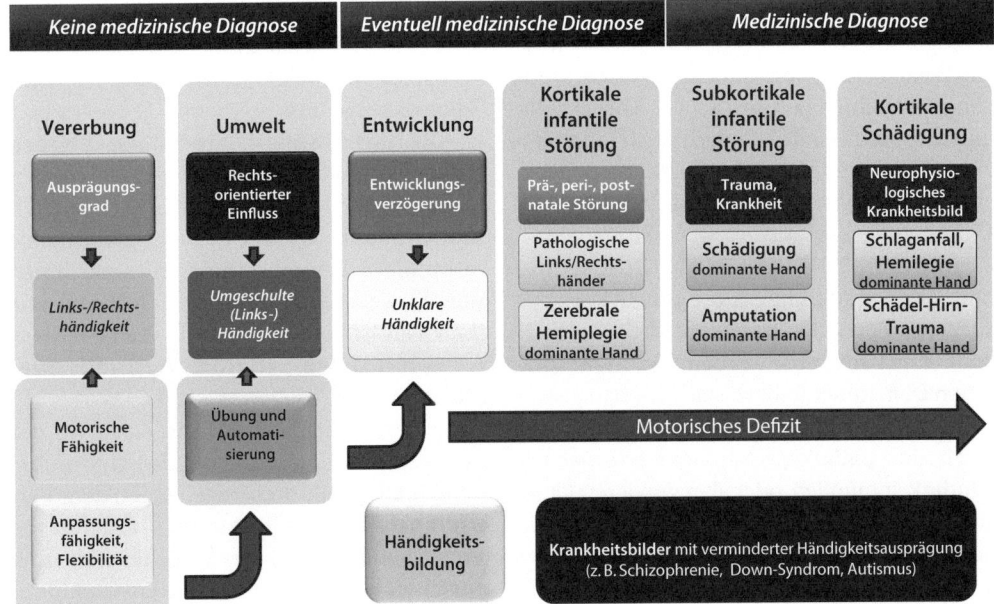

◘ Abb. 4.6 Kontinuum der Beschaffenheit der Händigkeit

diese Plastizität kann individuell unterschiedlich ausgeprägt sein. Es scheint Hinweise zu geben, dass diese Flexibilität im Zusammenhang mit dem Ausprägungsgrad der Händigkeit stehen könnte (▶ Abschn. 4.3.3).

UMWELT: Der **rechtsorientierte Einfluss** der physischen und soziokulturellen Umwelt spielt zweifellos bei einer Umschulung von links auf rechts eine wesentliche Rolle. Aber auch bestimmte Einflüsse und Zusammenhänge können eine Umschulung von rechts auf links verursachen. Ausschlaggebend ist, inwieweit der **umgeschulte (Links-)Händer** mit der nichtdominanten Hand **Übungs- und Automatisierungseffekte** (▶ Glossar) für bestimmte Tätigkeiten erworben haben. Der Umweltfaktor spielt wie der Vererbungsfaktor natürlich bei jedem Menschen eine Rolle, auch wenn er nicht unbedingt in eine Umschulung mündet.

ENTWICKLUNG: Zusätzlich zu den Vererbungs- und Umweltfaktoren können Störfaktoren die Händigkeitsentwicklung weiter beeinflussen und sie „verkomplizieren". **Entwicklungsverzögerungen** (▶ Glossar) betreffen gewöhnlich mehrere Aspekte oder Meilensteine der kindlichen Entwicklung. Eine **unklare Händigkeit** im Rahmen einer Entwicklungsverzögerung geht oft mit folgenden zwei Auffälligkeiten einher: dem manuellen **Überkreuzungsvermeiden** (▶ Glossar) der Körpermitte und dem wechselnde Handgebrauch innerhalb einer Tätigkeit (**interne Inkonstanz**). So wird eine unklare Händigkeit auch als Indiz für Entwicklungsverzögerungen angesehen.

KORTIKALE INFANTILE STÖRUNGEN: Prä-, peri- oder postnatale Störungen können auf kortikaler Ebene durch Stress vor, bei oder nach der Geburt ausgelöst werden und in **motorischen Defiziten** münden. Solche Störungen in früher Kindheit können relativ minimal sein und in einer **pathologischen Links- oder Rechtshändigkeit** münden, oder aber gravierender zu einer **zerebralen Hemiplegie** führen, bei der die dominante Seite beschädigt ist. Auch zu einem späteren Zeitpunkt können gravierende subkortikale pathologische Störungen durch Trauma oder Krankheit eintreten und die dominante Hand beeinträchtigen.

SUBKORTIKALE SCHÄDIGUNGEN: Diese **Schädigungen** werden durch **Trauma** oder **Krankheit** im Kindesalter oder im Erwachsenenalter erworben, betreffen aber nicht das Gehirn, sondern den dominanten Arm oder die Hand an sich, z. B. durch Armbruch, Verbrennungen, Verstümmelungen bis hin zur **Amputation**.

KORTIKALE SCHÄDIGUNGEN: Diese **neurophysiologischen Krankheitsbilder** treten im Erwachsenenalter auf, z. B. durch Schlaganfall oder Schädel-Hirn-Trauma, wobei – ebenso wie bei den subkortikalen Störungen – jeweils die dominante Hand betroffen sein kann.

Beeinträchtigungen durch subkortikale und kortikale Schädigungen können permanente Auswirkungen haben oder auch weniger gravierend sein. Zum Beispiel könnte eine Schädigung kurzfristig und vorübergehend sein, z. B. ein Armbruch der dominanten Hand oder die Rückbildung nach einem Schlaganfall. Wenn diese Beeinträchtigung für die dominante Hand jedoch in einem kritischen Entwicklungsstadium geschieht, wird die Händigkeitsbildung entsprechend beeinflusst. So ist oft eine Umbildung (d. h. eine schädigungsbedingte statt eine soziokulturell bedingte „Umschulung") in vielen Fällen das Ergebnis.

KRANKHEITSBILDER: (▶ Glossar) Neben Entwicklungsstörungen und pathologischen Schädigungen von Gehirn oder Extremitäten können auch bestimmte Krankheitsbilder eine verminderte Lateralisierung und somit einen auffällig wechselnden Handgebrauch verursachen. Das ist beispielsweise der Fall bei Menschen mit **Down-Syndrom, Autismus oder Schizophrenie**.

In dem Schaubild (◘ Abb. 4.6) wird der wechselnde Handgebrauch also vier unterschiedlichen Faktoren zugeordnet: dem **Vererbungsfaktor** (▶ Glossar), z. B. durch einen leichten Ausprägungsgrad; der **Umwelt**, z. B. durch eine Umschulung; der **Entwicklung**, z. B. bei Entwicklungsstörungen (vermutlich ein unsicheres, ausprobierendes Wechseln); sowie den **pathologischen Störungen**, die kortikale und subkortikale Schädigungen unterschiedlicher Art beinhalten. Diese Einteilung ist natürlich künstlich. Es ist möglich und wahrscheinlich, dass es im alltäglichen Leben und in der Praxis eine Überlagerungen dieser vier Faktoren gibt – nicht nur in Bezug auf den Ausprägungsgrad und die rechtsorientierte Umwelt, sondern mit zusätzlichen entwicklungsbedingten und pathologischen Störungen. Dies würde zu der hohen Komplexität des Themas Händigkeit beitragen, eventuell trägt es auch zu einem Erklärungsmodell einer unklaren Händigkeit bei.

4.8.2 Notwendigkeit einer Differenzierung der „Beidhändigkeit"

Wir fassen kurz zusammen: „Beidhänder" sind Menschen mit variablem Handgebrauch, die häufiger als erwartet die andere (meist nichtdominante) Hand einsetzen. Aber ebenfalls wurde deutlich, dass man diese breite allgemeine Beschreibung von „Beidhändigkeit" vielen möglichen „Händern" zuordnen könnte: Menschen mit einem leichten Ausprägungsgrad, umgeschulte Linkshänder, ambidextre Menschen oder solche mit Entwicklungsverzögerungen, pathologische Händer oder Menschen mit bestimmten Krankheitsbildern. In Anbetracht der neu erkannten Wichtigkeit, die dem Ausprägungsgrad der Händigkeit in letzter Zeit zugeschrieben wird, scheint es unbedingt notwendig, die Gruppe von „Beidhändern" systematisch zu differenzieren und somit aufzulösen.

In der Forschungslandschaft gibt es eine Vielzahl von Aspekten, die mit einem Wechselverhalten und „Beidhändigkeit" in Verbindung gebracht wurden. Um dies praktisch anwenden zu können, können wesentliche Aspekte oder Kriterien als Fragen formuliert werden. Dies soll helfen, die „Beidhändigkeit" bzw. den wechselnden Handeinsatz differenzierter zu begreifen und eine alltagsnahe Bestimmung zu ermöglichen (◘ Tab. 4.6).

4.8.3 Schlussfolgerung

In diesem Kapitel ging es um den wechselnden Handgebrauch, insbesondere unter dem Begriff **„Beidhändigkeit"**, und seine Diskussion im Rahmen der **Händigkeitsbeschaffenheit** (▶ Glossar). Die Studienlage bleibt vielfältig, unübersichtlich, widersprüchlich und nur sehr bedingt vergleichbar. Theorien und Erklärungsmodelle über die zugrunde liegenden neurophysiologischen Prozesse einer verminderten Lateralisierung spannen ihre Argumentation von einer hemisphärischen Unentschlossenheit (Crow et al., 1998) bis zu einer erhöhten interhemisphärischen Kommunikation aufgrund eines größere Corpus callosum (LaVoie et al., 2015). Die Tatsache, dass eine bestimmte Variabilität der Händigkeit normal ist und sich lebenslang offenbart (Corbetta et al., 2006), wird selten thematisiert. So stehen vor allem die vielen Einflussfaktoren der Händigkeit immer wieder im Fokus, die einerseits aus Ursprungs- und/oder beeinflussenden internen (Vererbung) und externen (Umwelt) Faktoren und andererseits aus unterschiedlichen Aspekten der Händigkeitsbeschaffenheit bestehen (Ausprägungsgrad, wechselnder Handgebrauch/„Beidhändigkeit", pathologische Händigkeit und Umschulungen). Um besser mit diesen Besonderheiten der Händigkeit umgehen und sie auch im klinischen Bereich anwenden zu können, bedarf es einer Bündelung und Systematisierung der Erkenntnisse und des vielfältigen Wissens aus dem über die Jahrzehnte gewachsenen Reichtum der Forschung.

Mit diesem Kapitel schließt der erste Teil des Buchs, in dem Fragen aufgeworfen und anhand von Fachliteratur und Forschungsergebnisse möglichst eingehend beantwortet wurden. In dem nächsten Teil befassen wir uns nun mit einem konkreten Beispiel zur Umsetzung einer Händigkeitsermittlung weiter. Dabei veruschen

◘ **Tab. 4.6** Kriterien zur Differenzierung des wechselnden Handgebrauchs

Kriterium	Fragen	Beispiel	Wissen aus der Forschung
Konstanz	Ist der Handeinsatz innerhalb von Tätigkeiten beständig (konstant)?	**Ja:** Malt und schneidet immer mit rechts, aber wirft immer mit links. **Nein:** Wechselt den Handgebrauch während des Malens	Nicht konstanter Handgebrauch ist auffällig und weist auf Störungen hin (z. B. Crow et al., 1998).
Ausprägungsgrad	Wird die nicht-dominante Hand für viele Tätigkeiten eingesetzt?	**Ja:** Ballwerfen mit rechts und Schreiben mit links.	Studien kommen zu sehr unterschiedlichen Schlüssen, inwieweit ein niedriger Ausprägungsgrad der Händigkeit von Nachteil oder Vorteil ist (z. B. Denny & O'Sullivan, 2007).
Vererbung	Gibt es andere Familienmitglieder mit wechselndem Handgebrauch in der engen Familie oder im weiteren Familienkreis?	**Ja:** Mutter, Vater oder Geschwister (eng); oder Cousin, Tante, Onkel, Großeltern (weit)	Es gibt Evidenz, dass der Ausprägungsgrad vererbt wird (z. B. Bryden, 1987).
	Gibt es Linkshänder in der engen Familie oder im weiteren Familienkreis?	**Ja:** Mutter, Vater oder Geschwister (eng); oder Cousin, Tante, Onkel, Großeltern (weit)	Personen, die Linkshänder in der unmittelbaren Familie haben, sind in der Regel weniger ausgeprägt (z. B. McKeever & VanDeventer, 1977)
Motorische Leistung	Sind beide Hände gleich gut? **oder**	**Ja:** Ambidexter (vermutlich motorisch talentierter sehr leicht ausgeprägter Linkshänder mit Übungsmotivation)	Sehr rar. Wird auch mit Krankheitsbildern verbunden, allerdings Definition uneinheitlich (z. B. Rodriguez et al., 2010)
	Sind beide Hände gleich schlecht?	**Ja:** Beide Hände schneiden unterdurchschnittlich ab bei Leistungstests, die Geschwindigkeit und Genauigkeit erfordern.	Entwicklungsverzögerte und motorische auffällige Personen zeigen unterdurchschnittliche Leistung auf beiden Seiten, ohne dass eine Hand wesentlich besser ist als die andere (z. B. Bishop, 1990b)
	Ist die eine Hand wesentlich schwächer und auffälliger als die andere?	**Ja:** Die schwächere Hand ist motorisch auffällig; Evidenz von Geburtsstress.	Typisch für pathologische Linkshänder (z. B. Soper & Satz, 1984)
	Sind bestimmte motorische Komponenten der Motorik auf unterschiedlichen Seiten erkennbar?	**Ja:** In Bezug zu z. B. Tiefensensibilität, Koordination, Geschwindigkeit, Genauigkeit, Bewegungsfluss	Eine diffuse Aufteilung von unterschiedlichen Komponenten auf beiden Seiten ist ein typisches Merkmal bei entwicklungsauffälligen Kindern (z. B. Hauck & Dewey, 2001).

Kapitel 4 · Mögliche Ursachen eines wechselnden Handgebrauchs

Tab. 4.6 (Fortsetzung)

Kriterium	Fragen	Beispiel	Wissen aus der Forschung
Präferenz vs. Leistung	Gibt es eine Diskrepanz zwischen Präferenz und Leistung?	Ja: Die eine Hand wird bevorzugt bei bestimmten Tätigkeiten eingesetzt, aber die andere ist motorisch besser.	Das ist nicht ungewöhnlich, vor allem bei Linkshändern (z. B. Peters, 1990) – es stellt sich aber die Frage, warum.
Überkreuzen der Körpermitte	Gibt es ein Vermeiden beim manuellen Überkreuzen der Körpermitte?	Ja: Gegenstände auf der linken Seite werden mit der linken Hand aufgehoben, die auf der rechten Seite mit der rechten Hand.	Das Überkreuzungsvermeiden ist ein Indiz einer Entwicklungsverzögerung (z. B. Surburg, 1999). Normalerweise überkreuzen alle mehr mit ihrer dominanten Hand (z. B. Carlier, Doyen & Lamard, 2006)
Umschulung	Gibt es in der Geschichte des betroffenen Menschen Evidenz für eine Umschulung der Händigkeit?	Ja: Oft werden geschulte Tätigkeiten wie Schreiben und Essen mit rechts und nicht geschulte Tätigkeiten mit links durchgeführt.	Umschulungen finden bis heute statt und können mehr oder weniger „erfolgreich" sein (z. B. Porac, 2009).
	Werden die typisch geschulten Aktivitäten mit rechts, und die spontanen Tätigkeiten mit links durchgeführt?	Ja: Schulung von Tätigkeiten wie Zähneputzen und Schreiben werden wiederholt gezeigt und eingeübt.	Umschulungen betreffen oft nur bestimmte Tätigkeiten wie das Schreiben, andere Handlungen bleiben links (z. B. Searleman & Porac, 2001).
Wechselverhalten	Ist eine bestimmte Richtung des Wechselns erkennbar?	Ja: Es wird z. B. immer von links nach rechts gewechselt.	Es könnte sein, dass die Präferenz links, aber die Leistung rechts besser ist (Beobachtung aus der Praxis).
	Steht das Wechseln in Bezug zu den Tätigkeitsmerkmalen?	Ja: beispielsweise anspruchsvolle vs. simple Aktionen; geübte vs. spontane/ungeübte Tätigkeiten; geschulte vs. ungeschulte Tätigkeiten; grobe proximale vs. feine distale Bewegungen; unimanuelle vs. bimanuelle Durchführungen	Die Merkmale einer Tätigkeit beeinflussen deren Durchführung (z. B. Steenhuis & Bryden, 1989). Anspruchsvolle, feine und distale Aktivitäten sind z. B. mehr lateralisiert (z. B. Steenhuis & Bryden, 1989). Bimanuelle Bewegungen benötigen eine komplexere Auseinandersetzung mit der dominanten Hand (z. B. Fagard & Corroyer, 2003)
Störung oder Krankheitsbild	Liegt eine Entwicklungsstörung oder ein Krankheitsbild vor, das mit einer verminderten Lateralität assoziiert wird?	Ja: Schizophrenie, Lernstörungen, Autismus-Spektrum-Störung, Down-Syndrom	Diese Krankheitsbilder wurden mit einer „Beidhändigkeit" in Verbindung gebracht (z. B. Hauck & Dewey, 2001), wobei das Wechseln innerhalb einer Tätigkeit den größten Zusammenhang mit Auffälligkeiten aufwies (z. B. Bishop, 1990a)

wir, vielen der hier aufgeführten Kriterien und Anforderungen gerecht zu werden: eine differenzierte Erfassung und systematische Analyse der unterschiedlichen Aspekte oder Dimensionen der Händigkeit, insbesondere unter Berücksichtigung der „Beidhändigkeit".

4 Literatur

Annett, M. (1978). Genetic and nongenetic influences on handedness. *Behavioural Genetics*, 8(3). https://doi.org/10.1007/BF01072826

Annett, M. (1985). *Left, right, hand and brain: the right-shift theory*. Hillsdale, NJ: Lawrence Erlbaum.

Annett, M. (2002). *Handedness and brain asymmetry: The right shift theory*. Hove, UK: Psychology Press.

Annett, M. (2004). Hand preference observed in large healthy samples: classification, norms and interpretations of increased non-right-handedness by the right shift theory. *British Journal of Psychology* 95(3),339–353.

Annett, M., & Manning, M. (1989). The disadvantages of dextrality for intelligence. *British Journal of Psychology*, 80(Pt 2), 213–226.

Bakan, P. (1990). Non-right-handedness and the continuum of reproductive casualty. In: S. Coren (Ed.), *Left-handedness: Behavioural implications and anomalies* (pp. 33–74). Amsterdam: North Holland.

Bakan, P. (1991). Handedness and maternal smoking during pregnancy. *International Journal of Neuroscience* 56(1–4), 161–168.

Bergstrom, K., Bille, B., & Rasmussen, F. (1984). Computed tomography of the brain in children with minor neurodevelopmental disorders. *Neuropediatrics* 15(3),115–119.

Beukelaar, L. J., & Kroonenberg, P. M. (1986). Changes over time in the relationship between hand preference and writing hand among left-handers. *Neuropsychologia* 24, 301–303.

Biddle, F. G., & Eales, B. A. (1996). The degree of lateralization of paw usage (handedness) in the mouse is defined by three major phenotypes. *Behavior Genetics* 26(4),391–406.

Bishop, D. V. M. (1984). Using non-preferred hand skill to investigate pathological left-handedness in an unselected population. *Developmental Medicine and Child Neurology* 26(2),214–226.

Bishop, D. V. M. (1990a). *Handedness and developmental disorders*. Oxford: Mac Keith Press.

Bishop, D. V. M. (1990b). Handedness, clumsiness and developmental language disorders. *Neuropsychologia* 28(7),681–690.

Bishop, D. V. (2005). Handedness and specific language impairment: A study of 6-year-old twins. *Developmental Psychobiology* 46, 362–369.

Björk, T., Brus, O., Osika, W., & Montgomery, S. (2012). Laterality, hand control and scholastic performance: a British birth cohort study. *British Medical Journal Open* 2(2), e000314.

Bookstein, F. L., Sampson, P. D., Connor, P. D., & Streissguth, A. P. (2002). Midline corpus callosum is a neuroanatomical focus of fetal alcohol damage. *The Anatomical Record* 269(3),162–174.

Bourne, V. J. (2008). Examining the relationship between degree of handedness and degree of cerebral lateralization for processing facial emotion. *Neuropsychology* 22(3),350–356.

Brouwers, E. P. M., van Baar, A. L., & Pop, V. J. M. (2001). Does the Edinburgh Postnatal Depression Scale measure anxiety? *Journal of Psychosomatic Research* 51 (5), 659 – 663.

Bruckner, J., Kastner-Koller, U., Deimann, P., & Voracek, M. (2011). Drawing and handedness of preschoolers: a repeated-measurement approach to hand preference. *Perceptual and Motor Skills* 112(1),258–266.

Bryden, M. P. (1977). Measuring Handedness with Questionnaires. *Neuropsychologia* 15, 617–628.

Bryden, M. P. (1987). Handedness and cerebral organization: Data from clinical and normal populations. In: D. Ottoson (Ed.), *Duality and Unity of the brain* (pp. 55–70). New York: Springer US.

Byailey, L., & McKeever, W. (2012). A large-scale study of handedness and pregnancy/birth risk events: implications for genetic theories of handedness. *Laterality* 9(2),175–188.

Cantor, J. M., Klassen, P. E., Dickey, R., Christensen, B. K., Kuban, M. E., Blak, T., et al. (2005). Handedness in pedophilia and hebephilia. *Archives of Sexual Behavior* 34(4),447–459.

Carlier, M., Doyen, A. L., & Lamard, C. (2006). Midline crossing: developmental trend from 3 to 10 years of age in a preferential card-reaching task. *Brain and Cognition* 61(3),255–261.

Cermak, S. A., Quintero, E. J., & Cohen, P. M. (1980). Developmental Age Trends in Crossing the Body Midline in Normal Children. *American Journal of Occupational Therapy* 34, 313–319.

Chase, C., & Seidler, R. (2008). Degree of handedness affects intermanual transfer of skill learning. *Experimental Brain Research* 190(3),317–328.

Christman, S. (2014). Individual differences in personality as a function of degree of handedness: consistent-handers are less sensation seeking, more authoritarian, and more sensitive to disgust. *Laterality* 19(3),354–367.

Christman, S. D., & Butler, M. (2011). Mixed-handedness advantages in episodic Memory obtained under conditions of intentional learning extend to incidental learning. *Brain and Cognition* 77, 17–22.

Christman, S. D., Jasper, J. D., Sontam, V., & Cooil, B. (2007). Individual differences in risk perception versus risk taking: Handedness and interhemispheric interaction. *Brain and Cognition* 63, 51–58.

Christman, S. D., Sontam, V., & Jasper, J. D. (2009). Individual differences in ambiguous-figure perception: degree of handedness and interhemispheric interaction. *Perception* 38(8),1183–1198.

Cioni, G., Sales, B., Paolicelli, P. B., Petacchi, E., Scusa, M. F., & Canapicchi, R. (1999). MRI and Clinical Characteristics of Children with Hemiplegic Cerebral Palsy. *Neuropediatrics* 30(5),249–255.

Colbourne, K. A., Kaplan, B. J., Crawford, S. G., & McLeod, D. R. (1993). Hand Asymmetry: Its relationship to Nonrighthandedness. *Journal of Clinical Experimental Neuropsychology* 15, 67–81.

Corbetta, D., Williams, J., & Snapp-Childs, W. (2006). Plasticity in the development of handedness: Evidence from normal development and early asymmetric brain injury. *Developmental Psychobiology* 48(6),460–471.

Coren, S. (1992). *The Left-Hander Syndrome: The causes and consequences of left-handedness*. New York: The Free Press.

Coren, S. (1994). Age trends in handedness: evidence for historical changes in social pressure on the writing hand? *Social Behaviour and Personality* 9, 369–376.

Coren, S., & Searleman, A. (1990). Birth stress and left-handedness: The Rare Trait Marker Model. In S. Coren (Ed.), *Lefthandeness: Behavioural implications and anomalies* (pp. 3–32). Amsterdam: Elsevier.

Corr, P. J. (2011). Anxiety: splitting the phenomenological atom. *Personality and Individual Differences* 50(7),889–897.

Crow, T. J., Crow, L. R., Done, D. J., & Leask, S. (1998). Relative hand skill predicts academic ability: global deficits at the point of hemispheric indecision. *Neuropsychologia* 36(12),1275–1282.

Davidson, T., & Tremblay, F. (2013). Hemispheric differences in corticospinal excitability and in transcallosal inhibition in relation to degree of handedness. *Public Library of Science one PLoS 1* 8(7), e70286.

De Agostini, M., Khamis, A. H., Ahui, A. M., & Dellatolas, G. (1997). Environmental influences in hand preference: an African point of view. *Brain and Cognition* 35(2),151–167.

de Moura, D. R., Costa, J. C., Santos, I. S., Barros, A. J., Matijasevich, A., Halpern, R., et al. (2010). Risk factors for suspected developmental delay at age 2 years in a Brazilian birth cohort. *Paediatric and Perinatal Epidemiology* 24(3),211–221.

Dellatolas, G., Luciani, S., Castresana, A., Rémy, C., Jallon, P., Laplane, D. et al. (1993). Pathological left-handedness. Left-handedness correlatives in adult epileptics. *Brain: A Journal of Neurology* 116(Pt 6), 1565–1574.

Dellatolas, G., Tubert-Bitter, P., & Curt, F. (1997). Evolution of degree and direction of hand preference in children: Methodological and theoretical issues. *Neuropsychiological Rehabilitation* 7(4),387–399.

Denny, K. (2008). Cognitive ability and continuous measures of relative hand skill: a note. *Neuropsychologia* 46(7),2091–2094.

Denny, K., & O'Sullivan, V. (2007). The Economic Consequences of Being Left-Handed: Some Sinister Results. *Journal of Human Resources* XLII(2), 353–374

Denny, K., & Zhang, W. (2017). In praise of ambidexterity: How a continuum of handedness predicts social adjustment. *Laterality* 22(2),181–194.

Deutsche Gesellschaft für Arbeitsmedizin und Umweltmedizin (DGAUM). (2014). Leitlinie: Händigkeit – Bedeutung und Untersuchung. Registernummer 002-017. Klassifikation S1. Stand: 21. 11.2014, gültig bis 20. 11.2019. http://www.awmf.org/leitlinien/detail/ll/002-017.html. Zugegriffen: 09. Juni 2018.

Dobel, S. (2006). Das mach ich mit links. Artikel vom 13. 08.2006. *Stern*. https://www.stern.de/panorama/wissen/mensch/linkshaender-das-mach--ich-mit-links-3602138.html. Zugegriffen: 08. Juni 2018.

Dollfus, S., Alary, M., Razafimandimby, A., Prelipceanu, D., Rybakowski, J. K., Davidson, M., et al. (2011). Familial sinistrality and handedness in patients with first episode schizophrenia. *Laterality* 17(2),217–224.

Domellof, E., Ronnqvist, L., Titran, M., Esseily, R., & Fagard, J. (2009). Atypical functional lateralization in children with fetal alcohol syndrome. *Developmental Psychobiology* 51(8),696–705.

Domellof, E., Johansson, A. M., & Ronnqvist, L. (2011). Handedness in preterm born children: a systematic review and a meta-analysis. *Neuropsychologia* 49(9),2299–2310.

Doyon, J., & Benali, H. (2005). Reorganization and plasticity in the adult brain during learning of motor skills. *Current Opinion in Neurobiology* 15(2),161–167.

Draganski, B., Gaser, C., Busch, V., Schuierer, G., Bogdahn, U., & May, A. (2004). Neuroplasticity: changes in grey matter induced by training. *Nature* 427, 311–312.

Elneel, F. H., Carter, F., Tang, B., & Cuschieri, A. (2008). Extent of innate dexterity and ambidexterity across handedness and gender: Implications for training in laparoscopic surgery. *Surgical Endoscopy* 22(1),31–37.

Fagard, J., & Corroyer, D. (2003). Using a continuous index of laterality to determine how laterality is related to interhemispheric transfer and bimanual coordination in children. *Developmental Psychobiology* 43(1),44–56.

Fallow, K. M., & Voyer, D. (2013). Degree of handedness, emotion, and the perceived duration of auditory stimuli. *Laterality* 18(6),671–692.

Floris, D. L., Chura, L. R., Holt, R. J., Suckling, J., Bullmore, E. T., Baron-Cohen, S., & Spencer, M. D. (2013). Psychological Correlates of Handedness and Corpus Callosum Asymmetry in Autism: The left Hemisphere Dysfunction Theory Revisited. *Journal of Autism and Developmental Disorders* 43, 1758–1772.

Floyer-Lea, A., & Matthews, P. M. (2005). Distinguishable brain activation networks for short- and long-term motor skill learning. *Neurophysiology* 94(1),512–518.

Forrester, G. S., Pegler, R., Thomas, M. S., & Mareschal, D. (2014). Handedness as a marker of cerebral lateralization in children with and without autism. *Behavioural Brain Research* 268, 14–21.

Gabbard, C., Hart, S., & Kanipe, D. (1993). Hand preference consistency and fine motor performance in young children. *Cortex* 29(4),749–753.

Gabbard, C., Hard, S., & Gentry. (1995). General Motor Proficiency and Handedness in Children. *The Journal of Genetic Psychology* 156, 411–416.

Gadea, M., Gomez, C., Gonzalez-Bono, E., Salvador, A., & Espert, R. (2003). Salivary testosterone is related to both handedness and degree of linguistic lateralization in normal women. *Psychoneuroendocrinology* 28(3),274–287.

Galobardes, B., Bernstein, M. S., & Morabia, A. (1999). The association between switching hand preference and the declining prevalence of left-handedness with age. *American Journal of Public Health* 89(12),1873–1875.

Gérard-Desplanches, A., Deruelle, C., Stefanini, S., Ayoun, C., Volterra, V., Vicari, S., et al. (2006). Laterality in persons with intellectual disability II. Hand, foot, ear, and eye laterality in persons with Trisomy 21 and Williams-Beuren syndrome. *Lateralization and Handedness* 48(6),482–491.

Gillberg, C., & Rasmussen, P. (1982). Perceptual, Motor, Attentional Deficits in Seven-Year-Olds: Background factors. *Developmental Medicine and Child Development* 24, 752–761.

Gillberg, C., Waldenstrom, E., & Rasmussen, P. (1984). Handedness in swedish 10-year Olds: some background and associated factors. *Journal of Child Psychology and Psychiatry* 25(3),431–432.

Glover, V., O'Connor, T. G., Heron, J., & Golding, J. (2004). Antenatal maternal anxiety is linked with atypical handedness in the child. *Early Human Development* 79(2),107–118.

Goez, H., & Zelnik, N. (2008). Handedness in patients with developmental coordination disorder. *Journal of Child Neurology* 23(2),151–154.

Goodman, R. (1994). Childhood hemiplegia: is the side of lesion influenced by a family history of left-handedness? *Developmental Medicine and Child Neurology* 36(5),406–411.

Grabowska, A., Gut, M., Binder, M., Forsberg, L., Rymarczyk, K., & Urbanik, A. (2012). Switching handedness: fMRI study of hand motor control in right-handers, left-handers and converted left-handers. *Acta Neurobiologiae Experimentalis* 72(4),439–451.

Groen, M. A., Yasin, I., Laws, G., Barry, J. G., & Bishop, D. V. M. (2008). Weak hand preference in children with down syndrome is associated with language deficits. *Developmental Psychobiology* 50(3),242–250.

Gutwinski, S., Löscher, A., Mahler, L., Kalbitzer, J., Heinz, A., & Bermpohl, F. (2011). Understanding Left-Handedness. *Deutsches Ärzteblatt International* 108(50),849–853

Hardie, S. M., Wright, L., & Clark, L. (2016). Handedness and social anxiety: Using Bryden's research as a catalyst to explore the influence of familial sinistrality and degree of handedness. *Laterality*, 1–19. https://doi.org/10.1080/1357650X.2015.1131712.

Hatta, T., & Kawakami, A. (1995). Patterns of handedness in modern Japanese: a cohort effect shown by readministration of the H.N. Handedness Inventory after 20 years. *Canadian Journal of Experimental Psychology* 49(4),505–512.

Hauck, J. A., & Dewey, D. (2001). Hand preference and motor functioning in children with autism. *Journal of Autism and Developmental Disorders* 31(3),265–277.

Hécaen, H., & Sauguet, J. (1971). Cerebral Dominance in left handed subjects. *Cortex* 7, 19–48.

Hildreth, G. (1949a). The development and training of hand dominance: Characteristics of handedness (Part 1). *Journal of Genetic Psychology* 75(2),197–220.

Hildreth, G. (1949b). The development and training of hand dominance; developmental tendencies in handedness (Part 2). *Journal of Genetic Psychology* 75(2),221–275.

Hill, E. L., & Bishop, D. V. (1998). A reaching test reveals weak hand preference in specific language impairment and developmental co-ordination disorder. *Laterality* 3(4),295–310.

Humphrey, M. E. (1951). Consistency of hand usage: a preliminary enquiry. *British Journal of Educational Psychology* 21(3),214–225.

Isaacs, K. L., Barr, W. B., Nelson, P. K., & Devinsky, O. (2006). Degree of handedness and cerebral dominance. *Neurology* 66(12),1855–1858.

Jain, K., Leitman, I. M., & Adusumilli, P. S. (2012). Left-handed surgeons. In: T. Dutta, M. K. Mandal, & S. Kumar (Eds.), *Bias in human behavior* (pp. 183–189). New York: Nova Science Publishers.

Johner, C., & Haas, P. (Hrsg.) (2009). *Praxishandbuch IT im Gesundheitswesen: Erfolgreich einführen, entwickeln, anwenden und betreiben*. München: Hanser.

Johnston, D. W., Nicholls, M. E., Shah, M., & Shields, M. A. (2009). Nature's experiment? Handedness and early childhood development. *Demography* 46(2), 281–301.

Joseph, R. M., Tager-Flusberg, H., & Lord, C. (2002). Cognitive profiles and social-communicative functioning in children with autism spectrum disorder. *Journal of Child Psychology and Psychiatry* 43, 807–821.

Kaploun, K. A., & Abeare, C. A. (2010). Degree versus direction: a comparison of four handedness classification schemes through the investigation of lateralised semantic priming. *Laterality* 15(5),481–500.

Karnath, H. O., Thier P. (2006). *Neuropsychologie*. Berlin, Heidelberg, Springer.

Kienle, J. (2011). The neuromagnetic equivalents of dynamic effective face perception. [Dissertation]. Homburg/Saar: Universität des Saarlandes.

Kim, H., Yi, S., Son, E., & Kim, J. (2001). Evidence for the pathological right-handedness hypothesis. *Neurpsychologia* 15, 510–515.

Klöppel, S., Vongerichten, A., van Eimeren, T., Frackowiak, R. S., & Siebner, R. H. (2007a). Can left-handedness be switched? Insights from an early switch of handwriting. *Journal of Neuroscience* 27(29),7847–7853.

Klöppel, S., van Eimeren, T., Glauche, V., Vongerichten, A., Münchaud, A., Frackowiak, R. S. J. et al. (2007b). The effect of handedness on cortical motor activation during simple bilateral movements. *Neuroimage* 34(1),274–280.

Klöppel, S., Mangin, J. F., Vongerichten, A., Frackowiak, R. S., & Siebner, H. R. (2010). Nurture versus nature: long-term impact of forced right-handedness on structure of pericentral cortex and basal ganglia. *Journal of Neuroscience* 30(9),3271–3275.

Koeda, T., & Takeshita, K. (1988). Relationship between corrected handedness and dysgraphia. *No To Hattatsu* 20, 191–194.

Kopiez, R., Niels Galley, N., & Lee, J. I. (2006). The advantage of a decreasing right-hand superiority: The influence of laterality on a selected musical skill (sight reading achievement). *Neuropsychologia* 44(7),1079–1087.

Kourtis, D., De Saedeleer, L., & Vingerhoets, G. (2014). Handedness consistency influences bimanual coordination: a behavioural and electrophysiological investigation. *Neuropsychologia* 58, 81–87.

Kraus, E. (2009). Händigkeit bei Kindern Teil 2: Therapieansätze – Rückschulung als letztes Mittel der Wahl. *Ergopraxis* 2(1),22–25.

Krombholz, H. (2008). Zusammenhänge zwischen Händigkeit und motorischen und kognitiven Leistungen im Kindesalter - Ergebnisse einer Längsschnittuntersuchung im Kindergarten. *Zeitschrift für Entwicklungspsychologie und Pädagogische Psychologie* 40(4),189–199.

Kushner, H. I. (2013). Why are there (almost) no left-handers in China? *Endeavour* 37(2), 71–81.

LaVoie, D. J., Olbinski, B., & Palmer, S. (2015). Degree of handedness and priming: further evidence for a distinction between production and identification priming mechanisms. *Frontiers in Psychology* 6, 151.

Lewin, J., Kohen, D., & Mathew, G. (1993). Handedness in mental handicap: investigation into populations of Down's syndrome, epilepsy and autism. *The British Journal of Psychiatry* 163, 674–676.

Lindell, A. K., & Hudry, K. (2013). Atypicalities in cortical structure, handedness, and functional lateralization for language in autism spectrum disorders. *Neuropsychology Review* 23(3),257–270.

Lindemann, P. G., & Wright, C. E. (1998). Skill acquisition and plans for actions: Learning to write with your other hand. In: D. Scarborough, & S. Sternberg (Eds.), *Methods, models and conceptual issues: An invitation to cognitive science* (Vol. 4, pp. 523–584). Cambridge: MIT Press.

Llaurens, V., Raymond, M., & Faurie, C. (2009). Why are some people left-handed? An evolutionary perspective. *Philosophical Transactions of Royal Society B* (364), 881–894.

Ma, X., Coles, C. D., Lynch, M. E., Laconte, S. M., Zurkiya, O., Wang, D., & Hu, X. (2005). Evaluation of corpus callosum anisotropy in young adults with fetal alcohol syndrome according to diffusion tensor imaging. *Alcoholism: Clinical and Experimental Research*, 29(7),1214–1222.

Mayringer, H., & Wimmer, H. (2002). No deficits at the point of hemispheric indecision. *Neuropsychologia* 40(7),701–704.

McKeever, W. F. (1981). Evidence against the hypothesis of right hemisphere language dominance in the Native American Navajo. *Neuropsychologia* 19(4),595–598.

McKeever, W. F., & VanDeventer, A. D. (1977). Familial sinistrality and degree of left-handedness. *British Journal of Psychology* 68(4),469–471.

McManus, C., & Bryden, M. P. (1992). The genetics of handedness, cerebral dominance and lateralisation. In: I. Rupin, & S. J. Segalowitz (Eds.), *Handbook of neuropsychology* (Vol. 10). Amsterdam: Elsevier.

Medland, S. E., Perelle, I., De Monte, V., & Ehrman, L. (2004). Effects of culture, sex, and age on the distribution of handedness: An evaluation of the sensitivity of three measures of handedness. *Laterality* 9(3),287–297.

Meng, L.-F. (2007). The rate of handedness conversion and related factors in left-handed children. *Laterality* 12(2),131–138.

Michel, G. F., & Harkins, D. A. (1987). Evidence for a maternal effect on infant hand-use preferences. *Developmental Psychobiology* 21, 535–541.

Mori, S., Iteya, M., & Gabbard, C. (2006). Hand preference consistency and eye-hand coordination in young children during a motor task. *Perceptual and Motor Skills* 102(1),29–34.

Moynihan, J. B., & Breathnach, C. S. (1995). A survey of manual preference, skill and strength in undergraduates. Irish *Journal of Psychological Medicine* 12(4), 127 131.

Mulvey, G. M., Ringenbach, S. D., & Jung, M. L. (2011). Reversal of handedness effects on bimanual coordination in adults with Down syndrome. *Journal of Intellectual Disability Research* 55(10),998–1007.

Newman, S., Malaia, E., & Seo, R. (2014). Does degree of handedness in a group of right-handed individuals affect language comprehension? *Brain and Cognition* 86, 98–103.

Nicholls, M. E., Chapman, H. L., Loetscher, T., & Grimshaw, G. M. (2010). The relationship between hand preference, hand performance, and general cognitive ability. *Journal of the International Neuropsychological Society* 16(4),585–592.

Nicholls, M. E., Johnston, D. W., & Shields, M. A. (2012). Adverse birth factors predict cognitive ability, but not hand preference. *Neuropsychology* 26(5),578–587.

Niebauer, C. L., & Garvey, K. (2004). Godel, Escher, and degree of handedness: differences in interhemispheric interaction predict differences in understanding self-reference. *Laterality* 9(1),19–34.

Noterdaeme, M., & Hutzelmeyer-Nickels, A. (2010). Early symptoms and recognition of pervasive developmental disorders in Germany. *The National Autistic Society* 14(6),575–588.

Obel, C., Hedegaard, M., Henriksen, T. B., Secher, N. J., & Olsen, J. (2003). Psychological factors in pregnancy and mixed-handedness in the offspring. *Developmental Medicine and Child Neurology* 45(8),557–561.

O'Callaghan, M. J., Burn, Y. R., Mohay, H. A., Rogers, Y., & Tudehope, D. I. (1993). The prevalence and origins of left hand preference in high risk infants, and its implications for intellectual, motor and behavioural performance at four and six years. *Cortex* 29(4),617–627.

Orr, K. G., Cannon, M., Gilvarry, C. M., Jones, P. B., & Murray, R. M. (1999). Schizophrenic patients and their first-degree relatives show an excess of mixed-handedness. *Schizophrenia Research* 39(3), 167–176.

Orsini, D. L., & Satz, P. (1986). A syndrome of athological left-handedness: correlates of earl left hemisphere injury. *Archives of Neurology* 43, 333–337.

Orton, S. T., & Travis, L. E. (1929). Studies in stuttering: IV. Studies of action currents in stutterers. *Archives of Neurology and Psychiatry* 21, 61–68.

Oslejskova, H., Dusek, L., Makovska, Z., & Rektor, I. (2007). Epilepsia, epileptiform abnormalities, non-right-handedness, hypotonia and severe decreased IQ are associated with language impairment in autism. *Epileptic Disorders* 9 (Suppl 1), S9–18.

Perlmutter, J. S., Powers, W. J., Herscovitch, P., Fox, P. T., & Raichle, M. E. (1987). Regional asymmetries of cerebral blood flow, blood volume, and oxygen utilization and extraction in normal subjects. *Journal of Cerebral Blood Flow and Metabolism* 7(1),64–67.

Peters, M. (1981). Handedness: effect of prolonged practice on between hand performance differences. *Neuropsychologia* 19(4),587–590.

Peters, M. (1990). Subclassification of non-pathological left-handers poses problems for theories of handedness. *Neuropsychologia* 28(3),279–289.

Peters, M. (1992). How sensitive are handedness prevalence figures to differences in questionnaire classification procedures? *Brain and Cognition* 18(2),208–215.

Pezawas, L., Verchinski, B. A., Mattay, V. S., Callicott, J. H., Kolachana, B. S., Straub, R. E., et al. (2004). The brain derived neurotrophic factor val66met polymorphism and variation in human cortical morphology. *Journal of Neuroscience* 24, 10099–100102.

Philip, B. A., & Frey, S. H. (2014). Compensatory Changes Accompanying Chronic Forced Use of the Non-dominant Hand by Unilateral Amputees. *Journal of Neuroscience* 34(10),3622–3631.

Porac, C. (1996). Attempts to Switch the Writing Hand: Relationships to Age and Side of Hand Preference. *Laterality* 1(1),35–44.

Porac, C. (2009). Hand preference and skilled hand performance among individuals with successful rightward conversions of the writing hand. *Laterality* 14(2),105–121.

Porac, C. (2016a). *Laterality: exploring the enigma of left-handedness*. Amsterdam: Elsevier.

Porac, C. (2016b). The most compelling research on handedness is mixed. A review of laterality: Exploring the enigma of left-handedness. *PsycCritiques* 61(35).

Porac, C., & Buller, T. (1990). Overt attempts to change hand preference: a study of group and individual characteristics. *Canadian Journal of Psychology* 44(4),512–521.

Porac, C., & Searleman, A. (2002). The effects of hand preference side and hand preference switch history on measures of psychological and physical well-being and cognitive performance in a sample. *Neuropsychologia* 40(12),2074–2083.

Porac, C., Coren, S., & Searleman, A. (1986). Environmental factors in hand preference formation: evidence from attempts to switch the preferred hand. *Behavior Genetics* 16(2),251–261.

Porac, C., Friesen, I. C., Barnes, M. P., & Gruppuso, V. (1998). Illness and accidental injury in young and older adult left- and right-handers: implications for genetic theories of hand preference. *Developmental Neuropsychology* 14, 157–172.

Preti, A., Lai, A., Serra, M., & Zurrida, G. G. (2008). Mixed handedness prevails among children and adolescents with infantile asthma and diabetes. *Pediatrics, Allergies and Immunology* 19(8),769–772.

Prichard, E., Propper, R. E., & Christman, S. D. (2013). Degree of handedness, but not direction, is a dyste-

matic predictor of cognitive performance. *Frontiers in Psychology* 4, 9.
Propper, R. E., Lawton, N., Przyborski, M., & Christman, S. D. (2004). An assessment of sleep architecture as a function of degree of handedness in college women using a home sleep monitor. *Brain and Cognition* 54(3), 186–197.
Rett, A., Kohlmann, T., & Strauch, G. (1973). *Linkshänder: Analyse einer Minderheit*. Wien, München: Jugend und Volk.
Rodriguez, A., & Waldenstrom, U. (2008). Fetal origins of child non-right-handedness and mental health. *Journal of Child Psychology and Psychiatry* 49(9), 967–976.
Rodriguez, A., Kaakinen, M., Moilanen, I., Taanila, A., McGough, J. J., Loo, S., & Jarvelin, M. R. (2010). Mixed-handedness is linked to mental health problems in children and adolescents. *Pediatrics* 125(2), e340–348.
Ross, G., Lipper, E., & Auld, P. A. M. (1987). Hand preference in four-year-old children: its relationship to premature birth and neurodevelopmental outcome. *Developmental Medicine and Child Neurology* 29, 615–622.
Rostoft, M. S., Sigmundsson, H., Whiting, H. T., & Ingvaldsen, R. P. (2002). Dynamics of hand preference in 4 year-old children. *Behavioural Brain Research* 132(1), 59–68.
Saigal, S., Rosenbaum, P., Szatmari, P., & Hoult, L. (1992). Non-right handedness among ELBW and term children eight years in relation to cognitive fundion and school performance. *Developmental Medicine and Child Development* 34, 425–433.
Sarma, P. S. (1989). Mixed-handedness and achievement test scores of grade school children. *Perceptual and Motor Skills* 68(3 Pt 1), 839–846.
Sattler, J. B. (2000). *Der umgeschulte Linkshänder oder Der Knoten im Gehirn* (6. Aufl.). Donauwörth: Auer Verlag.
Sattler, J. B. (2002). Linkshändige und umgeschulte linkshändige Kinder sowie Kinder mit wechselndem Handgebrauch in der Ergotherapie. *Ergotherapie and Rehabilitation* 41, 21–29.
Satz, P. (1972). Pathological left-handedness: An explanatory model. *Cortex* 8(2), 121–135.
Satz, P., Orsini, D. L., Saslow, E., & Henry, R. (1985). The pathological lefthandedness syndrome. *Brain and Cognition* 4, 27–46.
Schiffman, J., Pestle, S., Mednick, S., Ekstrom, M., Sorensen, H., & Mednick, S. (2005). Childhood laterality and adult schizophrenia spectrum disorders: a prospective investigation. *Schizophrenia Research* 72(2–3), 151–160.
Schuhmacher, R. E., Barks, J. D. E., Johnston, M. V., Down, S. M., Roloff, D. W., & Barlett, R. H. (1988). Right-sided brain lesions in infants following extracorporeal membrane oxygenation. *Pediatrics* 82, 155–160.
Searleman. A., Porac, C. (2001). Lateral preference patterns as possible correlates of successfully switched left hand writing: data and a theory. *Laterality* 6(4), 303–314.
Searleman, A., Porac, C. (2003). Lateral preference profiles and right shift attempt histories of consistent and inconsistent left-handers. *Brain and Cognition* 52(2), 175–180.
Siebner, H. R., Limmer, C., Peinemann, A., Drzezga, A., Bloem, B. R., Schwaiger, M., & Conrad, B. (2002). Long-term consequences of switching handedness: a positron emission tomography study on handwriting in "converted" left-handers. *Journal of Neuroscience* 22(7), 2816–2825.
Soper, H. V., & Satz, P. (1984). Pathological left-handedness and ambiguous handedness: A new explanatory model. *Neuropsychologia* 22(4), 511–515.
Sovák, M. (1968). *Pädagogische Probleme der Lateralität*. Berlin: VEB Verlag Volk und Gesundheit.
Steenhuis, R. E., & Bryden, M. P. (1989). Different dimensions of hand preference that relate to skilled and unskilled activities 1. *Cortex* 25(2), 289–304.
Stilwell, J. M. (1987). The Development of Manual Midline Crossing in 2- to 6-Year-Old Children. *American Journal of Occupational Therapy* 41, 783–789.
Surburg, P. R. (1999). Midline-crossing Inhibition: An Indicator of Developmental Delay. *Laterality* 4(4), 333–343.
Tan, L. E., & Nettleton, N. C. (1980). Left handedness, birth order and birth stress. *Cortex* 16(3), 363–373.
Teixeria, L. A., & Paroli, R. (2000). Lateral asymmetries in motor actions: Preference versus training. *Motriz* 6(1), 18.
Tirosh, E., Stein, M., Harel, J., & Scher, A. (1999). Hand Preference as Related to Development and Behavior in Infancy. *Perceptual and Motor Skills* 89(2), 371–380.
Travis, L. E., & Johnson, W. (1934). Stuttering and the concept of handedness. *Psychological Review* 41, 534–562.
Uvebrant, P. (1988). Hemiplegic cerebral palsy. Aetiology and outcome. *Acta Paediatrica Scandinavica* (Suppl. 345), 1–100.
Valera, E. M., Faraone, S. V., Murray, K. E., & Seidman, L. J. (2007). Meta-Analysis of Structural Imaging Findings in Attention-Deficit/Hyperactivity Disorder. *Biological Psychiatry* 61(12), 1361–1369.
Vingerhoets, G., & Sarrechia, I. (2009). Individual differences in degree of handedness and somesthetic asymmetry predict individual differences in left-right confusion. *Behavioural Brain Research* 204(1), 212–216.
Vongerichten, A. (2012). Angeborene und anerzogene funktionelle Korrelate von Händigkeit im motorischen

Kortex – eine fMRT Studie. [Dissertation]. Hamburg: Universitätsklinikum Hamburg-Eppendorf.

Vuoksimaa, E., Koskenvuo, M., Rose, R. J., & Kaprio, J. (2009). Origins of handedness: a nationwide study of 30,161 adults. *Neuropsychologia* 47(5), 1294–1301.

Walker, L. H., & Henneberg, M. (2007). Writing with the non-dominant hand: cross-handedness trainability in adult individuals. *Laterality* 12(2),121–130.

Westfalla, J. E., Jasper, J. D., & Zelmanova, Y. (2010). Differences in time perception as a function of strength of handedness. *Personality and Individual Differences* 49(6),629–633.

Willems, R. M., van der Haegen, L., Fisher, S. E., & Francks, C. (2014). On the other hand. Including left-handers in cognitive neuroscience and neurogenetics. *Nature Reviews Neuroscience* 15(3),193–201.

Willikonsky, P. (2016). Rückschulung – Ab jetzt mit links. *Ergopraxis* 8(1),26–29.

Yancosek, K. E. (2010). Injury-induced hand dominance transfer. [Doctoral Dissertation]. Kentucky: University of Kentucky.

Die Entwicklung des Händigkeitsprofils

Elke Kraus

5.1 Warum wurde das Händigkeitsprofil entwickelt? – 113

5.2 Welche Studien unterliegen dem ursprünglichen Händigkeitsprofil? – 113
5.2.1 Studie I: Erfassen des Ausmaßes der Händigkeit bei 5-jährigen Vorschulkindern – 113
5.2.2 Studie II: Vergleich der altersgruppentypischen Variabilität der Händigkeit bei 3- bis 5-jährigen Vorschulkindern – 115
5.2.3 Studie III: Vergleich von vorhandenen und modifizierten Tests bei typisch entwickelten 6-jährigen Kindern – 118
5.2.4 Studie IV: Konstruktion einer normativen Grundlage für das Händigkeitsprofil – 120
5.2.5 Studie V: Untersuchung des Händigkeitsprofils bei händigkeitsauffälligen Kindern – 126

5.3 Welche Studien gibt es zu dem aktuellen Händigkeitsprofil? – 128
5.3.1 Praktikabilitätsstudie (Schübl, 2010) – 128
5.3.2 Reliabilitätsstudie (Grath, Lumper & Schiefer, 2013) – 128
5.3.3 Studie zu Qualität der Kreise bei dem bimanuellen Kooperationstest (Söllner, 2013) – 130
5.3.4 Studie zur Lateralitätsmerkmalen (Heimrod, 2015) – 130
5.3.5 Studie zum Vergleich der digitalen und händischen Auswertung des Händigkeitsprofils (Allweiss, 2015) – 131
5.3.6 Studie zur Digitalisierung des Händigkeitsprofils (Kraus, Hufnagl & Allweiss, 2019) – 132

© Springer-Verlag GmbH Deutschland, ein Teil von Springer Nature 2019
E. Kraus (Hrsg.), *Zwischen Links- und Rechtshändigkeit*,
https://doi.org/10.1007/978-3-662-57723-3_5

5.4 Welche Grundannahmen zur Händigkeit und ihrer Ermittlung unterliegen dem Händigkeitsprofil? – 133

5.5 Fazit – 134

Literatur – 134

Kapitel 5 · Die Entwicklung des Händigkeitsprofils

> *Phantasie ist wichtiger als Wissen, denn Wissen ist begrenzt. (Albert Einstein)*
>
> *Es ist nicht genug zu wissen – man muss auch anwenden. Es ist nicht genug zu wollen – man muss auch tun. (Johann Wolfgang von Goethe)*

In diesem Kapitel machen wir eine kleine wissenschaftlich Zeitreise in die Entwicklung des Händigkeitsprofils als Erfassungsinstrument. Überlegungen zu der Forschungsfrage und den Ergebnissen reflektiere ich aus persönlicher Sicht zwischendurch, während die Studienzusammenfassungen in einem eher akademischen Stil geschrieben sind und sicherlich vor allem forschungsorientierte Leser interessieren werden.

Es gibt zwei Phasen auf dieser Reise, die mit dem jeweiligen Reiseziel verbunden sind. Die **erste Phase** beinhaltet die Zeit, in der die Doktorarbeit entstanden ist, und stellt die Konzeption, die Entwicklung der Subtests und anderen Verfahren vor, die ich im Rahmen von Studien durchgeführt habe, um das Händigkeitsprofil zu entwickeln und zu validieren. Dies ist relativ ausführlich, damit die wissenschaftliche Grundlage des Händigkeitsprofils deutlich wird. Nach der Doktorarbeit beginnt **zweite Phase** mit dem Ziel, das Händigkeitsprofil weiterzuentwickeln und zu validieren, wie beispielsweise durch eine Anwendbarkeitsstudie, der Untersuchung von Gütekriterien wie die Zuverlässigkeit (Reliabilität) der Subtests und eine Digitalisierung des Instruments. Wo möglich wurden die Ergebnisse dieser Studien systematisch in das Händigkeitsprofil eingearbeitet, sodass über die Jahre das aktuelle Instrument entstand, mit dem wir uns im nächsten Kapitel befassen werden. ▶ Kap. 6

5.1 Warum wurde das Händigkeitsprofil entwickelt?

In der ergotherapeutischen Praxis begegnete ich wiederholt Kindern, die offensichtlich keine klare Händigkeit aufzeigten und ihren Handgebrauch häufig wechselten. Ich war mir unsicher, inwieweit ein Wechseln bei Kindern normal ist, da es aus der Literatur deutliche Hinweise gibt, dass die Händigkeit einem Entwicklungsprozess unterliegt und sich innerhalb den ersten Jahren bis zum Schuleintritt von völlig unbeständig bis beständig entwickelt (▶ Kap. 2). Außerdem scheint sich eine gewisse Variabilität der Händigkeit auch im Erwachsenenalter zu äußern (Annett, 1978). Ich fragte mich: Ab wann gilt ein Wechseln als auffällig und bis wann ist es noch normal? Gibt es unterschiedliche Arten von Wechseln, und wenn ja, was bedeutete das? Und welche Tests sind am geeignetsten, um die Händigkeit bei Kindern zu ermitteln? Solche und weitere Fragen beschäftigten mich, sodass ich parallel zur Praxis begann, die Händigkeit im Rahmen meiner Doktorarbeit zu beforschen.

5.2 Welche Studien unterliegen dem ursprünglichen Händigkeitsprofil?

So befasste ich mich zuerst mit der Frage, inwieweit wechselnder Handgebrauch bei Vorschulkindern „normal" ist. Ich ging davon aus, dass Händigkeit einem Entwicklungsprozess unterliegt und sich erst zwischen dem 6. und 9. Lebensjahr festigt (McManus, Sik, Cole, Mellon, Wong & Kloss, 1988; Ross, Lipper & Auld, 1992). Die ersten 5 Studien im Rahmen meiner Doktorarbeit (Ph. D.) können dort im Detail nachgelesen werden (Kraus, 2003). Hier sind sie nur kurz zusammengefasst.

5.2.1 Studie I: Erfassen des Ausmaßes der Händigkeit bei 5-jährigen Vorschulkindern

- **Hintergrund**

In der Studie I ging ich der Frage nach, wie gut vorhandene Testverfahren das Ausmaß bzw. die Variabilität der Händigkeit aufzeigen können. Der Studie lag die Annahme zugrunde, dass man den wechselnden Handgebrauch und damit das

Ausmaß der Händigkeit bei Kindern nur vor dem Hintergrund einer typischen Variabilität verstehen könne. Daher musste diese Variabilität zuerst detailliert erfasst werden, um eine Grundlage zu haben, auf der sich abbilden ließ, ab wann ein wechselnder Handgebrauch als normal anzusehen ist oder auch nicht. Ein Vergleich zwischen Links- und Rechtshändern sowie Jungen und Mädchen sollte dies weiter spezifizieren. Eine weitere Annahme war, dass Kinder unter 6 Jahren ihre Händigkeit noch entwickeln und daher in ihrem Handgebrauch eine vergleichsweise hohe Variabilität zeigen würden. So untersuchte ich die Händigkeit von 120 5-jährigen Vorschulkindern. Da Ayres (1972) einen Zusammenhang zwischen Überkreuzungsvermeiden, unklarer Händigkeit und Defiziten der bimanuellen Koordination gefunden hatte, setzte ich den „Bilateral Motor Coordination Test" (BMC) des SIPT ein, um einen Zusammenhang mit den anderen Variablen zu überprüfen.

- **Testmaterial**

Zur Ermittlung der Variabilität der Händigkeit wurden 4 verschiedene Testverfahren kombiniert. Zum einen wurde das in der Forschung häufig verwendete „Edinburgh Handedness Inventory" (EHI) (Oldfield, 1971) eingesetzt. Dieser **Handpräferenztest** beinhaltet eine Mischung von Items mit unterschiedlicher Test-Retest-Reliabilität (McFarland & Anderson, 1980). Allerdings modifizierte ich den EHI etwas. In Bezug auf das Alter der Kinder schien mir eine **beobachtete Durchführung** anstelle einer Befragung sinnvoll – denn eine leistungsbasierte Präferenzmessung scheint bei Kindern das zuverlässigste Erhebungsverfahren zu sein (Longoni & De Gennaro, 1992; Rigal, 1992). Des Weiteren wurden die unterschiedlichen Items bzw. Aktivitäten von dem Kind jeweils 4 Mal durchgeführt, um zusätzlich eine Messung der Beständigkeit oder **internen Konstanz** (▶ Glossar) zu ermöglichen. Außerdem ersetzte ich das grobmotorische bimanuelle Item „mit dem Besen Fegen" durch das eher feinmotorische bimanuelle „Handfeger und Kehrblech", da ein 4-maliges Aufstehen vom Tisch zum Fegen ungünstig erschien und ich mich auf mehr distale (und damit mehr lateralisierte) Aktivitäten konzentrieren wollte.

Für den motorischen **Leistungstest** wurde der „Motor Accuracy (MAc) Test" von Ayres und Marr (1991) genutzt, ein standardisierter und normierter motorischer Nachspurtest für beide Hände. Nachspuren oder Umfahren auf einer Linie mit einem Stift ist ein gängiges Verfahren zur Ermittlung von Handleistung (Stirling, Lipsitz, Qureshi, Kelty-Stephen, Goldberger & Costa, 2013). Der Test „Space Visualisation Contralateral Use" (SVCU) wurde für eine Quantifizierung des Einsatzes der bevorzugten Hand („preferred hand") beim **Überkreuzen der Körpermitte** und der „Bilateral Motor Coordination Test" (BMC) für das Testen der **bilateralen Koordination** eingesetzt. Alle 3 Tests sind Teil der sensorischen Integrationstests (SIPT) nach Ayres (1989) und beinhalten Normwerte für 5-Jährige.

- **Methode**

In einem Kindergarten wurden 122 5-jährige Vorschulkinder ohne Entwicklungsauffälligkeiten rekrutiert. Das Geschlechterverhältnis war gleichmäßig verteilt (je N = 61) und es gab insgesamt 18 Linkshänder. Die Kinder führten die oben beschriebenen Tests unter Anleitung aus. Für den EHI wurde ein Lateralitätsquotient (LQ) anhand der beobachteten rechts- und/oder linkshändigen Reaktionen errechnet. Für die 3 Tests des SIPT wurde die Leistung beider Hände quantitativ erfasst (beim MAc-Test anhand von Geschwindigkeit und Genauigkeit; beim SVCU anhand der Anzahl an Reaktionen; beim BMC-Test anhand von Einschätzungen auf einer 3-Punkte-Skala) und die Inter-Hand-Differenz mit dem LQ berechnet.

- **Ergebnisse und Diskussion**

Die Ergebnisse des modifizierten **Präferenztests EHI** zeigten eine unterschiedliche Variabilität zwischen Links- und Rechtshändern auf. Die Präferenzen der rechtshändigen Kinder bildeten sich mit einem sogenannten Deckeneffekt ab.

Mit anderen Worten: Es gab keine Normalverteilung der Daten, sondern die meisten Kinder wiesen eine sehr konstante und hohe Handpräferenz auf. Der durchschnittliche LQ des modifizierten EHI lag bei 85 %. Die Richtung der Händigkeit schien deutlich, aber das Ausmaß der Händigkeit wurde nicht zufriedenstellend abgebildet und die erwartete Variabilität bei den rechtshändigen Kindern nicht bestätigt. Die Verteilung der Linkshänder hingegen war wesentlich breiter – der durchschnittliche LQ des modifizierten EHI betrug –62 %. Diese Ergebnisse schienen in Übereinstimmung mit der Händigkeitsforschung zu stehen, in der Linkshänder typischerweise eine deutlich größere Variabilität aufweisen als Rechtshänder. Allerdings war die Probandengruppe von 18 Linkshändern zu klein für Verallgemeinerungen.

Bei dem **Fertigkeitstest MAc** fanden sich weder Unterschiede in der Leistung zwischen Links- und Rechtshändern noch signifikante Geschlechtsunterschiede. Man kann auch hier von Deckeneffekten und einer Datenschieflage sprechen. Vor allem bei den rechtshändigen Kindern waren die Inter-Hand-Differenzen unerwartet klein, und es gab wenig Variabilität. Bei dem **Überkreuzungstest SVCU** vermieden 24 Kinder das Überkreuzen völlig; der Rest hatte einen Durchschnitts-LQ von –33 % (Linkshänder) und 35 % (Rechtshänder). Der durchschnittliche Wert bei dem Test zur **bimanuellen Koordination (BMC)** lag bei 23 %. Mädchen hatten hier einen etwas besseren Durchschnitt als Jungen (27 % zu 20 %), wobei sich dieser Unterschied einer Signifikanz annäherte. Da der SVCU und der BMC anhand **derselben** Version für **alle** 4- bis 11-jährige Kinder normiert wurde, war es nicht verwunderlich, dass 5-jährige Kinder verhältnismäßig niedrige Werte in ihrer Leistung hatten. Das ist der Nachteil, wenn keine altersspezifischen Tests entwickelt werden; denn obgleich die Ergebnisse altersgemäß sind, kann der Test bei jüngeren Kindern schwer zwischen auffälligen und unauffälligen Kindern differenzieren, weil der Entwicklungsstand entsprechend niedrig ist.

- **Kurzfazit**

Alle verwendeten Tests wiesen eine statistische Schieflage auf und bildeten somit nicht die erwartete Variabilität und Vielfältigkeit eines multidimensionalen Händigkeitsphänomens ab. Während man argumentieren könnte, dass der EHI und der MAc-Test zu „einfach" waren und daher Deckeneffekte erzielt wurden, schienen die Tests für das Überkreuzen (SVCU) und die bilaterale Koordination (BMC) zu schwierig für 5-Jährige zu sein. Ich kam zu der Schlussfolgerung, dass die verwendeten Tests zur differenzierten Erfassung verschiedener Ausprägungs- und Entwicklungsgrade nicht geeignet waren, jedenfalls nicht für 5-jährige Kinder.

5.2.2 Studie II: Vergleich der altersgruppentypischen Variabilität der Händigkeit bei 3- bis 5-jährigen Vorschulkindern

- **Hintergrund**

Aufgrund der Ergebnisse der ersten Studie erschien es mir sinnvoll, eine zweite Studie mit ähnlicher Fragestellung, aber Änderungen des Studiendesigns und der Testverfahren durchzuführen. Erstens sollten jüngere Kinder, also 3- und 4-jährige, mit eingeschlossen werden, um so die Entwicklung des Händigkeitsausmaßes über die Altersgruppen hinweg erfassen zu können. Zweitens sollten dieselben Tests (modifizierter EHI und MAc), die bei den 5-Jährigen Deckeneffekte erzielten, wieder verwendet werden unter der Annahme, dass sie bei jüngeren Kindern aussagekräftiger sein würden. Ich ging davon aus, dass die beiden anderen Tests, SVCU und BMC, die für 5-jährige Kinder schon schwer zu bewältigen waren, noch schwerer für 3- bis 4-jährige Kinder sein würden. Außerdem schien der BMC des SIPT für eine Händigkeitsermittlung nicht ideal, da er die möglichst gleichmäßige und simultane Koordination zwischen beiden Armen und Händen erfasst und per se keine Asymmetrien mit Rollenverteilung zwischen den Händen. Also entwickelte ich zwei neue Tests für das **Überkreuzen der Körpermitte** und die **bimanuelle Kooperation**[1].

- **Testentwicklung**

Überkreuzen der Körpermitte: Basierend auf der Idee des „Test of Manual Midline Crossing" (Stilwell, 1987), der das Überkreuzen bei 2- bis 6-jährigen Kindern erhebt, entwickelte ich ein Stäbchenspiel, dass dem Kind 32 Möglichkeiten bietet, mit ipsilateralem (nicht überkreuzendem), kontralateralem (überkreuzendem) sowie mittigem Handeinsatz zu reagieren. Dazu erfand ich eine Geschichte mit bunten Bären, die die Hilfe des Kindes benötigten, um einen Zaun mit verschiedenfarbigen Stäbchen zu bauen. Dadurch sollten die Aufmerksamkeit des Kindes vom Handeinsatz auf die Geschichte gelenkt und die Motivation zur Teilnahme gesteigert werden (Abb. 5.1). Die mittig platzierten Stäbchen können keine ipsilaterale oder kontralaterale Reaktionen hervorrufen, sind aber als Kontrolle des Handgebrauchs in der Mitte nützlich. So könnte das Kind z. B. die Stäbchen auf der linken und rechten Seite mit der entsprechenden linken und rechten Hand aufheben und somit das Überkreuzen vermeiden und keine Handpräferenz zeigen. In der Mitte jedoch könnte es einen beständigen Handgebrauch aufweisen, bei dem ein Überkreuzungsvermeiden keine Rolle spielt. Das wiederum könnte darauf hinweisen, dass sich die Handpräferenz in der Mitte festigt und dass ein Überkreuzungsvermeiden eventuell die primäre Ursache eines wechselnden Handgebrauchs sein könnte.

Bimanuelle Kooperation: In Studien zu bimanueller Koordination wurde gezeigt, dass man anhand bimanueller Tätigkeiten, die eine führende Hand voraussetzen, besser zwischen der dominanten und nicht-dominanten Hand unterscheiden kann. Dieser Effekt wird sehr

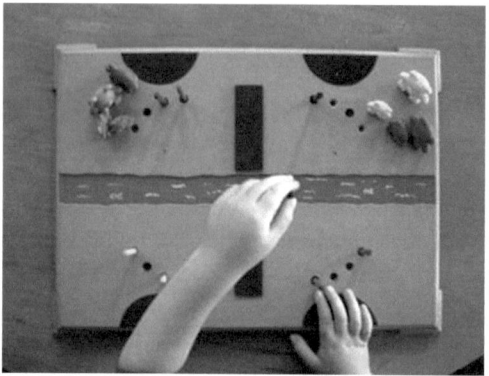

Abb. 5.1 Der „Midline Crossing Test" (MCT) des Händigkeitsprofils im Rahmen der Doktorarbeit (Aus: Kraus, 2003)

deutlich in einem Verfahren aus der neuromotorischen Forschung, nämlich dem bimanuellen simultanen Kreisemalen in spiegelartigen und parallelen Bewegungen (Carson, Thomas, Summer, Walters & Semjen, 1997; Fagard, 1990; Fagard & Pezé, 1992; Semjen, Summers & Cattaert, 1995). Studien über das simultane Kreisemalen zeigen auf, dass Menschen einer typisch entwickelten Bevölkerung ihre dominante Hand stabiler, genauer und schneller einsetzen als ihre nicht-dominante Hand. Also entwickelte ich, angelehnt an das simultane Kreisemalen, einen neuen Test. Dafür nutzte ich eine Zaubertafel (Etch A Sketch), ähnlich wie es auch andere Forscher taten, die mit Kindern arbeiteten (Brown, 1991; Fagard, 1990; Fagard & Pezé, 1992; Steese-Seda, Brown & Caetano, 1995). Die beiden Drehknöpfe der Zaubertafel, die unten links und rechts angebracht sind, ermöglichten bei gleichzeitigem Drehen das Zeichnen einer diagonalen Linie von 45°, die je nach Richtungskombination von einer Ecke zur anderen führt. Um ein ruckartiges Bewegungsmuster („stop – start") bei der Durchführung zu vermeiden und kreisende Bewegungen zu ermöglichen, wurden zwei kleine Bären auf Scheiben mit einem Durchmesser von ca. 8 cm und einem Schwenkmechanismus montiert. Das ermöglichte die bimanuellen simultanen Bewegungen beim kontinuierlichen Kreisemalen (Abb. 5.2).

---

[1] In meinen Ph. D.-Studien nutzte ich noch den Begriff „Coordination/Koordination". Im Laufe der Entwicklung des Händigkeitsprofils hat sich das in den Begriff „Kooperation" gewandelt, um die Rollendifferenzierung der Hände besser darzustellen.

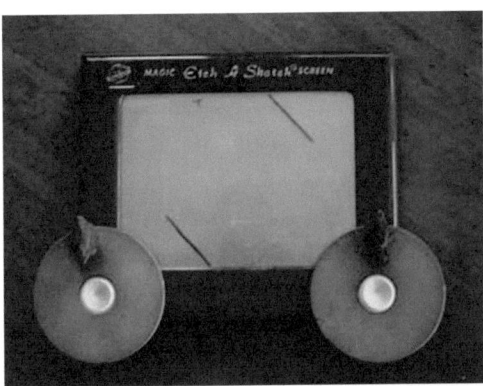

Abb. 5.2 Der „Bimanual Coordination Test" (BCT) des Händigkeitsprofils im Rahmen der Doktorarbeit (Aus: Kraus, 2003)

- **Methode**

In der Studie II rekrutierte ich 91 unauffällig entwickelte Vorschulkinder: 30 3-Jährige, 31 4-Jährige und 30 5-Jährige. Davon waren 8 Kinder linkshändig (9 %). Die eindeutige Händigkeit und unauffällige Entwicklung der Kinder wurden von Eltern und Erziehern/Lehrern als Einschlusskriterium bestätigt. Die Verteilung von Mädchen zu Jungen war ungefähr gleich in den Altersgruppen. Es wurden folgende Tests angewendet: das modifizierte EHI für die Handpräferenz, der Mac-Test für die Handleistung, der neue Überkreuzungstest („Midline Crossing Test" – MCT) und der neue bimanuelle Test („Bimanual Coordination Test" – BCT). Für alle Tests wurden zudem die LQ errechnet, um die Differenz zwischen den Händen zu veranschaulichen und zu vereinheitlichen.

- **Ergebnisse und Diskussion**

Beim modifizierten **EHI-Präferenztest** waren die Mädchen stärker lateralisiert als die Jungen, mit einer Tendenz zur Signifikanz. Eine Varianzanalyse (ANOVA) zeigte allerdings keine signifikanten Unterschiede zwischen den 3 Altersgruppen auf. Im Gegenteil: Der LQ-Durchschnitt der 83 rechtshändigen Kinder lag bei 84 % (im Vergleich zu 85 % in Studie I) und bei den 8 Linkshändern bei 50 % (im Vergleich zu 62 % in Studie I). Beim **MAc-Leistungstest** wiesen die 3-Jährigen größere Inter-Hand-Differenzen auf als die älteren Kinder, und die Unterschiede zwischen den Altersgruppen waren signifikant. Die Verteilung der Ergebnisse war jedoch ähnlich wie in Studie I. Es gab eine Schieflage und einen Deckeneffekt bei Links- und Rechtshändern sowie kleine Inter-Hand-Differenzen. Der **MCT** hingegen zeigte wesentlich mehr Überkreuzungsreaktionen als der **SVCU** in Studie I. Das Überkreuzen nahm überdies mit dem Alter zu: Der LQ-Durchschnitt lag bei den 3-Jährigen bei 52 %, bei den 4-Jährigen bei 60 % und bei den 5-Jährigen bei 63 % (im Vergleich zu 33–35 % beim SVCU in Studie I). Auch die Ergebnisse des **BCT** wiesen keine Bodeneffekte mehr auf und zeigten eine Normalverteilung. Der LQ-Durchschnitt des BCT lag bei insgesamt 62 %, wobei zwischen den Altersgruppen signifikante Unterschiede zu sehen waren. Ein Vergleich zwischen den Ergebnissen der 5-Jährigen aus Studie I und Studie II macht dies deutlich: Der BMC aus der Studie I ermittelte einen LQ-Durchschnittswert von 23 %, der BCT aus der Studie II einen LQ-Durchschnittswert von 67 %.

- **Kurzfazit**

Aus der Studie II zog ich die Schlussfolgerung, dass die beiden neu entwickelten Tests (MCT und BCT) für den Zweck eines sensiblen Entwicklungsprofils, das die Variabilität der Händigkeit aufzeigt, geeignet seien. Im Gegensatz zum SVCU und BMC aus der Studie I zeigten der MCT und BCT statistische Normalverteilungen ohne Verzerrungen, und die Kinder erzielten im Durchschnitt mittlere Werte. Der modifizierte EHI-Präferenztest und der MAc-Leistungstest schienen hingegen für die Bildung eines Entwicklungsprofils von jüngeren Kindern nicht geeignet. Trotz des Einbezugs von 3- bis 4-jährigen Kindern erzielte der EHI sehr ähnliche und wenig differenzierte Ergebnisse. Beim MAc-Test gab es zwar Altersunterschiede, was die Leistung betraf, aber die Differenz zwischen den Händen war wider Erwarten bei den jüngeren Kindern größer als bei den älteren. Dieses Ergebnis spiegelt weder die beobachtete und recherchierte Variabilität der Händigkeitsentwicklung bei Kindern wider noch den Fakt, dass sich die dominante Hand mit dem Alter verbessert und die Inter-Hand-Differenzen mit den Jahren größer werden (De Agostini, Paré, Goudot & Dellatolas, 1992; Mandell, Nelson & Cermak, 1984).

5.2.3 Studie III: Vergleich von vorhandenen und modifizierten Tests bei typisch entwickelten 6-jährigen Kindern

- **Hintergrund**

Studie II zeigte, dass die neuen Subtests zum Test des **Überkreuzens der Körpermitte** (MCT) und der **bimanuellen Kooperation** (BCT) geeignete Instrumente für ein Entwicklungsprofil der Händigkeit sein können, der modifizierte EHI und der MAc-Test jedoch nicht. Aufgrund dieser Ergebnisse entwickelte ich neue Tests für die Präferenz- und Leistungsmessung. In Studie III sollten dann die „alten" bzw. vorhandenen Tests mit neuen bzw. modifizierten Tests verglichen werden.

- **Testentwicklung**

Präferenztest: Da die Items des EHI gute Gütekriterien aufweisen und sehr häufig in der Forschung angewandt werden, schien es mir sinnvoll, diese Items beizubehalten. Um eine größere Vielfalt von alltäglichen Handlungen abzubilden, ergänzte ich diese um weitere Items. Es sollten zu gleichen Teilen unterschiedliche Item-Merkmale und Eigenschaften berücksichtigt werden, insbesondere **geschult vs. ungeschult** und **bimanuell vs. unimanuell**, da diese von mehreren Autoren als zwei wichtige Differenzierungsmerkmale in Bezug auf Händigkeit empfohlen wurden (Bryden, Bulman-Fleming & MacDonald, 1996; Provins & Cunliffe, 1972). Ich nahm an, dass eine Mischung solcher Items den individuellen und entwicklungsbedingten Ausprägungsgrad der Händigkeit besser abbilden würde und im Rahmen einer Testung von auffälligen Kindern mit wechselndem Handgebrauch zweckmäßig sei. So entstanden für den modifizierten **„Functional Hand Preference Test"** (FHPT) 24 Items, die zur Hälfte geschult und zur anderen Hälfte ungeschult sowie zur Hälfte bimanuell und zur anderen Hälfte unimanuell sind (◘ Tab. 6.1). Jedes dieser Items sollte zudem 4 Mal durchgeführt werden, um eine interne Konstanzmessung innerhalb der Items zu ermöglichen. Ebenso wie für den EHI kann für den FHPT der LQ errechnet werden (Gesamt-LQ sowie einzelne LQ-Werte für die 4 Einteilungen).

Wie in ▶ Kap. 2 beschrieben, ist die präferierte Hand nicht unbedingt die bessere. Die motorische Leistung wird typischerweise in vielen Händigkeitsermittlungen durch Nachzeichnen oder **Nachspuren** oder durch **Punktieren** erfasst (z. B. Carlier, Duyme, Capron, Dumont & Perez-Diaz, 1993; Carlier, Spitz, Vacher-Lavenu, Villeger, Martin & Michel, 1996). Diese Testverfahren weisen eine hohe Übereinstimmung mit dem Schreiben auf und werden damit von einem starken **Übungseffekt** beeinflusst (Annett, 1992a; Tapley & Bryden, 1985). Aus diesem Grund nahm ich an, dass es mittels dieser Aktivitäten schwierig sein könnte, umgeschulte Links- oder Rechtshänder zu identifizieren. Wenn z. B. eine umgeschulte Linkshänderin beim Schreiben schon viel Übung mit der rechten Hand hat, würde sie wahrscheinlich beim Nachspuren und Punktieren mit rechts auch bessere Leistung zeigen (Coren, 1992; Peters, 1992; Peters & Murphy, 1992; Sattler, 2000, 2002).

Um zusätzlich eine motorische Leistung ohne Übungseffekt abbilden zu können und somit nicht nur auf der Präferenzebene, sondern auch auf der Leistungsebene zwischen geübten/geschulten und ungeübten/ungeschulten Tätigkeiten unterscheiden zu können, nahm ich noch 2 weitere Tests hinzu. Das **Klopfen** (oder „tapping") hat sich in Studien als zuverlässige ungeschulte Aktion zur Differenzierung einer Links- oder Rechtshändigkeit bewährt (z. B. Peters, 1990; Watter & Burns, 1995). Allerdings kann es unterschiedlich durchgeführt werden: **proximal** (d. h., die Bewegung kommt aus der Schulter wie beim

Hämmern; Peters, 1990), oder **distal** (d. h., die Bewegung kommt aus dem Handgelenk wie beim Fingerklopfen; Watter & Burns, 1995). Die Unterscheidung zwischen proximal und distal scheint ein wesentlicher Faktor für die Händigkeitsermittlung zu sein, da körperferne Bewegungen in der Regel stärker lateralisiert sind als körpernahe (Peters, 1990). Allerdings können sich motorische Auffälligkeiten unterschiedlich äußern, auch hier gibt es aufgrund der Praxiserfahrung Kinder, deren proximale Kontrolle besser ist als die distale und umgekehrt. Daher war es mir wichtig, beide Aspekte zu berücksichtigen. Die Handleistung setzt sich also insgesamt aus **Fertigkeit („skill")** und **Fähigkeit („ability")** zusammen: Unter Fähigkeit fallen die ungeschulten Items der Testaktivitäten **Hämmern („hammering")** und **Klopfen** mit den Fingern („tapping"); unter Fertigkeit die geschulten Items **Nachspuren** („Bear Tracing Task – BTT") und **Punktieren** („Bear Dotting Task – BDT"). Hier ist anzumerken, dass das Nachspuren zwar ähnliche Prinzipien der Durchführung beinhaltet wie der MAc-Test, der neue Nachspurtest aber eine Bärenfigur darstellt, die zu dem Bärenthema des Überkreuzungstests passt. Bei den Fähigkeits- und Fertigkeitstests werden die Geschwindigkeit und Genauigkeit miteinander verrechnet, und für alle motorischen Tests wird zur Bestimmung des maximalen Leistungsniveaus ein Lateralitätsquotient (LQ) errechnet.

- **Methode**

Für die Studie III rekrutierte ich 60 unauffällige Kinder, 30 links- und 30 rechtshändige Kinder im Alter von 6 Jahren rekrutiert (jeweils zur Hälfte Jungen und Mädchen). Die eindeutige Händigkeit und unauffällige Entwicklung der Kinder wurden von Eltern und Erziehern/Lehrern als Einschlusskriterium bestätigt. Die Testung umfasste einerseits die „alten" Verfahren MAc-, SVCU-, BMC-Test und modifizierter EHI sowie die neu entwickelten bzw. modifizierten Subtests FHPT, Fertigkeit (Nachspuren und Punktieren), Fähigkeit (Hämmern und Klopfen), Überkreuzungstest (MCT) und bimanueller Kooperationstest (BCT).

- **Ergebnisse**

Bei der Auswertung der neu entwickelten Tests gab es weder signifikante Geschlechterunterschiede noch Unterschiede in Bezug auf das Leistungsniveau zwischen Links- und Rechtshändern. Die Ausprägung der Händigkeit und die Differenzierung zwischen einer Links- und Rechtshändigkeit war signifikant (◘ Tab. 5.1), wobei die geschulten Items hochsignifikant waren und die ungeschulten Items mäßig signifikant.

- **Diskussion**

Im Gegensatz zum modifizierten EHI konnte die Verteilung von Links- und Rechtshändern beim modifizierten **Präferenztest FHPT** als Normalverteilungen eingestuft werden. Auch wiesen die LQ-Werte beim FHPT einen niedrigeren Durchschnitt und eine gleichmäßigere Streuung auf (Linkshänder: LQ-Durchschnitt beim EHI –67 % und beim FHPT –46 %; Rechtshänder: LQ-Durchschnitt beim EHI 89 % und beim FHPT 70 %). Trotzdem war auch beim FHPT

◘ **Tab. 5.1** Unterschiede zwischen Links und Rechtshändern in den modifizierten Tests

Modifizierter Test	Signifikanz
FHPT gesamt (Präferenz)	0,001**
Ungeschulte Items (Präferenz)	0,039*
Geschulte Items (Präferenz)	0,000**
Interne Konstanz (Präferenz)	0,037*
Fähigkeit: Hämmern und Klopfen (Leistung)	0,020*
Fertigkeit: Nachspuren und Punktieren (Leistung)	0,004**
MCT (Überkreuzen)	0,038*
BCT (bimanuelle Koordination)	0,009**

*= signifikant bei 0,05; **=signifikant bei 0,01

immer noch die deutliche Tendenz zu erkennen, dass Rechtshänder im Vergleich zu Linkshändern stärker lateralisiert waren und eine höhere interne Konstanz sowie eine geringere Variabilität aufwiesen. Diese Tendenz stimmt mit Ergebnissen in der Fachliteratur überein (▶ Kap. 2 und 4).

Der Vergleich zwischen dem MAc-Test und den **Fertigkeitstests (Nachspuren und Punktieren)** zeigte bei beiden Tests eine Normalverteilung, wobei bei dem MAc-Test immer noch ein Deckeneffekt vorhanden war und die Streuung bei den modifizierten Tests breiter ausfiel (Linkshänder: LQ-Durchschnitt beim MAc-Test –1 % und beim Fertigkeitstest –8 %; Rechtshänder: LQ-Durchschnitt beim MAc-Test 4 % und beim Fertigkeitstest 11 %). Eine Gegenüberstellung der Subtests Nachspuren und Punktieren ergab bei den Rechtshändern kaum einen Unterschied bei den Linkshändern aber gab es beim Punktieren im Vergleich zum Nachspuren eine größere Fehlerquote.

Bei dem **Fähigkeitstest (Hämmern und Klopfen)** war die Differenz zwischen den Händen bei Rechtshändern größer (LQ-Durchschnitt 16 %) und wies eine engere Streuung auf als bei Linkshändern (LQ-Durchschnitt 10 %) – auch das stimmt mit der Forschungslage überein (Peters, 1990). Zwei der 30 Linkshänder schnitten besser mit der rechten Hand ab, und bei 3 Linkshändern gab es keinen Unterschied zwischen den Händen. Nur eine Rechtshänderin wies keine Differenz zwischen den Händen auf. Der Durchschnitt beim Hämmern war höher als beim Klopfen, was darauf hinweist, dass 6-jährigen Kindern Hämmern leichter fällt als Klopfen.

Der modifizierte **Überkreuzungstest MCT** erzeugte eine normale Verteilung mit höherem Durchschnitt im Vergleich zum SVCU. Bei Linkshändern lag der LQ-Durchschnitt beim SVCU bei –25 % und beim MCT bei –34 %; Rechtshänder erzielten einen LQ-Durchschnitt beim SVCU von 27 % und beim MCT von 55 %. Auch diese Resultate stimmen mit Ergebnissen aus der Fachliteratur überein (Atwood & Cermak, 1986; Cermak & Ayres, 1984; Cermak, Quintero & Cohen, 1980). Linkshänder überkreuzten weniger mit ihrer dominanten linken Hand als Rechtshänder mit ihrer rechten, aber Linkshänder setzten im Gegensatz zu den Rechtshändern auch oft die nicht-dominante rechte Hand zum Überkreuzen ein.

Im Gegensatz zum BMC-Test wies der **BCT** keinen Bodeneffekt auf und zeigte einen deutlich höheren LQ-Durchschnitt: Linkshänder hatten einen LQ-Durchschnitt beim BMC von –27 % und beim BCT von –61 %; Rechtshänder erzielten einen LQ-Durchschnitt beim BMC von 27 % und beim BCT von 55 %. Die Inter-Hand-Differenzen fielen bei diesem Test bei Linkshändern wesentlich kleiner aus (LQ-Durchschnitt –2 %) als bei Rechtshändern (LQ-Durchschnitt 22 %), wieder in Übereinstimmung mit der Fachliteratur (Fagard, 1991; Fagard & Corroyer, 2003).

- **Kurzfazit**

Mit dieser Studie konnte dargelegt werden, dass die „neuen" modifizierten Subtests eine deutlich bessere Variabilität der Händigkeitsdimensionen aufzeigen als die herkömmlichen Tests. Des Weiteren stimmten die Ergebnisse mit der Fachliteratur überein. Somit konnte ich schlussfolgern, dass die neu entwickelten Tests eine geeignete Grundlage für ein entwicklungssensibles Instrument zur Ermittlung der Händigkeit bei Kindern darstellen und mit ihnen die Richtung, der Ausprägungsgrad sowie unterschiedliche Dimensionen der Händigkeit berücksichtig werden.

5.2.4 Studie IV: Konstruktion einer normativen Grundlage für das Händigkeitsprofil

- **Hintergrund**

Die 5 Testverfahren, die sich in Studie III als geeignet herausstellten, fasste ich dann in einer Testbatterie, dem **Händigkeitsprofil**, zusammen. Um dieses neue Instrument für die Wissenschaft und die Praxis auswertbar und verwendungsfähig zu machen, entwickelte ich ein Kategorien- und Interpretationssystem das als Ausgangspunkt zur Ermittlung von händigkeitsauffälligen Kindern dienen und einen Rahmen für ein normatives Profil der Händigkeit schaffen sollte. Die Ergebnisse aus Studie III bildeten dabei die Grundlage: Basierend auf Perzentilen nahm ich eine Kategorienkonstruktion vor, um den Ausprägungsgrad der Präferenzebene sowie die Leistungsebene mit Inter-Hand-Differenzen abzubilden.

Standardklassifikationssysteme werden häufig in Testkonstruktionen verwendet und beinhalten z. B. Grenzwerte für die Norm zwischen der 25. und 75. Perzentile (Lezak, 1995; Munro, 1997). Mit Perzentilen sind Prozentränge gemeint. Sie können Aufschluss darüber geben, wie ein Testergebnis im Vergleich mit Normwerten interpretiert oder gewertet werden kann. Das Testergebnis eines Kindes, das in die 85. Perzentile fällt, sagt beispielsweise aus, dass gleichaltriger Kinder zu 85 % denselben Wert erreichen oder darunter liegen. Ein Ergebnis in der 5. Perzentile drückt hingegen aus, dass 95 % der Kinder in diesem Alter höhere Werte erreichen. Im Allgemeinen können Daten zwischen der 24. und 10. Perzentile als grenzwertig bezeichnet werden und Daten zwischen der 1. und 9. Perzentile als auffällig. Ich ging davon aus, dass die Berechnung von Lateralitätsquotienten (LQ) der unterschiedlichen Tests eine Vergleichsgrundlage schaffen würde und man so den Ausprägungsgrad sowie die Leistungsebene übersichtlich gegenüberstellen und kategorisieren könne.

Allerdings besteht in der Literatur kein Konsens darüber, wie viele Kategorien für eine Händigkeitsermittlung am sinnvollsten sind (Annett, 1992b; Bishop, 1990). Eine 5-Gruppen-Klassifikation (stark ausgeprägte Linkshänder, mäßig ausgeprägte Linkshänder, „Beidhänder", stark ausgeprägte Rechtshänder, mäßig ausgeprägte Rechtshänder) würde nicht zwischen den „Beidhänder" mit einer rechten und einer linken Tendenz differenzieren. Ich nahm an, dass eine höhere Anzahl an Kategorien spezifischere Händigkeitsgruppen in Bezug auf den Ausprägungsgrad abbilden würde. Daher entschied ich mich, ähnlich wie Annett (1970, 1976), für ein **8-Gruppen-Klassifikationssystem** für den **Ausprägungsgrad** (◘ Abb. 5.3).

Was die Leistung betrifft, galt es vor allem festzustellen, ob die Leistung durchschnittlich oder auffällig ist, denn das Händigkeitsprofil ist in der ersten Instanz kein motorisches Assessment. Daher reichte mir ein **3-stufiges Klassifizierungssystem** für die **Leistungsebene** (25.–100. Perzentile = typisch entwickelt; 10.–24. Perzentile = grenzwertig; 0.–9. Perzentile = auffällig).

- **Methode**

Basierend auf den Daten der Studie III erstellte ich 8 Kategorien für die Händigkeitskategorisierung, die bei jedem der Tests angewendet wurden (◘ Abb. 5.3). Diese Kategorien wurden von 1 bis 8 durch nummeriert, so dass diese ordinalen Werte auch zu einem Durchschnitt verrechnet und Veränderungen errechnet werden können. Der Durchschnitt der LQ-Werte der jeweiligen Tests wurde für die

Stark ausgeprägt LINKS	Mäßig ausgeprägt LINKS	Leicht ausgeprägt LINKS	Variabel LINKS	Variabel RECHTS	Leicht ausgeprägt RECHTS	Mäßig ausgeprägt RECHTS	Stark ausgeprägt RECHTS
L+	L	L-	VL	VR	R-	R	R+
75.–100. Perzentile	25.–74. Perzentile	10.–24. Perzentile	1.–9. Perzentile	1.–9. Perzentile	10.–24. Perzentile	25.–74. Perzentile	75.–100. Perzentile
Wert = 1	Wert = 2	Wert = 3	Wert = 4	Wert = 5	Wert = 6	Wert = 7	Wert = 8

◘ Abb. 5.3 Kategorie 1–8 zur Ausprägung der Händigkeit basierend auf Perzentilen. (Aus: Kraus, 2003)

Kategorie Perzentile	L+ 75.–100. Perz.	L 25.–74. Perz.	L- 10.–24. Perz.	VL 1.–9. Perz.	VR 1.–9. Perz.	R- 10.–24. Perz.	R 25.–74. Perz.	R+ 75.–100. Perz.
Inter-Hand-Differenzen (IHD)	Große IHD			Kleine IHD				Große IHD
Ungeschulte Präferenz (FHP)	-76 bis -100	-40 bis -75	-3 bis -39	0 bis -2	0 bis 26	27 bis 47	48 bis 75	76 bis 100
Geschulte Präferenz (FHP)	-80 bis -100	-42 bis -79	-18 bis -41	0 bis -17	0 bis 69	70 bis 77	78 bis 93	94 bis 100

◘ **Abb. 5.4** LQ-Werte des FHPT, kategorisiert nach Perzentilen. *FHP* = funktionale Handpräferenz. *IHD* = Inter-Hand-Differenzen, Perz. = Perzentilie. (Aus: Kraus, 2018)

60 Links- und Rechtshänder aus der Studie III errechnet und anhand der Perzentilen kategorisiert. Angelehnt an eine Quartileinteilung der obersten 25 % wurde dies die Kategorie für stark ausgeprägte Links- oder Rechtshänder mit den Werten der 5 Tests. Bei stark ausgeprägten Linkshändern liegt der **Präferenzwert** von ungeschulten FHPT-Items beispielsweise zwischen einem LQ von −76 % und −100 %; bei einem leicht ausgeprägten Linkshänder dagegen zwischen −3 % und −39 %. Bei den Rechtshändern waren die Unterschiede wesentlich größer (◘ Abb. 5.4).

- **Ergebnisse und Diskussion**

Basierend auf den Werten der 60 6-jährigen Kinder entstanden zwei Datenbanken. Die erste Datenbank zeigt anhand von **Präferenzwerten** für jeden Test jeweils 4 Kategorien des Ausprägungsgrads für Links- und für Rechtshänder. Statistische Analysen konnten zeigen, dass der Unterschied zwischen den 8 Gruppen signifikant ist. Das bedeutet, dass der **Ausprägungsgrad** der **Präferenzebene** der Händigkeit mit dem Händigkeitsprofil in 8 Kategorien zuverlässig erfasst werden kann.

Die zweite Datenbank gibt einen Hinweis auf die **Leistungsebene** der jeweiligen Tests aufgrund der durchschnittlichen **Leistungswerte**. Ein LQ-Durchschnitt eines Tests der zwischen der 75.–100. Perzentile liegt, gilt als unauffällig und typisch entwickelt; ein LQ-Durchschnitt zwischen der 10. und 24. Perzentile als grenzwertig und unterhalb der 10. Perzentile als auffällig. Die 3 Gruppen unterschieden sich im Signifikanzbereich.

Die ◘ Abb. 5.5 und ◘ Abb. 5.6 veranschaulichen die Klassifizierung bei den 60 Kindern zu jedem der 5 Tests in Bezug auf den Ausprägungsgrad (8er-Kategoriensystem auf der rechten Seite) und auf die Leistungsebene (3er-Kategoriensystem auf der linken Seite). Man sieht hier deutlich, dass die Linkshänder ihre rechten Hand wesentlich mehr einsetzen als die Rechtshänder ihre linke Hand.

Es folgen die Kategorisierungsprofile mit den Durchschnittswerten aller Subtests für jede der 8 Händigkeitskategorien: stark ausgeprägte Linkshänder, mäßig ausgeprägte Linkshänder, leicht ausgeprägte Linkshänder, variable Linkshänder, variable Rechtshänder, leicht ausgeprägte Rechtshänder, mäßig ausgeprägte Rechtshänder und stark ausgeprägte Rechtshänder (◘ Abb. 5.7, ◘ Abb. 5.8, ◘ Abb. 5.9, ◘ Abb. 5.10, ◘ Abb. 5.11, ◘ Abb. 5.12, ◘ Abb. 5.13, ◘ Abb. 5.14).

- **Kurzfazit**

Die Kategorien des 8-Gruppen-Klassifikationssystems für den **Ausprägungsgrad** sowie die des 3-stufigen Klassifizierungssystems für die **Leistungsebene** weisen signifikante Unterschiede auf und eignen sich daher, Händigkeitsgruppen differenziert darzustellen. Diese Klassifikationen

Kapitel 5 · Die Entwicklung des Händigkeitsprofils

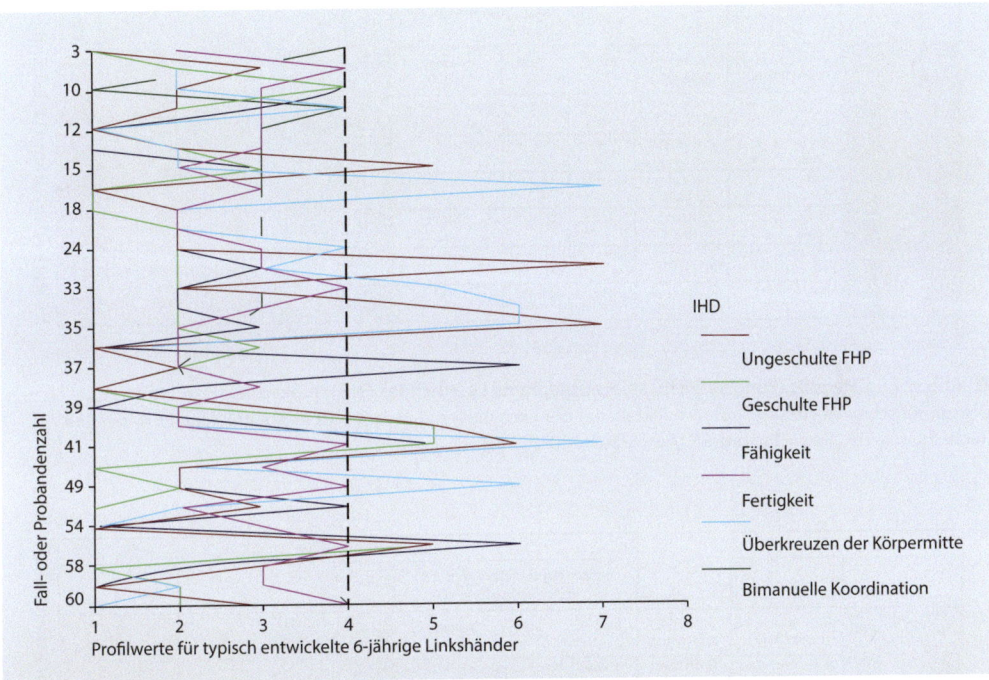

◘ **Abb. 5.5** Ergebnisse der einzelnen Tests für alle 30 linkshändigen Kinder. IHD = Inter-Hand Differenz, FHPT = Funktionaler Handpräferenz Test. (Aus: Kraus, 2003)

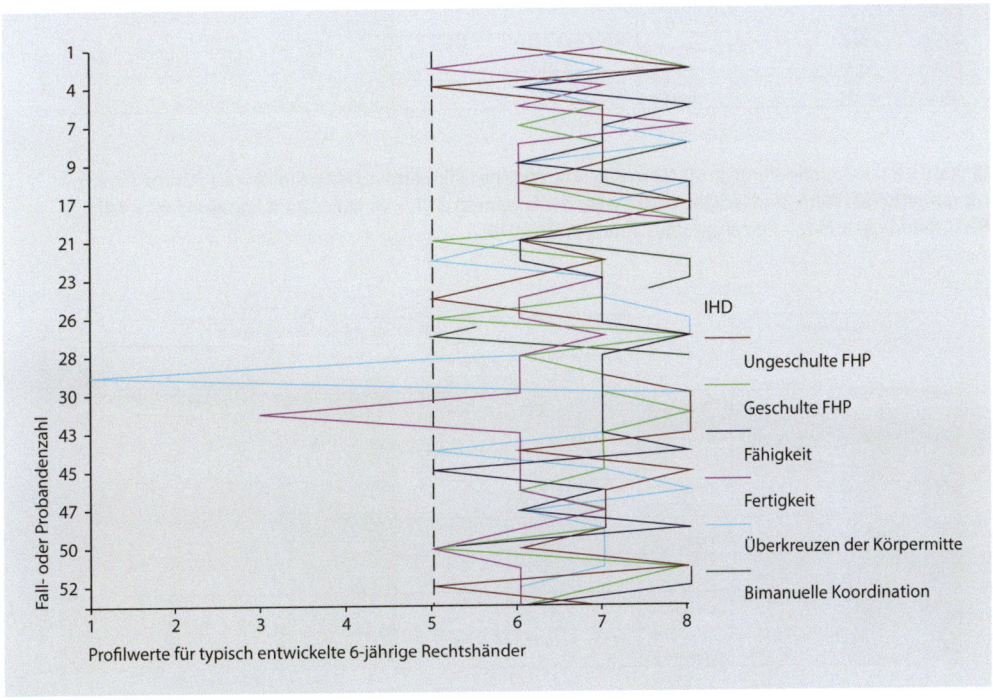

◘ **Abb. 5.6** Ergebnisse der einzelnen Tests für alle 30 rechtshändigen Kinder. IHD = Inter-Hand Differenz, FHPT = Funktionaler Handpräferenz Test. (Aus: Kraus, 2003)

☐ **Abb. 5.7** Kategorisierungsprofil für stark ausgeprägte Linkshänder. *FHP* = funktionale Handpräferenz. Die numerischen Werte sind lediglich Platzhalter der Excelmaske. *VL* = variable Linkshändigkeit; *VR* = variable Rechtshändigkeit; *Perz* = Perzentile. (Aus: Kraus, 2003, 2018)

☐ **Abb. 5.8** Kategorisierungsprofil für mäßig ausgeprägte Linkshänder. *FHP* = funktionale Handpräferenz. Die numerischen Werte sind lediglich Platzhalter der Excelmaske. VL = variable Linkshändigkeit; VR = variable Rechtshändigkeit; Perz = Perzentile. (Aus: Kraus, 2003, 2018)

☐ **Abb. 5.9** Kategorisierungsprofil für leicht ausgeprägte Linkshänder. *FHP* = funktionale Handpräferenz. Die numerischen Werte sind lediglich Platzhalter der Excelmaske. VL = variable Linkshändigkeit; VR = variable Rechtshändigkeit; Perz = Perzentile. (Aus: Kraus, 2003, 2018)

Kapitel 5 · Die Entwicklung des Händigkeitsprofils

Leistungsebene				Ausprägungsgrad der Händigkeit												
		Prozentsatz		Inter-Hand-Differenz (IHD) (Lateralitätsquotient)				gr. IHD		Kleine IHD						gr. IHD
auffällig	grenzwertig	Durchschnitt	Leistungswerte der L und R Hand	Händigkeitsdimension	Teil (LQ)	IHD	Gesamt-IHD (LQ)	L+ 75.-100. Perz.	L 25.-74. Perz.	L- 10.-15. Perz.	VL 1.-9. Perz.	0	VR 1.-9. Perz.	R- 10.-15. Perz.	R 25.-74. Perz.	R+ 75.-100. Perz.
	x		Interne Konstanz Gesamt 100	Präferenz: Ungeschult FHP	Unimanuell -96	Bimanuell -96	Ungeschult 85	Gesamt -96								
			Rechts 0 Links 100	Präferenz: Geschult FHP	Unimanuell -96	Bimanuell -96	Geschult 65									
		re li	Rechts 0 Links 0	Leistung: Fähigkeit	Hämmern 0	Klopfen 0	Gesamt 15									
		re li	Rechts 79 Links 79	Leistung: Fertigkeit	Nachspuren 0	Punktieren 0	Gesamt -3									
	x		Kontralaterale Reakt. 50	Überkreuzen	Rechts 0	Mitte -100	Links 100	Gesamt 100								
	x		Altersgem. Leistung 0	Bimanuelle Kooperation	Spiegel 0	Parallel 0	Gesamt 15									

Abb. 5.10 Kategorisierungsprofil für variable Linkshänder. *FHP* = funktionale Handpräferenz. Die numerischen Werte sind lediglich Platzhalter der Excelmaske. VL = variable Linkshändigkeit; VR = variable Rechtshändigkeit; Perz = Perzentile. (Aus: Kraus, 2003, 2018)

Abb. 5.11 Kategorisierungsprofil für variable Rechtshänder. *FHP* = funktionale Handpräferenz. Die numerischen Werten sind lediglich Platzhalter der Excelmaske. VL = variable Linkshändigkeit; VR = variable Rechtshändigkeit; Perz = Perzentile. (Aus: Kraus, 2003, 2018)

Abb. 5.12 Kategorisierungsprofil für leicht ausgeprägte Rechtshänder. *FHP* = funktionale Handpräferenz. Die numerischen Werte sind lediglich Platzhalter der Excelmaske. VL = variable Linkshändigkeit; VR = variable Rechtshändigkeit; Perz = Perzentile. (Aus: Kraus, 2003, 2018)

Leistungsebene					Ausprägungsgrad der Händigkeit											
Prozentsatz			Leistungswerte der L und R Hand	Händigkeits-dimension	Inter-Hand-Differenz (IHD) (Lateralitätsquotient)			gr. IHD	Kleine IHD							gr. IHD
auf-fällig	grenz-wertig	Durch-schnitt			Teil IHD (LQ)		Gesamt-IHD (LQ)	L+ 75.-100. Perz.	L 25.-74. Perz.	L- 10.-15. Perz.	VL 1.-9. Perz.	0	VR 1.-9. Perz.	R- 10.-15. Perz.	R 25.-74. Perz.	R+ 75.-100. Perz.
		x	Interne Konstanz Gesamt 100 Rechts 0 Links 100	Präferenz: Ungeschult FHP	Unimanuell -96	Bimanuell -96	Ungeschult 85	Gesamt -96								
				Präferenz: Geschult FHP	Unimanuell -96	Bimanuell -96	Geschult 65									
	re li		Rechts 0 Links 0	Leistung: Fähigkeit	Hämmern 0	Klopfen 0	Gesamt 15									
	re li		Rechts 79 Links 79	Leistung: Fertigkeit	Nachspuren 0	Punktieren 0	Gesamt -3									
		x	Kontralaterale Reakt. 50	Überkreuzen	Rechts 0	Mitte -100	Links 100	Gesamt 100								
		x	Altersgem. Leistung 0	Bimanuelle Kooperation	Spiegel 0	Parallel 0	Gesamt 15									

◻ **Abb. 5.13** Kategorisierungsprofil für mäßig ausgeprägte Rechtshänder. FHP = funktionale Handpräferenz. Die numerischen Werte sind lediglich Platzhalter der Excelmaske. VL = variable Linkshändigkeit; VR = variable Rechtshändigkeit; Perz = Perzentile. (Aus: Kraus, 2003, 2018)

Leistungsebene					Ausprägungsgrad der Händigkeit											
Prozentsatz			Leistungswerte der L und R Hand	Händigkeits-dimension	Inter-Hand-Differenz (IHD) (Lateralitätsquotient)			gr. IHD	Kleine IHD							gr. IHD
auf-fällig	grenz-wertig	Durch-schnitt			Teil IHD (LQ)		Gesamt-IHD (LQ)	L+ 75.-100. Perz.	L 25.-74. Perz.	L- 10.-15. Perz.	VL 1.-9. Perz.	0	VR 1.-9. Perz.	R- 10.-15. Perz.	R 25.-74. Perz.	R+ 75.-100. Perz.
		x	Interne Konstanz Gesamt 100 Rechts 0 Links 100	Präferenz: Ungeschult FHP	Unimanuell -96	Bimanuell -96	Ungeschult 85	Gesamt -96								
				Präferenz: Geschult FHP	Unimanuell -96	Bimanuell -96	Geschult 65									
	re li		Rechts 0 Links 0	Leistung: Fähigkeit	Hämmern 0	Klopfen 0	Gesamt 15									
	re li		Rechts 79 Links 79	Leistung: Fertigkeit	Nachspuren 0	Punktieren 0	Gesamt -3									
		x	Kontralaterale Reakt. 50	Überkreuzen	Rechts 0	Mitte -100	Links 100	Gesamt 100								
		x	Altersgem. Leistung 0	Bimanuelle Kooperation	Spiegel 0	Parallel 0	Gesamt 15									

◻ **Abb. 5.14** Kategorisierungsprofil für stark ausgeprägte Rechtshänder. FHP = funktionale Handpräferenz. Die numerischen Werte sind lediglich Platzhalter der Excelmaske. VL = variable Linkshändigkeit; VR = variable Rechtshändigkeit; Perz = Perzentile. (Aus: Kraus, 2003, 2018)

bilden die Grundlage für die Auswertung und Interpretation des Händigkeitsprofils. Es ist für 6-jährige Kinder normiert.

5.2.5 Studie V: Untersuchung des Händigkeitsprofils bei händigkeitsauffälligen Kindern

■ Hintergrund

Die Studie V beschäftigt sich mit der Anwendung des Händigkeitsprofils bei händigkeitsauffälligen Kindern. Ich wollte zum einen feststellen, ob und wie sich **auffällige Händigkeitsprofile** von unauffälligen unterscheiden, und zum anderen, ob sich eventuell bestimmte Muster abzeichnen, die typisch für eine Art des Wechselns sind.

■ Methode

Ich testete 68 händigkeitsauffällige Kinder zwischen 5 und 7 Jahren aus der ergotherapeutischen Praxis. **Händigkeitsauffällig** meint, dass es wechselnden Handgebrauch gibt und die Händigkeit nicht klar ist. Als Testinstrument wurde das Händigkeitsprofil mit seinen 5 Subtests: FHPT, Fertigkeitstest (Nachspuren und Punktieren), Fähigkeitstest (Hämmern und Klopfen), Überkreuzungstest (MCT) und bimanueller Kooperationstest (BCT). Mit einem

Kapitel 5 · Die Entwicklung des Händigkeitsprofils

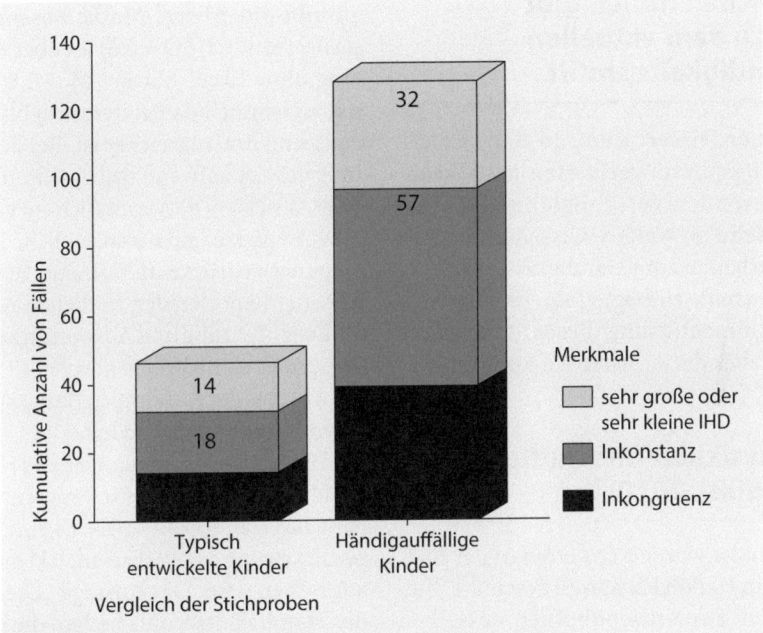

◘ **Abb. 5.15** Vergleich von Händigkeitsmerkmalen zwischen händigkeitsauffälligen und typisch entwickelten Kindern. IHD = Interhand-Differenzen. (Aus: Kraus, 2003)

Elternfragebogen wurde zusätzlich eine Anamnese erhoben, um Hinweise auf beeinflussende Faktoren zu erfassen. Die Händigkeitsprofile dieser Kinder wurden mit den normbasierten Profilen aus der Studie IV verglichen und Unterschiede dokumentiert.

■ **Ergebnisse und Diskussion**

Händigkeitsauffällige Kinder zeigten Händigkeitsprofile auf, die sich wesentlich von den typischen Profilen aus der Studie IV unterschieden. Bestimmte Merkmale konnten in Bezug auf die händigkeitsauffälligen Kindern formuliert werden und sind in Balkendiagrammen abgebildet (◘ Abb. 5.15):

— Interne Inkonstanz: Auffällige Kinder wechselten erheblich mehr innerhalb von Aktivitäten.
— Inkongruenz: Einige Testergebnisse sind links, andere sind rechts auf dem Profil.
— Sehr große Inter-Hand-Differenzen
— Sehr kleine Inter-Hand-Differenzen
— Vermeiden des Überkreuzens
— Motorisches Defizit (Leistung)
— Bilaterale Koordinationsprobleme
— Krankheitsbilder

■ **Kurzfazit**

Studie V weist darauf hin, dass die Variabilität, das Wechselverhalten und die Leistung von händigkeitsauffälligen Kindern durch das Händigkeitsprofil differenziert erfasst werden können. Die jeweiligen Profile geben wichtige Hinweise auf die unterschiedlichen Dimensionen der Händigkeit. Außerdem können anhand des Anamnesebogens Informationen zu beispielsweise familiärer Linkshändigkeit oder eventuellen Schwierigkeiten um die Geburt mit den Ergebnissen abgeglichen werden und sich damit mögliche Ursachen oder Gründe, weshalb ein Kind den Handgebrauch wechselt, erschließen.

Diese Studien I–V meiner Doktorarbeit, zusammen mit dem reichhaltigen Wissen aus der Fachliteratur, bilden die Grundlagen für das Händigkeitsprofil.

5.3 Welche Studien gibt es zu dem aktuellen Händigkeitsprofil?

Nach meiner Dissertation, in der zweiten Entwicklungsphase, verfassten hauptsächlich Studierenden verschiedener Institute und Hochschulen weitere wissenschaftliche Abschlussarbeiten zum Händigkeitsprofil, die ich wissenschaftlich begleitete. Es folgt eine kurze Zusammenfassung dieser Studien, um einen Überblick der Arbeiten aufzuzeigen.

5.3.1 Praktikabilitätsstudie (Schübl, 2010)

In dieser Studie wurden Experten in der Pädiatrie und im Händigkeitsprofil geschulte Therapeutinnen, zur Anwendbarkeit desselben befragt. Der Fokus der Onlinebefragung lag auf der Verständlichkeit der einzelnen Tests in Bezug auf die Durchführung und Auswertung, den zeitlichen Umfang und die Relevanz der Ergebnisse. 33 der 150 angeschriebenen Expertinnen nahmen an der Befragung teil. Die Verständlichkeit der einzelnen Tests wurde auf einer Skala von 1–4 (sehr verständlich, verständlich, teilweise verständlich, gar nicht verständlich) bewertet.

Im Allgemeinen wurde die Durchführung der Tests als sehr verständlich bis verständlich eingeschätzt (Mittelwert [M] = 1,8; Standardabweichung [SD] = 0,5). Der Überkreuzungstest wurde hierbei von den Teilnehmenden als am verständlichsten angesehen (M = 1,7; SD = 0,5) und der bimanuelle Kooperationstest als am wenigsten verständlich (M = 2,1, SD = 0,5). Interessant dabei war, dass die Experten mit weniger Berufserfahrung (<12 Jahre) die Praktikabilität etwas besser einschätzten als Experten mit mehr Berufserfahrung (>12 Jahre). Dieses Ergebnis weist darauf hin, dass Berufserfahrung nicht unbedingt eine Voraussetzung zur effektiven Anwendung des Händigkeitsprofils ist. Auch die Auswertung des Händigkeitsprofils wurde durchschnittlich als verständlich bewertet, wobei die Einschätzung über die Auswertung mithilfe einer Excel-Maske wesentlich besser ausfiel (M = 1,8; SD = 0,6) als über die Auswertung ohne Excel-Maske (M = 2,5; SD = 0,7), wahrscheinlich da Letztere erheblich aufwendiger und umfangreicher ist. Bei der Einschätzung des Zeitaufwands gab es sehr unterschiedliche Ansichten, die vermutlich auf verschiedene Praxiskontexte und deren zeitliche Rahmenbedingungen zurückzuführen sind. So bewerteten 52 % der Experten den zeitlichen Aufwand für die Durchführung und Auswertung des Händigkeitsprofils als nicht angemessen; 48 % befanden jedoch, dass der Aufwand in Bezug auf die erhaltenen Informationen adäquat sei.

Die Ergebnisse zeigen, dass das Händigkeitsprofil als ein hilfreiches Instrument zur Abklärung der Händigkeit sowie als eine Grundlage zur Erklärung des wechselnden Handgebrauchs angesehen wird. Der Aussage „Die Ergebnisse des Händigkeitsprofils helfen, die Händigkeit des getesteten Kindes zu verstehen" wurde beispielsweise auf einer 4er-Skala überwiegend zugestimmt (M = 1,9; SD = 0,7). Insgesamt stuften 88 % der befragten Experten das Händigkeitsprofil als praktikabel ein. Die Ergebnisse dieser Studie haben seitdem auch dazu beigetragen, das Händigkeitsprofil und seine Anwendbarkeit weiter zu optimieren.

5.3.2 Reliabilitätsstudie (Grath, Lumper & Schiefer, 2013)

Grath et al (2013) führten eine Studie zur Test-Retest-Reliabilität und Inter-Rater-Reliabilität des Händigkeitsprofils durch, basierend auf 12 linkshändigen und 12 rechtshändigen 5- bis 6-jährigen Kindern (davon 11 Jungen und 13 Mädchen). Die Kinder wurden von den im Händigkeitsprofil geschulten Testerinnen 2 Mal getestet, mit einer Pause von 6 Wochen dazwischen. Zur Erhebung der Inter-Rater-Reliabilität wurden die Testungen zudem auf Video aufgenommen und getrennt von 2 Testerinnen ausgewertet.

Für die Einteilung in die 8 Händigkeitskategorien fanden sich hohe **Test-Retest-Werte** ($r_s = 0,91$), mit denen geprüft werden kann, ob bei

Tab. 5.2 Reliabilität der Lateralitätsquotienten (Grath et al., 2013, S. 40ff.).

Testdomäne	Test-Retest-Reliabilität (N = 24)	Inter-Rater-Reliabilität (N = 24)*
FHPT (gesamt)	0,99	1,00
– Ungeschult	0,97	0,98
– Geschult	0,99	1,00
Fertigkeiten (Hämmern und Klopfen)	0,89	0,98
Fähigkeiten (Nachspuren und Punktieren)	0,81	0,97
Überkreuzungstest* (MCT)	0,84	0,71

*Überkreuzungstest: N = 23; bimanuelle Kooperation: Test-Retest-Reliabilität = 0,96, Inter-Rater-Reliabilität = 0,79 Pearson-Korrelationskoeffizienten. Zusammengestellt von den Autorinnen. Zum Test zur bimanuellen Kooperation (BCT) liegen keine Leistungswerte vor

Tab. 5.3 Reliabilität der Leistungswerte (Grath et al., 2013, S. 46).

Testdomäne und Leistungswerte	Test-Retest-Reliabilität (N = 24)	Inter-Rater-Reliabilität (N = 24)
FHPT: interne Konstanz	0,57	0,83
Fertigkeiten:		
– Rechts	0,78	0,52
– Links	0,85	0,77
Fähigkeiten:		
– Rechts	0,75	0,95
– Links	0,82	0,96
Überkreuzungstest* (MCT): kontralaterale Reaktionen	0,57	0,97

*Überkreuzungstest: N = 23 Pearson-Korrelationskoeffizienten. Zusammengestellt von den Autorinnen. Zum Test zur bimanuellen Kooperation (BCT) liegen keine Leistungswerte vor

einer wiederholten Testung bei demselben Kind vergleichbare Werte erzielt werden. Die Inter-Rater-Reliabilitätswerte, d. h., ob unterschiedliche Anwenderinnen bei demselben Kind zu gleichen Testergebnissen kommen, fielen ebenfalls hoch aus: $r_s = 0{,}95$. Die Ergebnisse der Lateralitätsquotienten und Leistungswerte zu den einzelnen Testdomänen zeigten insgesamt ebenfalls hohe Reliabilitätswerte auf (◘ Tab. 5.2 und ◘ Tab. 5.3).

Wenn man die Werte in den Tabellen genauer betrachtet, scheint die interne Konstanz beim FHPT bei einer wiederholten Testung nicht so gut mit der ersten Testung übereinzustimmen (Test-Retest-Reliabilität der Leistung). Hier ist zu vermuten, dass sich durch die wiederholte Durchführung des Tests die ursprünglich unvoreingenommene Einstellung des Kindes verändert hat. Da für die Lateralitätsquotienten jedoch hohe Test-Retest-Werte gefunden wurden, liegt die Interpretation nahe, dass sich die Variabilität der Händigkeit bei 5- bis 6-jährigen Kindern vor allem durch eine interne Inkonstanz äußert. Die Werte des Fähigkeitstests Hämmern und Klopfen wiesen etwas geringere Werte für die Test-Retest- und Inter-Rater-Reliabilität auf. Dies kann möglicherweise an der subjektiv geprägten Auswertung dieses Tests liegen, da hierbei eine grobe Schätzung der Schlaganzahl vorgenommen wird. Auch die Inter-Rater-Reliabilitätswerte zur bimanuellen Kooperation waren etwas verringert, was ebenfalls mit der relativ subjektiven Art des Auswertungsverfahrens in Verbindung gebracht werden kann.

Auffallend ist zudem, dass der Überkreuzungstest bei der Test-Retest-Analyse der kontralateralen Reaktionen eine breite Streuung der Daten aufwies. Das deutet darauf hin, dass die getesteten Kinder nicht beständig in ihrem Überkreuzungsverhalten waren. Die Testerinnen führten das Ergebnis darauf zurück, dass Kinder in diesem Alter eine unterschiedlich lange Konzentrationsspanne aufweisen bzw. der relativ anspruchslose Test das zweite Mal noch weniger Anforderungen an die Kinder stellte. Auch bei der Inter-Rater-Reliabilität der Lateralitätsquotienten zeigte der Überkreuzungstest die niedrigste Korrelation. Vermutlich ist das Übertragungsfehlern zuzuschreiben, weil bei der Videoaufnahme das Kind von einer anderen Seite gefilmt wurde, als in den Dokumentationsunterlagen vorgegeben. Aber auch in der Fachliteratur ist eine große Variabilität beim Überkreuzen zu sehen (siehe ▶ Abschn. 4.5.1).

Auch wenn die Stichprobengröße keine Verallgemeinerung zulässt, kamen die Autorinnen aufgrund der Ergebnisse zu dem Schluss, dass das Händigkeitsprofil ein objektives und zuverlässiges Testinstrument zur Erhebung der Händigkeit von Kindern darstellt.

5.3.3 Studie zu Qualität der Kreise bei dem bimanuellen Kooperationstest (Söllner, 2013)

In dieser Studie wurden 20 unauffällige Kinder, davon 10 Links- und 10 Rechtshänder, zwischen 4 und 7 Jahren bei der Durchführung des bimanuellen Kreisemalens in den 4 verschiedenen Richtungsvarianten (nach außen, nach innen, nach rechts und nach links) untersucht. Ziel war es, festzustellen, ob sich bestimmte Muster zeigen und mit welcher Qualität Kinder im Vorschulalter die Kreise malen. Söllner beobachtete, dass Links- und Rechtshänder mit der nicht-dominanten Hand häufiger die Richtung wechseln als mit ihrer dominanten Hand. Außerdem schienen die Inter-Hand Differenzen während der unterschiedlichen Richtungsvarianten bei rechtshändigen Kindern höher zu sein als bei linkshändigen. Beide dieser Beobachtungen stimmen mit den Forschungsergebnissen von Semjen et al. (1995) und Carson et al. (1997) überein. Unabhängig von der Händigkeit der Kinder konnten außerdem sogenannte „Außen- und Innentypen" identifiziert werden (Außentypen gelingen die Kreise nach außen besser, Innentypen hingegen die Kreise nach innen). Den Kindern fielen besonders die Parallelbewegungen schwer und sie wechselten hier deutlich häufiger die Richtung mit der nicht-dominanten Hand im Vergleich zu den Spiegelbewegungen. Auch diese Ergebnisse bestätigen die Forschungsergebnisse zu simultan bimanuell gemalten Kreisen.

5.3.4 Studie zur Lateralitätsmerkmalen (Heimrod, 2015)

Diese Studie untersuchte den Zusammenhang zwischen dem Ausmaß der Händigkeit und anderen Lateralitätsmerkmalen. Das Verhältnis zwischen Lateralität oder Seitigkeit und Händigkeit erregt immer wieder die Aufmerksamkeit von Forschern. Obgleich man festgestellt hat, dass die Seitigkeit (insbesondere Füßigkeit, Äugigkeit und Ohrigkeit) nur bedingt mit der Händigkeit übereinstimmt, gibt es immer wieder Hinweise, dass vor allem die Füßigkeit mit der Händigkeit übereinstimmt (z. B. Grouios, Hatzitaki, Kollias & Koidou, 2009; Martin & Machado, 2005). Es wurden 20 unauffällige Kinder mit klarer Händigkeit im Alter von 5–6 Jahren (10 Links- und 10 Rechtshänder) mit einer Lateralitätschecklite getestet, die als Zusatzinformation für das Händigkeitsprofil entwickelt wurde (Kraus, 2015). Die Ergebnisse wurden mit der Fremdeinschätzung zur Händigkeit des Kindes auf einer 5er-Skala von Eltern und Erziehern des Kindes abgeglichen. Diese Studie konnte allerdings aufgrund ihrer niedrigen Probandenzahl nur zwischen Links- und Rechtshändern unterscheiden.

Die folgenden Lateralitätsmerkmale weisen eine signifikante **hohe Übereinstimmung** mit der fremdeingeschätzten Händigkeit auf:
- Durch das Fernrohr schauen (**Äugigkeit**)
- Den Ball mit einer Hand wegschlagen, zwei Smileys mit einem Strich verbinden, einen Bleistift einhändig fangen; Papier reißen und falten; Steinchen in einer Reihe hinlegen, eine Hand nach vorne schnellen lassen (**lateralisierte Handaktionen**)
- Ball schießen, auf eine Stufe steigen, Steinchen mit dem Zeh schieben, Steinchen mit dem Zeh aufheben (**Füßigkeit**)

Keine Übereinstimmung zeigten folgende Lateralitätsmerkmale:
- Durchs Schlüsselloch schauen, Blickrichtung von links nach rechts bei Rechtshändern und von rechts nach links bei Linkshändern (**Äugigkeit, präferierte Blickrichtung**)
- Druck und Kraft im Faustgriff, Hände falten, Arme falten, Hände klatschen, von links nach rechts oder rechts nach links stecken, Steinchen aufheben (**lateralisierte Handaktionen, präferierte Blickrichtung**)
- Auf den Roller aufsteigen, mit leitendem Fuß wie ein Pferd galoppieren, auf einem Bein hüpfen (**Füßigkeit**)
- Um einen Gegenstand herumlaufen bzw. -krabbeln, Radschlagen, sich im Springen drehen (**Seitigkeit**)

In einer ähnlichen, aber größeren Studie könnte der **Ausprägungsgrad** der Händigkeit, ermittelt beispielsweise durch das Händigkeitsprofil, mit den Lateralitätsmerkmalen verglichen werden, um die Hypothese zu überprüfen, dass Seitigkeit nicht so sehr mit der Richtung der Händigkeit übereinstimmt, wohl aber mit der Ausprägung.

5.3.5 Studie zum Vergleich der digitalen und händischen Auswertung des Händigkeitsprofils (Allweiss, 2015)

Die in dem Projekt „Entwicklung eines digitalen Test- und Evaluierungssystems für Manuelle Aktionen" (dig-TEMA) entwickelte Software zur digitalisierten Bildanalyse wurde in einer Vergleichsstudie erprobt, in der die konventionelle (manuelle) Auswertung mit der digitalen verglichen wurde. Bei der digitalen Bildanalyse können alle Testunterlagen der motorischen Subtests (Nachspuren, Punktieren, Hämmern, Klopfen und bimanuelles Kreisemalen) eingescannt und digital ausgewertet werden. Durch diese akkurate Messung sollten die subjektiven Einschätzungen wesentlich reduziert und selbst kleine Verbesserungen oder Verschlechterungen der motorischen Fähigkeiten erfasst werden. Ziel dieser Studie war es, herauszufinden, ob das digitale Auswertungsverfahren zuverlässige Ergebnisse liefert, die mit der konventionellen Auswertung vergleichbar sind. Von den Ergebnissen sollte dann abgeleitet werden, ob die digitale Auswertung die konventionelle ablösen oder parallel zu dieser verwendet werden kann.

Das Design der Studie entspricht einer sogenannten Urteiler-Übereinstimmungs-Studie (Urteiler 1 = Mensch; Urteiler 2 = Computer). Insgesamt nahmen 37 unauffällig entwickelte Kinder im Alter von 4–7 Jahren an der Studie teil. Von den 37 Kindern waren 26 weiblich und 11 männlich sowie 9 links- und 28 rechtshändig. Da sich die Testdurchführung durch die digitale Erweiterung nicht verändert hat, konnten die teilnehmenden Kinder einmal getestet werden und dann deren Testunterlagen konventionell und digital ausgewertet werden. Die Testergebnisse einer Person wurden also einmal „per Hand" und einmal über eine digitale Bildanalyse erhoben und schließlich miteinander verglichen.

Die Ergebnisse deuten darauf hin, dass die digitale Auswertungsmethode für die Tests Nachspuren, Punktieren, Hämmern und Klopfen zuverlässig ist und Resultate liefert, die mit der konventionellen Methode in hohem Maß übereinstimmen. Allweiss schlussfolgerte, dass die digitale Bildanalyse für diese Subtests angewendet werden und die aufwendige konventionelle Analysemethode ersetzen könnte. Der parallele Gebrauch beider Methoden muss jedoch kritisch hinterfragt werden, vor allem in Bezug auf eine weite Streuung der Differenzen der einzelnen Mittelwertpaare. Die Ergebnisse des Subtests bimanuelle Kooperation durch das simultane Kreisemalen weisen auf eine unzureichende Reliabilität und Übereinstimmung hin, sodass bei diesem Subtest eine digitale Bildanalyse nicht empfohlen werden kann.

Insgesamt scheint die dig-TEMA-Software dazu beitragen zu können, die Auswertung von papierbasierten Motoriktests verlässlicher zu gestalten und zu vereinfachen. Für den Einsatz in der klinischen Praxis wird überdies dazu geraten, neue Referenzwerte für die digitale Methode zu ermitteln.

5.3.6 Studie zur Digitalisierung des Händigkeitsprofils (Kraus, Hufnagl & Allweiss, 2019)

Evidenzbasierte Praxis und Effizienznachweise sind von großer Bedeutung im Bereich der Gesundheitsberufe. Dafür sind valide und zuverlässige Testinstrumente unabdingbar. Allerdings erfolgen die Durchführung, Auswertung und Interpretation von Tests und Assessments in den Gesundheitsberufen bis heute fast ausschließlich ohne IT-Unterstützung. Ergebnisse werden oft nur anhand von Kriterien eingeschätzt, und der entsprechend hohe Anteil von subjektiver Interpretation vermindert deren Reproduzierbarkeit, Vergleichbarkeit und somit die Zuverlässigkeit erheblich. Am Beispiel des Händigkeitsprofils wurden daher in dem Drittmittelprojekt „dig-TEMA" am Institut für angewandte Forschung, Berlin, Aspekte des diagnostischen Prozesses digitalisiert und von Studien begleitet (Kraus & Hufnagl, 2011, 2012, 2013a, b).

Im dig-TEMA-Projekt wurde zuerst erprobt, ob und wie die Durchführung des Händigkeitsprofils, vor allem die motorischen Tests, digitalisiert werden könnten. Für diesen Zweck wurden verschiedene technische Möglichkeiten wie Touchscreen und Multi-Touch Displays, Wii-Technologie und Bewegungssensoren geprüft. Für den Fertigkeitstest (Nachspuren und Punktieren) wurde daraufhin ein Programm entwickelt, dass die Ausführung desselben auf einem Tablet-PC erlaubt. Die digitale Version dieses Tests sollte die bisher subjektiv eingeschätzte motorische Qualität in Form von Bewegungsfluss, Gleichmäßigkeit, Stabilität, Beschleunigung und Druck quantitativ messen und somit deutlich differenziertere Daten generieren. Überdies wurde eine Software entwickelt, die die gesamte Dokumentation des Händigkeitsprofils auf einem Computer oder Laptop erlaubt und die Testergebnisse automatisch errechnet und zusammenführt, um die Praktikabilität des Instruments zu erhöhen sowie die Auswertungszeit zu reduzieren (ein Beispiel zeigt die ◘ Abb. 5.16).

In 2 Studien wurde untersucht, inwieweit die digitalisierte Testvariante des Nachspurens und Punktierens mit der konventionellen

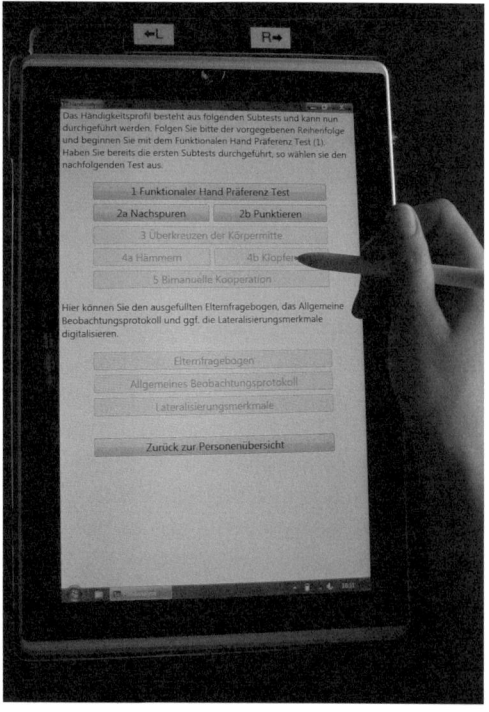

◘ **Abb. 5.16** Digitalisierte Dokumentation am Beispiel des FHPT im Händigkeitsprofil, Software dig-TEMA. (Aus: Kraus, Hufnagl, Spiering, Hahn & Woge, 2013)

Papierversion vergleichbar ist. Studie 1 erfasste 25 Kinder mit gefestigter Händigkeit zwischen 4 und 10 Jahren, mit und ohne motorische Auffälligkeiten. In Studie 2 wurden 20 Kinder mit eindeutiger Händigkeit derselben Altersgruppe sowie mit und ohne motorische Auffälligkeiten getestet. Zusätzlich wurden in zwei Fokusgruppen geschulte Anwenderinnen (N = 14) zu der Dokumentations- und Auswertungssoftware befragt, um eventuelle Anmerkungen oder Optimierungsvorschläge berücksichtigen zu können.

Entgegen der Erwartung, dass eine digitale Durchführung für das Nachspuren und Punktieren wesentlich genauer und verlässlicher sein würde, wiesen die Studienergebnisse darauf hin, dass eine Vergleichbarkeit von digitaler (auf dem Tablet-PC) und manueller (auf Papier) Durchführung nicht gegeben ist. Ein Tablet-PC scheint zur Durchführung des Fähigkeitstests gerade für Kinder mit motorischen Auffälligkeiten nicht geeignet zu sein – vermutlich aufgrund eines

Mangels an propriozeptivem Feedback während des Malens. Dies wurde deutlich bei 6 Kinder, die trotz klarer Händigkeit beim Nachspuren mit der nicht-dominanten Hand besser abschnitten, was allerdings weder mit der Papierversion noch der Fremdeinschätzung übereinstimmte.

In den Fokusgruppen wurde die Anwendbarkeit der digitalen Dokumentations- und Auswertungssoftware thematisiert – diese wurde von den Teilnehmern durchgehend als gut eingeschätzt (Kraus & Hufnagl, 2013a, b).

Die Digitalisierung des Fähigkeitstests (Nachspuren und Punktieren) mit dem Tablet-PC zeigte eine so geringe Übereinstimmung mit der konventionellen Papierversion, dass von ihrer Einführung oder Weiterentwicklung abgesehen wurde. Da die Dokumentations- und Auswertungssoftware jedoch positiv aufgenommen wurde, wurde diese weiterentwickelt. Die digitalisierte Dokumentation und Auswertung des Händigkeitsprofils wurden durch eine digitale Bildanalyse der motorischen Tests sowie eine spezielle Datenbank-Software ergänzt, um die Zuverlässigkeit des Instruments weiter zu verbessern. Ziel war es, eine Art „Goldstandard" für die digitale Dokumentation und Auswertung eines standardisierten und validierten Assessments zu entwerfen, der eventuell als Grundlage für eine ähnliche Digitalisierung von anderen diagnostischen Instrumenten dienen könnte.

Zusammenfassend kann bestätigt werden, dass auch digitale Durchführungen von motorischen Tests ein gutes Potenzial aufweisen, um unterschiedliche Aspekte der Motorik objektiv und detailliert zu erfassen. Dabei ist es allerdings wichtig, diese vorab bei Menschen mit auffälliger Motorik auszuprobieren und die Anwendbarkeit bei dieser Zielgruppe zu überprüfen (Kraus & Hufnagl, 2013a, b; Kraus et al., 2019).[2]

---

[2] In einem weiteren IFAF-geförderten Projekt man-DAAD werden nun Alternativen entwickelt, mit denen die motorische Qualität auf andere Art und Weise digital gemessen werden kann, z. B. durch einen Digitalstift (Kraus & Hufnagl, 2017).

5.4 Welche Grundannahmen zur Händigkeit und ihrer Ermittlung unterliegen dem Händigkeitsprofil?

Basierend auf den Empfehlungen zur umfassenden Händigkeitsermittlung in der Fachliteratur (▶ Kap. 3) sowie den Ergebnissen der in ▶ Abschn. 5.2 aufgeführten Ph.D.-Studien sind **10 Grundannahmen** entstanden, die dem Händigkeitsprofil zugrunde liegen und gewissermaßen auch als Richtlinien gelten können:

1. Die Händigkeit ist ein **höchst komplexes Phänomen**, das wechselwirkend sowohl von der motorischen Veranlagung und der generelle Anpassungsfähigkeit einer Person als auch von der Umwelt und bestimmten An- und Herausforderungen beeinflusst und gebildet wird.
2. Die Händigkeit besteht aus zwei Hauptdimensionen: **Präferenz** (mittig sowie überkreuzend) und **Leistung** (unimanuell sowie bimanuell). Das **Überkreuzen der Körpermitte** und die **bimanuelle Kooperation** sind wichtige Aspekte dieser Händigkeitsdimensionen.
3. Die Kombination einer hohen Anzahl von Tätigkeiten mit **unterschiedlichen Aktivitätsmerkmalen** bildet die Händigkeit am besten ab. Hierbei sollten der Anforderungscharakter (einfach/schwer bzw. komplex), der Übungs- und Automatisierungsaspekt (geübt/ungeübt bzw. geschult/ungeschult), die Lokalisation (proximal/distal) und der Handeinsatz (unimanuell/bimanuell) berücksichtigt werden.
4. Die **Präferenzmessung** der Händigkeit offenbart sich nicht nur im Einsatz einer bevorzugten Hand, sondern auch in der Beständigkeit oder Konstanz innerhalb einer Tätigkeit. Die motorische **Leistungsmessung** wird am zuverlässigsten gemessen, wenn die Geschwindigkeit und die Genauigkeit zusammen verrechnet werden.

5. Jede Person hat eine einzigartige Lateralitätskonstellation und insbesondere ein ganz **individuelles Händigkeitsprofil**, das sich nicht nur in der Richtung, sondern auch im Ausprägungsgrad über die unterschiedlichen Dimensionen und Aspekte der Händigkeit zeigt.
6. Es gibt drei große **Ursprungsfaktoren**, die eine Händigkeitsbeschaffenheit ausmachen: die genetische Veranlagung, Umweltfaktoren und die Motorik als Fähigkeit und als möglicher Störfaktor. Wissen um diese Ursprungsfaktoren kann dazu beitragen, das Händigkeitsprofil in dem individuellen Kontext einer Person besser verstehen zu können.
7. **Schreiben** ist die wichtigste und ausschlaggebende Tätigkeit bei der Händigkeitsermittlung, da sie am stärksten und sehr komplex mit kognitiven, feinmotorischen und Sprachprozessen verknüpft ist. Das Schreiben hat daher einen ganz besonderen Stellenwert und ist nicht mit anderen Tätigkeiten gleichzusetzen.
8. Die Umerziehung oder Umschulung der Händigkeit scheint neurophysiologische Folgen zu haben, die wiederum zu Problemen oder Umschulungsfolgen führen können. Jede betroffene Person geht mit einer Umschulung unterschiedlich um und passt sich mehr oder weniger gut an (eventuell mit zusätzlichem Aufwand und Anstrengung).
9. Bei händigkeitsauffälligen Kindern kann ein Händigkeitsprofil eventuell auf zugrunde liegende Problematiken und Ursachen des **wechselnden Handgebrauchs** hinweisen und eine Entscheidung für eine Schreibhand und andere Tätigkeiten unterstützen.
10. Ein besseres Verständnis durch eine **systematische Differenzierung** der Händigkeitsaspekte kann die klinische Entscheidungsfindung in der Diagnostik und im Behandlungsprozess verbessern. Ebenso kann es in der Forschung eine größere Klarheit bezüglich unterschiedlicher Händigkeitsgruppen und deren Merkmale schaffen.

5.5 Fazit

Das Händigkeitsprofil in seiner Grundform wurde zunächst im Rahmen meiner Doktorarbeit entwickelt und validiert. Danach untersuchten einige akademische Arbeiten bzw. wissenschaftliche Projekte spezifische Aspekte des Händigkeitsprofils um es weiter zu validieren und weiter zu entwickeln. Die Ergebnisse sind überwiegend positiv – es ist ein valides und zuverlässiges Instrument entstanden, welches unterschiedliche Dimensionen der Händigkeit differenziert erfassen kann. Im folgenden Kapitel wird das **aktuelle Händigkeitsprofil** mit seinen Strukturhilfen vorgestellt.

Literatur

Allweiss, T. C. (2015). The digitalised handedness profile: reliability and measurement error of the digital and the conventional methods of analysis. [Masterthesis]. Hamburg: Hochschule für Angewandte Wissenschaften Hamburg.

Annett, M. (1970). A classification of hand preference by association analysis. *British Journal of Psychology* 61(3),303–321.

Annett, M. (1978). Genetic and nongenetic influences on handedness. *Behavioural Genetics* 8(3). https://doi.org/10.1007/BF01072826

Annett, M. (1992a). Five tests of hand skill. *Cortex* 28, 583–600.

Annett, M. (1992b). Parallels between asymmetries of planum temporale of hand skill. *Neuropsychologia* 30(11),951–962.

Atwood, R. M., & Cermak, S. A. (1986). Crossing the midline as a function of distance from midline. *American Journal of Occupational Therapy* 40, 685–690.

Ayres, A. J. (1972). *Sensory integration and learning disorders*. Los Angeles: Western Psychological Services.

Ayres, A. J. (1989). Sensory Integration and Praxis Test: Western Psychological Services. https://www.wpspublish.com/store/images/downloads/product/sipt_sample-test-report.pdf. Zugegriffen: 09. Juni 2018.

Ayres, A. J., & Marr, D. B. (1991). Sensory integration and praxis tests. In: A. G. Fisher, E. A. Murray, & A. C. Bundy (Eds.), *Sensory integration: Theory and practice* (pp. 203–250). Philadelphia: F. A. Davis.

Bishop, D. V. M. (1990). *Handedness and developmental disorders*. Oxford: Mac Keith Press.

Brown, W. S. (1991). *The Bimanual Coordination Test: Version 1 (Report)*. Pasadena, CA: The Travis Institute.

Bryden, M. P., Bulman-Fleming, M. B., & MacDonald, V. (1996). The measurement of handedness and its relation to neuropsychological issues. In: D. Elliot, & E. A. Roy (Eds.), *Manual asymmetries in motor performance* (pp. 57–82). Boca Raton: CRC Press.

Carlier, M., Duyme, M., Capron, C., Dumont, A. M., & Perez-Diaz, F. (1993). Is a dot-filling Group test a good tool for assessing manual performing in children? *Neuropsychologia* 31(3),233–240.

Carlier, M., Spitz, E., Vacher-Lavenu, M. C., Villeger, P., Martin, B., & Michel, F. (1996). Manual performance and laterality in twins of known chorion type. *Behavior Genetics* 26(4),409–407.

Carson, R. G., Thomas, J., Summer, J. J., Walters, M. R., & Semjen, A. (1997). The dynamics of bimanual circle drawing. The *Quarterly Journal of Experimental Psychology* 50A(3), 664–683.

Cermak, S. A., & Ayres, A. J. (1984). Crossing the body midline in learning-disabled and normal children. *American Journal of Occupational Therapy* 38, 35–39.

Cermak, S. A., Quintero, E. J., & Cohen, P. M. (1980). Developmental age trends in crossing the body midline in normal children. *American Journal of Occupational Therapy* 34, 313–319.

Coren, S. (1992). *The Left-Hander Syndrome: The causes and consequences of left-handedness*. New York: The Free Press.

De Agostini, M., Paré, C., Goudot, D., & Dellatolas, G. (1992). Manual preference and skill development in pre-school children. *Developmental Neuropsychologia* 8(1),41–57.

Fagard, J. (1990). The development of eye-hand coordination. In: C. Bard, M. Fleury, L. Hay (Ed.), *Development of eye-hand coordination across life span* (pp. 262–282). South Carolina: University of South Carolina Press.

Fagard, J. (1991). Synchronization and desynchronization in bimanual coordination: A developmental perspective. In: J. Fagard, P. H. Wolff (Ed.), *The development of timing control and temporal organization in coordinated action* (pp. 305–322). Amsterdam: Elsevier Science Publishers B. V.

Fagard, J., & Corroyer, D. (2003). Using a continuous index of laterality to determine how laterality is related to interhemispheric transfer and bimanual coordination in children. *Developmental Psychobiology* 43(1),44–56.

Fagard, J., & Pezé, A. (1992). Coupling and lateralization in bimanual coordination at 7, 8, and 9 years of age. *Developmental Neuropsychology* 8(1),69–85.

Grath, S., Lumper, C., & Schiefer, M. (2013). Darstellung der Test-Retest-Reliabilität und Inter-Rater-Reliabilität des Händigkeitsprofils nach Kraus. [Bachelorarbeit]. Wien: FH Campus Wien University of Applied Sciences.

Grouios, G., Hatzitaki, V., Kollias, N., & Koidou, I. (2009). Investigating the stabilising and mobilising features of footedness. *Laterality*, 14(4),362–380.

Heimrod, S. (2015). Muss ein linkshändiges Kind auch linksfüßig sein? Eine Pilotstudie zu Lateralisierungsmerkmalen bei Kindern von 5–6 Jahren. [Bachelorarbeit]. Berlin: Alice Salomon Hochschule Berlin.

Kraus, E. (2003). The development of a normative profile to determine the extent of handedness in children. [PhD thesis]. Melbourne: La Trobe University, Melbourne. https://opus4.kobv.de/opus4-ash/frontdoor/index/index/start/0/rows/10/sortfield/score/sortorder/desc/searchtype/simple/query/kraus+handedness/docId/230. Zugegriffen: 09. Juni 2018.

Kraus, E. (2015). Manual zum Händigkeitsprofil. Manual for Assessment. [Nicht publiziert]. Berlin.

Kraus, E. (2018). Manual zum Händigkeitsprofil. Manual for Assessment. [Nicht publiziert. Das Manual ist nur über eine Kursteilnahme erhältlich.]. Berlin.

Kraus, E., & Hufnagl, P. (2011). *dig-TEMA – Entwicklung eines digitalen Test- und Evaluierungssystems für Manuelle Aktionen* (1. Quartalsbericht 2011). Berlin: Institut für angewandte Forschung (IFAF).

Kraus, E., & Hufnagl, P. (2012). *dig-TEMA – Entwicklung eines digitalen Test- und Evaluierungssystems für Manuelle Aktionen* (2. Quartalsbericht 2012). Berlin: Institut für angewandte Forschung (IFAF).

Kraus, E., & Hufnagl, P. (2013a). *dig-TEMA – Entwicklung eines digitalen Test- und Evaluierungssystems für Manuelle Aktionen* (3. Quartalsbericht 2013). Berlin: Institut für angewandte Forschung (IFAF).

Kraus, E., & Hufnagl, P. (2013b). *dig-TEMA – Entwicklung eines digitalen Test- und Evaluierungssystems für Manuelle Aktionen* (4. Quartalsbericht 2013). Berlin: Institut für angewandte Forschung (IFAF).

Kraus, E., & Hufnagl, P. (2017). *Manuelle Fertigkeit: Digitalisierung des Assessments, Auswertung und Dokumentation*. Berlin: Institut für Angewandte Forschung (IFAF).

Kraus, E., Hufnagl, P., Spiering, S., Hahn, I., & Woge, S. (2013). *dig-TEMA – Entwicklung eines digitalen Test- und Evaluierungssystems für Manuelle Aktionen* (Quartalsbericht 2013). Berlin: Institut für Angewandte Forschung (IFAF).

Kraus, E., Hufnagl, P., & Allweiss, T. (2019). Ist das Nachspuren auf einem Tablet vergleichbar mit dem Nachspuren auf Papier? Eine explorative Pilotstudie. *Ergoscience*, [im Druck].

Lezak, M. D. (1995). *Neuropsychological Assessment*. New York: Oxford University Press.

Longoni, A. M., & De Gennaro, L. (1992). Reliability of a handedness performance test in right and left handed children: a research note. *The Journal of Child Psychology and Psychiatry* 33(4),771–778.

Mandell, R. J., Nelson, D. L., & Cermak, S. A. (1984). Differential laterality of hand function in right-handed and left-handed boys. *The American Journal of Occupational Therapy* 38(2),114–120.

Martin, W. L., & Machado, A. H. (2005). Deriving estimates of contralateral footedness from prevalence rates in samples of Brazilian and non-Brazilian right- and left-handers. *Laterality* 10(4),353–368.

McFarland, K., & Anderson, J. (1980). Factor stability of the Edinburgh Handedness Inventory as a function of test-retest performance, age and sex. *British Journal of Psychology* 71, 135–142.

McManus, I. C., Sik, G., Cole, D. R., Mellon, A. F., Wong, J., & Kloss, J. (1988). The development of handedness in children. *Developmental Psychology* 6(3),257–273.

Munro, B. H. (1997). *Statistical methods for health care research* (4th ed.). Philadelphia: Lippincott Williams & Wilkins.

Oldfield, R. C. (1971). The assessment and analysis of handedness: the Edinburgh Inventory. *Neuropsychologia* 9, 97–113.

Peters, M. (1990). Subclassification of non-pathological left-handers poses problems for theories of handedness. *Neuropsychologia* 28(3),279–289.

Peters, M. (1992). How sensitive are handedness prevalence figures to differences in questionnaire classification procedures? *Brain and Cognition* 18(2),208–215.

Peters, M., & Murphy, K. (1992). Cluster analysis reveals at least three, and possibly five distinct handedness groups. *Neuropsychologia* 30(4),373–380.

Provins, K. A., & Cunliffe, P. (1972). The reliability of some motor performance tests of handedness. *Neuropsychologia* 10(2),199–206.

Rigal, R. A. (1992). Which handedness: preference or performance? *Perceptual and Motor Skills* 75, 851–866.

Ross, G., Lipper, E., & Auld, P. A. M. (1992). Hand preference, prematurity and developmental outcome a school age. *Neuropsychologia* 30(5),483–494.

Sattler, J. B. (2000). *Der umgeschulte Linkshänder oder Der Knoten im Gehirn* (6. Aufl.). Donauwörth: Auer Verlag.

Sattler, J. B. (2002). Linkshändige und umgeschulte linkshändige Kinder sowie Kinder mit wechselndem Handgebrauch in der Ergotherapie. *Ergotherapie & Rehabilitation* 41, 21–29.

Schübl, C. (2010). Das Händigkeitsprofil: Eine Untersuchung zur Anwendbarkeit eines neuen Befundinstruments in der Ergotherapie. [Bachelorarbeit]. Berlin: Alice Salomon Hochschule.

Semjen, A., Summers, J., & Cattaert, D. (1995). Hand coordination in bimanual circle drawing. *Journal of Experimental Psychology* 21(5),1139–1157.

Söllner, L. (2013). Gibt es Unterschiede zwischen Links- und Rechtshändern im Alter von 4–7 Jahren bei der Durchführung der bimanuellen Kreise? [Bachelorarbeit]. Berlin: Alice Salomon University of Applied Sciences.

Steese-Seda, D., Brown, W. S., & Caetano, C. (1995). Development of visuomotor coordination in school-age children: The bimanual coordination test. *Developmental Neuropsychology*, 11(2). https://doi.org/10.1093/cercor/bhq165.

Stilwell, J. M. (1987). The development of manual midline crossing in 2- to 6-year-old children. *American Journal of Occupational Therapy* 41, 783–789.

Stirling, L. A., Lipsitz, L. A., Qureshi, M., Kelty-Stephen, D. G., Goldberger, A. L., & Costa, M. D. (2013). Use of a tracing task to assess visuomotor performance: effects of age, sex, and handedness. *The Journals of Gerontology Series A Biological Sciences and Medical Sciences* 68(8),938–945.

Tapley, S. M., & Bryden, M. P. (1985). A group test for the assessment of performance between the hands. *Neuropsychologia* 23, 215–221.

Watter, P., & Burns, Y. (1995). Repeatability of three fine motor tests. *Journal of Physiotherapy* 41(1),21–26.

Das aktuelle Händigkeitsprofil

Elke Kraus

6.1	**Aus welchen Subtests besteht das aktuelle Händigkeitsprofil? – 140**	
6.1.1	Präferenz: Funktionaler Handpräferenztest (FHPT) – 140	
6.1.2	Präferenz: Überkreuzen der Körpermitte (ÜKM) – 141	
6.1.3	Leistung: Fertigkeit (Nachspuren und Punktieren) und Fähigkeit (Hämmern und Klopfen) – 143	
6.1.4	Leistung: Bimanuelle Kooperation (bimanuelles Kreisemalen) – 143	
6.2	**Welche zusätzlichen Inhalte bietet das Händigkeitsprofil? – 144**	
6.2.1	Information zu Ursprungsfaktoren – 144	
6.2.2	Information zur motorischen Qualität während der Leistungstests – 145	
6.2.3	Allgemeine Beobachtungen – 146	
6.2.4	Lateralitätsprofil – 146	
6.3	**Welche Strukturhilfen gibt es zur Analyse und Interpretation des Händigkeitsprofils? – 146**	
6.3.1	Kategorisierungsprofil – 147	
6.3.2	Differenzierungstabelle – 147	
6.3.3	Händigkeitstypus-Treppe – 148	
6.3.4	Achsendiagramm – 148	
6.3.5	Excel-Maske zur digitalen Auswertung – 150	

© Springer-Verlag GmbH Deutschland, ein Teil von Springer Nature 2019
E. Kraus (Hrsg.), *Zwischen Links- und Rechtshändigkeit*,
https://doi.org/10.1007/978-3-662-57723-3_6

6.4	Welche spezifischen Merkmale hat das Händigkeitsprofil in Vergleich zu anderen Testinstrumenten der Händigkeit? – 150
6.5	Fazit – 154
	Literatur – 154

> *Die Ideen sind nicht verantwortlich für das, was die Menschen aus ihnen machen. (Werner Heisenberg)*
>
> *Man sollte nie so viel zu tun haben, dass man zum Nachdenken keine Zeit mehr hat. (Georg Christoph Lichtenberg)*

Dieses Kapitel ist dem aktuellen Händigkeitsprofil gewidmet. Das Grundformat, das ich in meiner Doktorarbeit entwickelt hatte, wurde im ▶ Kap. 5 vorgestellt. Seitdem habe ich es aus dem Englischen ins Deutsche übersetzt und kontinuierlich weiterentwickelt. Drei der fünf Subtests, der **FHPT, Fertigkeit** (Nachspuren und Punktieren) und **Fähigkeit** (Hämmern und Klopfen) sind grundsätzlich so geblieben; zwei Subtests, **Überkreuzen** und **bimanuelle Kooperation**, wurden modifiziert, wobei ihr Testprinzip jedoch beibehalten wurde. Alle Items, die Durchführung und die Auswertung wurden standardisiert, und es wurden ein detailliertes 120-seitiges Manual, Protokollbögen, Arbeitsblätter sowie eine Excel-Auswertungsmaske erstellt. Außerdem wurden kleinere Optimierungen aufgrund der Rückmeldung von Anwenderinnen aus der Praxis vorgenommen. So entstanden z. B. neue Beobachtungshilfen und Checklisten, die die motorische Qualität und das Verhalten des Kindes strukturiert erfassen. Außerdem stellte ich das **Lateralitätsprofil** zusammen, das typische Lateralitätsmerkmale für Links- und Rechtshänder beinhaltet. Ebenso entstanden zusätzliche Strukturhilfen zur Interpretation des Händigkeitsprofils, um den Prozess teilweise zu standardisieren und eine Auslegung der Daten bei komplexen Fällen deutlicher und plastischer zu machen.

Das aktuelle Händigkeitsprofil geht somit über ein Assessment im Sinne einer Reihe standardisierter Tests hinaus und unterstützt den klinischen Entscheidungsfindungsprozess, indem alle Informationen und Daten systematisiert zusammengefasst werden können. Die verschiedenen Aspekte des Händigkeitsprofils sind in ◘ Abb. 6.1 zusammengefasst.

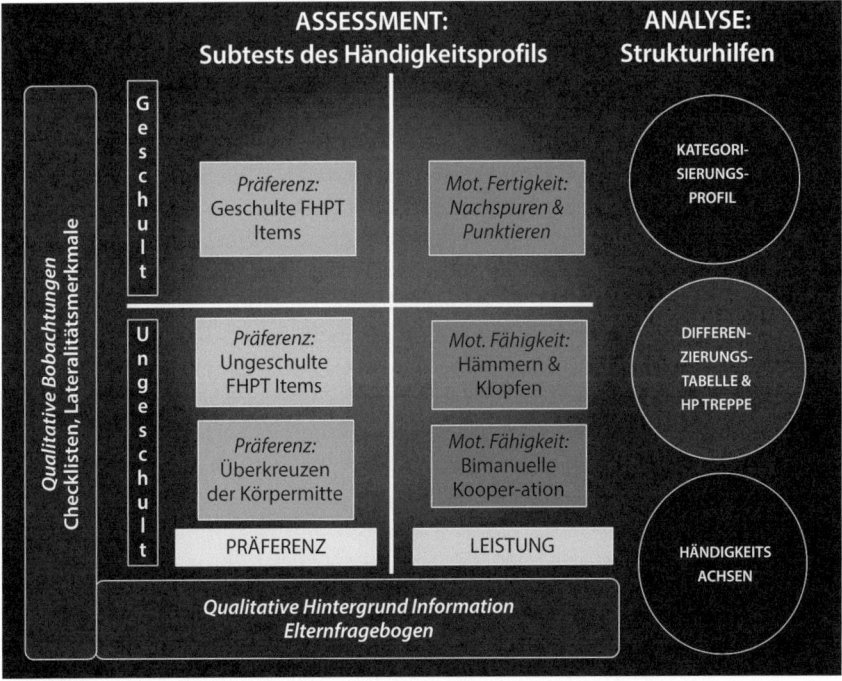

◘ Abb. 6.1 Aspekte des Händigkeitsprofils. (Aus: Kraus, 2018)

6.1 Aus welchen Subtests besteht das aktuelle Händigkeitsprofil?

Das Händigkeitsprofil besteht aus folgenden 5 Subtests:
1. **Präferenztest** zur geschulten und ungeschulten Handpräferenz
2. zweiteiliger Leistungstest zu den geschulten motorischen **Fertigkeiten** (Nachspuren und Punktieren)
3. zweiteiliger Leistungstest zu den ungeschulten **Fähigkeiten** (Hämmern und Klopfen)
4. Test zum **Überkreuzen der Körpermitte**
5. Test zur **bimanuellen Kooperation** der Hände

Das Material für das Assessment ist standardisiert und in einem Testkoffer verpackt (◘ Abb. 6.2). Die fünf Subtests werden nun vorgestellt und ihr Inhalt sowie das Prozedere erklärt und begründet.

6.1.1 Präferenz: Funktionaler Handpräferenztest (FHPT)

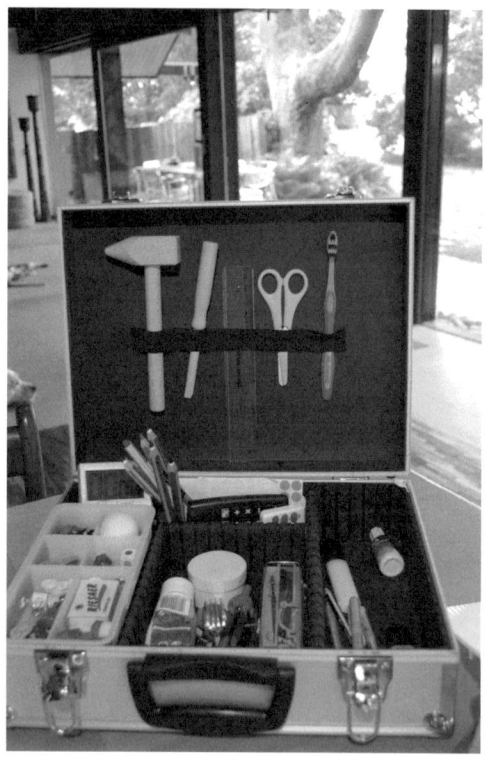

◘ **Abb. 6.2** Testkoffer des Händigkeitsprofils. (Aus: Kraus, 2018)

Der funktionale Handpräferenztest (FHPT) besteht aus insgesamt 24 unterschiedlichen alltagsnahen Items, die eine Vielzahl von Tätigkeitsaspekten abdecken: unimanuelle und bimanuelle Aktionen, motorisch anspruchsvolle und einfache Tätigkeiten sowie geübte bzw. **geschult** und spontane bzw. **ungeschulte** Bewegungen, Items mit hoher und niedriger Zuverlässigkeit etc. (zu den Grundannahmen und Leitlinien der Händigkeitsermittlung siehe ▶ Abschn. 5.4).

Der FHPT unterscheidet zwischen 12 typischerweise geschulten und 12 typischerweise ungeschulten Items, weil dieser Aspekt entscheidend für eine Systematisierungsstruktur zu sein scheint. Der Vergleich zwischen geschulten und ungeschulten Items kann den sozialen Einfluss auf die Händigkeitsbildung widerspiegeln und somit Hinweise auf eine umgeschulte Händigkeit geben. Allerdings ist der geschulte Einfluss individuell und ein Resultat des einzigartigen Umfelds eines Menschen. So ist es wahrscheinlich, dass es Fälle geben wird, bei denen die Einordnung der Items in geschult oder ungeschult für das betreffende Kind nicht stimmt. Ein Beispiel ist das Streichholz anzünden: Entweder das Kind hat Erfahrung damit und weiß wie es geht, weil es ihm jemand aus Sicherheitsgründen genau gezeigt hat (dann wäre es geschult); oder das Kind durfte auch aus Sicherheitsgründen bisher noch nie ein Streichholz anzünden und hat auch keine Anweisung dazu erhalten (dann wäre es ungeschult). Da es jedoch 12 Items in jeder der Kategorien gibt, haben ein oder zwei „inkorrekt" klassifizierte Items kaum einen Einfluss auf die Gesamtauswertung.

Außerdem wird im FHPT zwischen einhändigen (unimanuellen) und beidhändigen (bimanuellen) Aktivitäten unterschieden, mit gleicher Anzahl an unimanuellen und bimanuellen Items.

So entstehen 4 Subgruppen mit je 6 Items für die Präferenzermittlung, also insgesamt 24 Items: geschult unimanuell, geschult bimanuell,

Tab. 6.1 Einteilung der 24 FHPT-Items (FHPT-Protokollbogen).

	Ungeschult	Geschult
Unimanuell	1. Schachtel schütteln	13. Zahnbürste nutzen*
	2. Mit Bär Fußball schießen	14. Mit dem Löffel essen*
	3. *Stecker einstecken*	15. Mit dem Messer schneiden*
	4. Kreisel drehen	16. *Schreiben** (in der Luft)
	5. Turm bauen	17. *Mit Stift malen**
	6. Würfel rollen	18. Ball werfen*
Bimanuell	7. Schachtel öffnen*	19. *Schnürsenkel einstecken*
	8. Handfeger und Handbesen*	20. *Mit Messer und Gabel essen*
	9. *Karten austeilen*	21. *Mit der Schere schneiden**
	10. Tube öffnen	22. Streichholz anzünden*
	11. Aufkleber abnehmen	23. *Schlüssel ins Schloss stecken und drehen*
	12. *Schraube in Mutter festschrauben*	24. *Mit dem Schraubenzieher aufziehen*

Kursiv dargestellt sind komplexere Items; * Items aus dem EHI

ungeschult unimanuell und ungeschult bimanuell (Tab. 6.1).

Bei der Durchführung werden die einzelnen Items jeweils mindestens 4 Mal wiederholt, um eine interne Konstanzmessung (d. h. der bestandige Handeinsatz innerhalb derselben Aktivität) zu ermöglichen. Das sind also insgesamt mindestens 96 Durchführungen – sehr anspruchsvoll, vor allem für jüngere Kinder oder Kinder mit Konzentrationsschwierigkeiten. Um die Motivation und Kooperation des Kindes trotzdem zu gewährleisten, entwickelte ich ein spielerisches, fantasiegeleitetes und interaktives Vorgehen für diesen Subtest. Die Gegenstände der einzelnen Items werden im Rahmen einer kleinen Geschichte oder eines Spiels wiederholt und mittig präsentiert. Es wird notiert, mit welcher Hand das Kind den Gegenstand nutzt, und es werden unterschiedliche Arten von Wechselverhalten dokumentiert. Dazu zählen unauffällige Wechselarten wie ergonomisches Wechseln, das dazu beiträgt, dass die Hände schneller und effizienter arbeiten; sowie auffällige Wechselarten, z. B. ein müdigkeitsbedingtes Wechseln, kompensatorisches Wechseln oder ein unsicheres Wechseln (Kraus, 2018).

In der Auswertung des FHPT werden die geschulten und ungeschulten Aspekte der Handpräferenz getrennt ermittelt und in Form von Lateralitätsquotienten präsentiert. Die interne Konstanz wird für jede Hand erhoben und daraus der entsprechende Anteil in Prozent berechnet.

6.1.2 Präferenz: Überkreuzen der Körpermitte (ÜKM)

Der aktuelle Überkreuzungstest der Körpermitte (ÜKM) beruht auf denselben Prinzipien und Parametern wie der Überkreuzungstest aus meiner Dissertation, hat aber ein einfacheres Format. Anstelle von farbigen Stäbchen und einem Holzbrett mit farbigen Löchern[1] besteht der aktuelle Test aus einer laminierten Papiervorlage und 30 dreifarbigen 4-Noppen-Legosteinen (Abb. 6.3). Die zu bewegenden Legosteinen werden zu gleichen Teilen rechtsseitig,

---

1 Dieser modifizierte Überkreuzungstest ist einfacher und billiger herzustellen, und es gibt nur ein Überkreuzungsformat statt zwei wie in der vorherigen Testversion. Da sich über viele Beobachtungen gezeigt hat, dass sich die Fähigkeit, spontan zu überkreuzen oder es zu vermeiden, fast immer zu Beginn einer Bewegungsdurchführung offenbart, schien es sinnvoll, die Legosteine nach Aufnahme mittig abzulegen und nicht auf den Seiten, wie es bei dem Stäbchenspiel der Fall war.

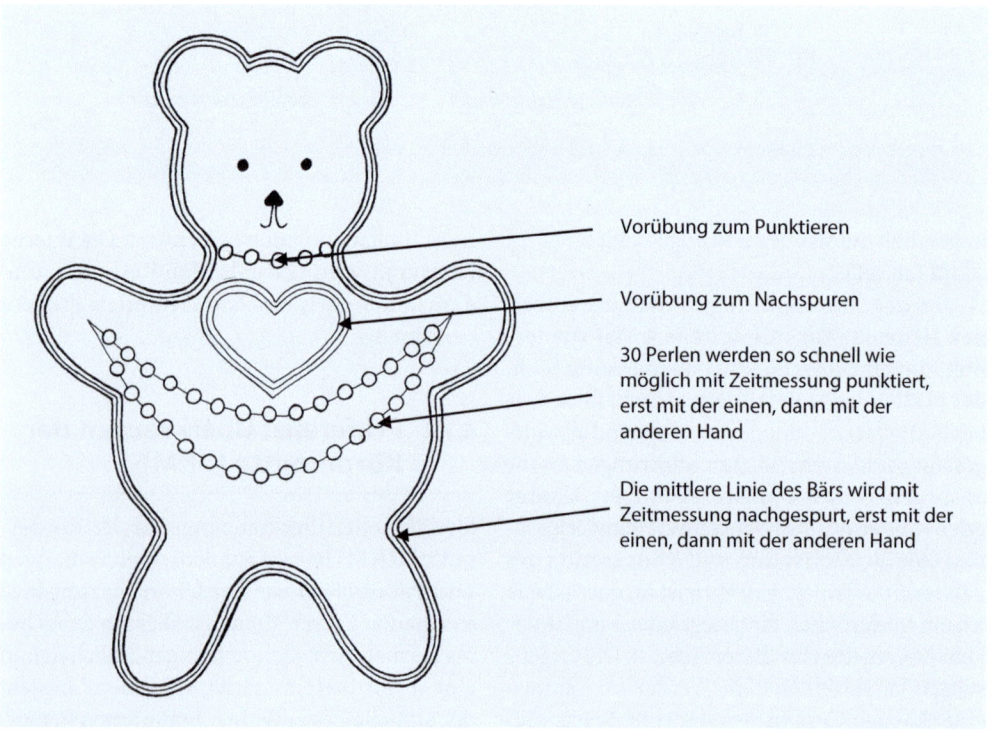

● **Abb. 6.3** Testvorlage zur Überkreuzung der Körpermitte (ÜKM). (Aus: Kraus, 2018)

● **Abb. 6.4** Arbeitsblatt für eine geschulte motorische Leistung, Fertigkeit – Nachspuren und Punktieren. (Aus: Kraus, 2003, 2018)

linksseitig oder mittig präsentiert und sollen dann auf Aufforderung von dem Kind in ein mittig platziertes, farbiges Ziel gelegt werden.

Durch die Testanordnung entstehen insgesamt 20 Möglichkeiten zum Überkreuzen der Körpermitte. Ein Mensch mit einer ausgeprägten Händigkeit und ohne Probleme beim Überkreuzen der Körpermitte würde 10 ipsilaterale und 10 kontralaterale Reaktionen tätigen – also alle Legosteinchen mit derselben Hand aufnehmen und platzieren. Mithilfe des ÜKM-Tests können folgende Varianten des Handgebrauchs festgestellt werden:

- Das Kind zeigt **kein Überkreuzungsvermeiden** und nutzt beständig eine Hand für alle Legosteinchen.

Kapitel 6 · Das aktuelle Händigkeitsprofil

- Das Kind **vermeidet das Überkreuzen** und nimmt die linksseitigen Steinchen mit links auf und/oder die rechtsseitigen mit rechts.
- Das Kind setzt in der **Mitte**, in der ein Überkreuzen ausgeschlossen wird, **durchgehend nur eine Hand** ein, oder auch nicht.
- Das Kind **überkreuzt** mal mit links und mal mit rechts und ist auch in der Mitte **unbeständig** im Handeinsatz.

Diese unterschiedlichen Varianten können beispielsweise darauf hinweisen, ob ein Wechseln in der ersten Instanz durch ein **Überkreuzungsvermeiden** verursacht wird oder ob das Überkreuzen für einen wechselnden Handgebrauch keine Rolle spielt.

Die Testdurchführung ist in Bezug auf die Reihenfolge der Farbenzuordnung, die von der Testadministratorin relativ zügig vorgegeben wird, standardisiert. Das Kind muss zudem vor jedem weiteren Platzieren eines Legosteins die Hände wieder in die Ausgangsposition bringen. Da eine Reihe von 10 Steinen an der Ausgangsposition zu lang gewesen wäre, werden die Steine in zwei Durchführungen zu je 5 Steinchen pro Farbe nachgelegt. In der Auswertung wird ein kontralateraler Prozentsatz errechnet, der sich nur auf die Interaktionen mit den 20 links- und rechtsliegenden Steinen bezieht. Der Gesamtprozentsatz schließt auch die Interaktionen mit den mittigen Steinen ein. Damit ersichtlich wird, um wie viel Prozent eine Hand mehr als die andere überkreuzt, wird zudem ein Lateralitäts- bzw. Überkreuzungsquotient errechnet.

6.1.3 Leistung: Fertigkeit (Nachspuren und Punktieren) und Fähigkeit (Hämmern und Klopfen)

Zusätzlich zu den beiden Präferenztests FHPT und ÜKM gibt es die beiden motorischen **Leistungstests**, die die **geschulte Fertigkeit** und die **ungeschulte Fähigkeit** erfassen.

Der Fertigkeitstest besteht aus dem **Nachspuren**, bei dem eine angegebene Linie des

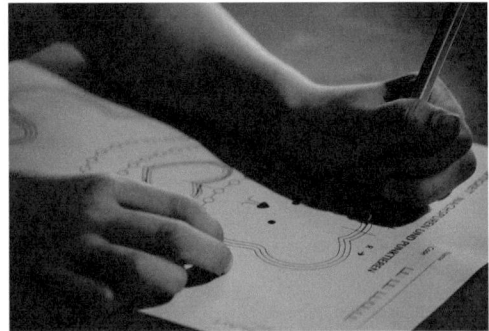

◘ **Abb. 6.5** Nachspuren als geschulte motorische Leistung (Fertigkeit). (Aus: Kraus, 2018)

Bären auf dem Arbeitsblatt so genau und schnell wie möglich nachgefahren wird (◘ Abb. 6.5). Beim **Punktieren** werden so schnell wie möglich kleine Punkte in 30 Perlen der Bärenkette gesetzt (◘ Abb. 6.4). Beide Aufgaben werden einmal mit jeder Hand durchgeführt. Die Auswertung des Nachspurens und Punktierens erfolgt anhand festgelegter Kriterien und ein Durchschnittswert der beiden Aufgaben wird errechnet. Die benötigte Zeit wird mit der Genauigkeit der Ausführung verrechnet und ein Lateralitätsquotient ermittelt.

Der Fähigkeitstest wird aufgrund des **Hämmerns** und **Klopfens** ermittelt. Innerhalb von 15 Sekunden hämmert bzw. klopft das Kind so schnell es kann auf einen vorgegebenen Punkt auf einem Papier mit Durchschlag (◘ Abb. 6.6 und ◘ Abb. 6.7). Die Schläge werden gezählt und die Streuung gemessen. Auch hier wird ein Lateralitätsquotient von dem Durchschnittswert errechnet, der die Differenz zwischen den Händen prozentual erfasst. Die Testdurchführung hat sich seit der Dissertationsversion nicht geändert, aber das Testmaterial wurde angepasst und standardisiert.

6.1.4 Leistung: Bimanuelle Kooperation (bimanuelles Kreisemalen)

Die motorische Leistung der Fertigkeits- und Fähigkeitstests beschränkt sich auf die einhändige oder unimanuelle Leistung. Wie

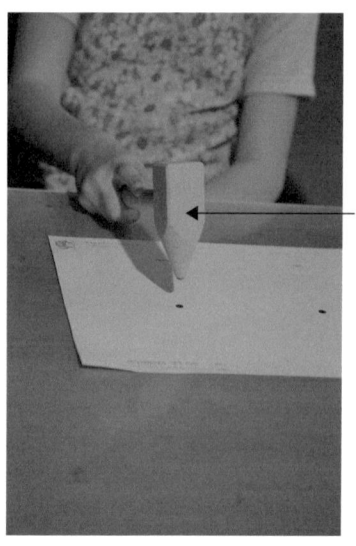

◘ Abb. 6.6 Hämmern als ungeschulte motorische Leistung (Fähigkeit). (Aus: Kraus, 2018)

in ▶ Kap. 4 dargelegt, ist auch die Kooperation beider Hände ein wichtiger Aspekt der Händigkeitsbildung.

Das Zaubertafelspiel (Etch A Sketch), das in der Dissertationsversion eingesetzt wurde, wird in der aktuellen Version nicht mehr verwendet.[2] Stattdessen wird die bimanuelle Kooperation durch bimanuelles gleichzeitiges Kreisemalen mit zwei dicken Buntstiften auf Papier durchgeführt (◘ Abb. 6.8). Der Test des bimanuellen Kreisemalens ist ungeübt bzw. ungeschult und zeigt auf, welche Hand während des Malens führt, welche Hand bessere Kreise malt und wie sich die Hände organisieren.

Zwei vorgegebene Kreise auf Papier geben dabei die ungefähre Größe der zu malenden Kreise an. Das Kind malt dann in den 4 Richtungskombinationen (nach rechts, nach links, nach außen, nach innen). Zusätzlich wird jede dieser Richtungskombinationen immer in zwei Phasen durchgeführt: 1) in **rhythmischer Geschwindigkeit**, die dem Kind angenehm ist; und 2) **so schnell wie möglich**. Optional kann auch eine dritte Phase durchgeführt werden: 3) **so schnell wie möglich mit geschlossenen Augen**, eine weitere Steigerung der Anforderung. Ohne visuelles Feedback ist eine Person hauptsächlich auf eine gute Tiefensensibilität angewiesen, und auch dieses Erschwernis erhöht die Differenz zwischen den Händen.

Die Bewertungskriterien für den Test beziehen sich hauptsächlich darauf, wie viel besser, schneller oder führender sich eine Hand im Vergleich zur anderen verhält. Die allgemeine Qualität der bimanuellen Kooperation wird zusätzlich für jede Richtungskombination eingeschätzt. So entstehen auch für diesen Test ein Präferenz- und ein Leistungsmaß, die sich in Form von Lateralitätsquotienten darstellen lassen.

6.2 Welche zusätzlichen Inhalte bietet das Händigkeitsprofil?

Um der großen Komplexität der Händigkeit auch in Bezug auf ihren Ursprung gerecht zu werden, bedarf es mehr als nur der Ermittlung der Händigkeitsdimensionen. Es gilt – soweit möglich –, soziale und physische Umwelteinflüsse, eine genetische Veranlagung zur Linkshändigkeit, eventuelle pathologische Faktoren und die motorische Qualität mit den Aspekten Ausprägungsgrad, Präferenz und Leistung in Verbindung zu bringen. Eine bloße quantitative Messung würde nicht ausreichen, um die Händigkeit als Phänomen vollständig zu erfassen. Daher bedarf es zusätzlicher Formate für Hintergrundinformationen (Anamnese) und Beobachtungen. Diese werden kurz vorgestellt.

6.2.1 Information zu Ursprungsfaktoren

Die Anamnese wird anhand eines **Elternfragebogens** und eines Elterngesprächs erhoben. Dabei wird der Grund für eine Händigkeitsdiagnostik

---

[2] Begründung: Das Kind hatte in der alten Version nur die Möglichkeit 4–5 Kreisbewegungen zu machen, bevor ein Testdurchgang beendet war. Das bedeutet, dass der Geschwindigkeitsfaktor, der die Differenz zwischen den Händen erhöht, nicht eingesetzt werden konnte. Außerdem war die Spannung der beiden Knöpfe oft nicht identisch und sie nahm mit der Zeit ab.

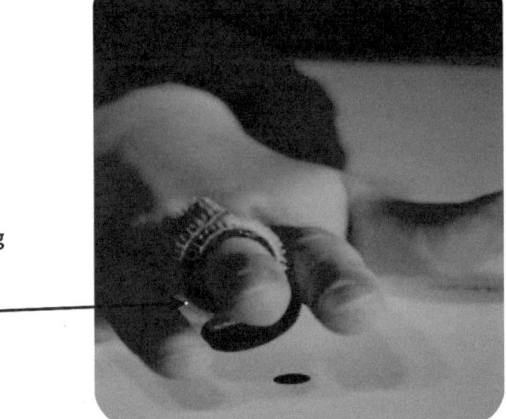

☐ Abb. 6.7 Klopfen als ungeschulte Leistung (Fähigkeit). (Aus: Kraus, 2018)

Standardisierter Klopfring am mittleren Teil des Mittelfingers

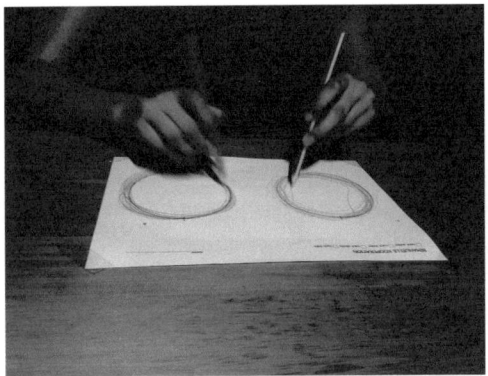

☐ Abb. 6.8 Bimanuelle Kooperation durch bimanuelles gleichzeitiges Kreisemalen. (Aus: Kraus, 2018)

- Eventuelle Hinweise auf eine **Umschulung**: Wurde eventuell Druck auf das Kind ausgeübt, eine bestimmte Hand zu verwenden?
- **Beobachtungen** des Handgebrauchs zu Hause: Mit welcher Hand putzt sich das Kind z. B. die Zähne?
- Ausmaß des **Übungsfaktors** in Bezug auf die motorische Entwicklung: Malt und schreibt das Kind z. B. mehr oder weniger als gleichaltrige Kinder?

6.2.2 Information zur motorischen Qualität während der Leistungstests

aus Sicht der Eltern bzw. des Elternteils erfragt. Kommen sie aus eigenem Wunsch zur Abklärung, oder wurde eine Ermittlung von dem Kinderarzt, Erzieher oder Lehrer eingefordert? Des Weiteren werden Informationen in Bezug auf folgende Aspekte gesammelt, die Hinweise auf Ursprungsfaktoren geben könnten und eventuell helfen, den wechselnden Handgebrauch zu verstehen:

- **Vererbung**: Gibt es z. B. Linkshändigkeit in der Familie?
- Eventuelle Ursachen für eine **pathologische Händigkeit**: Gab es z. B. Geburtsstress?

Die Protokollbögen der motorischen Tests beinhalten eine **Checkliste** zur Beobachtung bestimmter beschreibender Merkmale bzw. möglicher Auffälligkeiten, beispielsweise stockende oder ungleichmäßige **Bewegungsabläufe**, übermäßiger **Druck** oder eine **asymmetrische Körperhaltung**. Dieselben Merkmale werden auf der linken sowie rechten Seite beobachtet und dokumentiert, damit ein Vergleich der motorischen Qualität der beiden Hände zusätzlich zu den quantitativen Daten über die Genauigkeit und Geschwindigkeit ermöglicht wird.

6.2.3 Allgemeine Beobachtungen

Wie bei allen Assessments, die in der klinischen Praxis durchgeführt werden, gibt es eine Reihe von Faktoren, die die Ergebnisse beeinflussen und verzerren können. Dazu gehören beispielsweise das **sozio-emotionales Verhalten**, die **Kognition** oder das **sensomotorische Auftreten** der teilnehmenden Person. Sollte ein Kind z. B. die Aufgabe nicht richtig verstehen, oder es hat ein Konzentrationsproblem, dann können diese Faktoren das Resultat der Testung negativ beeinflussen oder verzerren. Es soll also ausgeschlossen werden, dass die Ergebnisse des Kindes seine Fähigkeiten und Fertigkeiten widerspiegeln, und es nicht aufgrund von Störfaktoren schlecht abschneidet. Aus diesem Grund wurde ein **allgemeines Beobachtungsprotokoll** erstellt, das am Ende der Testung von der Testdurchführerin ausgefüllt wird. So können eventuelle Störfaktoren systematisch und standardisiert überprüft werden, und entsprechend in die klinische Entscheidungsfindung einbezogen werden.

6.2.4 Lateralitätsprofil

Wie schon in Kapitel 2 aufgeführt, ist man sich inzwischen einig ist, dass die Seitigkeit oder Lateralität an sich (mit Ausnahme der Füßigkeit) keinen deutlichen Zusammenhang mit der Händigkeit aufzeigt und daher für die Richtung der Händigkeit nicht aussagekräftig ist (Beaton, 1985; Bourassa, 1996; Strauss & Goldsmith, 1987) Nichtsdestotrotz wird die Füßigkeit als die Modalität befunden, die am meisten mit der Händigkeit übereinstimmt (Berdel Martin & Porac, 2007; Grouios, Hatzitaki, Kollias, & Koidou, 2009; Peters, 1988). Ein ähnlicher Zusammenhang zwischen Lateralitätsmerkmalen und der Händigkeit wurde auch von Heimrod (2015) in ihrer Pilotstudie bestätigt (▶ Kap. 5). Ebenso wie die Händigkeit unterschiedlich stark ausgeprägt ist, scheint auch die Seitigkeit eines Menschen unterschiedlich stark ausgeprägt (Strauss & Goldsmith, 1987). Inwieweit der **Ausprägungsgrad** der Seitigkeit mit dem der Händigkeit übereinstimmt, ist noch nicht geklärt, unter anderem weil es keine einheitlichen differenzierten Erfassungsmethoden dafür gibt.

Da das Händigkeitsprofil vor allem den Ausprägungsgrad der Händigkeit differenziert erfasst, kann es in Kombination mit Lateralitätsmerkmalen eventuell Zusammenhänge mit dem Ausmaß oder Ausprägungsgrad aufzeigen, oder auch nicht. Vor diesem Hintergrund wurden 30 typische Lateralitätsmerkmale für Links- oder Rechtshänder aus der Fachliteratur für das Lateralitätsprofil gesammelt, die Aspekte wie **Füßigkeit, Äugigkeit und Bewegungsmuster** widerspiegeln. Die hohe Anzahl von Merkmalen soll dazu dienen, eine tendenzielle Verdichtung auf die rechte oder linke Seite aufzuzeigen, und damit die Wahrscheinlichkeit einer fundierten Aussage zur Lateralität erhöhen. Eine Hypothese wäre, dass Menschen mit einem starken Ausprägungsgrad der Händigkeit auch eher eine stark ausgeprägte Seitigkeit aufweisen, während leicht ausgeprägte Händer auch in ihrer Lateralität variabler sind. Sollte sich dieser Zusammenhang bestätigen, könnte es in unklaren Händigkeitsfällen hilfreich sein, ein Lateralitätsprofil zu erfassen und als zusätzlichen Hinweis zur Richtung und Ausprägung auszuwerten.

6.3 Welche Strukturhilfen gibt es zur Analyse und Interpretation des Händigkeitsprofils?

Die Daten, die durch das Händigkeitsprofil quantitativ und qualitativ erhoben werden, sind vielfältig, komplex und ausgiebig. Testadministratoren haben – wie bei allen Assessments – im Anschluss die Aufgabe, eine Analyse und Interpretation zu tätigen. Für diese wichtigen Schritte, der einer folgerichtigen Schlussfolgerung sowie einer relevanten und spezifischen Zielsetzung und Intervention vorausgeht, wurden folgende 4 **Strukturhilfen** entwickelt, die eine systematische Zusammenfassung in unterschiedlicher Weise ermöglichen:
1. Kategorisierungsprofil
2. Differenzierungstabelle
3. Händigkeitstypus-Treppe
4. Achsendiagramm

Leistungsebene				Ausprägungsgrad der Händigkeit										
		Prozentsatz		Inter-Hand-Differenz (IHD) (Lateralitätsquotient)			gr. IHD	Kleine IHD						gr. IHD
auf-fällig	grenz-wertig	Durch-schnitt	Leistungswerte der L und R Hand	Händigkeits-dimension	Teil (LQ)	IHD	Gesamt-IHD (LQ)	L+ 75.-100. Perz.	L 25.-74. Perz.	L- 10.-15. Perz.	VL 1.-9. Perz.	0	VR 1.-9. Perz.	R- 10.-15. Perz.	R 25.-74. Perz.	R+ 75.-100. Perz.
		x	Interne Konstanz Gesamt	Präferenz: Ungeschult FHP	Unimanuell	Bimanuell	Gesamt									
		x	Rechts Links	Präferenz: Geschult FHP	Unimanuell	Bimanuell	Geschult									
	re li		Rechts Links	Leistung: Fähigkeit	Hämmern	Klopfen	Gesamt									
	re li		Rechts Links	Leistung: Fertigkeit	Nachspuren	Punktieren	Gesamt									
		x	Kontralaterale Reakt.	Überkreuzen	Rechts	Mitte	Links	Gesamt								
		x	Altersgem. Leistung	Bimanuelle Kooperation	Spiegel	Parallel	Gesamt									

Abb. 6.9 Kategorisierungsprofil (Beispiel eines stark ausgeprägten Linkshänders ohne motorische Auffälligkeiten). FHP = funktionale Handpräferenz. VL = variable Linkshändigkeit; VR = variable Rechtshändigkeit; Perz = Perzentile. (Aus: Kraus, 2003, 2018)

6.3.1 Kategorisierungsprofil

Das Kategorisierungsprofil bietet eine grafische Übersicht zu allen erhobenen **quantitativen Daten** (Lateralitätsquotienten) der 5 Subtests.

Um die Gegenüberstellung geschult und ungeschult auch für den FHPT zu visualisieren, wird dieser in zwei Teilen aufgeführt. So entstehen bildlich 6 Testaspekte: ungeschult FHPT, geschult FHPT, ungeschulte Fähigkeit, geschulte Fertigkeit, Überkreuzen und bimanuelle Kooperation. Mithilfe des Kategorisierungsprofils wird der Ausprägungsgrad der Präferenz für die jeweiligen Aspekte der Händigkeit in **8 Ausprägungskategorien** dargestellt. Daneben wird das Leistungsniveau eines Kindes in **3 Leistungsgruppen** (durchschnittlich, grenzwertig und auffällig) übersichtlich abgebildet (Abb. 6.9).

Basierend auf der Normierungsstudie mit 30 links- und 30 rechtshändigen 6-jährigen Kindern ohne Auffälligkeiten (▶ Kap. 5) stehen Normwerte für den Ausprägungsgrad der Händigkeit sowie für die Leistung der einzelnen Tests zur Verfügung. Die Anzahl und die Altersgruppe der getesteten Kinder sind allerdings zu gering, um die Normen in Bezug auf die **Leistungsebene** zu verallgemeinern. Eine große Normierungsstudie steht noch aus. Der **Ausprägungsgrad** hingegen ist nur bedingt altersabhängig, da auch Erwachsene unterschiedliche Ausprägungsgrade aufweisen.

Neben der Veranschaulichung wird außerdem ein durchschnittlicher **Gesamtprofilwert** über alle Subtests errechnet, der die allgemeine Ausprägung der Händigkeit widerspiegelt, wobei L+ bis R+ von 1 bis 8 durchnummeriert wird.

6.3.2 Differenzierungstabelle

Diese quantitative Zusammenfassung des Kategorisierungsprofils kann, wie bereits dargestellt, den Komplexitäten des Händigkeitsphänomens nicht allein gerecht werden. Ich gehe von der Grundannahme aus, dass nur eine **ganzheitliche** Sicht, die quantitative und qualitative Informationen berücksichtigt, Hinweise auf und Zusammenhänge zwischen bestimmten Ursachen des wechselnden Handgebrauchs oder auf Krankheitsbilder geben kann. Vor diesem Hintergrund entstand die **Differenzierungstabelle**, die relevante Informationen quantitativer (messbarer) und qualitativer (beschreibender) Art in Form von Kriterien oder Merkmalen geführt.

Die Kriterien der Differenzierungstabelle beziehen sich also auf Merkmale zu folgenden Aspekten:

Krit.	Punkte					VARIABLE LINKSHÄNDIGKEIT	Bezug	VARIABLE RECHTSHÄNDIGKEIT	Punkte					Krit.
26	4	3	2	1	0	?	Höhere LH-Werte als RH-Werte	oben	Höhere RH-Werte als LH-Werte	?	0	1	2	3	4	26
27	4	3	2	1	0	?	„Beidhänder" im engen Familienkreis	EFB	„Mehr R als L" im engen Familienkreis	?	0	1	2	3	4	27
28	4	3	2	1	0	?	„Beidhänder" im weiteren Familienkreis		„Mehr R als L" im weiteren Familienkreis	?	0	1	2	3	4	28
29	4	3	2	1	0	?	Wechselnder Handgebrauch ca. zur Hälfte L und R		Wechselnder Handgebrauch aber vorwiegend R	?	0	1	2	3	4	29
30	4	3	2	1	0	?	Macht grobmotorische Tätigkeiten eher R, feinmotorische L		Macht grob- und feinmotorische Tätigkeiten mehr mit R	?	0	1	2	3	4	30
31	4	3	2	1	0	?	Macht ungeschulte Tätigkeiten eher R geschulte L		Macht ungeschulte und geschulte Tätigkeiten mehr mit R	?	0	1	2	3	4	31
32	4	3	2	1	0	?	Schreibt immer und besser mit L		Schreibt immer und besser mit R	?	0	1	2	3	4	32
33	4	3	2	1	0	?	Malt meist mit L, manchmal auch mit R (z.B. grobmotorisch)		Malt immer mit R	?	0	1	2	3	4	33
34	4	3	2	1	0	?	Ungeschulte Präferenz eher R, geschulte Präferenz L	FHPT	Ungeschulte und geschulte Präferenz mehr R	?	0	1	2	3	4	34
35	4	3	2	1	0	?	Interne Konstanz zwischen 60 und 80%		Interne Konstanz zwischen 70 und 90%	?	0	1	2	3	4	35
36	4	3	2	1	0	?	Interne Konstanz: beide Hände mit ähnlichem Einsatz		Interne Konstanz mit größerem RH Einsatz	?	0	1	2	3	4	36
37	4	3	2	1	0	?	Fertigkeit etwas besser L	N/P	Fertigkeit deutlich besser R	?	0	1	2	3	4	37
38	4	3	2	1	0	?	Kleine IHD, Fertigkeit L gut, R sehr gut für nd Hand	Checkliste	VR, R- oder R IHD, Fertigkeit R und L durchschnittlich	?	0	1	2	3	4	38
39	4	3	2	1	0	?	Fähigkeit etwas besser R oder L	H/K	Fähigkeit deutlich besser R	?	0	1	2	3	4	39
40	4	3	2	1	0	?	Kleine IHD, Fähigkeit L gut, R sehr gut für nd Hand	Checkliste	VR, R- oder R IHD, Fähigkeit R und L durchschnittlich	?	0	1	2	3	4	40
41	4	3	2	1	0	?	Überkreuzt mehr R, aber auch mit L	ÜKM	Überkreuzt immer/nur mit R	?	0	1	2	3	4	41
42	4	3	2	1	0	?	Nimmt mittige Steine mal mit L, mal mit R		Nimmt mittige Steine meist/nur mit R	?	0	1	2	3	4	42
43	4	3	2	1	0	?	Kreise sehr ähnlich von Druck und Qualität	BMK	Kreise R besser, fester und gleichmäßiger	?	0	1	2	3	4	43
44	4	3	2	1	0	?	L sowie R behalten die Richtung bei		R behält die Richtung bei	?	0	1	2	3	4	44
45	4	3	2	1	0	?	L führt in bestimmte Richtungen, R führt in andere Richtungen		R führt (etwas) durchgehend	?	0	1	2	3	4	45
46	4	3	2	1	0	?	Gesamtausprägungswert der IHD um 4	KP	Gesamtausprägungswert der IHD zwischen 5 und 6	?	0	1	2	3	4	46
47	4	3	2	1	0	?	Geschulte Präferenz L ungeschulte Präferenz R		Geschulte und ungeschulte Präferenz R	?	0	1	2	3	4	47
48	4	3	2	1	0	?	Fähigkeit (H/K) besser R, Fertigkeit (N/P) besser L		Fähigkeit (H/K) und Fertigkeit (N/P) besser R	?	0	1	2	3	4	48
49	4	3	2	1	0	?	Gesamtlateralitätsquotient zwischen 0 und 20 % L		Gesamtlateralitätsquotient zwischen 20 und 50% R	?	0	1	2	3	4	49
50	4	3	2	1	0	?	Etwas höhere LH-Werte im Lateralisierungsprofil	LM	Etwas höhere RH-Werte im Lateralisierungsprofil	?	0	1	2	3	4	50
						%	Quotient für variable Linkshändigkeit		Quotient für variable Rechtshändigkeit						%	

◘ **Abb. 6.10** Ausschnitt der Differenzierungstabelle, in der Kriterien für eine variable Links- und Rechtshändigkeit aufgezeigt sind. Treffen die Kriterien voll und ganz zu, wird für jede Hand eine 4 gegeben, treffen sie nur teilweise zu, werden eine 2 oder 3 angekreuzt, treffen sie gar nicht zu eine 0. (Aus: Kraus, 2018)

- Quantitative Testergebnisse, die im Kategorisierungsprofil zusammengefasst sind
- Informationen aus dem Elternfragebogen
- Beobachtungen, die während der Durchführung der Tests gemacht wurden
- Relevante Aspekte aus der Fachliteratur in Form von Kriterien, die die Händigkeitsentwicklung beeinflussen

Seit 2003 entwickelte ich eine Systematik, anhand welcher die möglichen Ursachen für einen wechselnden Handgebrauch bestimmten Typen zugeordnet wird. Sie umfassen jeweils 25 Kriterien oder Merkmale, basierend auf Studienergebnissen und Fachwissen. Setzt man die Differenzierungstabelle bei einer komplexen Händigkeitsermittlung ein, können alle Kriterien auf einer Skala von 0–4 für Linkshänder sowie Rechtshänder eingeschätzt werden, wobei 0 „gar nicht" zutrifft, und 4 „voll und ganz" zutrifft. Es entstehen so unterschiedliche Anhäufungen oder Cluster von Kriterien zu den insgesamt 10 Gruppen oder Typen, die auf eine bestimmte Ursache des Wechselverhaltens hinweisen. Sie werden als **Varianten** eines sogenannten **Händigkeitstypus** bezeichnet. Die Systematik hierzu wird in ▶ Kap. 7 detailliert aufgeführt. Ein Beispiel der Kriterien für variable Links- und Rechtshändigkeit zeigt die ◘ Abb. 6.10.

6.3.3 Händigkeitstypus-Treppe

Die zutreffenden Kriterien der Differenzierungstabelle werden für die möglichen Varianten der Händigkeitstypen als prozentuale Anhäufungen oder **Cluster** zusammengezählt und werden einem **Händigkeitstypus Ausprägung, Motorik und Umwelt** zugeordnet. Die drei größten Kriteriencluster die somit entstehen, sind in der Analyse ein wesentlicher Bestandteil des Erklärungsmodells für den wechselnden Handgebrauch eines Kindes. Auch dies wird in ▶ Kap. 7 aufgeschlüsselt und in ▶ Kap. 9 anhand von Fallbeispielen illustriert (◘ Abb. 6.11).

Wie in ▶ Kap. 4 gezeigt, kann eine unklare oder unterentwickelte Händigkeitsbeschaffenheit symptomatisch bei bestimmten Krankheitsbildern auftreten, z. B. bei Autismus, Asperger-Syndrom, kognitiven Defiziten, Schizophrenie oder Down-Syndrom. Diese krankheitsbildbedingten Händigkeitsauffälligkeiten sind sekundär und daher nicht Teil der hier aufgeführten Händigkeitstypen.

6.3.4 Achsendiagramm

Das Achsendiagramm ist eine grafische Darstellung, die die 3 Basisfaktoren der Händigkeit – Ausprägung, Umwelt und Motorik –

Kapitel 6 · Das aktuelle Händigkeitsprofil

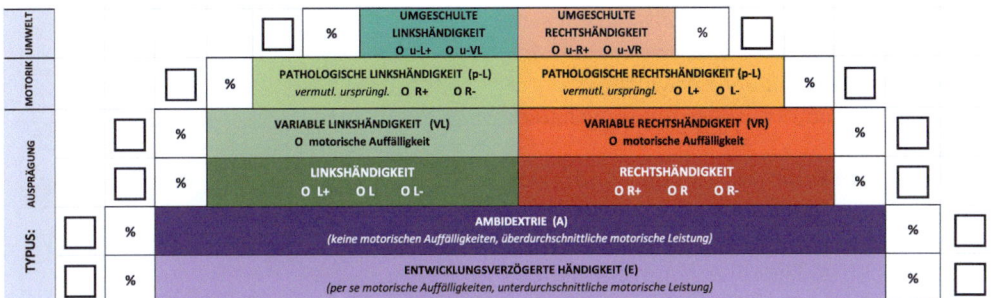

◘ Abb. 6.11 Gliederung der Händigkeitstypus-Treppe: Händigkeitstypen Ausprägung, Motorik und Umwelt. (Aus: Kraus, 2018)

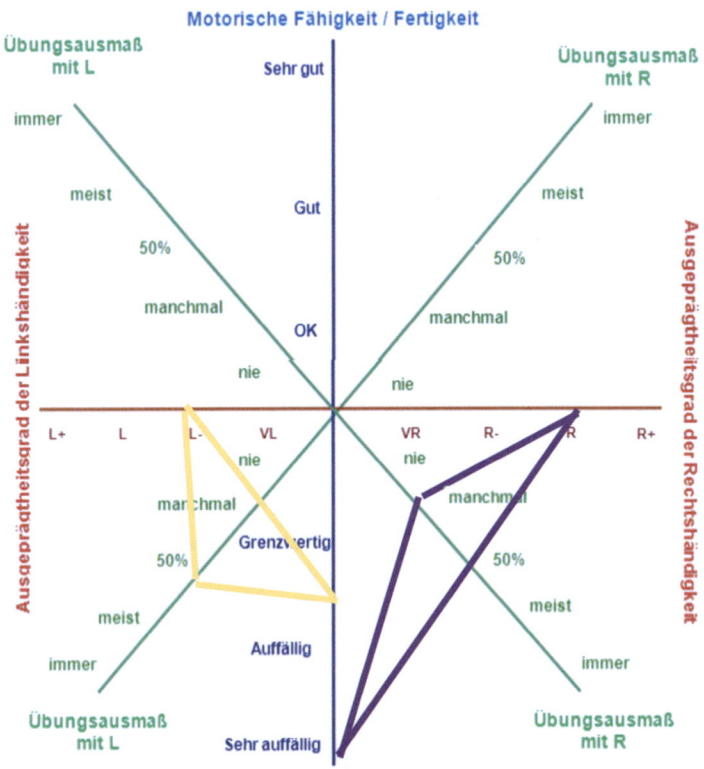

◘ Abb. 6.12 Achsendiagramm zu den 3 Ursprungsfaktoren Ausprägung (Kategorisierungsprofil), Motorik (Gesamteinschätzung) und Umwelt (Übungsausmaß). Das **helle (gelbe) Dreieck** repräsentiert einen leicht ausgeprägten Linkshänder, der das Üben eher vermeidet und grenzwertig bis auffällig in seiner motorischen Leistung ist. Das **dunkle (lila) Dreieck** repräsentiert einen mäßig ausgeprägten Rechtshänder, der grafomotorische Tätigkeiten verweigert, daher so gut wie keine Übungseffekt hat und motorisch sehr auffällig ist. (Aus: Kraus, 2018)

zusammenführt. Auf den 3 Achsen lässt sich das Verhältnis dieser Faktoren zueinander ablesen, und es kann der Entwicklungsstand zu einem bestimmten Zeitpunkt festgehalten werden.

Der **Ausprägungsgrad** der Händigkeit wird von dem Kategorisierungsprofil übernommen und dann in der entsprechenden Kategorie im Achsendiagramm mit einem Kreuz markiert. Das **Übungsausmaß**, das im Elternfragebogen erfasst wird, repräsentiert den Umwelteinfluss. Die Einschätzung wird ebenfalls mit einem Kreuz im Diagramm markiert. Die Motorik bzw. die **motorische Fähigkeit und Fertigkeit** eines Kindes wird insgesamt (Durchschnitt von Fähigkeit und Fertigkeit) bewertet (eigene Erfahrungswerte oder andere motorische Tests können dazu beitragen) und anhand einer 5-stufigen Skala („sehr gut" bis „sehr auffällig") eingestuft. Die motorische Leistung ist zudem ein Indikator für mögliche pathologische Einflüsse (z. B. Entwicklungsverzögerungen).

Nachdem alle 3 Ursprungsfaktoren mit einem Kreuz im Achsendiagramm markiert wurden, können die Kreuze miteinander verbunden werden (◘ Abb. 6.12). Dies bildet eine nützliche Strukturhilfe in der Praxis, um den aktuellen Status des Kindes auf einen Blick zu erfassen und auch Veränderungen einfach dokumentieren zu können.

6.3.5 Excel-Maske zur digitalen Auswertung

Die Berechnung der Lateralitätsquotienten, die die Inter-Hand-Differenzen zu den einzelnen Tests darstellen, kann in einer **Excel-Maske** erfolgen. Allerdings werden die motorischen Tests anhand von Kriterien und einheitlichen Bestimmungen und Maßnahmen erst händisch erfasst und ausgewertet, bevor diese Werte dann in die Excel-Maske eingefügt werden können. Excel errechnet dann automatisch alle Lateralitätsquotienten und erstellt ein entsprechendes Kategorisierungsprofil (◘ Abb. 6.13).

Rot	
Rechts: ipsilateral	
Links: kontralateral	10

Blau	
Rechts: mittig	
Links: mittig	10

Gelb	
Rechts: kontralateral	
Links: ipsilateral	10

Reaktionsprozentsätze (gesamt)	
Rechts	0
Kontralateral Rechts	0
Links	100
Kontralateral Links	100
Kontralateral	50
Ipsilateral	50
Mittig (mehr eingesetzte Hand)	-100
Überkreuzungsquotient	**-100**
Gesamt Reaktionsquotient	**-100**

◘ **Abb. 6.13** Auszug der Excel-Maske zu dem Subtest Überkreuzen der Körpermitte. Die eingetragenen Werte sind Platzhalter. Sobald die Anzahl der Reaktionen in die weißen Felder eingetragen wird, errechnen sich die Quotienten. Ein Minuswert bedeutet immer Linkshändigkeit. (Aus: Kraus, 2018)

6.4 Welche spezifischen Merkmale hat das Händigkeitsprofil in Vergleich zu anderen Testinstrumenten der Händigkeit?

Als Praktikerin und Therapeutin wünscht man sich valide Assessments, die schnell und effizient durchzuführen sind und aufgrund derer man eine klare Aussage zur Händigkeit treffen kann. Es gibt einige Tests zur Händigkeit die in ◘ Tab. 3.2 vorgestellt wurden, die häufig, vor allem im deutschsprachigen Raum, angewendet werden. Allerdings erfassen diese Tests in der Regel entweder die Präferenz **oder** die Leistung. Wie schon oft erwähnt, ist die Vergleichbarkeit der Handpräferenztests meist nicht gegeben, weil unterschiedliche Items und

Kapitel 6 · Das aktuelle Händigkeitsprofil

Tab. 6.2 Merkmale von Händigkeitstestverfahren zur PRÄFERENZ in Forschung und Praxis im Vergleich zum Händigkeitsprofil

	Selbst-/Fremd-einschätzung	Anam-nese	Durchführung	Anzahl Kategorien/Skala	Interne Konstanz	Präferenz-Items	Motorische Anforderung	Für Forschung entwickelt	Für Praxis entwickelt	Gütekriterien	Normierung
Präferenz											
EHI	Selbst/Fremd	–	Adaptiert für Kinder	5	Teilweise	10	Niedrig	Ja	Eventuell	Ja	Nein
HAPT	–	–	X		Ja (3x)	14	Niedrig	Ja	Ja	Ja	Ja
S-MH	–	X	X	2	Teilweise	25	Gemischt	sekundär	Ja	Nein	Nein
HPT	–	–	X	4	Nein	20	Niedrig	sekundär	Ja	Ja	Bedingt
WHCT	–	–	X	2 (LQ)	Ja (4x)	8	Gemischt	Ja	Sekundär	Ja	Nein
HPDT	–	–	X	3	Ja (3x)	8	Niedrig	Ja	Nein	Nein	Nein
PHI	Fremd	–	X		Nein	13	Niedrig	Ja	Nein	Nein	Nein
WHQ	Adaptiert	–	X	5	Ja	33	Niedrig	Ja	Nein	Nein	Nein
HP	–	x	x	8	Ja	24	Gemischt	Ja	Ja	Ja	Ja
Überkreuzen der Körpermitte											
QHP	Nein	X		LQ	Ja (3)	21	Niedrig	Ja	Nein	Nein	Nein
SVCU	X	X		2	Nein	1	Niedrig	Nein	Ja	teilweise	Ja
HP	X	x		8	Ja	30	Bedingt	Bedingt	Ja	Ja	Bedingt

EHI = Edinburgh Handedness Inventory (Oldfield, 1971)
HAPT = Handpräferenztest für 4- bis 6-jährige Kinder (Bruckner, 2010)
HP = Händigkeitsprofil (Kraus, 2003, 2018)
HPDT = Hand Preference Demonstration Test (Soper & Satz, 1984)
HPT = Handpräferenztest (Becker & Steding-Albrecht, 2006)
PHI = Preschool Handedness Inventory (Tan, 1985)
QHP = Quantification of Handpreference Task (Bishop, Ross, Daniels, & Bright, 1996)
S-MH = Sattler Methode zur Austestung der Händigkeit (Sattler, 2008)
SVCU = Space Visualization Contralateral Use (Ayres, 1989)
WHCT = WhatHand Cabinet Test (Bryden, Roy, Rohr, & Egilo, 2007)
WHQ = Waterloo Handedness Questionnaire (Steenhuis & Bryden, 1989)

Tab. 6.3 Merkmale von Händigkeitstestverfahren zur LEISTUNG in Forschung und Praxis im Vergleich zum Händigkeitsprofil

	Selbsteinschätzung	Fremdeinschätzung	Art	Anzahl Items	Geschwindigkeit	Genauigkeit	Motorische Anforderung	Für Forschung entwickelt	Für Praxis entwickelt	Gütekriterien	Normierung
Leistung: Fertigkeit											
HDT	Nein	Nein	X	2	Ja	Bedingt	Hoch	Ja	Bedingt	Ja	Ja
PTK/LDT	Nein	Nein	X	2	Ja	Bedingt	Hoch	Ja	Bedingt	Ja	Ja
HPT	Nein	Nein	X	4	Ja	Ja	Hoch	Ja	Ja	Ja	Teilweise
MAcc	Nein	Nein	X	2	Ja	Ja	Hoch	Nein	Ja	Ja	Ja
HP	Nein	**Bedingt**	X	**8**	**Ja**	**Ja**	Hoch	Bedingt	**Ja**	**Ja**	für 6 Jahre
Leistung: Fähigkeit											
PP	Nein	Nein	Um-stecken	2×25	Ja	Nein	Mittel	Ja	Ja	Ja	Ja
ZNT	Nein	Nein	Bewegungsqualität	6 Bereiche	Ja oder Nein	Ja oder Nein	Niedrig	Ja	Ja	Ja	Ja
FT	Nein	Nein	Fingerklopfen	Anzahl in Sekunden	Ja	Nein	Mittel	Ja	Nein	Nicht angegeben	Nicht angegeben
PMT	Nein	Nein	Umstecken	30× pro Hand	Ja	Nein	Mittel	Ja	Ja	Ja	Ja

Kapitel 6 · Das aktuelle Händigkeitsprofil

Tab. 6.3 (Fortsetzung)

	Selbsteinschätzung	Fremdeinschätzung	Art	Anzahl Items	Geschwindigkeit	Genauigkeit	Motorische Anforderung	Für Forschung entwickelt	Für Praxis entwickelt	Gütekriterien	Normierung
HP	Nein	Nein	X	8	Ja	Ja	Ja	Bedingt	Ja	Ja	Bedingt
Leistung: Bimanuelle Kooperation											
BCD	Nein	Nein		4	Nein	Bedingt	Mittel	Ja	Nein	Nicht angegeben	Nicht angegeben
BMC	Nein	Nein	Bewegungen	10	Nein	Nein	Mittel	Ja	Ja	Ja	Ja
HP	Nein	Nein	X	8	Bedingt	Bedingt	Ja	Bedingt	Ja	Ja	Bedingt

BCD = Bimanual Circle Drawing (Carson, 1997)
BMC = Bilateral Motor Coordination Test (Ayres, 1989)
FT = Finger Tapping (Peters, 1989)
HDT = Hand-Dominanz-Test (Steingrüber & Linert, 2010)
HP = Händigkeitsprofil (Kraus, 2003, 2018)
LDT = Leistungs-Dominanz-Test (Schilling, 1974, 2009)
MAc = Motor Accuracy (Mac) Test (Ayres, 1989)
PMT = Peg-Moving Task (Annett, 1992)
PP = Purdue Pegboard (Tiffin & Asher, 1948)
ZNT = Züricher Neuromotorik Test (Largo, Fischer, Caflisch, & Jenni, 2007)

unterschiedlicher Anzahl genutzt werden und sich die Tests auch methodisch unterscheiden. Die ◻ Tab. 6.2 und ◻ Tab. 6.3 fassen bestimmte Merkmale der häufig verwendeten Testverfahren für die Präferenz und Leistung zusammen und stellt sie denen des Händigkeitsprofils gegenüber.

6.5 Fazit

Das Händigkeitsprofil ermittelt systematisch und standardisiert mehrere Aspekte der Händigkeit. Außerdem werden Strukturhilfen zur Analyse und Interpretation angeboten. Somit zeichnet sich das aktuelle Händigkeitsprofil durch folgende Merkmale aus:
- Berücksichtigung und Verknüpfung von komplexen und relevanten Kontextfaktoren
- Vielseitige Erfassung unterschiedlicher Händigkeitsdimensionen (Präferenz, Leistung, Überkreuzen der Körpermitte, bimanuelle Bewegungsabläufe, Anamnese, Beobachtungen und Bewertung der Qualität von Handlungen und Bewegungen)
- Bewertung motorischer Leistung auf quantitativer und qualitativer Ebene unter unterschiedlichen Voraussetzungen (ein- und beidhändig, geschult und ungeschult)
- Grafische Übersicht der quantitativen Daten (Kategorisierungsprofil) und differenzierte Systematik für die Zusammenführung der vielseitigen Information (Differenzierungstabelle, Kriterienansammlung [Cluster] für einen Händigkeitstypus, Achsendiagramm), um eine fundierte Entscheidungsfindung zu unterstützen

Die Rückmeldung von Anwendern aus der Praxis ist, dass das Händigkeitsprofil für komplexe Fälle ein nützliches Instrument ist und tatsächlich den Entscheidungsprozess wesentlich unterstützt. Daneben setzen viele Therapeuten das Händigkeitsprofil auch bei erwachsenen Menschen ein, bei denen es wichtig ist, die motorische Leistung zwischen den Händen zu vergleichen und die Handpräferenz zu überprüfen, z. B. bei vermutlich umgeschulten Linkshändern oder Personen nach neurologischen/orthopädischen Erkrankungen bzw. Traumata.

Wie diese Merkmale in Bezug auf die einzelnen Tests, die Durchführung und die Strukturhilfen die Grundlage für eine klinische Entscheidungsfindung und mögliche Therapie bilden, sollen die nächsten beiden Kapitel zeigen.

Literatur

Annett, M. (1992). Five tests of hand skill. *Cortex* 28, 583–600.
Ayres, A. J. (1989). Sensory Integration and Praxis Test: Western Psychological Services. https://www.wpspublish.com/store/images/downloads/product/sipt_sample-test-report.pdf. Zugegriffen: 09. Juni 2018.
Beaton, A. A. (1985). *Left side, right side: A review of laterality research*. London, Batsford: Yale University Press.
Becker, H., & Steding-Albrecht, U. (2006). Ergotherapie im Arbeitsfeld Pädiatrie. In: Stuttgart: Thieme.
Bishop, D. V. M., Ross, V. A., Daniels, M. S., & Bright, P. (1996). The Measurement of hand preference: A validation study comparing three groups. *British Journal of Psychology* 87, 269–285.
Bourassa, D. (1996). Handedness and eye-dominance: a meta-analysis of their relationship. *Laterality* 1(1),5–34.
Bruckner, J. (2010). Erfassung der Handpräferenz bei Kindern von 4 bis 6 Jahren und entwicklungspsychologische Relevanz der differenzierten Erfassung der Handpräferenz im Kindergartenalter. [Dissertation]. Wien: Universität Wien. Fakultät für Psychologie.
Bryden, P. J., Roy, E. A., Rohr, L. E., & Egilo, S. (2007). Task demands affect manual asymmetries in pegboard performance. *Laterality* 12, 364–377.
Carson, R. G., Thomas, J., Summer, J. J., Walters, M. R., & Semjen, A. (1997). The dynamics of bimanual circle drawing. The *Quarterly Journal of Experimental Psychology* 50A(3), 664–683.
Grouios, G., Hatzitaki, V., Kollias, N., & Koidou, I. (2009). Investigating the stabilising and mobilising features of footedness. *Laterality*,14(4), 362–380.
Heimrod, S. (2015). Muss ein linkshändiges Kind auch linksfüßig sein? Eine Pilotstudie zu Lateralisierungsmerkmalen bei Kindern von 5–6 Jahren. [Bachelorarbeit]. Berlin: Alice Salomon Hochschule Berlin.
Kraus, E. (2003). The development of a normative profile to determine the extent of handedness in children. [PhD thesis]. Melbourne: La Trobe University,

Melbourne. https://opus4.kobv.de/opus4-ash/frontdoor/index/index/start/0/rows/10/sortfield/score/sortorder/desc/searchtype/simple/query/kraus+handedness/docId/230. Zugegriffen: 09. Juni 2018.

Kraus, E. (2018). Manual zum Händigkeitsprofil. Manual for Assessment. [Nicht publiziert. Das Manual ist nur über eine Kursteilnahme erhältlich.]. Berlin.

Largo, R. H., Fischer, J. E., Caflisch, J. A., & Jenni, O. G. (2007). *Züricher Neuromotorik Test* (2. Aufl.). Zürich: AWE-Verlag.

Martin, W. L. B., & Porac, C. (2007). Patterns of handedness and footedness in switched and nonswitched Brazilian left-handers: cultural effects on the development of lateral preferences. *Developmental Neuropsychology* 31(2),159–179.

Oldfield, R. C. (1971). The assessment and analysis of handedness: the Edinburgh Inventory. *Neuropsychologia* 9, 97–113.

Peters, M. (1988). Footedness: asymmetries in foot preference and skill and neuropsychological assessment of foot movement. *Psychological Bulletin* 103(2),179–192.

Peters, M. (1989). Do feedback processing, output variability, and spatial complexity account for manual asymmetries? *Journal of Motor Behavior* 21(2),151–155.

Sattler, J. B. (2008). Sattler Methode zur Händigkeitsabklärung (S-MH). http://www.lefthander-consulting.org/deutsch/Beobachtungsbogen.pdf. Zugegriffen: 09. Juni 2018.

Schilling, F. (1974). [Psychological examinations of the diagnostic valency of manual dexterity in childhood (author's transl)]. Monatsschrift Kinderheilkunde 122(9),763–766.

Schilling, F. (2009). *PTK – LDT. Punktiertest und Leistungs-Dominanztest für Kinder (5–12 Jahre)*. Dortmund: Verlag Modernes Lernen.

Soper, H. V., & Satz, P. (1984). Pathological left-handedness and ambiguous handedness: A new explanatory model. *Neuropsychologia* 22(4),511–515.

Steenhuis, R. E., & Bryden, M. P. (1989). Different dimensions of hand preference that relate to skilled and unskilled activities 1. *Cortex* 25(2),289–304.

Steingrüber, H. J., & Linert, G. A. (2010). *HDT-Hand-Dominanz-Test* (3. Aufl.). Göttingen: Hogrefe.

Strauss, E., & Goldsmith, S. M. (1987). Lateral preferences and performance on non-verbal laterality tests in a normal population. *Cortex* 23(3),495–503.

Tan, L. E. (1985). Laterality and motor skills in four-year-olds. *Child Development* 56, 119–124.

Tiffin, J., & Asher, E. I. (1948). The Purdue Pegboard: Norms and studies of reliability and validity. *Journal of Applied Psychology* 32, 234–247.

Vorschlag einer Differenzierungssystematik „Händigkeitstypus mit Varianten" zur Analyse von wechselndem Handgebrauch

Elke Kraus

7.1 Händigkeitstypus Ausprägung – 161
7.1.1 Variante 1: stark, mäßig und leicht ausgeprägte Linkshändigkeit (L) – 163
7.1.2 Variante 2: variable Linkshändigkeit (VL) – 166
7.1.3 Variante 3: stark, mäßig und leicht ausgeprägte Rechtshändigkeit (R) – 168
7.1.4 Variante 4: variable Rechtshändigkeit (VR) – 170
7.1.5 Variante 5: Ambidextrie (A) – 172
7.1.6 Variante 6: entwicklungsverzögerte Händigkeit (E) – 174

7.2 Händigkeitstypus Motorik – 176
7.2.1 Variante 7: pathologische Linkshändigkeit (p-L) – 177
7.2.2 Variante 8: pathologische Rechtshändigkeit (p-R) – 179

7.3 Händigkeitstypus Umwelt – 181
7.3.1 Variante 9: umgeschulte Linkshändigkeit (u-L) – 183
7.3.2 Variante 10: umgeschulte Rechtshändigkeit (u-R) – 186

7.4 Fazit – 188

Literatur – 189

© Springer-Verlag GmbH Deutschland, ein Teil von Springer Nature 2019
E. Kraus (Hrsg.), *Zwischen Links- und Rechtshändigkeit*,
https://doi.org/10.1007/978-3-662-57723-3_7

Man muss das Unmögliche versuchen, um das Mögliche zu erreichen. (Hermann Hesse)

Wer wagt selbst zu denken, der wird auch selber handeln. (Bettina von Arnim)

Wenn es unser Ziel ist, den wechselnden Handgebrauch von Menschen und vor allem von Kindern zu verstehen, um eine eventuelle Auffälligkeit beurteilen, behandeln oder beraten zu können, müssen wir das Wechselverhalten aufgrund von unterschiedlichen Kriterien irgendwie erfassen und differenzieren. Wir gehen dabei von der Annahme aus, dass sich wechselnder Handgebrauch aus unterschiedlichen Gründen bzw. Ursachen offenbart und sich auch in unterschiedlichen Wechselmustern äußert. Das Händigkeitsprofil bildet die Grundlage für eine Differenzierungssystematik, die ich entwickelt habe, um die Händigkeit eines Menschen bzw. Kindes einem bestimmten Typus zuordnen zu können.

Für eine Differenzierung erfolgt erneut ein Bezug auf die drei „Ursprungsfaktoren" der Händigkeit, die seit Jahrzehnten als „Verursacher" der Händigkeit beforscht werden:

1. **Vererbung** bzw. genetische Faktoren, die sowohl die Richtung als auch die Ausprägung der **Händigkeit** betreffen
2. **Motorik** bzw. sensomotorische Störungen der dominanten Hand, die zu einer sogenannten pathologischen Links- oder Rechtshändigkeit führen können
3. **Umwelt** bzw. umweltbasierte Einflüsse einer vor allem rechtsorientieren und -voreingenommenen Umwelt, die das Phänomen der umgeschulten Linkshändigkeit ermöglicht und bestärkt

Man kann davon ausgehen, dass diese drei Faktoren einen wechselseitigen Einfluss aufeinander haben und es ist wahrscheinlich, dass alle drei Faktoren zu unterschiedlichem Ausmaß die Händigkeitsbildung beeinflussen. Besonders das Verhältnis zwischen Händigkeit und Motorik ist sehr wichtig, wenn man mit Menschen arbeitet, deren Motorik eingeschränkt ist. Daher gilt es bei einer Händigkeitsermittlung nicht nur zu erfassen, wie ausgeprägt eine Händigkeit und somit der Unterschied zwischen den Händen ist, sondern auch wie **gut** die Leistung der beiden Hände ist (▶ Kap. 4). Weist ein Kind z. B. kleine Inter-Hand-Differenzen auf, kann das bedeuten, das beide Hände motorisch entweder ähnlich gut oder ähnlich schlecht abschneiden. Das würde einen wesentlichen Einfluss auf ein weiteres Vorgehen oder eine Intervention haben.

Wie aber ist das Verhältnis zwischen Händigkeit und Motorik? Es ist naheliegend, anzunehmen, dass eine durchschnittliche oder **überdurchschnittliche motorische Leistung** auf beiden Seiten vorteilhaft für unsere Funktionsfähigkeit und unser alltägliches Handeln ist. Kommt ein **starker Ausprägungsgrad** dazu, wird es vermutlich bei bimanuellen Tätigkeiten eine klare und konstante Rollenverteilung der Hände geben, wobei die dominante Hand meist oder immer die führende und aktivere Hand ist und die nicht-dominante die unterstützende und stabilisierende. Ist nur ein **leichter Ausprägungsgrad** bei guter Motorik vorhanden, liegt die Vermutung nahe, dass auch die nicht-dominante Hand öfter eingesetzt wird, eventuell aus der Situation heraus, weil es ergonomischer ist oder weil sie es leisten kann. Daraus resultiert die Annahme, dass zwischen dem Ausprägungsgrad der Händigkeit und Motorik eine Wechselwirkung besteht, die die **Händigkeitsbeschaffenheit** (▶ Glossar) ausmacht.

Was aber, wenn die Motorik beeinträchtigt ist? Wie wirkt sich das auf die Wechselwirkung aus? Theoretisch gibt es hier vier Möglichkeiten:

a. Motorische Auffälligkeiten könnten **parallel**, unabhängig und zufällig von einer Händigkeitsbeschaffenheit existieren. Das bedeutet, dass es **keinen direkten Zusammenhang** zwischen der Händigkeit und der Motorik gibt: Unabhängig davon, ob jemand links- oder rechtshändig oder wie stark ausgeprägt die Händigkeit ist, es können zusätzliche motorische Auffälligkeiten existieren, oder auch nicht (Kraus, 2018).
b. Motorische Auffälligkeiten könnten das **Resultat** einer Schädigung vor, bei oder nach der Geburt sein (Bakan, Dibb &

Reed, 1973; Kim, Yi, Son & Kim, 2001; Ramadhania, Koomenb, Grobbeea, van Donselaarc, van Furth & Uiterwaal, 2006; ▶ Kap. 4). Ist vor allem die dominante Hand motorisch beeinträchtigt, führt das wahrscheinlich dazu, dass die nicht-dominante Hand bevorzugt für motorisch anspruchsvolle Tätigkeiten eingesetzt wird und eine **Umbildung** (▶ Glossar) stattfindet. In so einem Fall gäbe es vermutlich große Inter-Hand-Differenzen in Bezug auf die Motorik, fast wie bei einer leichten Hemiplegie. Ist hier eine starke Ausprägung vorhanden, könnte man erwarten, dass bei motorisch anspruchslosen Tätigkeiten die schwächere, aber dominante Hand eingesetzt wird. Bei einer leicht ausgeprägten Händigkeit würde die ursprünglich dominante, aber betroffene Hand wahrscheinlich kaum eingesetzt werden.

c. Gibt es motorischen **Auffälligkeiten auf beiden Seiten**, so könnten auch diese ein **Wechselverhalten** auslösen. Merkt das Kind beispielsweise, dass eine Aktivität nicht so gut mit der dominanten Hand gelingt, probiert es die andere Hand aus (vgl. Bishop, 1990). Der Ausprägungsgrad würde hier vermutlich auch eine wesentliche Rolle spielen: je weniger stark ausgeprägt, desto häufiger das Wechseln des Handgebrauchs.

d. Motorische Auffälligkeiten könnten ebenfalls das Ergebnis einer soziokulturellen umweltbedingten Umerziehung oder **Umschulung** (▶ Glossar) sein, z. B. wenn die nicht-dominante Hand zum Schreiben trainiert wird (Porac, 1996; Sattler, 2000; Searleman & Porac, 2001; ▶ Kap. 4). Obgleich es Hinweise gibt, dass die nicht-dominante Hand ein sehr hohes motorisches Niveau durch Training erreichen kann (z.B. Walker & Henneberg, 2007; ▶ Kap. 4), beruht dies auf Studien, in denen vereinzelt bestimmte motorische Aspekte oder Schritte geübt wurden, die der Komplexität des Schreibens nicht standhalten. Die MRT-Studien zu umgeschulten Linkshändern (z. B. Klöppel, Mangin, Vongerichten, Frackowiak & Siebner, 2010; Klöppel, Vongerichten, Frackowiak & Siebner, 2007) zeigen eindeutig eine bilaterale Aktivierung beider Gehirnhälften auf, was vermutlich mit einer Effizienzminderung einhergeht. So ist zu vermuten, dass bei unbeeinträchtigter Motorik auf beiden Seiten die nicht-dominante Hand nie genauso gut abschneiden kann wie die dominante. Das kann auch zur Folge haben, dass es motorische Auffälligkeiten der nicht-dominanten Schreibhand gibt.

Wie wir in ▶ Kap. 4 gesehen haben, können auch bestimmte Krankheitsbilder der Grund eines wechselnden Handgebrauchs sein, da sie symptomatisch mit einer verminderten Lateralisierung und einer offensichtlich reduzierten hemisphärischen Spezialisierung einhergehen. Beispiele dafür sind z. B. Autismus, Down-Syndrom oder Schizophrenie. Im Hinblick auf die Therapie und Intervention scheint es jedoch sinnvoll, einen solchen symptomatischen wechselnden Handgebrauch von einem Wechselverhalten durch einen oder mehrere Ursprungsfaktoren zu unterscheiden.

Die Systematik der **Händigkeitstypen** mit ihren entsprechenden **Varianten** (▶ Glossar), basierend auf den drei Ursprungsfaktoren **Ausprägung** (Vererbung)[1], **Motorik** und **Umwelt**, beziehen sich jeweils auf die Linkshändigkeit und die Rechtshändigkeit (◘ Abb. 7.1).

Sie werden kurz vorgestellt und die zugehörigen Varianten erläutert. Es folgt zu jeder Variante eine prägnante Zusammenfassung der relevanten Fachliteratur, die Bezug auf wesentliche Aspekte des Händigkeitstypus nimmt. Diese Aspekte werden dann in Form von Kriterien zusammen mit den quantitativen und

---

[1] Der Ursprungsfaktor „Vererbung" würde sich in dieser Systematik tatsächlich nur auf den Ausprägungsgrad beziehen, da Links- und Rechtshändigkeit gesondert aufgeführt werden. Daher wird der Begriff **Ausprägung** statt Vererbung genutzt.

Händigkeitstypus AUSPRÄGUNG		
Variante 1	L+, L, L-	**stark, mäßig und leicht ausgeprägte Linkshändigkeit** ( ) ohne motorische Auffälligkeiten, ( ) mit motorischen Auffälligkeiten L+m, Lm, L-m
Variante 2	VL	**variable Linkshändigkeit** ( ) ohne motorische Auffälligkeiten, ( ) mit motorischen Auffälligkeiten VLm
Variante 3	VR	**variable/leicht ausgeprägte Rechtshändigkeit** ( ) ohne motorische Auffälligkeiten, ( ) mit motorischen Auffälligkeiten VRm, R-m
Variante 4	R+, R	**ausgeprägte Rechtshändigkeit** ( ) ohne motorische Auffälligkeiten, ( ) mit motorischen Auffälligkeiten R+m, Rm
Variante 5	A	Ambidextrie, vermutlich variable Linkshändigkeit mit überdurchschnittlicher Motorik und Übungseffekt auf beiden Seiten
Variante 6	E	entwicklungsverzögerte Händigkeit *(per se mit motorischen Auffälligkeiten)*
Händigkeitstypus MOTORIK		
Variante 7	p-L	**pathologische Linkshändigkeit** ( ) mit inhärent leicht/variabler Ausprägung, ( ) mit inhärent mäßig/starker Ausprägung der rechten Hand
Variante 8	p-R	**pathologische Rechtshändigkeit** ( ) mit inhärent leicht/variabler Ausprägung, ( ) mit inhärent mäßig/starker Ausprägung der linken Hand
Händigkeitstypus UMWELT		
Variante 9	u-L+, u-VL	umgeschulte stark/mäßig ausgeprägte (a) oder **leichte/variable (b) Linkshändigkeit** mit und ohne resultierende motorische Auffälligkeiten
Variante 10	u-R+, u-VR	umgeschulte stark/mäßig ausgeprägte (a) oder leichte/variable (b) **Rechtshändigkeit** mit und ohne resultierende motorische Auffälligkeiten

Abb. 7.1 Übersicht der drei Händigkeitstypen und ihre Varianten

L+ = ausgeprägte Linkshändigkeit; L = mäßig ausgeprägte Linkshändigkeit; L- = leicht ausgeprägte Linkshändigkeit; VL = variable Linkshändigkeit; VR = variable Rechtshändigkeit; R- = leicht ausgeprägte Rechtshändigkeit; R = mäßig ausgeprägte Rechtshändigkeit; R+ = stark ausgeprägte Rechtshändigkeit; A = Ambidextrie; E = Entwicklungsstörungen; p = pathologisch; u = umgeschult; m = motorische Auffälligkeiten

qualitativen Daten des Händigkeitsprofils tabellarisch extrahiert, um einen besseren Überblick zu gewähren.

Zudem wird für jede Variante ein **exemplarisches Kategorisierungsprofil** des Händigkeitsprofils (kurz: exemplarisches Profil) abgebildet. Exemplarisch bedeutet in diesem Kontext, dass sich die Profile auf relevante Forschungsergebnisse und auf Fallbeispiele aus der Praxis beziehen und daher lediglich die **Tendenz** eines Musters aufzeigen. Ein reales Praxisbeispiel zeigt natürlich ein individualisiertes und einzigartiges Kategorisierungsprofil auf, das dem exemplarischen Profilbeispiel nur tendenziell im Rahmen einer Verallgemeinerung entsprechen kann. Um auch solche komplexen Fälle aus der Wirklichkeit darzustellen, folgen in ▶ Kap. 9 vier Praxisbeispiele mit vollständigen Händigkeitsprofilen. Damit der Unterschied zwischen exemplarischen und realen Profilen deutliche wird, bezieht sich folgender Text nicht auf Links- oder Rechtshänder, sondern auf eine **Links- oder Rechtshändigkeit**.

7.1 Händigkeitstypus Ausprägung

Unter dem **ausprägungsbasierten Händigkeitstypus** werden die Richtung und das Ausmaß der Händigkeit, die multikausalen genetischen und epigenetischen Veranlagungen unterliegen, in 8 Kategorien aufgeführt, die aufgrund von Perzentilen erstellt wurden (▶ Kap. 5). Allerdings macht es wenig Sinn, eine eindeutige Links- oder Rechtshändigkeit aufgrund der Ausprägung zu unterteilen, denn in der Praxis und im Alltag unterscheidet sich ein *stark ausgeprägter Linkshänder* von einem *mäßig und leicht ausgeprägten Linkshänder* nur im Ausmaß des Handeinsatzes, nicht aber im Musterbild des Kategorisierungsprofils. Deshalb werden diese drei Kategorien der **Linkshändigkeit** unter einer Variante mit einem exemplarischen Profil zusammengefasst (Variante 1). Eine **variable Linkshändigkeit** hingegen zeigt ein ganz anderes Muster und wird deshalb als gesonderte Variante dargestellt (Variante 2). Die vier Kategorien der Rechtshändigkeit unterscheiden sich ebenfalls nur im Ausmaß und nicht im Muster und könnten daher als eine Variante zusammengefasst werden. Aber zugunsten der Vergleichbarkeit mit der Linkshändigkeit wurden auch hier die drei Kategorien *stark, mäßig und leicht ausgeprägte* **Rechtshändigkeit** in einer Variante (Variante 4) vereint. So bildet die Variante **variable Rechtshändigkeit** (Variante 3) das Gegenstück zur variablen Linkshändigkeit.

Die Richtung und die Ausprägung der Händigkeit werden nun in Beziehung mit der Motorik gebracht und gewissermaßen von ihr überlagert. So gibt es bei jeder dieser vier Varianten die Möglichkeit, eine überdurchschnittliche, durchschnittliche oder auffällige Motorik zu haben. Wie schon oben angedacht, sind in dem ausprägungsbasierten Händigkeitstypus die Richtung und das Ausmaß der Händigkeit klar – daher ist davon auszugehen, dass eventuelle motorische Auffälligkeiten parallel, zusätzlich und eher zufällig zu der Händigkeit existieren und es keinen kausalen Zusammenhang gibt.

Zusätzlich werden dem ausprägungsbasierten Typus zwei weitere Varianten zugeordnet. Sie sind insbesondere dann wesentlich, wenn eine **unklare Händigkeit** („Beidhändigkeit") überprüft werden soll. Bei beiden Varianten ist der Ausprägungsgrad sehr niedrig und die Richtung einer Links- oder Rechtshändigkeit nicht klar erkennbar. Die Variante der **Ambidextrie** (▶ Glossar) (Variante 5) zeigt ein Profil, in dem beide Hände *gleich geschickt* sind, während sich die Variante **entwicklungsverzögerte Händigkeit** (▶ Glossar) (Variante 6) dadurch auszeichnet, dass beide Hände *gleich ungeschickt* bzw. gleich auffällig agieren. Das entwicklungsverzögerte Wechseln überlappt sich hier auch mit dem motorikbasierten Händigkeitstypus unter der Annahme, dass es bei dieser Variante *immer* eine motorische Auffälligkeit gibt.

◘ Abb. 7.2 fasst die Varianten des ausprägungsbasierten Händigkeitstypus zusammen, danach folgt eine detaillierte Erläuterung der sechs Varianten.

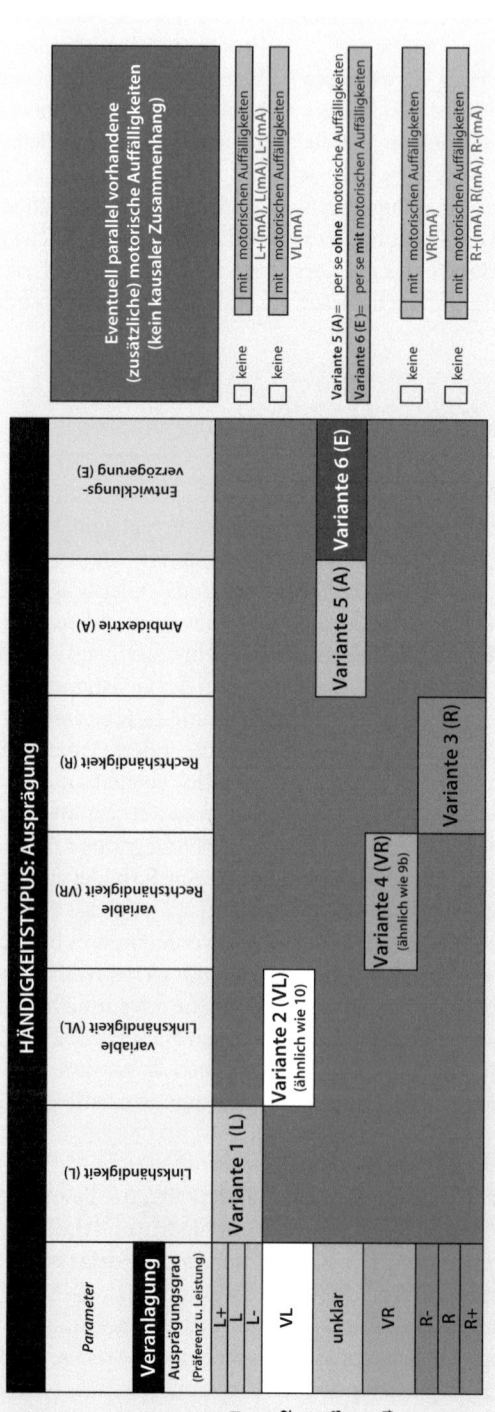

Abb. 7.2 Händigkeitstyp Ausprägung mit seinen Varianten 1–6. Die Varianten setzen sich zusammen aus stark bis leicht ausgeprägter Linkshändigkeit, variabler Linkshändigkeit, stark bis leicht ausgeprägter Rechtshändigkeit, variabler Rechtshändigkeit, Ambidextrie und entwicklungsverzögerter Händigkeit
L+ = ausgeprägte Linkshändigkeit; L = mäßig ausgeprägte Linkshändigkeit; L- = leicht ausgeprägte Linkshändigkeit; VL = variable Linkshändigkeit; VR = variable Rechtshändigkeit; R- = leicht ausgeprägte Rechtshändigkeit; R = mäßig ausgeprägte Rechtshändigkeit; R+ = stark ausgeprägte Rechtshändigkeit; A = Ambidextrie; E = Entwicklungsstörungen; p = pathologisch; u = umgeschult; m = motorische Auffälligkeiten

Kapitel 7 · Vorschlag einer Differenzierungssystematik…

7.1.1 Variante 1: stark, mäßig und leicht ausgeprägte Linkshändigkeit (L)

> **A. Wesentliches aus der Fachliteratur zur Linkshändigkeit**
> Es folgen einige wesentliche Belege aus der Literatur, für einige der Kriterien, die in ◘ Tab. 7.1 zusammengefasst sind. Die anderen Kriterien basieren auf Fachwissen und Beobachtungen aus der Praxis.

◘ **Tab. 7.1** Zusammenfassung wesentlicher Fachliteratur zur Linkshändigkeit

Zusammenfassung	Beispiel von Autor(en), Jahr	Kriterium
Obgleich die genetische oder epigenetische Grundlage der Händigkeit noch nicht vollständig verstanden wird, gibt es eine gewisse genetische Disposition für Linkshändigkeit.	Ocklenburg, Beste & Arning, 2014	1, 2, 3
Vielfältige genetische Aspekte tragen zur Vererbung der Händigkeit bei. Die Anzahl der genetischen Loci, die dabei eine Rolle spielen, wurde auf mindestens 30–40 geschätzt.	McManus, Davison & Armour, 2013	1, 2, 3
Beispielsweise beeinflusst das Androgen-Rezeptor-Gen auf dem X-Chromosom die Richtung der Händigkeit.	Arning, Ocklenburg, Schulz, Ness, Gerding, Hengstler et al., 2015	1, 2, 3
Der Ausprägungsgrad der Händigkeit ist genetisch vererbbar, und unterschiedliche Ausprägungsgrade sollten definiert und kategorisiert werden.	Annett, 1978, 2002; Arning, Ocklenburg, Schulz, Ness, Gerding, Hengstler et al. 2013	1, 2
Sind beide Eltern Linkshänder: Kind zu 26 % Linkshänder; ist ein Elternteil Linkshänder: Kind zu 20 % linkshändig; sind beide Eltern Rechtshänder: Kind zu 10 % linkshändig.	McManus, Nicholls & Vallortigara, 2010	1, 3
Linkshändigkeit der Mutter wirkt sich stärker auf die Vererbung einer Linkshändigkeit aus als die Linkshändigkeit des Vaters.	Annett, 1978	3
Lateralisiertes motorisches Verhalten kann schon sehr früh beobachtet werden. Zum Beispiel zeigen schon 15–18 Wochen alte Föten bevorzugtes Daumenlutschen mit einer Hand.	Hepper, Wells & Lynch, 2005	4
Die Kopfposition nach Geburt und der Asymmetrische Tonische Nackenreflex (ATNR) korrelieren mit der Händigkeit.	Corbetta & Thelen, 2002	4
Laut Studien gibt es mehr männliche Linkshänder: w:m = 4:5.	McManus, Sik, Cole, Mellon, Wong & Kloss, 1988	Angaben männlich / weiblich
Schreiben ist eine Tätigkeit, die besonders hohe Ansprüche an den Menschen stellt und entsprechend stark lateralisiert ist.	Gruber, 2016	5, 6
Linkshänder sind mit ihrer rechten Hand geschickter als Rechtshänder mit ihrer linken Hand (geringer Leistungsunterschied zwischen den Händen).	Bryden, Roy, Rohr & Egilo, 2007; Hill & Khanem, 2009; McManus et al., 1988	11–13, 21

● Tab. 7.1 (Fortsetzung)

Zusammenfassung	Beispiel von Autor(en), Jahr	Kriterium
Belegt ist: Je ausgeprägter ein Links- oder Rechtshänder ist, desto weiter und öfter überkreuzt er die Körpermitte mit der dominanten Hand.	Carlier, Doyen & Lamard, 2006	15
Es ist erwiesen, dass unauffällige, ausgereifte Links- und Rechtshänder beim **bimanuellen Kreismalen** generell mit der dominanten Hand führen und schönere Kreise mit festerem Druck generieren.	Volman, Wijnroks & Vermeer, 2002	17, 19

B. Merkmale einer stark bis mäßig ausgeprägten Linkshändigkeit

Die Merkmale sind in Form von Kriterien in ● Abb. 7.3 abgebildet.

Wie schon erwähnt, sind stark und mäßig ausgeprägte Linkshänder im Grunde das Gegenstück von stark und mäßig ausgeprägten Rechtshändern. Auch die leicht ausgeprägte Rechts- und Linkshändigkeit sind vergleichbar, wobei die Linkshändigkeit über alle Kategorien immer etwas schwächer lateralisiert ist als die Rechtshändigkeit. Das wird auch an den

Krit.	Punkte					LINKSHÄNDIGKEIT (stark, mäßig und leicht ausgeprägt)	Bezug
1	4	3	2	1	0	?	Linkshänder im engen Familienkreis	EFB
2	4	3	2	1	0	?	Linkshänder im weiteren Familienkreis	
3	4	3	2	1	0	?	Mutter ist linkshändig	
4	4	3	2	1	0	?	Früher L Handgebrauch (länger als 3 Monate)	
5	4	3	2	1	0	?	**Schreibt immer mit L**	
6	4	3	2	1	0	?	**Malt immer mit L**	
7	4	3	2	1	0	?	Blick und Malrichtung: von R nach L	FHPT
8	4	3	2	1	0	?	Große/größere IHD (L+, L) in Präferenz	
9	4	3	2	1	0	?	Interne Konstanz über 60 %, beide Hände größerer LH Einsatz	
10	4	3	2	1	0	?	Fertigkeit etwas besser L, gute Bewegungsqualität	N/P Checkliste
11	4	3	2	1	0	?	Fertigkeit RH ist etwas schwächer, überdurchschnittl. für ndH	
12	4	3	2	1	0	?	Fähigkeit besser L, gute Bewegungsqualität	H/K Checkliste
13	4	3	2	1	0	?	Fähigkeit RH ist etwas schwächer, überdurchschnittl. für ndH	
14	4	3	2	1	0	?	Findet die motorischen Tests mit der L Hand eindeutig besser	
15	4	3	2	1	0	?	Überkreuzt meist oder immer nur mit L	ÜKM
16	4	3	2	1	0	?	Nimmt mittige Steine nur mit L	
17	4	3	2	1	0	?	Kreise L besser, fester und gleichmäßiger	BMK
18	4	3	2	1	0	?	L behält Richtung bei	
19	4	3	2	1	0	?	L führt (etwas) beim Kreismalen	
20	4	3	2	1	0	?	Geamtausprägungswert der IHD zwichen 1 und 3	KP
21	4	3	2	1	0	?	Größere IHD (L-, L), Leistung vor allem L gut	
22	4	3	2	1	0	?	Große IHD (L und L+) in Präferenz	
23	4	3	2	1	0	?	Alle Werte sind auf der linken Seite	
24	4	3	2	1	0	?	Gesamtlateralitätsquotient zwichen 30 und 100 % L	
25	4	3	2	1	0	?	Deutlich höhere LH-Werte im Lateralisierungsprofil	LM
			%				Quotient LH-, LH und LH+	

● **Abb. 7.3** Kriterien für eine stark, mäßig bis leicht ausgeprägte Linkshändigkeit. *AB* = Allgemeines Beobachtungsprotokoll; *BMK* = Test zur bimanuellen Kooperation; *EFB* = Elternfragebogen; *Checkliste* = für N/P und H/K; *FHPT* = Funktionaler Handpräferenztest; *H/K* (Fähigkeit) = Hämmern und Klopfen; *HP* = Händigkeitsprofil; *KP* = Kategorisierungsprofil; *LM* = Lateralitätsmerkmale; *N/P* (Fertigkeit) = Nachspuren und Punktieren; *ÜKM* = Test zum Überkreuzen der Körpermitte. **Fett** gedruckt sind die wesentlichen Kriterien, die als Voraussetzung für diesen Händigkeitstypus vorgesehen sind

Kapitel 7 · Vorschlag einer Differenzierungssystematik…

Gesamtausprägungswerten[2] (▶ Glossar) deutlich. Daher werden die leicht ausgeprägten Links- und Rechtshänder nicht noch einmal gesondert aufgeführt, sondern werden als Teil der normalen Variabilität einer **Händigkeitsbeschaffenheit** (▶ Glossar) aufgefasst.

C. Exemplarisches Profil von Variante 1 – stark, mäßig oder leicht ausgeprägte Linkshändigkeit

Ein typisches exemplarisches Kategorisierungsprofil dieser Variante ist unter ◘ Abb. 7.4 aufgeführt.

Leistungsebene					Ausprägungsgrad der Händigkeit									
		Prozentsatz			Inter-Hand-Differenz (IHD) (Lateralitätsquotient)				gr. IHD		Kleine IHD			gr. IHD
auf-fällig	grenz-wertig	Durch-schnitt	Leistungswerte der L und R Hand	Händigkeits-dimension	Teil (LQ)	IHD	Gesamt-IHD (LQ)		L+ 75.-100. Perz.	L 25.-74. Perz.	L- 10.-15. Perz.	VL 1.-9. Perz.	0	VR 1.-9. Perz.	R- 10.-15. Perz.	R 25.-74. Perz.	R+ 75.-100. Perz.
			Interne Konstanz	*Präferenz:*	Unimanuell	Bimanuell	Ungeschult	Gesamt									
x		x	Gesamt 100	Ungeschult FHP	-96	-85	-85	-90									
			Rechts 0	*Präferenz:*	Unimanuell	Bimanuell	Geschult										
			Links 100	Geschult FHP	-96	-96	-95										
re li		re li	Rechts 0 Links 0	*Leistung:* Fähigkeit	Hämmern 0	Klopfen 0	Gesamt -8										
re li		re li	Rechts 79 Links 79	*Leistung:* Fertigkeit	Nachspuren 0	Punktieren 0	Gesamt -18										
x		x	Kontralaterale Reakt. 50	Überkreuzen	Rechts 0	Mitte -100	Links 100	Gesamt -100									
x		x	Altersgem. Leistung 0	Bimanuelle Kooperation	Spiegel 0	Parallel 0	Gesamt -40		1	2	3	4	4,5	5	6	7	8

◘ **Abb. 7.4** Kategorisierungsprofil einer **stark, mäßig und leicht ausgeprägten Linkshändigkeit** ohne motorische Auffälligkeiten (L) oder mit motorischen Auffälligkeiten **L(mA). Ausprägungsgrad: L+:** stark ausgeprägt (solide weiße Linie), mit einem Gesamtausprägungsgrad von 1+1+2+1+1+2 = 8:6 = **1,33; L:** mäßig ausgeprägt (gestrichelte weiße Linie), mit einem Gesamtausprägungsgrad von 3+2+2+3+3+2 = 15:6 = **2,50; L-:** leicht ausgeprägt (punktierte weiße Linie), mit einem Gesamtausprägungsgrad von 3+3+3+3+3+3 = 18:6 = **3,00**. Der durchschnittliche Gesamtausprägungswert für die Variante L beträgt 1,33+2,50+3,00 = 6,83:3 = **2,28**. **Leistung:** Eine stark, mäßig oder leicht ausgeprägte Linkshändigkeit kann ohne motorische Auffälligkeit (L) existieren („Durchschnitt" unter Leistungsebene) oder mit motorischer Auffälligkeit („auffällig" unter Leistungsebene), kurz angegeben als **L(mA)**. Die Zahlen unter Inter-Hand-Differenzen und Prozentsatz sind Platzhalter und nicht relevant für das Profil. *FHP* = funktionale Handpräferenz

---

2 Der Gesamtausprägungswert ergibt sich aus der Summe der Kategorien, nummeriert von 1–8, und dann geteilt durch 6. Dieser Gesamtausprägungswert der jeweiligen exemplarischen Profile spiegelt die quantitative Messung des Ausprägungsgrad wider und wird in den Legenden der aufgeführten Fälle angegeben.

7.1.2 Variante 2: variable Linkshändigkeit (VL)

A. Wesentliches aus der Fachliteratur zu variabler Linkshändigkeit

Es folgen einige wesentliche Belege zu den Kriterien aus der Literatur, die in ◘ Tab. 7.2 zusammengefasst sind. Die anderen Kriterien basieren auf Fachwissen und Beobachtungen aus der Praxis.

◘ **Tab. 7.2** Zusammenfassung wesentlicher Fachliteratur zur variablen Linkshändigkeit

Zusammenfassung	Beispiel von Autor(en), Jahr	Kriterium
Unterschiedliche Ausprägungsgrade sollten definiert und kategorisiert werden.	Peters & Murphy, 1992	27, 28
Schreiben ist eine Tätigkeit, die besonders hohe Ansprüche an den Menschen stellt und entsprechend stark lateralisiert ist.	Gruber, 2016	32
Linkshänder haben variablere Händigkeitsmuster als Rechtshänder. Sie benutzen ihre nicht-dominante rechte Hand viel häufiger als Rechtshänder ihre nicht-dominant linke Hand.	Annett, 1994; Bryden et al., 2007	29, 30, 31
Es gibt unterschiedliche Gruppen von Linkshändern, stark ausgeprägte und wenig ausgeprägte. Die wenig ausgeprägten Linkshänder machen grobmotorische Aktivitäten vorwiegend rechts und schreiben mit links. Diese Gruppe ist sonst **nicht** auffällig.	Peters, 1990; Peters & Murphy, 1992	30, 31
Linkshänder entwickeln ihre Präferenz häufig später als Rechtshänder.	Scharoun & Bryden, 2014	35, 36
Belegt ist: Je ausgeprägter ein Links- oder Rechtshänder ist, desto weiter und öfter überkreuzt er die Körpermitte mit der dominanten Hand.	Carlier et al., 2006	41, 42
Linkshänder haben meist variablere Händigkeitsmuster als Rechtshänder. Sie benutzen ihre nicht-dominante rechte Hand viel häufiger als Rechtshänder ihre nicht-dominante linke Hand.	Annett, 2004; Bryden et al., 2007	34, 35, 36

B. Abbildung einer variablen Linkshändigkeit (VL)

Die Merkmale sind in Form von Kriterien in ◘ Abb. 7.5 abgebildet.

Kapitel 7 · Vorschlag einer Differenzierungssystematik...

Krit.		Punkte				VARIABLE LINKSHÄNDIGKEIT	Bezug
26	4	3	2	1	0	?	Höhere LH-Werte als RH-Werte	oben
27	4	3	2	1	0	?	„Beidhänder" im engen Familienkreis	EFB
28	4	3	2	1	0	?	„Beidhänder" im weiteren Familienkreis	
29	4	3	2	1	0	?	Wechselnder Handgebrauch ca. zur Hälfte L und R	
30	4	3	2	1	0	?	Macht grobmotorische Tätigkeiten eher R, feinmotorische L	
31	4	3	2	1	0	?	Macht ungeschulte Tätigkeiten eher R geschulte L	
32	4	3	2	1	0	?	**Schreibt immer und besser mit L**	
33	4	3	2	1	0	?	Malt meist mit L, manchmal auch mit R (z. B. grobmotorisch)	
34	4	3	2	1	0	?	Ungeschulte Präferenz eher L	FHPT
35	4	3	2	1	0	?	Interne Konstanz zwischen 60 und 80 %	
36	4	3	2	1	0	?	Interne Konstanz: beide Hände mit ähnlichem Einsatz	
37	4	3	2	1	0	?	Fertigkeit etwas besser L	N/P
38	4	3	2	1	0	?	Kleine IHD, Fertigkeit L gut, R sehr gut für nd Hand	Checkliste
39	4	3	2	1	0	?	Fähigkeit etwas besser R oder L	H/K
40	4	3	2	1	0	?	Kleine IHD, Fähigkeit L gut, R sehr gut für nd Hand	Checkliste
41	4	3	2	1	0	?	Überkreuzt mehr mit R, aber auch mit L	ÜKM
42	4	3	2	1	0	?	Nimmt mittige Steine mal mit L, mal mit R	
43	4	3	2	1	0	?	Kreise sehr ähnlich von Druck und Qualität	BMK
44	4	3	2	1	0	?	L sowie R behalten die Richtung bei	
45	4	3	2	1	0	?	L führt in bestimmte Richtungen, R führt in andere Richtungen	
46	4	3	2	1	0	?	Geamtausprägungswert der IHD um 4	KP
47	4	3	2	1	0	?	Geschulte Präferenz L ungeschulte Präferenz R	
48	4	3	2	1	0	?	Fähigkeit (H/K) besser R, Fertigkeit (N/P) besser L	
49	4	3	2	1	0	?	Gesamtalitätsquotient zwichen 0 und 20 % L	
50	4	3	2	1	0	?	Etwas höhere LH-Werte im Lateralisierungsprofil	LM
			%				**Quotient für variable Linkshändigkeit**	

◘ **Abb. 7.5** Kriterien für eine variable Linkshändigkeit (VL). *AB* = Allgemeines Beobachtungsprotokoll; *BMK* = Test zur bimanuellen Kooperation; *EFB* = Elternfragebogen; *Checkliste* = für N/P und H/K; *FHPT* = Funktionaler Handpräferenztest; *H/K* = Hämmern und Klopfen; *HP* = Händigkeitsprofil; *KP* = Kategorisierungsprofil; *LM* = Lateralitätsmerkmale; *N/P* = Nachspuren und Punktieren; *ÜKM* = Test zum Überkreuzen der Körpermitte. **Fett gedruckt sind die wesentlichen Kriterien, die als Voraussetzung für diesen Händigkeitstypus vorgesehen sind**

C. Exemplarisches Profil von Variante 2 – variable Linkshändigkeit

Ein typisches exemplarisches Kategorisierungsprofil dieser Variante ist in ◘ Abb. 7.6 aufgeführt.

Bei diesem Profil zeigt der Gesamtausprägungswert eine Rechtshändigkeit[3] auf. Da aber typischerweise bei diesem Profil immer und zweifellos mit links geschrieben wird – entgegengesetzt dem rechtsorientierten Einfluss auf das Schreiben – kann man davon ausgehen, dass es sich hierbei um eine Linkshändigkeit mit einem sehr niedrigen Ausprägungsgrad handelt. Es ist das einzige Profil, bei dem der Gesamtausprägungswert oft nicht mit der eigentlichen Händigkeit übereinstimmt. Dieses Beispiel ist sehr wichtig, da es zeigt, dass das quantitative Kategorisierungsprofil allein nicht immer für eine eindeutige Feststellung der Händigkeitsrichtung ausreicht, sondern dass auch andere Informationen und qualitative Daten (z. B. die Tatsache, dass die Testperson immer und konsistent mit links schreibt) ausschlaggebend sind.

---

3   Es ist übrigens auch möglich einen Lateralitätsquotienten für einen oder mehrere Tests von 0 zu erzielen, sodass es keine Differenz zwischen den wHänden für diesen Test gibt. In dem Fall ergibt sich ein Ausprägungswert von 4,5.

168   E. Kraus

Leistungsebene					Ausprägungsgrad der Händigkeit										
		Prozentsatz			Inter-Hand-Differenz (IHD) (Lateralitätsquotient)			gr. IHD		Kleine IHD					gr. IHD
auffällig	grenzwertig	Durchschnitt	Leistungswerte der L und R Hand	Händigkeitsdimension	Teil IHD (LQ)		Gesamt-IHD (LQ)	L+ 75.-100. Perz.	L 25.-74. Perz.	L- 10.-15. Perz.	VL 1.-9. Perz.	VR 1.-9. Perz.	R- 10.-15. Perz.	R 25.-74. Perz.	R+ 75.-100. Perz.
x		x	Interne Konstanz Gesamt 100	Präferenz: Ungeschult FHP	Unimanuell -96	Bimanuell -96	Ungeschult Gesamt 40 -96							x	
			Rechts 0 Links 100	Präferenz: Geschult FHP	Unimanuell -96	Bimanuell -96	Geschult -10				x				
re li		re li	Rechts 0 Links 0	Leistung: Fähigkeit	Hämmern 0	Klopfen 0	Gesamt 5					x			
re li		re li	Rechts 79 Links 79	Leistung: Fertigkeit	Nachspuren 0	Punktieren 0	Gesamt -6				x				
		x	Kontralaterale Reakt. 50	Überkreuzen	Rechts 0	Mitte -100	Links 100	Gesamt -50							
x		x	Altersgem. Leistung 0	Bimanuelle Kooperation	Spiegel 0	Parallel 0	Gesamt 0	1	2	3	4	4,5 5	6	7	8

■ **Abb. 7.6** Kategorisierungsprofil einer **variablen Linkshändigkeit** ohne motorische Auffälligkeiten (**VL**) oder mit motorischen Auffälligkeiten **VL(mA)**. **Ausprägungsgrad:** variable Linkshändigkeit (VL) (solide weiße Linie) mit Gesamtausprägungswert von 6+4+6+3+7+4,5 = 20,5:6 = **5,08**. **Leistungsebene:** Variable Linkshändigkeit kann ohne motorische Auffälligkeiten (**VL**) existieren („Durchschnitt" unter Leistungsebene) oder mit motorischer Auffälligkeit („auffällig" unter Leistungsebene), angegeben als **VL(mA)**. Die Zahlen unter Inter-Hand-Differenzen und Prozentsatz sind Platzhalter und nicht relevant für das Profil. *FHP* = funktionale Handpräferenz

7.1.3 Variante 3: stark, mäßig und leicht ausgeprägte Rechtshändigkeit (R)

- **A. Wesentliches aus der Fachliteratur zur Rechtshändigkeit**
  Es folgen einige wesentliche Belege zu den Kriterien aus der Literatur, die in ■ Tab. 7.3 zusammengefasst sind. Die anderen Kriterien basieren auf Fachwissen und Beobachtungen aus der Praxis.

■ **Tab. 7.3** Zusammenfassung wesentlicher Fachliteratur zur Rechtshändigkeit (R) mit oder ohne motorische Auffälligkeiten

Zusammenfassung	Beispiel von Autor(en), Jahr	Kriterium
Obgleich die genetische oder epigenetische Grundlage der Händigkeit noch nicht vollständig verstanden wird, gibt es eine gewisse genetische Disposition für Rechtshändigkeit.	Annett, 1985; Ocklenburg et al., 2014	1,2,3
Vielfältige genetische Aspekte tragen zur Vererbung der Händigkeit bei. Die Anzahl der genetischen Loci, die dabei eine Rolle spielen, wurde auf mindestens 30–40 geschätzt.	McManus et al., 2013	1, 2, 3
Beispielsweise beeinflusst das Androgen-Rezeptor-Gen auf dem X-Chromosom die Richtung der Händigkeit.	Arning et al., 2013, 2015	1, 2, 3
Der Ausprägungsgrad der Händigkeit ist genetisch vererbbar, und unterschiedliche Ausprägungsgrade sollten definiert und kategorisiert.	Arning et al., 2013; Peters & Murphy, 1992	1,2
Sind beide Eltern Rechtshänder, dann erhöht sich die Chance, dass das Kind auch rechtshändig ist.	McManus & Bryden, 1992	1,3
Rechtshänder entwickeln ihre Präferenz häufig früher als Linkshänder.	Scharoun & Bryden, 2014	8, 9
Schreiben ist die Tätigkeit, die am meisten von kulturellen Werten beeinflusst wird.	Porac & Martin, 2007	5,6

Kapitel 7 · Vorschlag einer Differenzierungssystematik…

◘ **Tab. 7.3** (Fortsetzung)

Zusammenfassung	Beispiel von Autor(en), Jahr	Kriterium
Schreiben ist eine Tätigkeit, die besonders hohe Ansprüche an den Menschen stellt und entsprechend stark lateralisiert ist.	Gruber, 2016	5, 6
Es gibt unterschiedliche Gruppen von Rechtshändern, stark ausgeprägte und wenig ausgeprägte.	Peters & Murphy, 1992	Allgemein
Rechtshänder haben meist weniger variable Handlungsmuster als Linkshänder und benutzen vorwiegend ihre dominante Hand.	Annett, 2004; Bryden et al., 2007	9, 23, 24
Belegt ist: Je ausgeprägter ein Links- oder Rechtshänder ist, desto weiter und öfter überkreuzt er die Körpermitte mit der dominanten Hand.	Carlier et al., 2006	15
Es ist erwiesen, dass unauffällige, ausgereifte Links- und Rechtshänder beim **bimanuellen Kreisemalen** generell mit der dominanten Hand führen und schönere Kreise mit festerem Druck generieren.	Volman et al., 2002	17, 18, 19
Rechtshänder sind mit ihrer linken Hand ungeschickter als Linkshänder mit ihrer rechten Hand (größerer Leistungsunterschied zwischen den Händen).	Bryden et al., 2007; Hill & Khanem, 2009	21, 22

■ **B. Merkmale einer stark, mäßig und leicht ausgeprägten Rechtshändigkeit (R)**
Die Merkmale sind in Form von Kriterien in ◘ Abb. 7.7 abgebildet.

Bezug	RECHTSHÄNDIGKEIT (stark und mäßig ausgeprägt)	Punkte						Krit.
EFB	Nur Rechtshänder im engen Familienkreis	?	0	1	2	3	4	1
	Nur Rechtshänder im weiteren Familienkreis	?	0	1	2	3	4	2
	Keine Umschulungen im engen oder weiten Familienkreis	?	0	1	2	3	4	3
	Früher R Handgebrauch (länger als 3 Monate)	?	0	1	2	3	4	4
	Schreibt immer mit R	?	0	1	2	3	4	5
	Malt immer mit R	?	0	1	2	3	4	6
FHPT	Blick und Malrichtung: von L nach R	?	0	1	2	3	4	7
	Große/größere IHD (R+, R) in Präferenz	?	0	1	2	3	4	8
	Interne Konstanz über 60%, beide Hände größerer RH Einsatz	?	0	1	2	3	4	9
N/P	Fertigkeit deutlich besser R, gute Bewegungsqualität	?	0	1	2	3	4	10
Checkliste	Fertigkeit LH ist deutlich schwächer, durchschnittl. für ndH	?	0	1	2	3	4	11
H/K	Fähigkeit deutlich besser R, gute Bewegungsqualität	?	0	1	2	3	4	12
Checkliste	Fähigkeit: LH ist deutlich schwächer, durchschnittl. für ndH	?	0	1	2	3	4	13
	Findet die motorischen Tests mit der R Hand eindeutig besser	?	0	1	2	3	4	14
ÜKM	Überkreuzt immer nur mit R	?	0	1	2	3	4	15
	Nimmt mittige Steine nur mit R	?	0	1	2	3	4	16
BMK	Kreise R besser, fester und gleichmäßiger	?	0	1	2	3	4	17
	R behält Richtung bei	?	0	1	2	3	4	18
	R führt (etwas) beim Kreisemalen	?	0	1	2	3	4	19
KP	Geamtausprägungswert der IHD zwischen 6 und 8	?	0	1	2	3	4	20
	Größere IHD (R), Leistung vor allem R gut	?	0	1	2	3	4	21
	Große IHD (R+) in Präferenz	?	0	1	2	3	4	22
	Alle Werte sind auf der rechten Seite	?	0	1	2	3	4	23
	Gesamtlateralitätsquotient zwichen 50 und 100 % R	?	0	1	2	3	4	24
LM	Deutlich höhere RH-Werte im Lateralisierungsprofil	?	0	1	2	3	4	25
	Quotient RH-, RH und RH+					%		

◘ **Abb. 7.7** Kriterien für eine stark, mäßig und leicht ausgeprägte Rechtshändigkeit. *AB* = Allgemeines Beobachtungsprotokoll; *BMK* = Test zur bimanuellen Kooperation; *EFB* = Elternfragebogen; *Checkliste* = für N/P und H/K; *FHPT* = Funktionaler Handpräferenztest; *H/K* = Hämmern und Klopfen; *HP* = Händigkeitsprofil; *KP* = Kategorisierungsprofil; *LM* = Lateralitätsmerkmale; *N/P* = Nachspuren und Punktieren; *ÜKM* = Test zum Überkreuzen der Körpermitte. **Fett** gedruckt sind die wesentlichen Kriterien, die als Voraussetzung für diesen Händigkeitstypus vorgesehen sind

- **C. Exemplarisches Profil von Variante 3 – stark, mäßig und leicht ausgeprägte Rechtshändigkeit**

Ein typisches exemplarisches Kategorisierungsprofil dieser Variante ist in ◘ Abb. 7.8 aufgeführt.

Leistungsebene				Ausprägungsgrad der Händigkeit											
			Prozentsatz		Inter-Hand-Differenz (IHD) (Lateralitätsquotient)			gr. IHD			Kleine IHD				gr. IHD
auf-fällig	grenz-wertig	Durch-schnitt	Leistungswerte der L und R Hand	Händigkeits-dimension	Teil (LQ)	IHD	Gesamt-IHD (LQ)	L+ 75.-100. Perz.	L 25.-74. Perz.	L- 10.-15. Perz.	VL 1.-9. Perz.	VR 1.-9. Perz.	R- 10.-15. Perz.	R 25.-74. Perz.	R+ 75.-100. Perz.
		x	Interne Konstanz Gesamt 100 Rechts 0 Links 100	Präferenz: Ungeschult FHP	Unimanuell -96	Bimanuell -96	Ungeschult 40	Gesamt -96					x		
				Präferenz: Geschult FHP	Unimanuell -96	Bimanuell -96	Geschult -65					>			
re li	re li		Rechts 0 Links 0	Leistung: Fähigkeit	Hämmern 0	Klopfen 0	Gesamt 8					x			
re li	re li		Rechts 79 Links 79	Leistung: Fertigkeit	Nachspuren 0	Punktieren 0	Gesamt 10								
x		x	Kontralaterale Reakt. 50	Überkreuzen	Rechts 0	Mitte -100	Links 100	Gesamt 20					y		
x		x	Altersgem. Leistung 0	Bimanuelle Kooperation	Spiegel 0	Parallel 0	Gesamt 10	1	2	3	4	4,5	5	6	7	8

◘ **Abb. 7.8** Kategorisierungsprofil einer **stark, mäßig und leicht ausgeprägten Rechtshändigkeit** ohne motorische Auffälligkeiten (**R**) oder mit motorischen Auffälligkeiten **R(mA)**. **Ausprägungsgrad: R+:** stark ausgeprägt (solide weiße Linie), Gesamtausprägungswert von 8+8+7+8+8+7 = 46:6 = **7,67**; **R:** mäßig ausgeprägt (gestrichelte weiße Linie) mit Gesamtausprägungswert von 6+8+7+6+6+7 = 38:6 = **6,33**; **R-:** leicht ausgeprägt (punktierte weiße Linie) mit Gesamtausprägungswert von 6+5+6+6+5+6 = 34:6 = **5,67**. Der durchschnittliche Gesamtausprägungswert für die Variante R beträgt 7,67+6,33+5,67 = **6,56**. **Leistungsebene:** Diese Variante kann ohne motorische Auffälligkeiten (**R**) existieren („Durchschnitt" unter Leistungsebene) oder mit motorischen Auffälligkeiten („auffällig" unter Leistungsebene), angegeben als **R(mA)**. Die Zahlen unter Inter-Hand-Differenzen und Prozentsatz sind Platzhalter und nicht relevant für das Profil. *FHP* = funktionale Handpräferenz

7.1.4 Variante 4: variable Rechtshändigkeit (VR)

- **A. Wesentliches aus der Fachliteratur zur variablen Rechtshändigkeit**

Es folgen einige wesentliche Belege für die Kriterien aus der Literatur, die in ◘ Tab. 7.4 zusammengefasst sind. Die anderen Kriterien basieren auf Fachwissen und Beobachtungen aus der Praxis.

Es wird bei diesen Kriterien klar, dass sich variable Rechtshänder nicht besonders von den Rechtshändern unterscheiden. Dies stimmt mit der Fachliteratur überein, die aufzeigt, dass Rechtshänder generell eine homogene Gruppe sind und einen beständigeren Handgebrauch aufweisen.

◘ **Tab. 7.4** Zusammenfassung wesentlicher Fachliteratur variablen Rechtshändigkeit

Zusammenfassung	Beispiele von Autor(en), Jahr	Kriterium
Der Ausprägungsgrad der Händigkeit ist genetisch vererbbar, und unterschiedliche Ausprägungsgrade sollten definiert und kategorisiert werden.	Peters & Murphy, 1992	27, 28

Kapitel 7 · Vorschlag einer Differenzierungssystematik…

Tab. 7.4 (Fortsetzung)

Zusammenfassung	Beispiele von Autor(en), Jahr	Kriterium
Es gibt unterschiedliche Gruppen von Rechtshändern, stark ausgeprägte und wenig ausgeprägte.	Peters & Murphy, 1992	Allgemein
Schreiben ist eine Tätigkeit, die besonders hohe Ansprüche an den Menschen stellt und entsprechend stark lateralisiert ist.	Gruber, 2016	32, 33
Belegt ist: Je ausgeprägter ein Links- oder Rechtshänder ist, desto weiter und öfter überkreuzt er oder sie die Körpermitte mit der dominanten Hand.	Carlier et al., 2006	41, 42
Es ist erwiesen, dass unauffällige, ausgereifte Links- und Rechtshänder beim **bimanuellen Kreisemalen** generell mit der dominanten Hand führen und schönere Kreise mit festerem Druck generieren.	Volman et al., 2002	43, 44, 45
Rechtshänder sind mit ihrer linken Hand ungeschickter als Linkshänder mit ihrer rechten Hand (größerer Leistungsunterschied zwischen den Händen).	Bryden et al., 2007	26

- **B. Merkmale einer variablen Rechtshändigkeit (VR)**
  Die Merkmale sind in Form von Kriterien in ◘ Abb. 7.9 abgebildet.

Bezug	VARIABLE RECHTSHÄNDIGKEIT	Punkte						Krit.
oben	Höhere RH-Werte als LH-Werte	?	0	1	2	3	4	26
EFB	„Mehr R als L" im engen Familienkreis	?	0	1	2	3	4	27
	„Mehr R als L" im weiteren Familienkreis	?	0	1	2	3	4	28
	Wechselnder Handgebrauch aber vorwiegend R	?	0	1	2	3	4	29
	Macht grob- und feinmotorische Tätigkeiten mehr mit R	?	0	1	2	3	4	30
	Macht ungeschulte und geschulte Tätigkeiten mehr mit R	?	0	1	2	3	4	31
	Schreibt immer und besser mit R	?	0	1	2	3	4	32
	Malt immer mit R	?	0	1	2	3	4	33
FHPT	Ungeschulte und geschulte Präferenz mehr R	?	0	1	2	3	4	34
	Interne Konstanz zwischen 70 und 90 %	?	0	1	2	3	4	35
	Interne Konstanz mit größerem RH Einsatz	?	0	1	2	3	4	36
N/P Checkliste	Fertigkeit deutlich besser R	?	0	1	2	3	4	37
	VR, R- oder R IHD, Fertigkeit R und L durchschnittlich	?	0	1	2	3	4	38
H/K Checkliste	Fähigkeit deutlich besser R	?	0	1	2	3	4	39
	VR, R- oder R IHD, Fähigkeit R und L durchschnittlich	?	0	1	2	3	4	40
ÜKM	Überkreuzt immer/nur mit R	?	0	1	2	3	4	41
	Nimmt mittige Steine meist/nur mit R	?	0	1	2	3	4	42
BMK	Kreise R besser, fester und gleichmäßiger	?	0	1	2	3	4	43
	R behält die Richtung bei	?	0	1	2	3	4	44
	R führt (etwas) durchgehend	?	0	1	2	3	4	45
KP	Gesamtausprägungswert der IHD zwischen 5 und 6	?	0	1	2	3	4	46
	Geschulte und ungeschulte Präferenz R	?	0	1	2	3	4	47
	Fähigkeit (H/K) und Fertigkeit (N/P) besser R	?	0	1	2	3	4	48
	Gesamtlateralitätsquotient zwischen 20 und 50 % R	?	0	1	2	3	4	49
LM	Etwas höhere RH-Werte im Lateralisierungsprofil	?	0	1	2	3	4	50
	Quotient für variable Rechtshändigkeit					%		

◘ **Abb. 7.9** Kriterien für eine variable Rechtshändigkeit. *AB* = Allgemeines Beobachtungsprotokoll; *BMK* = Test zur bimanuellen Kooperation; *EFB* = Elternfragebogen; *Checkliste* = für N/P und H/K; *FHPT* = Funktionaler Handpräferenztest; *H/K* = Hämmern und Klopfen; *HP* = Händigkeitsprofil; *KP* = Kategorisierungsprofil; *LM* = Lateralitätsmerkmale; *N/P* = Nachspuren und Punktieren; *ÜKM* = Test zum Überkreuzen der Körpermitte. **Fett** gedruckt sind die wesentlichen Kriterien, die als Voraussetzung für diesen Händigkeitstypus vorgesehen sind

- **C. Exemplarisches Profil von Variante 4 – variable Rechtshändigkeit**
  Ein typisches exemplarisches Kategorisierungsprofil dieser Variante ist in ◘ Abb. 7.10 aufgeführt.

Leistungsebene				Ausprägungsgrad der Händigkeit										
			Prozentsatz	Inter-Hand-Differenz (IHD) (Lateralitätsquotient)			gr. IHD		Kleine IHD					gr. IHD
auf- fällig	grenz- wertig	Durch- schnitt	Leistungswerte der L und R Hand	Händigkeits- dimension	Teil (LQ)	IHD	Gesamt- IHD (LQ)	L+ 75.-100. Perz.	L 25.-74. Perz.	L- 10.-15. Perz.	VL 1.-9. Perz.	0	VR 1.-9. Perz.	R- 10.-15. Perz.	R 25.-74. Perz.	R+ 75.-100. Perz.
x		x	Interne Konstanz Gesamt 100	Präferenz: Ungeschult FHP	Unimanuell -96	Bimanuell -96	Ungeschult 85	Gesamt -96						○		
			Rechts 0 Links 100	Präferenz: Geschult FHP	Unimanuell -96	Bimanuell -96	Geschult 65								○	
re li		re li	Rechts 0 Links 0	Leistung: Fähigkeit	Hämmern 0	Klopfen 0	Gesamt 15								○	
re li		re li	Rechts 79 Links 79	Leistung: Fertigkeit	Nachspuren 0	Punktieren 0	Gesamt -3					○				
x		x	Kontralaterale Reakt. 50	Überkreuzen	Rechts 0	Mitte -100	Links 100	Gesamt 100							○	
x		x	Altersgem. Leistung 0	Bimanuelle Kooperation	Spiegel 0	Parallel 0	Gesamt 15	1	2	3	4	4,5	5	○ 6	7	8

◘ **Abb. 7.10** Kategorisierungsprofil einer **variablen Rechtshändigkeit** ohne motorische Auffälligkeiten (**VR**) oder mit motorischen Auffälligkeiten **VR(mA)**. **Ausprägungsgrad:** variable Rechtshändigkeit (**VR** – solide weiße Linie) mit Gesamtausprägungswert von 6+5+6+5+6+6 = 34:6 = **5,67**. **Leistungsebene:** Variable Rechtshändigkeit kann ohne motorische Auffälligkeiten (**VR**) existieren („Durchschnitt" unter Leistungsebene) oder mit motorischer Auffälligkeit („auffällig" unter Leistungsebene), angegeben als **VR(mA)**. Die Zahlen unter Inter-Hand-Differenzen und Prozentsatz sind Platzhalter und nicht relevant für das Profil. *FHP* = funktionale Handpräferenz

7.1.5 Variante 5: Ambidextrie (A)

- **A. Wesentliches aus der Fachliteratur zur Ambidextrie**
  Es folgen nur wenige wesentliche Hinweise für die Kriterien aus der Literatur, die in ◘ Tab. 7.5 zusammengefasst sind. Die anderen Kriterien basieren auf Fachwissen und Beobachtungen aus der Praxis.

◘ **Tab. 7.5** Zusammenfassung wesentlicher Fachliteratur zur Ambidextrie

Zusammenfassung	Beispiele von Autor(en), Jahr	Kriterium
Ambidextrie ist ein rares Phänomen, das motorisch begabte Menschen beschreibt, die hochkomplexe Tätigkeiten gleich gut auf beiden Seiten verrichten, z. B. Schreiben.	Hildreth, 1949a, b	55, 56
Es wird geschätzt, dass 1 % der Menschen ambidexter sind.	Elneel, Carter, Tang & Cuschieri, 2008	55, 56, 61, 64

- **B. Merkmale einer Ambidextrie**
  Die Merkmale sind in Form von Kriterien in ◘ Abb. 7.11 abgebildet.

Kapitel 7 · Vorschlag einer Differenzierungssystematik…

Krit.	Punkte					AMBIDEXTRIE	Bezug
51	4	3	2	1	0	?	Hohe Werte unter Variabler Linkshändigkeit	oben
52	4	3	2	1	0	?	Keine Indikation von Entwicklungsverzögerung	
53	4	3	2	1	0	?	Kein früher präferierter Handgebrauch, beide Hände gleich gut	EFB
54	4	3	2	1	0	?	Wechselnder Handgebrauch innherhalb und über Tätigkeiten	
55	4	3	2	1	0	?	Schreibt mal links, mal rechts, gleich gut, wechselt aus Situation	
56	4	3	2	1	0	?	Malt mal links, mal rechts, gleich gut, wechselt aus Situation	
57	4	3	2	1	0	?	**Deutlicher Übungseffekt mit beiden Händen**	
58	4	3	2	1	0	?	Interne Konstanz unter 60 %	FHPT
59	4	3	2	1	0	?	Tendenz zum ergonomischen Wechseln	
60	4	3	2	1	0	?	Ähnlicher Einsatz beider Hände bei interner Konstanz	
61	4	3	2	1	0	?	**Fertigkeit auf beiden Seiten ca. gleich gut bis sehr gut**	N/P
62	4	3	2	1	0	?	Bewegungsqualität bei Fertigkeit auf beiden Seiten gut bis sehr gut	Checkliste
63	4	3	2	1	0	?	**Fähigkeit auf beiden Seiten ca. gleich gut bis sehr gut**	H/K
64	4	3	2	1	0	?	Bewegungsqualität bei Fähigkeit auf beiden Seiten gut bis sehr gut	Checkliste
65	4	3	2	1	0	?	Überkreuzt mit R und mit L	ÜKM
66	4	3	2	1	0	?	Nimmt mittige Steine mit L oder R	
67	4	3	2	1	0	?	Kein überkreuzenvermeidendes Wechseln im FHPT	
68	4	3	2	1	0	?	**Kreise gleich gut, viele X**	BMK
69	4	3	2	1	0	?	Behält die Richtung bei mit beiden Händen	
70	4	3	2	1	0	?	Qualität der Kreise ähnliche auf beiden Seite	
71	4	3	2	1	0	?	Gute Bewegungsqualität auf beiden Seiten	
72	4	3	2	1	0	?	Gesmtausprägungswert zwischen 4 und 5 bei guter Motorik	KP
73	4	3	2	1	0	?	Kleine IHD bei Fertigkeit, beide Seiten gut bis sehr gut	
74	4	3	2	1	0	?	Kleine IHD bei Fähigkeit beide Seiten gut bis sehr gut	
75	4	3	2	1	0	?	Lateralitätsprofil ungefähr zur Hälfte L und zur Hälfte R	LM
			%				**Quotient für Ambidextrie**	

◘ **Abb. 7.11** Kriterien für eine Ambidextrie. AB = Allgemeines Beobachtungsprotokoll; BMK = Test zur bimanuellen Kooperation; EFB = Elternfragebogen; Checkliste = für N/P und H/K; FHPT = Funktionaler Handpräferenztest; H/K = Hämmern und Klopfen; HP = Händigkeitsprofil; KP = Kategorisierungsprofil; LM = Lateralitätsmerkmale; N/P = Nachspuren und Punktieren; ÜKM = Test zum Überkreuzen der Körpermitte. **Fett** gedruckt sind die wesentlichen Kriterien, die als Voraussetzung für diesen Händigkeitstypus vorgesehen sind

---

■ **C. Exemplarisches Profil von Variante 5 – Ambidextrie**

Ein typisches exemplarisches Kategorisierungsprofil dieser Variante ist in ◘ Abb. 7.12 aufgeführt.

Es ist zu vermuten, dass eine variable Linkshändigkeit zusammen mit einer überdurchschnittlichen motorischen Fähigkeit beider Hände und ein wesentlicher Übungsfaktor einer Ambidextrie zugrunde liegen.

Leistungsebene						Ausprägungsgrad der Händigkeit									
			Prozentsatz			Inter-Hand-Differenz (IHD) (Lateralitätsquotient)			gr. IHD		Kleine IHD				gr. IHD
auf- fällig	grenz- wertig	Durch- schnitt	Leistungswerte der L und R Hand	Händigkeits- dimension	Teil	IHD (LQ)		Gesamt- IHD (LQ)	L+ 75.-100. Perz.	L 25.-74. Perz.	L- 10.-15. Perz.	VL 1.-9. Perz.	VR 1.-9. Perz.	R- 10.-15. Perz.	R 25.-74. Perz.	R+ 75.-100. Perz.
		x	Interne Konstanz Gesamt 100 Rechts 0 Links 100	Präferenz: Ungeschult FHP	Unimanuell -96	Bimanuell -96	Ungeschult 1	Gesamt -96					x			
				Präferenz: Geschult FHP	Unimanuell -96	Bimanuell -96	Geschult -2									
	re li		Rechts 0 Links 0	Leistung: Fähigkeit	Hämmern 2	Klopfen -2	Gesamt 0									
	re li		Rechts 79 Links 79	Leistung: Fertigkeit	Nachspuren 0	Punktieren -2	Gesamt -2									
		x	Kontralaterale Reakt. 50	Überkreuzen	Rechts 25	Mitte -100	Links 25	Gesamt 0								
		x	Altersgem. Leistung 0	Bimanuelle Kooperation	Spiegel 0	Parallel 0	Gesamt 5		1	2	3	4	4,5	5	6	7	8

◘ **Abb. 7.12** Kategorisierungsprofil einer **Ambidextrie (A)** per se ohne motorische Auffälligkeiten. **Ausprägungsgrad:** Ambidextrie (A): Gesamtausprägungswert 5+3+4,5+3+4,5+4 = 24:6 = **4,00. Leistungsebene:** Die Ambidextrie zeichnet sich dadurch aus, dass beide Hände gleich gut sind (und meist überdurchschnittlich), und daher gibt es keine motorischen Auffälligkeiten im exemplarischen Fall. Die Zahlen unter Inter-Hand-Differenzen und Prozentsatz sind Platzhalter und nicht relevant für das Profil. FHP = funktionale Handpräferenz

7.1.6 Variante 6: entwicklungsverzögerte Händigkeit (E)

- **A. Wesentliches aus der Fachliteratur zur entwicklungsverzögerten Händigkeit**

Es folgen einige wesentliche Belege für die Kriterien aus der Literatur, die in ◘ Tab. 7.6 zusammengefasst sind. Die anderen Kriterien basieren auf Fachwissen und Beobachtungen aus der Praxis.

◘ **Tab. 7.6** Zusammenfassung wesentlicher Fachliteratur zur entwicklungsverzögerten Händigkeit

Zusammenfassung	Beispiele von Autor(en), Jahr	Kriterium
Kinder nach Schwangerschafts- oder Geburtskomplikationen, beispielsweise Frühgeborene, haben ein erhöhtes Risiko für eine Entwicklungsstörung.	de Moura, Costa, Santos, Barros, Matijasevich, Halpern et al., 2010	52
Bei motorikbasierten Entwicklungsstörungen könnte eine motorische Ungeschicktheit vererbt sein, die Körper- oder Raumwahrnehmung gestört sein, oder die Steuerung und Koordination von Bewegungen sind beeinträchtigt.	Krombholz, 2005	52
Entwicklungsverzögerte Kinder wechseln den Handgebrauch innerhalb einer Tätigkeit.	Bishop, 1990	58, 59
Entwicklungsverzögerte Kinder vermeiden tendenziell das Überkreuzen der Körpermitte.	Cermak & Ayres, 1984; Eason & Surburg, 1993	65–67
Die Entwicklung der Händigkeit kann auch als Entwicklungsmeilenstein gewertet werden und indiziert neurologische Reife.	Surburg, 1999; Woodard & Surburg, 1999	52
Bimanuelle Koordination mit Rollendifferenzierung ist ein Entwicklungsindikator.	Babik, 2014	68–71
Kinder mit unbeständigem Handgebrauch sind oft auffällig bzw. entwicklungsverzögert.	Rodrigues, 2010	58, 59

- **B. Merkmale einer entwicklungsverzögerten Händigkeit**

Die Merkmale sind in Form von Kriterien in ◘ Abb. 7.13 abgebildet.

Kapitel 7 · Vorschlag einer Differenzierungssystematik...

Bezug	ENTWICKLUNGSVERZÖGERUNG	Punkte					Krit.
oben	Keine eindeutigen Werte bei Links- oder Rechtshändigkeit	?	0	1	2	3	4	51
	Indikation von Entwicklungsverzögerung	?	0	1	2	3	4	52
EFB	Kein früher präferierter Handgebrauch, auffälliges Wechseln	?	0	1	2	3	4	53
	Wechselt Handgebrauch innherhalb und über Tätigkeiten	?	0	1	2	3	4	54
	Schreibt mal links, mal rechts, beides auffällig, unsicheres Wechseln	?	0	1	2	3	4	55
	Malt mal links, mal rechts, beide Seiten auffällig, unsicheres Wechseln	?	0	1	2	3	4	56
	Vermeidet Übung mit beiden Händen, wenig Übungseffekt	?	0	1	2	3	4	57
FHPT	Interne Konstanz unter 60 %	?	0	1	2	3	4	58
	Tendenz zu unsicherem und kompensatorischen Wechseln	?	0	1	2	3	4	59
	Ähnlicher Einsatz beider Hände bei interner Konstanz	?	0	1	2	3	4	60
N/P Checkliste	Fertigkeit auf beiden Seiten auffällig	?	0	1	2	3	4	61
	Bewegungsqualität bei Fertigkeit auf beiden Seiten auffällig	?	0	1	2	3	4	62
H/K Checkliste	Fähigkeit auf beiden Seiten auffällig	?	0	1	2	3	4	63
	Bewegungsqualität bei fähigkeit auf beiden Seiten auffällig	?	0	1	2	3	4	64
ÜKM	Vermeidet Überkreuzen	?	0	1	2	3	4	65
	Nimmt mittige Steine mit L oder R	?	0	1	2	3	4	66
	Zeigt überkreuzenvermeidendes Wechseln im FHPT	?	0	1	2	3	4	67
BMK	Kreise gleich auffällig, viele ?	?	0	1	2	3	4	68
	Wechselt Richtung mit beiden Händen	?	0	1	2	3	4	69
	Qualität auf beiden Seiten gleich schlecht, evtl. unterschiedliche	?	0	1	2	3	4	70
	Auffällige Bewegungsqualität auf beiden Seiten	?	0	1	2	3	4	71
KP	Gesmtausprägungswert zwischen 4 und 5 bei auffälliger Motorik	?	0	1	2	3	4	72
	Kleine IHD bei Fertigkeit, beide Seiten auffällig	?	0	1	2	3	4	73
	Kleine IHD bei Fähigkeit, beide Seiten auffällig	?	0	1	2	3	4	74
LM	Lateralitätsprofil ungefähr zur Hälfte L und zur Hälfte R	?	0	1	2	3	4	75
	Quotient für Entwicklungsverzögerung					%	

◘ **Abb. 7.13** Kriterien für eine entwicklungsverzögerte Händigkeit. *AB* = Allgemeines Beobachtungsprotokoll; *BMK* = Test zur bimanuellen Kooperation; *EFB* = Elternfragebogen; *Checkliste* = für N/P und H/K; *FHPT* = Funktionaler Handpräferenztest; *H/K* = Hämmern und Klopfen; *HP* = Händigkeitsprofil; *KP* = Kategorisierungsprofil; *LM* = Lateralitätsmerkmale; *N/P* = Nachspuren und Punktieren; *ÜKM* = Test zum Überkreuzen der Körpermitte. **Fett gedruckt sind die wesentlichen Kriterien, die als Voraussetzung für diesen Händigkeitstypus vorgesehen sind**

- **C. Exemplarisches Profil von Variante 6 – entwicklungsverzögerte Händigkeit**

Ein typisches exemplarisches Kategorisierungsprofil dieser Variante ist in ◘ Abb. 7.14 aufgeführt.

Bei einer entwicklungsverzögerten Händigkeit sind beide Hände gleich ungeschickt und motorisch auffällig. Es bilden sich also keine deutlichen Inter-Hand-Differenzen ab. Typischerweise ist die interne Konstanz innerhalb von Tätigkeiten gering, und das Überkreuzen der Körpermitte wird vermieden.

◘ **Abb. 7.14** Kategorisierungsprofil einer **entwicklungsverzögerten Händigkeit (E)** per se mit motorischen Auffälligkeiten **E(mA)**. Entwicklungsverzögerte Händigkeit (E – solide weiße Linie) mit Gesamtausprägungswert von 4+5+4,5+5+4,5+4 = 25:6 = **4,17**. **Leistungsebene:** Entwicklungsverzögerte Händigkeit existiert per se mit motorischen Auffälligkeiten. Die Zahlen unter Inter-Hand-Differenzen und Prozentsatz sind Platzhalter und nicht relevant für das Profil. *FHP* = funktionale Handpräferenz

7.2 Händigkeitstypus Motorik

Bei dem **motorikbasierten Händigkeitstypus** wird impliziert, dass eine auffällige Motorik die Händigkeitsbildung primär verursacht, da vor allem die ursprünglich dominante Seite betroffen ist. Es geht bei diesem Typus also um die sogenannte **pathologische Händigkeit**, die in der Literatur viel Beachtung findet und die in ▶ Abschn. 4.6 bereits erörtert wurden. Aufgrund einer kortikalen Schädigung vor, bei oder nach der Geburt ist die dominante Gehirnhälfte beeinträchtigt, und das Baby setzt deshalb bevorzugt für motorisch anspruchsvolle Tätigkeiten die nicht-dominante Hand ein. Da davon auszugehen ist, dass mindestens 80 % der Menschen von ihrer Veranlagung her Rechtshänder sind und die linke Gehirnhälfte bei der Geburt anfälliger ist, ist die Möglichkeit einer **pathologischen Linkshändigkeit** (Variante 7) wesentlich größer als die einer **pathologischen Rechtshändigkeit** (Variante 8).

Des Weiteren überlagert eine pathologische Händigkeit die Veranlagung des Ausprägungsgrads, die jeder Mensch mit sich bringt. Zum Beispiel: Eine Person ist der Veranlagung her eine ausgeprägte Rechtshänderin, erleidet jedoch ein Trauma, das die Motorik der dominanten rechten Hand schwächt. Die inhärente Handpräferenz würde sich dann wahrscheinlich in einem bestimmten Wechselmuster zeigen, bei dem spontane und motorisch anspruchslose Tätigkeiten bevorzugt mit der rechten Hand durchgeführt werden und geübte, anspruchsvolle Handlungen mit der linken. Wir können mutmaßen, dass sich in so einem Fall das Kategorisierungsprofil nur eine **leichte bis mäßige Linkshändigkeit** aufweist, weil die rechte Hand immer noch öfter eingesetzt wird (Variante 7b). Ist der Ausprägungsgrad der Rechtshändigkeit jedoch nicht stark, sondern leicht oder variabel, würde man dieses Wechselmuster vermutlich nicht sehen und das Profil würde eine **mäßig bis stark ausgeprägte Linkshändigkeit** abbilden (Variante 7a). Dasselbe Prinzip wäre bei einer pathologischen Rechtshändigkeit zu erwarten (Varianten 8a und 8b). Diese Varianten sind in ◘ Abb. 7.15 aufgeführt.

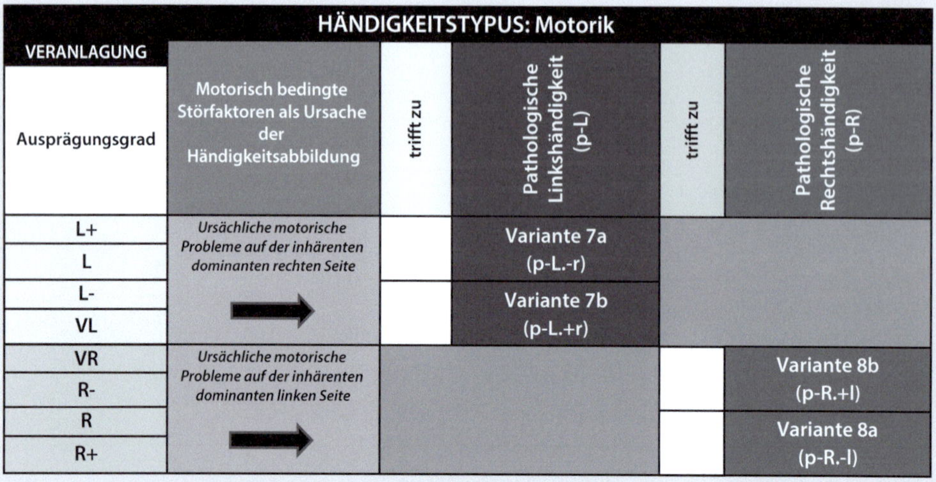

VERANLAGUNG	HÄNDIGKEITSTYPUS: Motorik					
Ausprägungsgrad	Motorisch bedingte Störfaktoren als Ursache der Händigkeitsabbildung	trifft zu	Pathologische Linkshändigkeit (p-L)	trifft zu	Pathologische Rechtshändigkeit (p-R)
L+	Ursächliche motorische Probleme auf der inhärenten dominanten rechten Seite		Variante 7a (p-L.-r)		
L					
L-		➡	Variante 7b (p-L.+r)		
VL					
VR	Ursächliche motorische Probleme auf der inhärenten dominanten linken Seite				Variante 8b (p-R.+l)
R-					
R				➡	Variante 8a (p-R.-l)
R+					

◘ **Abb. 7.15** Motorikbasierter Händigkeitstypus mit den Varianten pathologische Linkshändigkeit und pathologische Rechtshändigkeit

Kapitel 7 · Vorschlag einer Differenzierungssystematik...

7.2.1 Variante 7: pathologische Linkshändigkeit (p-L)

- **A. Wesentliches aus der Fachliteratur zur pathologischen Linkshändigkeit**
Es folgen einige wesentliche Belege aus der Literatur, die in ◘ Tab. 7.7 zusammengefasst sind.
Die anderen Kriterien basieren auf Fachwissen und Beobachtungen aus der Praxis.

◘ **Tab. 7.7** Zusammenfassung wesentlicher Fachliteratur zur pathologischer Händigkeit

Zusammenfassung	Beispiele von Autor(en), Jahr	Kriterium
Pathologische Linkshänder sind wahrscheinlich dafür verantwortlich, dass die Anzahl von Linkshändern im klinischen Bereich wesentlich höher ist als in der normalen Bevölkerung.	Annett, 1985	Allgemein
Es gibt keine Assoziation zwischen familiärer Linkshändigkeit und Pathologie in der normalen Bevölkerung. Die Differenzierung zwischen familiären und pathologischen Linkshändern ist daher sehr wichtig.	Annett, 1985; 1994	Allgemein
Linksseitige Schädigungen im Gehirn (auch wenn diese minimal ausfallen) können die Funktionalität der rechten Hand stören und dadurch eine Präferenz für die linke Hand hervorrufen. Es gibt verschiedene Hinweise darauf, dass (pathologische) Linkshändigkeit das Ergebnis von neurologischem Trauma vor, bei oder nach der Geburt ist.	Liederman, 1983; Satz, 1972; Satz, Orsini, Saslow & Henry, 1985; Soper & Satz, 1984	76, 77, 79
Frühe Gehirnschädigung durch Meningitis führt zu vermehrten Linkshändern, die auf motorischer und kognitiver Ebene schlechter abschneiden als Rechtshänder.	Ramadhania et al., 2006	76, 79
Beeinträchtigungen können durch Frühgeburten verursacht werden.	Domellöf, Johansson & Ronnqvist, 2011; Domellöf, Ronnqvist, Titran, Esseily & Fagard, 2009	76, 79

- **B. Merkmale einer pathologischen Linkshändigkeit**
Die Merkmale sind in Form von Kriterien in ◘ Abb. 7.16 abgebildet.

Krit.	Punkte					PATHOLOGISCHE LINKSHÄNDIGKEIT	Bezug
76	4	3	2	1	0	? Evidenz von prä-, peri-oder postnatalem Geburtstrauma	EFB
77	4	3	2	1	0	? Evidenz eine Gehirnverletzung auf der R Kopfseite	
78	4	3	2	1	0	? Evidenz von Verletzung des L Arms/Hand	
79	4	3	2	1	0	? Motorische Auffälligkeiten werden im EFB erwähnt	
80	4	3	2	1	0	? Wechsel Tendenz: fängt mit R an und wechselt nach L	FHPT
81	4	3	2	1	0	? Tedenz ungschulte anspruchslose Tätigkeiten mit R durchzuführen	
82	4	3	2	1	0	? Erste Hand ist oft R, wechselt dann	
83	4	3	2	1	0	? Tendenz für kompensatorisches Wechseln	
84	4	3	2	1	0	? Zeigt mehrmals müdigkeitsbedingtes Wechseln, meist nach L	
85	4	3	2	1	0	? Fertigkeit ist wesentlich besser L, R ist motorisch auffällig	N/P
86	4	3	2	1	0	? Fertigkeit ist im grenzwertigen bis auffälligen Bereich mit der L Hand	
87	4	3	2	1	0	? Qualität ist vor allem auf der R Seite auffällig, evtl. Tremor	Checkliste
88	4	3	2	1	0	? Asymmetrisch, stützt/fixiert sich meist R	
89	4	3	2	1	0	? Sagt, dass die L Hand die bessere ist	
90	4	3	2	1	0	? Fähigkeit ist wesentlich besser L, R ist motorisch auffällig	H/K
91	4	3	2	1	0	? Fähigkeit ist im grenzwertigen bis auffälligen Bereich mit der L Hand	
92	4	3	2	1	0	? Qualität ist vor allem auf der R Seite auffällig, evtl. Tremor	Checkliste
93	4	3	2	1	0	? Asymmetrisch, stützt/fixiert sich meist R	
94	4	3	2	1	0	? Sagt, dass die L Hand die bessere ist	
95	4	3	2	1	0	? Vorwiegend Einsatz der L Hand bei grenzwertiger-durchschnittl. Leistung	ÜKM
96	4	3	2	1	0	? Tendenz, mit R Stein aufzuheben und dann in die L Hand zu platzieren	
97	4	3	2	1	0	? Kreise wesentlich besser (Druck, Form) auf der L Seite	BMK
98	4	3	2	1	0	? Bewegungsqualität besser L	
99	4	3	2	1	0	? **Große IHD bei Fertigkeit (L+)**	KP
100	4	3	2	1	0	? **Große IHD bei Fähigkeit (L+)**	
					%	Quotient für pathologische Linkshändigkeit	

◘ **Abb. 7.16** Kriterien für eine pathologische Linkshändigkeit. *AB* = Allgemeines Beobachtungsprotokoll; *BMK* = Test zur bimanuellen Kooperation; *EFB* = Elternfragebogen; *Checkliste* = für N/P und H/K; *FHPT* = Funktionaler Handpräferenztest; *H/K* = Hämmern und Klopfen; *HP* = Händigkeitsprofil; *KP* = Kategorisierungsprofil; *LM* = Lateralitätsmerkmale; *N/P* = Nachspuren und Punktieren; *ÜKM* = Test zum Überkreuzen der Körpermitte. **Fett** gedruckt sind die wesentlichen Kriterien, die als Voraussetzung für diesen Händigkeitstyps vorgesehen sind

> ■ **C. Exemplarisches Profil von Variante 7 – pathologische Linkshändigkeit**
> Ein typisches exemplarisches Kategorisierungsprofil dieser Variante ist in ◘ Abb. 7.17 aufgeführt.

Kapitel 7 · Vorschlag einer Differenzierungssystematik…

Leistungsebene					Ausprägungsgrad der Händigkeit										
		Prozentsatz		Inter-Hand-Differenz (IHD) (Lateralitätsquotient)				gr. IHD		Kleine IHD					gr. IHD
auf- fällig	grenz- wertig	Durch- schnitt	Leistungswerte der L und R Hand	Händigkeits- dimension	Teil	IHD (LQ)	Gesamt- IHD (LQ)		L+ 75.-100. Perz.	L 25.-74. Perz.	L- 10.-15. Perz.	VL 1.-9. Perz.	VR 1.-9. Perz.	R- 10.-15. Perz.	R 25.-74. Perz.	R+ 75.-100. Perz.
		x	Interne Konstanz Gesamt 100	Präferenz: Ungeschult FHP	Unimanuell -96	Bimanuell -96	Ungeschult -10	Gesamt -96					?			
			Rechts 0 Links 100	Präferenz: Geschult FHP	Unimanuell -96	Bimanuell -96	Geschult -90									
re	li		Rechts 0 Links 0	Leistung: Fähigkeit	Hämmern 0	Klopfen 0	Gesamt -15					o				
re	li		Rechts 79 Links 79	Leistung: Fertigkeit	Nachspuren 0	Punktieren 0	Gesamt -20									
	x		Kontralaterale Reakt. 50	Überkreuzen	Rechts 0	Mitte -100	Links 100	Gesamt -2						o		
x			Altersgem. Leistung 0	Bimanuelle Kooperation	Spiegel 0	Parallel 0	Gesamt -20			2	3	4	4,5	5	6	7	8

◘ **Abb. 7.17** Kategorisierungsprofil einer **pathologischen Linkshändigkeit (p-L)** per se mit motorischen Auffälligkeiten aufgrund einer leichten Ausprägung der ursprünglich rechtshändigen Veranlagung (Variante 7b: **p-L(.r-)**) oder starken Ausprägung der ursprünglich rechtshändigen Veranlagung (Variante 7a: **p-L(.r+)**). Pathologische Linkshändigkeit: **Variante 7a:** Vermutlich aufgrund einer ursprünglich inhärenten leicht ausgeprägten Rechtshändigkeit (.r-) entsteht eine stark bis mäßig ausgeprägte Linkshändigkeit (**p-L.r+**) – solide weiße Linie unter Ausprägungsgrad) mit einem Gesamtausprägungswert von 3+1+1+4+1 = 10:6 = **1,67** und motorischen Auffälligkeiten unter der Leistungsebene, vor allem rechts; **Variante 7b:** Vermutlich aufgrund einer ursprünglich inhärenten stark ausgeprägten Rechtshändigkeit (.r+) entsteht eine leicht ausgeprägte Linkshändigkeit (**p-L.r-** gestrichelte Linie unter Ausprägungsgrad) mit einem Gesamtausprägungswert von 4+1+2+1+5+1 = 14:6 = **2,33** und motorischen Auffälligkeiten unter der Leistungsebene. Die Zahlen unter Inter-Hand-Differenzen und Prozentsatz sind Platzhalter und nicht relevant für das Profil. FHP = funktionale Handpräferenz

7.2.2 Variante 8: pathologische Rechtshändigkeit (p-R)

> ■ **A. Wesentliches aus der Fachliteratur zur pathologischen Rechtshändigkeit**
> Es folgen einige wesentliche Belege für die Kriterien aus der Literatur, die in ◘ Tab. 7.8 zusammengefasst sind. Die anderen Kriterien basieren auf Fachwissen und Beobachtungen aus der Praxis.

◘ **Tab. 7.8** Zusammenfassung wesentlicher Fachliteratur zur pathologischen Rechtshändigkeit

Zusammenfassung	Beispiele von Autor(en), Jahr	Kriterium
Es gibt auch pathologische Rechtshänder, aber zu einer sehr geringen Anzahl.	Bishop, 1990	Allgemein
Eine Beeinträchtigung der rechten Gehirnhälfte kann zu pathologischer Rechtshändigkeit führen. Wegen der verminderten motorischen Fähigkeiten auf der dominanten linken Seite wird die rechte Hand bevorzugt eingesetzt und entwickelt auch eine bessere Leistung.	Coren & Searleman, 1990; Kim et al., 2001	76, 77, 79

■ B. Merkmale einer pathologischen Rechtshändigkeit

Die Merkmale sind in Form von Kriterien in ◘ Abb. 7.18 abgebildet.

Bezug	PATHOLOGISCHE RECHTSHÄNDIGKEIT	Punkte					Krit.
EFB	Evidenz von prä-, peri- oder postnatalem Geburtstrauma	?	0	1	2	3	4	76
	Evidenz eine Gehirnverletzung auf der R Kopfseite	?	0	1	2	3	4	77
	Evidenz von Verletzung des R Arms/Hand	?	0	1	2	3	4	78
	Motorische Auffälligkeiten werden im EFB erwähnt	?	0	1	2	3	4	79
FHPT	Wechsel Tendenz: fängt mit L an und wechselt nach R	?	0	1	2	3	4	80
	Tedenz ungschulte anspruchslose Tätigkeiten mit L durchzuführen	?	0	1	2	3	4	81
	Erste Hand ist oft L, wechselt dann	?	0	1	2	3	4	82
	Tendenz für kompensatorisches Wechseln	?	0	1	2	3	4	83
	Zeigt mehrmals müdigkeitsbedingtes Wechseln, meist nach R	?	0	1	2	3	4	84
N/P Checkliste	Fertigkeit ist wesentlich besser R, L ist motorisch auffällig	?	0	1	2	3	4	85
	Fertigkeit ist im grenzwertigen bis auffälligen Bereich mit der R Hand	?	0	1	2	3	4	86
	Qualität ist vor allem auf der L Seite auffällig, evtl. Tremor	?	0	1	2	3	4	87
	Asymmetrisch, stützt/fixiert sich meist L	?	0	1	2	3	4	88
	Sagt, dass die R Hand die bessere ist	?	0	1	2	3	4	89
H/K Checkliste	Fähigkeit ist wesentlich besser R, L ist motorisch auffällig	?	0	1	2	3	4	90
	Fähigkeit ist im grenzwertigen bis auffälligen Bereich mit der R Hand	?	0	1	2	3	4	91
	Qualität ist vor allem auf der L Seite auffällig, evtl. Tremor	?	0	1	2	3	4	92
	Asymmetrisch, stützt/fixiert sich meist L	?	0	1	2	3	4	93
	Sagt, dass die R Hand die bessere ist	?	0	1	2	3	4	94
ÜKM	Vorwiegend Einsatz der R Hand bei grenzwertiger durchschnittl. Leistung	?	0	1	2	3	4	95
	Tendenz, mit L Stein aufzuheben und dann in die R Hand zu platzieren	?	0	1	2	3	4	96
BMK	Kreise wesentlich besser (Druck, Form) auf der R Seite	?	0	1	2	3	4	97
	Bewegungsqualität besser R	?	0	1	2	3	4	98
KP	Große IHD bei Fertigkeit (R+)	?	0	1	2	3	4	99
	Große IHD bei Fähigkeit (R+)	?	0	1	2	3	4	100
	Quotient für pathologische Rechtshändigkeit					%		

◘ **Abb. 7.18** Kriterien für eine pathologische Rechtshändigkeit. *AB* = Allgemeines Beobachtungsprotokoll; *BMK* = Test zur bimanuellen Kooperation; *EFB* = Elternfragebogen; *Checkliste* = für N/P und H/K; *FHPT* = Funktionaler Handpräferenztest; *H/K* = Hämmern und Klopfen; *HP* = Händigkeitsprofil; *KP* = Kategorisierungsprofil; *LM* = Lateralitätsmerkmale; *N/P* = Nachspuren und Punktieren; *ÜKM* = Test zum Überkreuzen der Körpermitte. **Fett** gedruckt sind die wesentlichen Kriterien, die als Voraussetzung für diesen Händigkeitstypus vorgesehen sind

■ C. Exemplarisches Profil von Variante 8 – pathologische Rechtshändigkeit

Ein typisches exemplarisches Kategorisierungsprofil dieser Variante ist in ◘ Abb. 7.19 aufgeführt.

Kapitel 7 · Vorschlag einer Differenzierungssystematik...

Leistungsebene					Ausprägungsgrad der Händigkeit								
					Inter-Hand-Differenz (IHD) (Lateralitätsquotient)			gr. IHD		Kleine IHD			gr. IHD
auf-fällig	grenz-wertig	Durch-schnitt	Prozentsatz Leistungswerte der L und R Hand	Händigkeits-dimension	Teil (LQ)	IHD	Gesamt-IHD (LQ)	L+ 75.-100. Perz.	L 25.-74. Perz.	L- 10.-15. Perz.	VL 1.-9. Perz.	VR 1.-9. Perz.	R- 10.-15. Perz.	R 25.-74. Perz.	R+ 75.-100. Perz.
		x	Interne Konstanz Gesamt 100 Rechts 0 Links 100	Präferenz: Ungeschult FHP Präferenz: Geschult FHP	Unimanuell -96 Unimanuell -96	Bimanuell -96 Bimanuell -96	Ungeschult Gesamt 60 -96 Geschult 90							y	
li	re		Rechts 0 Links 0	Leistung: Fähigkeit	Hämmern 0	Klopfen 0	Gesamt 8								
li	re		Rechts 79 Links 79	Leistung: Fertigkeit	Nachspuren 0	Punktieren 0	Gesamt 25								
		x	Kontralaterale Reakt. 50	Überkreuzen	Rechts 0	Mitte -100	Links 100	Gesamt 10							
x			Altersgem. Leistung 0	Bimanuelle Kooperation	Spiegel 0	Parallel 0	Gesamt 10	1	2	3	4	4,5	5	x 6	7	8

Abb. 7.19 Kategorisierungsprofil einer **pathologischen Rechtshändigkeit** (p-R) per se mit motorischen Auffälligkeiten. Aufgrund einer leichten Ausprägung der ursprünglich linkshändigen Veranlagung (Variante 8a: **p-L(.r-)**) oder einer starken Ausprägung der ursprünglich linkshändigen Veranlagung (Variante 8b: **p-L(.r+)**). Pathologische Rechtshändigkeit (**p-R**): Variante 8a (**p-R(.l-)**): Vermutlich aufgrund einer ursprünglich inhärenten leicht ausgeprägten Linkshändigkeit (.l-) ergibt sich eine stark bis mäßig ausgeprägte Rechtshändigkeit (**p-R** – solide weiße Linie unter Ausprägungsgrad) mit einem Gesamtausprägungswert von 7+8+7+8+7+8 = **7,50** und motorischen linksbetonten Auffälligkeiten unter der Leistungsebene; Variante 8b (**p-R(.l+)**): Vermutlich aufgrund einer ursprünglich inhärenten stark ausgeprägten Linkshändigkeit (.l+) ergibt sich eine leicht ausgeprägte Rechtshändigkeit (**p-R** – gestrichelte Linie unter Ausprägungsgrad) mit einem Gesamtausprägungswert von 6+7+7+8+4+5 = **6,17** und linksbetonten motorischen Auffälligkeiten unter der Leistungsebene. Die Zahlen unter Inter-Hand-Differenzen und Prozentsatz sind Platzhalter und nicht relevant für das Profil. FHP = funktionale Handpräferenz

7.3 Händigkeitstypus Umwelt

Der **umweltbasierte Händigkeitstypus** beinhaltet die Varianten, die vornehmlich durch die soziokulturelle Umwelt verursacht werden: die umgeschulte Links- und Rechtshändigkeit. Sie entstehen durch eine **Umschulung** (▶ Glossar) der dominanten Hand und Training der nicht-dominanten Hand – vor allem beim Schreiben. Auch hier gibt es eine Variante, die wesentliche häufiger vorkommt als die andere, nämlich die **umgeschulte Linkshändigkeit** (Variante 9). Dies ist wahrscheinlich durch das kulturübergreifend rechtsorientierte physische und soziokulturelle Umfeld der Menschen erklärbar. Aber auch **umgeschulte Rechtshänder** können auftreten (Variante 10). Allerdings sollte für diese Variante ein eindeutiger Grund vorliegen, weshalb sich die Person von rechts auf links geschult hat bzw. geschult wurde, weil dies entgegengesetzt der rechtsorientierten Umwelt erfolgt. Hier mag vorwiegend eine intrinsische Motivation vorliegen, beispielsweise ein Kind, das so sein möchte wie sein linkshändiger großer Bruder, den es verehrt; oder ein Chirurg, der mit einem linkshändigen Experten zusammenarbeiten möchte. Es kann jedoch auch eine extrinsische Motivation zu einer Umschulung führen, z. B. aufgrund einer falschen Einschätzung der Händigkeit bei schwach ausgeprägter Rechtshändigkeit. Ein Kind, das im Rahmen seiner schwach ausgeprägten Rechtshändigkeit häufig den Handgebrauch wechselt, könnte in einem solchen Fall als Linkshänder verstanden und dann auf links geschult werden.

Bei dem umweltbasierten Händigkeitstypus überlagert sich auch der Ausprägungsgrad mit der Umschulung und mit der motorischen Fähigkeit. Eine umgeschulte Linkshänderin mit einer starken Ausprägung würde wahrscheinlich nur die geschulten Tätigkeiten rechts durchführen und andere Aktivitäten weiterhin mit links. Eine umgeschulte Linkshänderin mit einem leichten oder variablen Ausprägungsgrad würde hingegen ein anderes Profil zeigen, das eher dem einer variablen Rechtshänderin gleichen würde. Aus diesem Grund sind in ◘ Abb. 7.20 Variante 9b (umgeschulte variable

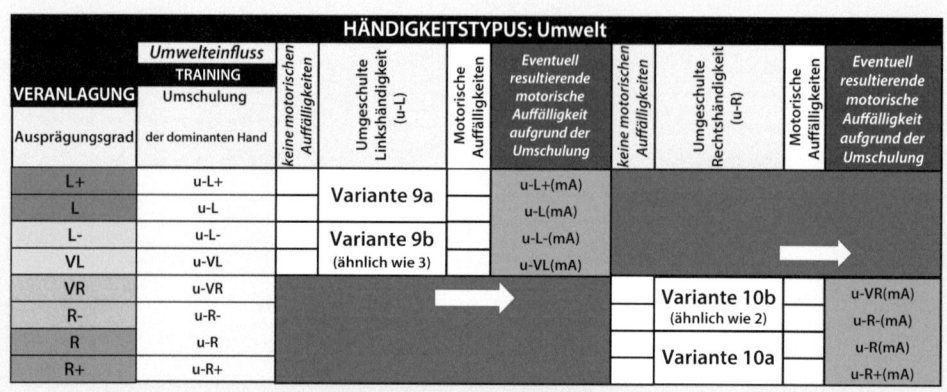

Abb. 7.20 Umweltbasierter Händigkeitstypus mit den Varianten umgeschulte Linkshändigkeit und umgeschulte Rechtshändigkeit

Linkshändigkeit) und Variante 3 (variabler Rechtshänder) zusammen abgebildet da sie optisch ein sehr ähnliches Kategorisierungsprofil haben.

Auch die umgeschulten Rechtshänder weisen vermutlich ein unterschiedliches Wechselverhalten aufgrund ihrer Ausprägung auf. Eine stark ausgeprägte Rechtshänderin würde vermutlich fast alle Aktivitäten, die sie nicht auf links geschult hat, weiterhin rechts durchführen (Variante 10a). Bei einer leicht ausgeprägten oder variablen Rechtshänderin (Variante 10b) wäre dieses Wechselmuster hingegen nicht so eindeutig. Aber es wäre sehr unwahrscheinlich, dass die Mehrheit von Handlungen mit links durchgeführt werden würden, wie es umgekehrt bei variablen Linkshändern oft der Fall ist. Das Profil einer umgeschulten Rechtshändigkeit, unabhängig der Ausprägung, könnte also dem einer variablen Linkshändigkeit gleichen: Die geschulten Tätigkeiten wie Schreiben erfolgen mit links und die Mehrzahl der anderen Tätigkeiten ebenfalls. Deshalb sind in ◘ Abb. 7.20 die exemplarischen Varianten 10a und 10b (umgeschulte Rechtshändigkeit) mit Variante 2 (variable Linkshändigkeit) zusammen abgebildet.

Letztendlich kann und sollten beide Händigkeitsvarianten mit der motorischen Leistung verbunden werden. Es gibt Hinweise darauf, dass umgeschulte Linkshänder weniger Umschulungsfolgen haben, wenn sie Sport treiben oder ein Musikinstrument (siehe Kraus, 2009) spielen. Komplexe motorische Leistungen wie Sport und Musizieren setzen vor allem eine sehr intensive interhemisphärische Interaktion voraus. Man kann also vermuten, dass sich Menschen mit einer guten motorischen Veranlagung, zusammen mit einer flexiblen Anpassungsfähigkeit, eher an eine Umschulung gewöhnen und sie diese auch meistern. In so einem Fall könnten gute motorische Fähigkeiten eine Ressource sein und eine Umschulung „erfolgreich" machen, ohne dass Umschulungsfolgen entstehen. Aber genauso könnte es sein, dass eine umgeschulte Linkshänderin mit durchschnittlichen oder unterdurchschnittlichen motorischen Fähigkeiten und flexiblem Anpassungsvermögen aufgrund der Umschulung motorische Inkoordination und andere Probleme entwickelt. Hier würden die motorischen Auffälligkeiten ein Ergebnis der Umschulung sein. Daher ist das Erfassen der motorischen Fähigkeit bei dem umweltbasierten Händigkeitstypus ebenfalls wichtig.

7.3.1 Variante 9: umgeschulte Linkshändigkeit (u-L)

> **A. Wesentliches aus der Fachliteratur zur umgeschulten Linkshändigkeit**
> Es folgen einige wesentliche Belege für die Kriterien aus der Literatur, die in ◘ Tab. 7.9 zusammengefasst sind. Die anderen Kriterien basieren auf Fachwissen und Beobachtungen aus der Praxis.

◘ **Tab. 7.9** Zusammenfassung wesentlicher Fachliteratur zur umgeschulten Linkshändigkeit

Zusammenfassung	Beispiele von Autor(en), Jahr	Kriterium
Zu den polygenen Ursachen der Händigkeit kommen noch physische und soziokulturelle Umwelteinflüsse hinzu.	Ida & Bryden, 1996; Ida & Mandal, 2003	103, 107, 108
Es wird generell angenommen, dass der soziokulturelle Druck zur Umschulung über die letzten Jahrzehnte abgenommen hat und Umschulungen tendenziell immer seltener vorkommen.	Porac, 1996	102, 103, 107, 108
Forscher vermuten dennoch, dass es auch heutzutage noch versteckte und subtile Umschulungsversuche gibt. Diese können sich z. B. in Belohnungen, moralischem Druck oder negativen Äußerung beim Einsatz der linken Hand äußern.	DGAUM, 2014	102, 104
Es gibt Studien, die nachweisen, dass der Einfluss der Mutter im ersten Lebensjahr eine linke oder rechte Präferenz anregen kann, vor allem bei Kindern, die nicht ausgeprägt in ihrer Händigkeit sind.	Michel & Harkins, 1987	102, 107
Schreiben ist die Tätigkeit, die am meisten von kulturellen Werten beeinflusst wird.	Porac, 2007	Allgemein
Eine hohe Konformität in einer Gesellschaft oder eine kulturelle Abwertung von Linkshändigkeit können linkshändige Kinder dazu bringen, vermehrt ihre nicht-dominante rechte Hand für bestimmte Tätigkeiten einzusetzen.	De Agostini, Khamis, Ahui & Dellatolas, 1997; Kushner 2013; Dahmen & Fagard 2005	103, 108
Soziokulturell bedingte Umschulungen findet man z. B. in Japan, China oder der Türkei.	Hatta & Kawakami, 1995; Koeda & Takeshita, 1988; Kushner, 2013; Perelle & Ehrman 1994	103, 108
Studienergebnisse zeigen, dass viele umgeschulte Linkshänder zwar mit rechts schreiben, aber andere Tätigkeiten weiterhin vornehmlich mit links ausführen.	Siebner, Limmer, Peinemann, Drzezga, Bloem, Schwaiger & Conrad, 2002; Klöppel et al. 2007; Porac, 2009	119, 120
Umgeschulte Linkshänder weisen eine vergleichbare Handleistung auf wie nicht umgeschulte Links- oder Rechtshänder – sie schneiden motorisch also nicht unbedingt schlechter ab.	Porac, 2009	112

◘ Tab. 7.9 (Fortsetzung)

Zusammenfassung	Beispiele von Autor(en), Jahr	Kriterium
Forscher fanden heraus, dass sich vor allem die weniger stark ausgeprägten Linkshänder „erfolgreich" umschulen ließen, wobei sich der Erfolg nur darauf bezog, dass diese umgeschulten Linkshänder weiter nur mit der rechten Hand schrieben.	Porac & Searleman, 2002; Searleman & Porac, 2003	107, 108
Es gibt Evidenz, dass eine Umschulung Umschulungsfolgen nach sich ziehen kann, z. B. Stottern (1), Lernschwierigkeiten (2), Dyslexie und Dysgrafie (3), physisches und psychisches Unwohlsein (4) oder Konzentrationsstörungen (5).	(1) Orton & Travis, 1929; Travis & Johnson, 1934; (2) Rett, Kohlmann & Strauch, 1973; (3) Sovák, 1968; (4) Porac & Searleman, 2002; (5) DGAUM, 2014	109, 110
Es liegen Studien vor, die nachweisen, dass die nicht-dominante Hand mit Übung ebenso leserlich schreiben kann wie die präferierte (1), und es mit entsprechender Übung keine Unterschiede bei motorischen Aspekten wie Kontrolle, Kraft oder Positionierung zwischen den Händen gibt (2).	(1) Galobardes, Bernstein & Morabia, 1999; (2) Teixeria & Paroli, 2000	112, 113
Andere Studien zeigen jedoch auf, dass dies mit einer erhöhten Aktivierung der Gehirnareale und damit mit erhöhter Anstrengung einhergeht.	Klöppel et al., 2007	112, 113

- **B. Merkmale einer umgeschulten Linkshändigkeit**
  Die Merkmale sind in Form von Kriterien in ◘ Abb. 7.21 abgebildet.

Kapitel 7 · Vorschlag einer Differenzierungssystematik…

Krit.	Punkte					UMGESCHULTE LINKSHÄNDIGKEIT	Bezug
101	8	6	4	2	0 ?	Deutliche LH- ODER VLH-Werte	oben
102	8	6	4	2	0 ?	**Kind erinnert sich an eine Umschulung der L Hand auf R**	EFB
103	8	6	4	2	0 ?	**Beobachtung einer Umschulung nach R von Eltern**	
104	4	3	2	1	0 ?	Umgeschulte LH in der Familie (v.a. Vater)	
105	4	3	2	1	0 ?	Mitbewegungen der L Hand stärker bei RH Einsatz	
106	4	3	2	1	0 ?	Teilwissen über umgeschulte LH vorhanden	
107	4	3	2	1	0 ?	Einflussnahme zum R Handgebrauch zu Hause	
108	4	3	2	1	0 ?	Einflussnahme zum R Handgebrauch in der Kita/Schule	
109	8	6	4	2	0 ?	**Umschulungsfolgen („oft" mindestens 5 Mal)**	
110	4	3	2	1	0 ?	Umschulungsfolgen („manchmal" mindestens 8 Mal)	
111	4	3	2	1	0 ?	Bei hohen LH-Werten: ungeschulte Präferenz L, geschulte Präferenz R ODER bei hohen VLH-Werten: ungeschulte und geschulte Präferenz R	FHPT
112	4	3	2	1	0 ?	Die R Hand schneidet besser ab, ist aber grenzwertig oder auffällig	N/P
113	4	3	2	1	0 ?	Unentschieden/gemischte Aussagen, welche Hand besser ist	Checkliste
114	4	3	2	1	0 ?	Die L Hand ist besser, vor allem beim Klopfen	H/K
115	4	3	2	1	0 ?	Die L Hand fühlt sich besser an nach Aussage des Kindes	Checkliste
116	4	3	2	1	0 ?	Bei hohen LH-Werten: überkreuzt immer/nur mit L ODER bei hohen VLH-Werten: überkreuzt mit R oder L	ÜKM
117	4	3	2	1	0 ?	Bei hohen LH-Werten: bessere Kreise mit L ODER bei hohen VLH-Werten: Kreise sind sehr ähnlich auf beiden Seiten	BMK
118	4	3	2	1	0 ?	Die L Hand behält dier Richtung bei	
119	4	3	2	1	0 ?	Bei hohen LH-Werten: Diskrepanz zw. ungeschulter und geschulter Präferenz ODER bei hohen VLH-Werten: geschulte und ungeschulte Präferenz R	KP
120	4	3	2	1	0 ?	Bei hohen LH-Werten: Diskrepanz zw. Fähigkeit (L) und Fertigkeit (R) ODER bei hohen VLH-Werten: Fertigkeit und Fähigkeit mehr R	
121	4	3	2	1	0 ?	Bei hohen LH-Werten: deutliches LH-Lateralitätsprofil ODER bei hohen VLH-Werten: tendenziell ein LH-Lateralitätsprofil	LM
					%	**Quotient für umgeschulte Linkshändigkeit**	

◘ **Abb. 7.21** Kriterien für eine umgeschulte Linkshändigkeit. *AB* = Allgemeines Beobachtungsprotokoll; *BMK* = Test zur bimanuellen Kooperation; *EFB* = Elternfragebogen; *Checkliste* = für N/P und H/K; *FHPT* = Funktionaler Handpräferenztest; *H/K* = Hämmern und Klopfen; *HP* = Händigkeitsprofil; *KP* = Kategorisierungsprofil; *LM* = Lateralitätsmerkmale; *N/P* = Nachspuren und Punktieren; *ÜKM* = Test zum Überkreuzen der Körpermitte. **Fett** gedruckt sind die wesentlichen Kriterien, die als Voraussetzung für diesen Händigkeitstyps vorgesehen sind. Anmerkung: Im Gegensatz zu den anderen Händigkeitstypen, die alle jeweils 25 Kriterien haben, hat dieser Typus nur 20, die aber zum Teil schwerer gewichtet sind (gekennzeichnet durch *)

- **C. Exemplarisches Profil von Variante 9 – umgeschulte Linkshändigkeit**
  Ein typisches exemplarisches Kategorisierungsprofil dieser Variante ist in ◘ Abb. 7.22 aufgeführt.

Leistungsebene					Ausprägungsgrad der Händigkeit										
		Prozentsatz			Inter-Hand-Differenz (IHD) (Lateralitätsquotient)			gr. IHD		Kleine IHD					gr. IHD
auf- fällig	grenz- wertig	Durch- schnitt	Leistungswerte der L und R Hand	Händigkeits- dimension	Teil (LQ)	IHD	Gesamt IHD (LQ)	L+ 75.-100. Perz.	L 25.-74. Perz.	L- 10.-15. Perz.	VL 1.-9. Perz.	VR 1.-9. Perz.	R- 10.-15. Perz.	R 25.-74. Perz.	R+ 75.-100. Perz.
	x		Interne Konstanz Gesamt 100 Rechts 0 Links 100	Präferenz: Ungeschult FHP	Unimanuell -96 Unimanuell -96	Bimanuell -96 Bimanuell -96	Ungeschult -70 Geschult 80	Gesamt -96	x					c	
	re	re li	Präferenz: Geschult FHP Rechts 0 Links 0	Leistung: Fähigkeit	Hämmern 0	Klopfen 0	Gesamt -5								
re		re li	Rechts 79 Links 79	Leistung: Fertigkeit	Nachspuren 0	Punktieren 0	Gesamt 10								
		x	Kontralaterale Reakt. 50	Überkreuzen	Rechts 0	Mitte -100	Links 100	Gesamt -50							
x	x		Altersgem. Leistung 0	Bimanuelle Kooperation	Spiegel 0	Parallel 0	Gesamt -10	1	2	3	4	4,5	5	6	7	8

Abb. 7.22 Kategorisierungsprofil einer **umgeschulten Linkshändigkeit** ohne resultierende motorische Auffälligkeiten (**u-L**) oder mit resultierenden motorischen Auffälligkeiten (**u-L(mA)**) mit einer zugrunde liegenden stark ausgeprägten Linkshändigkeit (Variante 9a: **u-L+**) oder einer leicht ausgeprägten Linkshändigkeit (Variante 9b: **u-L-**). Umgeschulte Linkshändigkeit (**u-L**): **Variante 9a:** Eine stark bis mäßig ausgeprägte Linkshändigkeit (**u-L+**) wird einer Umschulung unterzogen (punktierte weiße Linie unter Ausprägungsgrad) mit einem Gesamtausprägungswert von 2+7+3+6+2+3 = 23:6 = **3,83** und resultierenden motorischen Auffälligkeiten („auffällig" unter Leistungsebene); **Variante 9b:** Eine leicht ausgeprägte bis variable Linkshändigkeit (**u-L-** oder **u-VL**) mit guten, flexiblen motorischen Fähigkeiten wird einer Umschulung unterzogen (solide weiße Linie unter Ausprägungsgrad) mit einem Gesamtausprägungswert von 5+7+6+6+6+5 = 35:6 = **5,83** ohne oder mit resultierenden motorischen Auffälligkeiten (**u-L** oder **u-L(mA)**). Es ist natürlich auch hier möglich, dass eine motorische Auffälligkeit unabhängig von der Händigkeit existiert, das wäre dann unter „auffällig" auf der Leistungsebene zu sehen. Die Zahlen unter Inter-Hand-Differenzen und Prozentsatz sind Platzhalter und nicht relevant für das Profil. FHP = funktionale Handpräferenz

7.3.2 Variante 10: umgeschulte Rechtshändigkeit (u-R)

- **A. Wesentliches aus der Fachliteratur zur umgeschulten Rechtshändigkeit**
Es folgen einige wesentliche Belege für die Kriterien aus der Literatur, die in ◘ Tab. 7.10 zusammengefasst sind. Die anderen Kriterien basieren auf Fachwissen und Beobachtungen aus der Praxis.

Tab. 7.10 Zusammenfassung wesentlicher Fachliteratur zur umgeschulten Rechtshändigkeit

Zusammenfassung	Beispiele von Autor(en), Jahr	Kriterium
Umgeschulte Rechtshänder sind wesentlich seltener als umgeschulte Linkshänder.	DGAUM, 2014	Allgemein
Die Umschulung nach links erfolgt dann aus bestimmten Interessensgründen und meist im Erwachsenenalter.	Jain, Leitman & Adusumilli, 2012	Allgemein
Es gibt Studien, die nachweisen, dass der Einfluss der Mutter im ersten Lebensjahr eine linke oder rechte Präferenz anregen kann, vor allem bei Kindern, die nicht ausgeprägt in ihrer Händigkeit sind.	Michel & Harkins, 1987	108

Kapitel 7 · Vorschlag einer Differenzierungssystematik...

◘ **Tab. 7.10** (Fortsetzung)

Zusammenfassung	Beispiele von Autor(en), Jahr	Kriterium
Es gibt Evidenz, dass eine Umschulung Umschulungsfolgen nach sich ziehen kann, z. B.: Stottern (1), Lernschwierigkeiten (2), Dyslexie und Dysgrafie (3), physisches und psychisches Wohlbefinden (4) oder Konzentrationsstörungen (5).	(1) Orton & Travis, 1929; Travis & Johnson, 1934; (2) Rett et al., 1973; (3) Sovák, 1968; (4) Porac & Searleman, 2002; (5) DGAUM, 2014	109.110
Es liegen Studien vor, die nachweisen, dass die nicht-dominante Hand mit Übung ebenso leserlich schreiben kann wie die präferierte (1); und es mit entsprechender Übung keine Unterschiede bei motorischen Aspekten wie Kontrolle, Kraft oder Positionierung zwischen den Händen gibt (2); allerdings ist es wahrscheinlich mit einem erhöhten Aufwand verbunden (3).	(1) Galobardes et al., 1999 (2) Teixeria & Paroli, 2000 (3) Klöppel et al., 2007; Siebner et al., 2002	112

> ▪ **B. Merkmale einer umgeschulten Rechtshändigkeit**
> Die Merkmale sind in Form von Kriterien in ◘ Abb. 7.23 abgebildet.

Bezug	UMGESCHULTE RECHTSHÄNDIGKEIT		Punkte					Krit.
oben	Deutliche RH- ODER VRH-Werte	?	0	2	4	6	8	101
EFB	Kind erinnert sich an eine Umschulung der R Hand auf L	?	0	2	4	6	8	102
	Beobachtung einer Umschulung nach L von Eltern	?	0	2	4	6	8	103
	Existenz eines LH Vorbilds für das Kind	?	0	1	2	3	4	104
	Mitbewegungen der R Hand stärker bei LH Einsatz	?	0	1	2	3	4	105
	Kein Wissen bezüglich Umschulung vorhanden	?	0	1	2	3	4	106
	interne Motivation vorhanden um die R Hand auf L zu schulen	?	0	1	2	3	4	107
	externe Motivation vorhanden um die R Hand auf L zu schulen	?	0	1	2	3	4	108
	Umschulungsfolgen („oft" mindestens 5 Mal)	?	0	2	4	6	8	109
	Umschulungsfolgen („manchmal" mindestens 8 Mal)	?	0	1	2	3	4	110
FHPT	Bei R+ und R-Werten: ungeschulte Präferenz sehr R, geschulte weniger R ODER bei R- und VR-Werten: ungeschulte und geschulte Präferenz leicht R	?	0	1	2	3	4	111
N/P Checkliste	Die L Hand schneidet besser ab, ist aber grenzwertig oder auffällig	?	0	1	2	3	4	112
	Unentschieden/gemischte Aussagen, welche Hand besser ist	?	0	1	2	3	4	113
H/K Checkliste	Die R Hand ist besser, vor allem beim Klopfen	?	0	1	2	3	4	114
	Die R Hand fühlt sich besser an nach Aussage des Kindes	?	0	1	2	3	4	115
ÜKM	Bei hohen RH-Werten: überkreuzt immer/nur mit R ODER bei hohen VRH-Werten: überkreuzt vorwiegend mit R	?	0	1	2	3	4	116
BMK	Bei hohen RH-Werten: eindeutig bessere Kreise mit R ODER bei hohen VRH-Werten: Kreise sind ähnlich auf beiden Seiten	?	0	1	2	3	4	117
	Die R Hand behält dier Richtung bei	?	0	1	2	3	4	118
KP	Bei hohen RH-Werten: ungeschulter und geschulter Präferenz deutlich R ODER bei hohen VRH-Werten: geschulte und ungeschulte Präferenz mehr R	?	0	1	2	3	4	119
	Bei hohen RH-Werten: Fähigkeit und Fertigkeit deutlich R ODER bei hohen VLH-Werten: Fertigkeit und Fähigkeit mehr R	?	0	1	2	3	4	120
LM	Bei hohen RH-Werten: deutliches RH-Lateralitätsprofil ODER bei hohen VRH-Werten: tendenziell ein RH-Lateralitätsprofil	?	0	1	2	3	4	121
	Quotient für umgeschulte Rechtshändigkeit				%			

◘ **Abb. 7.23** Kriterien für eine umgeschulte Rechtshändigkeit. AB = Allgemeines Beobachtungsprotokoll; BMK = Test zur bimanuellen Kooperation; EFB = Elternfragebogen; Checkliste = für N/P und H/K; FHPT = Funktionaler Handpräferenztest; H/K = Hämmern und Klopfen; HP = Händigkeitsprofil; KP = Kategorisierungsprofil; LM = Lateralitätsmerkmale; N/P = Nachspuren und Punktieren; ÜKM = Test zum Überkreuzen der Körpermitte. **Fett** gedruckt sind die wesentlichen Kriterien, die als Voraussetzung für diesen Händigkeitstyps vorgesehen sind. Anmerkung: Im Gegensatz zu den anderen Händigkeitstypen, die alle jeweils 25 Kriterien haben, hat dieser Typus nur 20, die aber zum Teil schwerer gewichtet sind

- **C. Exemplarisches Profil von Variante 10 – umgeschulte Rechtshändigkeit**

Ein typisches exemplarisches Kategorisierungsprofil dieser Variante ist in ◘ Abb. 7.24 aufgeführt.

Bei umgeschulten Rechtshändern ist es natürlich ebenso möglich, dass eine motorische Auffälligkeit unabhängig von der Händigkeit existiert, das wäre dann unter „auffällig" auf der Leistungsebene zu sehen.

Leistungsebene					Ausprägungsgrad der Händigkeit										
			Prozentsatz		Inter-Hand-Differenz (IHD) (Lateralitätsquotient)			gr. IHD		Kleine IHD					gr. IHD
auf- fällig	grenz- wertig	Durch- schnitt	Leistungswerte der L und R Hand	Händigkeits- dimension	Teil (LQ)	IHD	Gesamt- IHD (LQ)	L+ 75.-100. Perz.	L 25.-74. Perz.	L- 10.-15. Perz.	VL 1.-9.	VR 1.-9. Perz.	R- 10.-15. Perz.	R 25.-74. Perz.	R+ 75.-100. Perz.
		x	Interne Konstanz Gesamt 100 Rechts 0 Links 100	Präferenz: Ungeschult FHP	Unimanuell -96	Bimanuell -96	Ungeschult Gesamt 75 -96								
	re		Rechts 0 Links 0	Präferenz: Geschult FHP	Unimanuell -96	Bimanuell -96	Geschult 5								
li			Rechts 79 Links 79	Leistung: Fähigkeit	Hämmern 0	Klopfen 0	Gesamt 5								
li	re			Leistung: Fertigkeit	Nachspuren 0	Punktieren 0	Gesamt -3								
		x	Kontralaterale Reakt. 50	Überkreuzen	Rechts 0	Mitte -100	Links 100	Gesamt 50							
x			Altersgem. Leistung 0	Bimanuelle Kooperation	Spiegel 0	Parallel 0	Gesamt 7	1	2	3	4	4,5	5	6	7	8

◘ **Abb. 7.24** Kategorisierungsprofil einer **umgeschulten Rechtshändigkeit** ohne resultierende motorische Auffälligkeiten (**u-R**) oder mit resultierenden motorischen Auffälligkeiten (**u-R(mA)**), mit einer zugrunde liegenden stark ausgeprägten Rechtshändigkeit (Variante 10a: **u-R+**) oder einer leicht ausgeprägten Rechtshändigkeit (Variante 10b: **u-R-**). Umgeschulte Rechtshändigkeit (**u-R**): Variante 10a: Eine stark bis mäßig ausgeprägte Rechtshändigkeit (**u-R+**) wird einer Umschulung unterzogen (solide weiße Linie unter Ausprägungsgrad) mit einem Gesamtausprägungswert von 7+5+6+4+7+5 = 34:6 = **5,67** ohne oder mit resultierenden motorischen Auffälligkeiten (**u-R+/u-R-** oder **u-R(mA)** – „auffällig" unter Leistungsebene); **Variante 10b**: Eine leicht ausgeprägte bis variable Rechtshändigkeit wird einer Umschulung unterzogen (gestrichelte Linie unter Ausprägungsgrad) mit einem Gesamtausprägungswert von 8+5+7+4+8+6 = 38:6 = **6,33** und resultierenden motorischen Auffälligkeiten, wenn davon ausgegangen wird, dass variable Rechtshänder weniger anpassungsfähig sind als variable Linkshänder. Die Zahlen unter Inter-Hand-Differenzen und Prozentsatz sind Platzhalter und nicht relevant für das Profil. FHP = funktionale Handpräferenz

7.4 Fazit

In diesem Kapitel wurden die Varianten 1–10 der drei ursächlichen Händigkeitstypen **Ausprägungsgrad, Motorik** und **Umwelt** vorgestellt, die eine mögliche Struktur bieten können, um den wechselnden Handgebrauch systematisch einzuordnen. Ein typisches exemplarisches Kategorisierungsprofil für jede der Varianten gibt eine Orientierungsrundlage für echte Fälle, wobei nicht nur die quantitativen Daten des Kategorisierungsprofils berücksichtigt werden, sondern auch typische Merkmale, die aus der Literatur und Forschung extrahiert wurden.

Da man bei einem echten, komplexen und händigkeitsauffälligen Fall anfangs nicht weiß, um welche Händigkeit bzw. welchen Händigkeitstypus es sich handelt, kann man die Kriterien des jeweiligen Typus überprüfen und mit den eigenen Beobachtungen abgleichen. Die Kriterien, die zutreffen, werden auf der Skala von 0–4 eingeschätzt und die Punkte addiert. So entsteht für jede Variante eine Ansammlung von Punkten, die im Verhältnis zur Gesamtsumme steht (d. h., bei je 25 Kriterien multipliziert mit maximal 4 Punkten, ergibt sich eine Gesamtsumme von 100). Bei den Varianten, zu denen sich die meisten Punkte sammeln, ist die Wahrscheinlichkeit am höchsten, dass sie die Ursprungsfaktoren des wechselnden Handgebrauchs ausmachen.

Diese Systematik hat sich in der Praxis bei vielen komplizierten Einzelfällen bewährt, in denen die Händigkeit unklar war. Allerdings sind Studien notwendig, um zu überprüfen, inwieweit die zusammengetragenen Kriterien mit den tatsächlichen Fällen übereinstimmen.

Literatur

Annett, M. (1978). Genetic and nongenetic influences on handedness. *Behavioural Genetics* 8(3). https://doi.org/10.1007/BF01072826.

Annett, M. (1985). *Left, right, hand and brain: the right-shift theory*. Hillsdale, NJ: Lawrence Erlbaum.

Annett, M. (1994). Handedness as a continuous variable with dextral shift: sex, generation, and family handedness in subgroups of left- and right-handers. *Behavioural Genetics* 24, 51–63.

Annett, M. (2002). *Handedness and brain asymmetry: The right shift theory*. Hove, UK: Psychology Press.

Annett, M. (2004). Hand preference observed in large healthy samples. Classification, norms and interpretations of increased non-right-handedness by the right shift theory. *British Journal of Psychology (London, England: 1953)* 95(Pt3), 339–353.

Arning, L., Ocklenburg, S., Schulz, S., Ness, V., Gerding, W. M., Hengstler, J. G., et al. C. (2013). PCSK6 VNTR Polymorphism is associated with degree of handedness but not direction of handedness. *Public Library of Science one PLoS 1* 8(6), e67251.

Arning, L., Ocklenburg, S., Schulz, S., Ness, V., Gerding, W. M., Hengstler, J. G., et al. (2015). Handedness and the X chromosome: The role of androgen receptor CAG-repeat length. *Scientific Report*, 5. https://doi.org/10.1038/srep08325.

Babik, I. (2014). Development of handedness for role-differentiated bimanual manipulation of objects in relation to the development of hand-use preferences for acquisition. [Dissertation]. Greensboro: The University of North Carolina at Greensboro.

Bakan, P., Dibb, G., & Reed, P. (1973). Handedness and birth stress. *Neuropsychologia* 11(3),363–366.

Bishop, D. V. M. (1990). *Handedness and developmental disorders*. Oxford: Mac Keith Press.

Bryden, P. J., Roy, E. A., Rohr, L. E., & Egilo, S. (2007). Task demands affect manual asymmetries in pegboard performance. *Laterality* 12, 364–377.

Carlier, M., Doyen, A. L., & Lamard, C. (2006). Midline crossing: developmental trend from 3 to 10 years of age in a preferential card-reaching task. *Brain and Cognition* 61(3),255–261.

Cermak, S. A., & Ayres, A. J. (1984). Crossing the body midline in learning – disabled and normal children. *American Journal of Occupational Therapy* 38, 35–39.

Corbetta, D., & Thelen, E. (2002). Behavioral fluctuations and the development of manual asymmetries in infancy: contributions of the dynamic systems approach. *Handbook Neuropsychology* 8, 311–330.

Coren, S., & Searleman, A. (1990). Birth stress and left-handedness: The Rare Trait Marker Model. In: S. Coren (Ed.), *Lefthandedness: Behavioural implications and anomalies* (pp. 3–32). Amsterdam: Elsevier.

Dahmen, R., & Fagard, J. (2005). The effect of explicit cultural bias on lateral preferences in Tunisia. *Cortex* 41(6),805–815.

De Agostini, M., Khamis, A. H., Ahui, A. M., & Dellatolas, G. (1997): Environmental influences in hand preference. An African point of view. *Brain and Cognition* 35(2),151–167.

de Moura, D. R., Costa, J. C., Santos, I. S., Barros, A. J., Matijasevich, A., Halpern, R., et al. (2010). Risk factors for suspected developmental delay at age 2 years in a Brazilian birth cohort. *Paediatric and Perinatal Epidemiology* 24(3),211–221.

Deutsche Gesellschaft für Arbeitsmedizin und Umweltmedizin (DGAUM). (2014). Leitlinie: Händigkeit – Bedeutung und Untersuchung. Registernummer 002-017. Klassifikation S1. Stand: 21. 11.2014, gültig bis 20. 11.2019. http://www.awmf.org/leitlinien/detail/ll/002-017.html. Zugegriffen: 09. Juni 2018.

Domellöf, E., Ronnqvist, L., Titran, M., Esseily, R., & Fagard, J. (2009). Atypical functional lateralization in children with fetal alcohol syndrome. *Developmental Psychobiology* 51(8),696–705.

Domellöf, E., Johansson, A. M., & Ronnqvist, L. (2011). Handedness in preterm born children. A systematic review and a meta-analysis. *Neuropschologia* 49(9),2299–2310.

Eason, B. L., & Surburg, P. R. (1993). Effects of midline crossing on reaction time and movement time with adolescents classified as mildly mentally retarded. *Adapted Physical Activity Quarterly* 10(3),269–280.

Elneel, F. H., Carter, F., Tang, B., & Cuschieri, A. (2008). Extent of innate dexterity and ambidexterity across handedness and gender: Implications for training in laparoscopic surgery. *Surgical Endoscopy* 22(1),31–37.

Galobardes, B., Bernstein, M. S., & Morabia, A. (1999). The association between switching hand preference and the declining prevalence of left-handedness with age. *American Public Health Association* 89(12),1873–1875.

Gruber, R. (2016). Making it right? Social norms, hand writing and cognitive skills. [Paper]. In: Beiträge zur Jahrestagung des Vereins für Socialpolitik 2016: Demographischer Wandel. Augsburg 04.–07.09.2016.

Hatta, T., & Kawakami, A. (1995). Patterns of handedness in modern Japanese: a cohort effect shown by re-administration of the H.N. Handedness Inventory after 20 years. *Canadian Journal of Experimental Psychology* 49(4), 505–512.

Hepper, P. G., Wells, D. L., & Lynch, C. (2005). Prenatal thumb sucking is related to postnatal handedness. *Neuropsychologia* 43(3), 313–315.

Hill, E. L., & Khanem, F. (2009). The development of hand preference in children: the effect of task demands and links with manual dexterity. *Brain and Cognition* 71(2), 99–107.

Hildreth, G. (1949a). The development and training of hand dominance: Characteristics of handedness (Part 1). Journal of Genetic Psychology 75(2), 197–220.

Hildreth, G. (1949b). The development and training of hand dominance; developmental tendencies in handedness (Part 2). Journal of Genetic Psychology 75(2), 221–275.

Ida, Y., & Bryden, M. P. (1996). A comparison of hand preference in Japan and Canada. *Canadian Journal of Experimental Psychology* 50, 234–239.

Ida, Y., & Mandal, M. (2003). Cultural difference in side bias: Evidence from Japan and India. *Laterality* 8(2), 121–133.

Jain, K., Leitman, I. M., & Adusumilli, P. S. (2012). Left-handed surgeons. In: T. Dutta, M. K. Mandal, & S. Kumar (Eds.), *Bias in human behavior* (pp. 183–189). New York: Nova Science Publishers.

Kim, H., Yi, S., Son, E., & Kim, J. (2001). Evidence for the pathological right-handedness hypothesis. *Neurpsychologia* 15, 510–515.

Klöppel, S., Vongerichten, A., van Eimeren, T., Frackowiak, R. S. J., & Siebner, H. R. (2007). Can left-handedness be switched? Insights from an early switch of handwriting. *The Journal of Neuroscience* 27(29), 7847–7853.

Klöppel, S., Mangin, J. F., Vongerichten, A., Frackowiak, R. S., & Siebner, H. R. (2010). Nurture versus nature: long-term impact of forced right-handedness on structure of pericentral cortex and basal ganglia. *Journal of Neuroscience* 30(9), 3271–3275.

Koeda, T., & Takeshita, K. (1988). Relationship between corrected handedness and dysgraphia. *No To Hattatsu* 20, 191–194.

Kraus, E. (2009). „Händigkeit bei Kindern Teil 2: Therapieansätze – Rückschulung als letztes Mittel der Wahl." *ergopraxis* 2(1), 22–25.

Kraus, E. (2018). Theoretische Grundlagen zum Grundkurs des Händigkeitsprofils. [Nicht publiziert. Das Manual ist nur über eine Kursteilnahme erhältlich.] Berlin.

Krombholz, H. (2005). Umschriebene Entwicklungsstörungen der motorischen Funktionen. Störungen im Kindes und Jugendalter – Grundlagen und Störungen im Entwicklungsverlauf. In: P. F. Schlottke, R. K. Silbereisen, S. Schneider, & G. Lauth (Hrsg.), *Störungen im Kindes- und Jugendalter – Grundlagen und Störungen im Entwicklungsverlauf* (S. 545–574). Göttingen: Hogrefe.

Kushner, H. I. (2013). Why are there (almost) no left-handers in China? *Endeavour* 37(2), 71–81.

Liederman, J. (1983). Mechanisms underlying instability in the development of hand preference. In: G. Young, S. J. Segalowitz, C. M. Corter, & E. Trehub (Eds.), *Manual specialization and the developing brain* (pp. 71–90). New York: Academic Press.

McManus, I. C., & Bryden, M. P. (1992). The genetics of handedness, cerebral dominance and lateralisation. In: I. Rupin, & S. J. Segalowitz (Eds.), *Handbook of Neropsychology* (Vol. 10). Amsterdam: Elsevier.

McManus, I. C., Sik, G., Cole, D. R., Mellon, A. F., Wong, J., & Kloss, J. (1988). The development of handedness in children. *Developmental Psychology* 6(3), 257–273.

McManus, I. C., Nicholls, M., & Vallortigara, G. (2010). The right hand and the left hand of history. *Laterality* 15(1–2), 1–3.

McManus, I. C., Davison, A., & Armour, J. A. L. (2013). Multilocus genetic models of handedness closely resemble single-locus models in explaining family data and are compatible with genome-wide association studies. *The Evolution of Human Handedness* 12888, 48–58.

Michel, G. F., & Harkins, D. A. (1987). Evidence for a maternal effect on infant hand-use preferences. *Developmental Psychobiology* 21, 535–541.

Ocklenburg, S., Beste, C., & Arning, L. (2014). Handedness genetics: considering the phenotype. *Frontiers in Psychology* 5, 1300.

Orton, S. T., & Travis, L. E. (1929). Studies in stuttering: IV. Studies of action currents in stutterers. *Archives of Neurology and Psychiatry* 21, 61–68.

Perelle, I. B., & Ehrman, L. (1994). An international study of human handedness. The data. *Behavior Genetics* 24(3), 217–227.

Peters, M. (1990). Subclassification of non-pathological left-handers poses problems for theories of handedness. *Neuropsychologia* 28(3), 279–289.

Peters, M., & Murphy, K. (1992). Cluster analysis reveals at least three, and possibly five distinct handedness groups. *Neuropsychologia* 30(4), 373–380.

Porac, C. (1996). Attempts to Switch the Writing Hand: Relationships to Age and Side of Hand Preference. *Laterality* 1(1), 35–44.

Porac, C. (2009). Hand preference and skilled hand performance among individuals with successful rightward conversions of the writing hand. *Laterality*, 14(2), 105–121.

Porac, C., & Martin, W. L. B. (2007). A cross-cultural comparison of pressures to switch left-hand writing: Brazil versus Canada. *Laterality* 12(3),273–291.

Porac, C., & Searleman, A. (2002). The effects of hand preference side and hand preference switch history on measures of psychological and physical wellbeing and cognitive performance in a sample. *Neuropsychologia* 40(12),2074–2083.

Ramadhania, M. K., Koomenb, I., Grobbeea, D.E., van Donselaarc, C. A., van Furth, A. M., & Uiterwaal. C. (2006). Increased occurrence of left-handedness after severe childhood bacterial meningitis: Support for the pathological left-handedness hypothesis. *Neuropsychologia* 44(12), 2526–2532.

Rett, A., Kohlmann, T., & Strauch, G. (1973). *Linkshänder: Analyse einer Minderheit.* Wien, München: Jugend und Volk.

Rodrigues, P. C. (2010). Human handedness: typical and atypical development. In: T. Dutta, M.K. Mandal, & S. Kumar (Eds.), *Bias in human behavior* (pp.111–137). New York: Nova Science Publishers.

Sattler, J. B. (2000). *Der umgeschulte Linkshänder oder Der Knoten im Gehirn* (6. Aufl.). Donauwörth: Auer Verlag.

Satz, P. (1972). Pathological left-handedness: An explanatory model. *Cortex* 8(2),121–135.

Satz, P., Orsini, D. L., Saslow, E., & Henry, R. (1985). The pathological lefthandedness syndrome. *Brain and Cognition* 4, 27–46.

Scharoun, S. M., & Bryden, P. J. (2014). Hand preference, performance abilities, and hand selection in children. *Frontiers in Psychology* 5, 82.

Searleman. A., & Porac, C. (2001). Lateral preference patterns as possible correlates of successfully switched left hand writing: data and a theory. *Laterality* 6(4), 303–314.

Searleman, A., Porac, C. (2003). Lateral preference profiles and right shift attempt histories of consistent and inconsistent left-handers. *Brain and Cognition* 52(2),175–180.

Siebner, H. R., Limmer, C., Peinemann, A., Drzezga, A., Bloem, B. R., Schwaiger, M., & Conrad, B. (2002). Long-term consequences of switching handedness: a positron emission tomography study on handwriting in "converted" left-handers. *Journal of Neuroscience*,22(7), 2816–2825.

Soper, H. V., & Satz, P. (1984). Pathological left-handedness and ambiguous handedness. A new explanatory model. *Neuropschologia* 22(4),511–515.

Sovák, M. (1968). *Pädagogische Probleme der Lateralität.* Berlin: VEB Verlag Volk und Gesundheit.

Surburg, P. R. (1999). Midline-crossing inhibition: An indicator of developmental delay. *Laterality* 4(4),333–343.

Teixeria, L. A., & Paroli, R. (2000). Lateral asymmetries in motor actions: Preference versus training. *Motriz* 6(1), 18.

Travis, L. E., & Johnson, W. (1934). Stuttering and the concept of handedness. *Psychological Review* 41, 534–562.

Volman, M. J., Wijnroks, A., & Vermeer, A. (2002). Bimanual circle drawing in children with spastic hemiparesis: effect of coupling modes on the performance of the impaired and unimpaired arms. *Acta Psychologica*, 110(2–3), 339–356.

Walker, L., & Henneberg, M. (2007). Writing with the nondominant hand: cross-handedness trainability in adult individuals. *Laterality* 12(2),121–130.

Woodard, R. J., & Surburg, P. R. (1999). Midline crossing behavior in children with learning disabilities. *Adapted Physical Activity Quarterly* 16(2),155–166.

Ideen zur Intervention bei händigkeitsauffälligen Kindern

Elke Kraus und Ursula Nagele-Hiedl

8.1 Links- oder Rechtshändigkeit mit motorischen Auffälligkeiten – Händigkeitstypus Ausprägung – 195

8.2 Variable Links- oder Rechtshändigkeit mit motorischen Auffälligkeiten – Händigkeitstypus Ausprägung – 196

8.3 Entwicklungsverzögerte Händigkeit – Händigkeitstypus Ausprägung oder Motorik – 197
8.3.1 Vor Einschulung des Kindes – 198
8.3.2 Bei anstehender Einschulung oder Schulbesuch des Kindes – 200

8.4 Pathologische Links- oder Rechtshändigkeit – Händigkeitstypus Motorik – 203

8.5 Umgeschulte Links- oder Rechtshändigkeit – Händigkeitstypus Umwelt – 204
8.5.1 Rückschulung auf die ursprünglich dominante Hand – 205
8.5.2 Keine Rückschulung – 209

8.6 Fazit – 210

Literatur – 211

© Springer-Verlag GmbH Deutschland, ein Teil von Springer Nature 2019
E. Kraus (Hrsg.), *Zwischen Links- und Rechtshändigkeit*,
https://doi.org/10.1007/978-3-662-57723-3_8

Die Freiheit des Menschen liegt nicht darin, dass er tun kann, was er will, sondern, dass er nicht tun muss, was er nicht will. (Jean-Jacques Rousseau)

Es werden mehr Menschen durch Übung tüchtig als durch ihre ursprüngliche Anlage. (Demokrit)

Wenn bei einem Kind mit wechselndem Handgebrauch der Händigkeitstypus bzw. dessen Varianten festgestellt wurde, kann eine ergotherapeutische Behandlung, eine motopädische oder eine ähnliche Intervention sinnvoll sein. Aber es sind nicht alle Händigkeitstypen oder Varianten interventionsbedürftig. Wenn keine motorischen Auffälligkeiten vorliegen oder das Kind im Alltag keine Probleme bzw. Einschränkungen hat, kann man davon ausgehen, dass ein wechselnder Handeinsatz wahrscheinlich nicht hinderlich, sondern sogar vorteilhaft ist. Dies wäre z. B. der Fall bei motorisch unauffälligen Links- und Rechtshändern mit leichtem Ausprägungsgrad, die immer mit ihrer dominanten Hand schreiben, oder bei den sehr seltenen ambidexteren Menschen.

In diesem Kapitel beziehen wir uns nur auf die Interventionsmöglichkeiten für die „problematischen Typen", die typischerweise in therapeutischen Praxen als **händigkeitsauffällig** vorstellig werden: Links- oder Rechtshänder mit motorischen Auffälligkeiten, variable Linkshänder mit motorischen Defiziten, Kinder mit einer entwicklungsverzögerten Händigkeit, pathologische Links- oder Rechtshänder sowie umgeschulte (Links-)Händer. Die Interventionsideen stammen vorwiegend aus den Bereichen der Ergotherapie und der Motopädie – sie sind als Anregung gedacht und nicht als Vorgabe.

Bevor wir uns den Interventionsmöglichkeiten dieser Händigkeitstypen zuwenden, gilt es eine Grundhaltung zur Intervention zu beschreiben, die uns wichtig ist und unserer Meinung nach die Effektivität jeder Intervention erhöht. Der **klientenzentrierte Ansatz** (▶ Glossar) ist eine Haltung, die seine Wurzeln in der personenzentrierten Psychotherapie nach Carl Rogers hat (Schmid, 2002). Die Klienten bzw. die Klientengruppe sind das Kind und seine Eltern und im weiteren Sinne auch die Erzieher und Lehrkräfte des Kindes. „Klient" unterscheidet sich von „Patient" dadurch, dass Letzteres ein bestimmtes hierarchisches Gefälle zwischen der hilfesuchenden (Patient) und der hilfespendenden Person (Therapeut, Experte, Arzt etc.) impliziert. Hier ist es typisch, dass der Patient ein Problem hat und auf allen Seiten die Erwartung besteht, der Therapeut könne dies aufgrund seiner Expertise lösen. Ein eventueller Erfolg der Intervention ist daher, dem Therapeuten zuzuschreiben, der die Hauptverantwortung dafür trägt und die meisten Entscheidungen trifft. Der Begriff **Klient** hingegen indiziert ein partnerschaftliches Verhältnis auf Augenhöhe. Es besteht hier die Grundannahme, dass nicht nur Therapeuten Experten in ihrem Bereich sind, sondern die Klienten ebenso, und zwar Experten für ihren Alltag. Nur sie können die vielschichtigen multimodalen Einflüsse physischer, sozialer, kognitiver und emotionaler Art kennen und begreifen (Kraus & Romein, 2015). In Bezug auf die Händigkeitsthematik können wir das übertragen, indem wir das Kind als Experten seines Handgebrauchs sehen – wie dieser sich anfühlt, kann nur aus subjektiver Sicht des Kindes erfasst werden. Wenn beide Partner mit ihrer jeweiligen Expertise konstruktiv zusammenarbeiten und gemeinsam Verantwortung für den Prozess übernehmen, und wenn es den Therapeuten gelingt, die Klienten zu **befähigen**, ihre Probleme eigenständig und eigenverantwortlich zu lösen, dann erhöht sich in der Regel nicht nur die Motivation und Eigeninitiative der Klienten, sondern dann wird auch die Nachhaltigkeit positiv beeinflusst (Townsend, Polatajko, Craik & Davis, 2007). Allerdings ist eine aktive partnerschaftliche Zusammenarbeit nicht immer möglich, vor allem wenn es den Eltern an Ressourcen fehlt (Kraus & Romein, 2015). Nichtsdestotrotz hat sich dieser Ansatz auch in Bezug zu händigkeitsauffälligen Kindern und ihren Eltern in der Praxis sehr gut bewährt.

Vor diesem klientenzentrierten Hintergrund sollte prinzipiell nach jeder Händigkeitsermittlung und vor der Intervention ein erklärendes Gespräch (**Edukation**) stattfinden: Kind, Angehörige sowie Erzieher bzw. Lehrkräfte werden bezüglich der Ergebnisse aufgeklärt, um den Händigkeitstypus und somit das Wechselverhalten des Kindes zu verstehen. Sie werden in die Überlegungen zum weiteren Vorgehen mit einbezogen

Kapitel 8 · Ideen zur Intervention bei händigkeitsauffälligen Kindern

und sollen den Prozess unterstützen und – wenn möglich – selbst steuern und mit verantworten. Das ist eine wichtige Grundlage und Voraussetzung für eine effektive Zusammenarbeit.

Bei den hier aufgeführten Ideen zur Intervention gilt es, zwei Dinge zu beachten. Erstens, stützen wir unsere Anregungen auf die exemplarischen „puren" Varianten der Händigkeitstypen, die in ▶ Kap. 7 aufgeführt wurden. Sie beziehen sich damit also nur auf die klassischen Muster der jeweiligen Varianten und nicht die komplexere Wirklichkeit, in der sich verschiedene Varianten überlagern können. In der Realität kann sich eine gute Intervention auf bestimmte Richtlinien stützen, muss aber immer individuell angepasst werden. Das geht über die exemplarische Struktur dieses Kapitels hinaus, und wir stellen dies in ▶ Kap. 10 anhand von vier Fällen aus der Praxis mit ihrer individuellen Komplexität dar. Zweitens basieren die aufgeführten Ideen und Ansätze größtenteils auf den Erfahrungen und dem Fachwissen unserer eigenen Praxis und der von anderen Experten. Sie sind aber überwiegend noch nicht wissenschaftlich hinsichtlich ihrer Evidenz zur Wirksamkeit überprüft worden.

Es folgen nun Anregungen und Ideen zur Intervention in Bezug auf die Händigkeitstypen und ihre Varianten, die typischerweise als problematisch eingestuft werden. Wir gehen davon aus, dass bei allen Varianten ein abgeschlossenes Händigkeitsprofil vorliegt, das aufgrund einer unklaren Händigkeit durchgeführt wurde.

8.1 Links- oder Rechtshändigkeit mit motorischen Auffälligkeiten – Händigkeitstypus Ausprägung

Bei dem Ausprägungstypus mit den Varianten **Links- und Rechtshändigkeit mit motorischen Auffälligkeiten** nehmen wir an, dass die motorischen Auffälligkeiten unabhängig von der Händigkeitsbildung existieren. Das bedeutet, dass die Intervention sich beispielsweise mit den feinmotorischen Problemen befasst und in dem Sinne keine Händigkeitsintervention darstellt. Die Richtung und der Ausprägungsgrad der Händigkeit wurden bei diesen Varianten abgeklärt und vermittelt – hier bedarf es keiner weiteren Handlung. Wir befassen uns vollständigkeitshalber kurz mit einigen Ideen und Ansätzen zur Förderung der Feinmotorik.

Es gibt drei Möglichkeiten, wie sich motorische Schwierigkeiten äußern: Entweder ist die dominante Hand schwächer als die nicht-dominante Hand oder die nicht-dominante Hand schwächer als die dominante, oder es sind beide Hände betroffen – ähnlich oder unterschiedlich. Allerdings gehen wir bei diesen Varianten davon aus, dass es tatsächlich Links- und Rechtshänder sind und die motorischen Probleme nicht zu einer **Umbildung** (▶ Glossar) (motorisch bedingten Umschulung) geführt haben.

Oft zeigen sich die motorischen Probleme vor allem auch in einer schwierigen Zusammenarbeit der beiden Hände (**bimanuelle Koordination und Kooperation**) (▶ Glossar). Hier gilt es, die Entwicklungsebene der bimanuellen Koordination zu erfassen und anhand eines abgestuften Verfahrens die Komplexität von Interventionen stetig zu erhöhen. Das geschieht in der Regel aufgrund von typischen Entwicklungsmeilensteinen der bimanuellen Zusammenarbeit (zur Entwicklung der Händigkeit siehe ▶ Kap. 2). Ideen zur entwicklungsbasierten Förderung der bimanuellen Kooperation sind hier aufgeführt:

1. Zuerst werden **spiegelbildliche beidhändige** Bewegungen gleichzeitig eingesetzt, z. B. mit Rasierschaum auf einen vertikalen Spiegel malen oder Hand- bzw. Fingermalen mit beiden Händen gleichzeitig.
2. Dann werden **Parallelbewegungen** unterstützt, beispielsweise indem eine liegende „8" mit beiden Händen gemalt wird (◘ Abb. 8.1). Es kann auch mit beiden Händen mit zwei großen Kreidestücken an der Tafel von einer Seite zur anderen oder diagonal gefahren werden (das kann z. B. in ein Autofahrer- oder Schifffahrerspiel verpackt werden). Es sollte jedoch **nicht** mit beiden Händen geschrieben werden, sondern nur gemalt, um keinen unnötigen

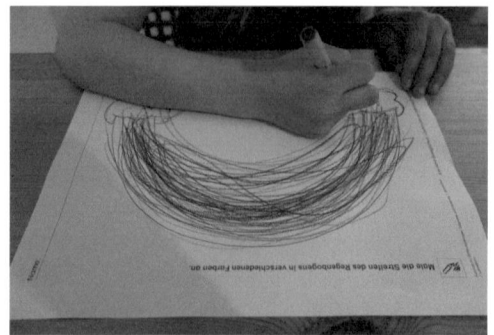

◘ Abb. 8.1 Einhändiges Überkreuzen der Körpermitte beim Malen

Druck auf die (neurophysiologischen) Schreibprozesse auszuüben.

3. Nun werden Aktivitäten angeboten, die eine **Haltehand** und eine **aktive Hand** erfordern (**rollendifferenzierte Handlung**) (▶ Glossar), beginnend mit einfachen Halteaktionen wie dem Festhalten einer Steckplatte mit der nicht-dominanten Hand und dem Einstecken mit der dominanten Hand. Diese Aktivitäten werden gesteigert bis hin zu komplexeren bimanuellen Tätigkeiten. Ein Beispiel dafür ist das Schneiden mit der Schere, da die nicht-dominante Hand hier nicht nur fixierend stabilisiert, sondern auch eigenständige, aktive Bewegungen durchführt, die ein ganz anderes Bewegungsmuster als die dominante Hand haben. So kann eine optimale Leistung erreicht werden.

Meist sind die **grafomotorischen Fähigkeiten** (Malen und Schreiben) von der auffälligen Motorik betroffen. Da das Kind hierdurch in der Schule beeinträchtigt wird, stellt das oft einen Überweisungsgrund dar. Aus dem Bereich des motorischen Lernens wissen wir, dass es nicht reicht, nur an den Komponenten des Malens und Schreibens zu arbeiten, sondern es muss das Malen und Schreiben im tatsächlichen Kontext geübt werden (z. B. Shumway-Cook & Woollacott, 2016). Es gibt viele innovative und lustige Ideen und Programme zur **Förderung der Grafomotorik** (siehe z. B. Baumgarten & Strebel, 2016; Kisch & Pauli, 2012; Kraus & Sichert-Grinstead, 2013; Schönthaler, 2013).

Bei Linkshändern gilt es obendrein, linksgerecht zu arbeiten. Linkshänder sollten nicht spiegelhaft zu Rechtshändern den Stift halten, weil sie sonst ihr Geschriebenes verwischen. Das führt häufig zu einer ungünstigen Hakenhaltung oder Verkrampfungen, die man mit der richtigen Technik durchaus vermeiden kann. Auch hierzu gibt es viele Tipps, Hinweise, Hilfsmittel und weiteres Material (siehe Kraus & Sichert-Grinstead, 2013; Sattler, 2015; Schönthaler, 2013) sowie auch online Webseiten, Foren und Shops für Linkshänder.

8.2 Variable Links- oder Rechtshändigkeit mit motorischen Auffälligkeiten – Händigkeitstypus Ausprägung

Bei den oben aufgeführten Varianten Links- und Rechtshändigkeit ist die Händigkeit in Bezug auf Richtung und der Ausprägung klar, und es bedarf „nur" gezielte Übungen, um bestimmte Bewegungsmuster und motorische Abläufe für den Alltag zu verbessern und zu festigen. Bei den Varianten **variable Links- und Rechtshändigkeit** hingegen ist die Richtung zwar durch die Händigkeitsermittlung klar, aber ein gewisses Wechselverhalten der Hände ist und bleibt grundsätzlich Teil dieser **Händigkeitsbeschaffenheit** (▶ Glossar). Auch hier gibt es bei den händigkeitsauffälligen Kindern zusätzlich motorische Probleme, die sich ähnlich oder unterschiedlich auf einer oder beiden Seiten zeigen, die aber nicht zu einer **Umbildung** (▶ Glossar) geführt haben.

Wir gehen davon aus, dass das individuelle Wechselverhalten eines jeden Kindes einzigartig ist, auch in diesen Varianten, und es sollte zusammen mit dem Kind erforscht werden. Es ist wahrscheinlich, dass es bei bestimmten Aktivitäten schon eine beständige Rollenverteilung zwischen aktiver und Haltehand aufweist; bei anderen Tätigkeiten wechselt das Kind weiterhin, auch innerhalb einer Aktivität. Inwieweit dies praktikabel und hilfreich im Alltag ist, muss zusammen erörtert werden.

Diese Eigenheit des Wechselns bedarf Aufklärungsarbeit, vor allem bei Eltern, Erziehern und Lehrern, da diese oft die Erwartung haben, dass das Kind nicht mehr wechseln sollte und auch dies erwünschtes Ziel der Intervention sei. Wenn das Wechselverhalten verstanden ist, dann stellt sich als nächstes die Frage, bei **welchen** Aktivitäten ein Wechselverhalten in Ordnung ist. In der Regel lautet die Antwort: In Wechselverhalten kann bei den Tätigkeiten bestehen bleiben, bei denen das Wechseln die Funktionsfähigkeit des Kindes **nicht** einschränkt. Beim Malen und Schreiben würde das z. B. nicht zutreffen – diese sollten immer mit derselben Hand durchgeführt werden, damit ein optimaler Übungs- und Automatisierungseffekt erreicht wird. Beim Turmbauen oder Würfeln hingegen ist es wahrscheinlich nicht so wichtig, welche Hand die Aktion durchführt.

Prinzipiell kann man sagen, dass sich bei anspruchsvolleren Tätigkeiten die dominante Hand in ihrer aktiven Rolle üben sollte und die nicht-dominante Hand in ihrer stabilisierenden Halte- und Assistenzfunktion. Zum Beispiel ist dies der Fall, wenn man mit der dominanten Hand den Handbesen hält und damit fegt, und mit der anderen nicht-dominanten Hand das Kehrblech hält und stabilisiert. (◘ Abb. 8.2).

Obgleich es bei variablen Linkshändern typisch ist, dass die aktive Hand die linke sowie auch die rechte Hand sein kann, sollte auch bei anspruchsvollen Leistungen wie beim Schneiden mit einer Schere immer dieselbe Hand eingesetzt werden, unabhängig davon, welche es ist, damit sich das Leistungsniveau verbessern kann.

Hat man die Beständigkeit bei den wichtigen und anspruchsvollen Tätigkeiten und damit die interne Konstanz sichergestellt, kann man sich nun bei der Intervention auf die Verbesserung der Motorik konzentrieren – ähnlich wie es zu den Links- oder Rechtshändern mit motorischen Problemen beschrieben wurde (► Abschn. 8.1).

8.3 Entwicklungsverzögerte Händigkeit – Händigkeitstypus Ausprägung oder Motorik

Die **entwicklungsverzögerte Variante** kann grundsätzlich zwei Händigkeitstypen zugeordnet werden: dem ausprägungsbasierten Typus, weil es eben noch keine oder nur wenig Ausprägung gibt; und dem motorikbasierten Typus, da eine entwicklungsverzögerte Händigkeit per se motorische Probleme mit sich bringt (siehe Kapitel 7). In unserer Differenzierungssystematik ist sie jedoch der Einfachheit halber nur unter dem ausprägungsbasierten Typus eingegliedert.

Was die Intervention betrifft, gibt es hier zwei sehr unterschiedliche und teilweise gegensätzliche Ansätze. Die Entscheidung, welchen Ansatz man wählt, ist abhängig davon, wie viel Zeit dem Kind noch bleibt, bevor es eingeschult wird und daher die Bestimmung der Schreibhand zügig getroffen werden sollte. Vor allem

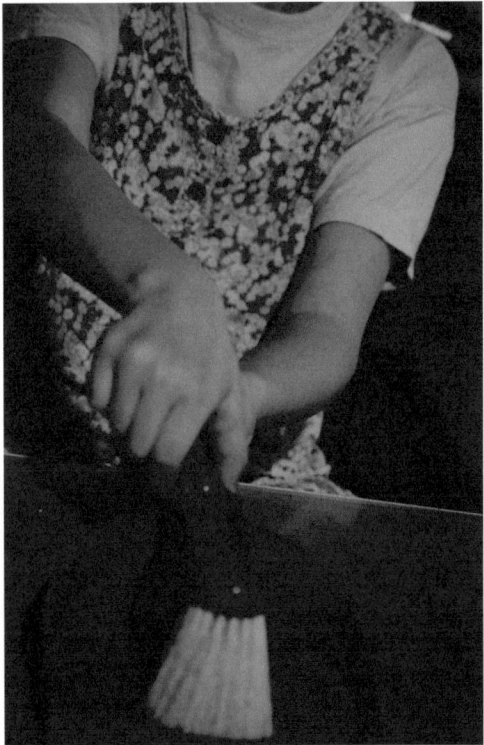

◘ Abb. 8.2 Rollenverteilung der Hände bei der Verwendung von Kehrbesen und Kehrblech

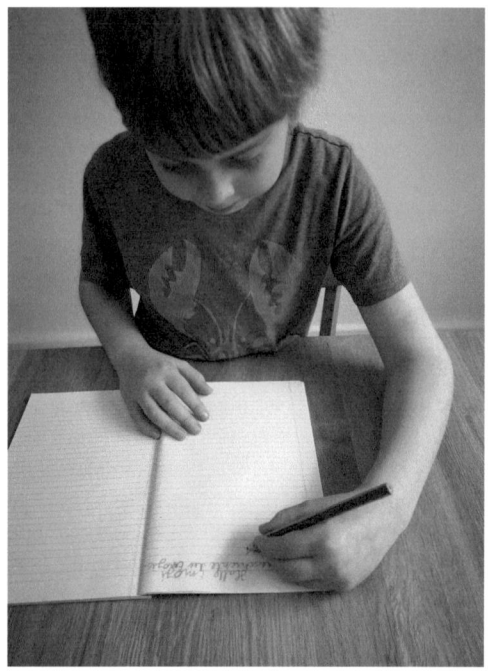

Abb. 8.3 Kind schreibt links mit Hakenhaltung

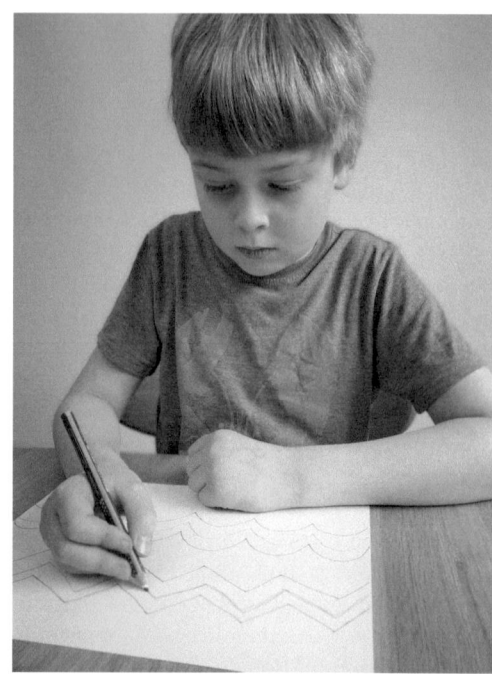

Abb. 8.4 Kind malt rechts

wenn das Kind beim Malen und Schreiben die Hand wechselt, mal mit links schreibt oder malt, dann wieder mit rechts, muss eine Entscheidung gefällt werden (Abb. 8.3 und Abb. 8.4).

8.3.1 Vor Einschulung des Kindes

Wenn ein Kind mit 3 Jahren noch den Handgebrauch wechselt, gilt es noch nicht als auffällig, da wir davon ausgehen, dass bis dahin ein wechselnder Handgebrauch entwicklungsbedingt normal und auch wünschenswert ist. Allerdings sollte die Richtung der Händigkeit schon tendenziell zu sehen sein. Ab dem 4. Lebensjahr kann man sich sinnvollerweise mit der Händigkeitsentwicklung des Kindes befassen. Das Kind ist im Kindergarten und hat noch 2–3 Jahre bis zur Einschulung. In der Regel sind bei diesen Kindern nicht nur die Händigkeitsentwicklung, sondern auch andere Entwicklungsmeilensteine verzögert. In solchen Fällen bietet es sich an, bestimmte Teilaspekte der Motorik und der Händigkeitsentwicklung durch ein breites sensomotorisches Interventionsprogramm zu fördern. Zu diesen sogenannten **Bottom-up Ansätzen** (▶ Glossar) gehören u. a. die **sensorische Integration** (Ayres, 1972) und die **Psychomotorik** (Fischer, 2009). Es zeigt sich in der Praxis immer wieder, dass Kinder mithilfe solcher Programme die entsprechenden Grundlagen erwerben können und sich auch die Händigkeit dann oft spontan und von alleine weiterentwickelt (Kraus, 2009b), vorausgesetzt, dass Defizite auf der Körperfunktionsebene mit verantwortlich für eine verzögerte Händigkeitsentwicklung sind.

Wichtig bei diesem Bottom-up Ansatz ist, die Aufmerksamkeit des Kindes nicht auf die Händigkeit oder den Handgebrauch zu ziehen, damit es sich tatsächlich so weit wie möglich unbeeinflusst entfalten kann. Es ist immer wieder zu beobachten, dass es Kinder mit unsicherem **Handgebrauch** gibt, die bemerkt haben, dass die Erwachsenen um sie herum ihr Wechselverhalten problematisieren und diskutieren. So kann es vorkommen, dass Kinder manchmal sich den Handeinsatz von anderen abschauen oder ihn absichtlich wechseln, um Aufmerksamkeit zu erlangen (Kraus, 2008). Ein sogenannter unbewusster **Bottom-up-Ansatz** bedeutet, dass

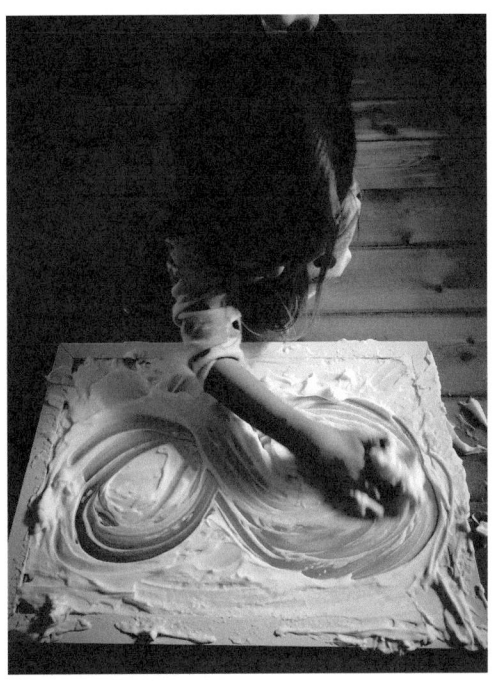

◘ **Abb. 8.5** Unimanuelles Überkreuzen der Körpermitte

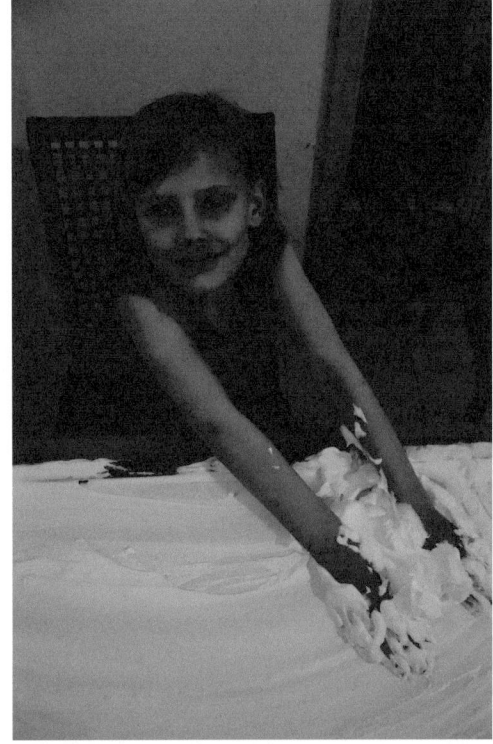

◘ **Abb. 8.6** Bimanuelles Überkreuzen der Körpermitte

wir im Alltag auf der Ebene der Basisfunktionen des Kindes ansetzen (Weinstock-Zlotnick & Hinojosa, 2004) und eng mit den Eltern und Erziehern/Lehrern zusammenarbeiten müssen, um eine Veränderung „von unten" aus den gegebenen Strukturen zu gewährleisten. Alle müssen diesen Ansatz verstehen und entsprechend umsetzen.

Ebenso wichtig ist es, dass man gemeinsam versucht, das physische und soziokulturelle **Umfeld so neutral wie möglich** zu gestalten. Das bedeutet z. B. beim Tischdecken den Becher in die Mitte zu stellen, das Besteck vertikal in die Mitte zu legen statt auf eine Seite; beim Zähneputzen die Zahnbürste und Zahnpasta so hinstellen, dass beide Hände gleichermaßen aktiv werden können, oder das Bereitstellen von Links- und Rechtshänderscheren. Es sollte auch darauf geachtet werden, Spielzeug anzubieten, das gleichermaßen sowohl mit der linken als auch mit der rechten Hand bedient werden kann. So sollte z. B. die Kurbel bei einem Bagger nicht rechts, sondern mittig angebracht sein.

Des Weiteren gibt es bestimmte Aspekte in den oben genannten sensomotorischen Programmen, die die Händigkeitsentwicklung zu fördern scheinen:

- Viel **Überkreuzen der Körpermitte**, mit einer Hand (◘ Abb. 8.5) und auch mit beiden Händen (◘ Abb. 8.6): Es konnte nachgewiesen werden, dass bimanuelles Überkreuzen das Corpus callosum erheblich mehr aktiviert als das Überkreuzen mit einer Hand (Van Hof, Van Der Kamp & Savelsbergh, 2002). Das Überkreuzen kann auch mit einer Rotation des Rumpfes verknüpft werden. Beispiele: auf einem Rollbrett sitzend Säckchen immer mit der rechten Hand auf die linke Seite werfen (und umgekehrt); mit einem Schläger, der mit beiden Händen festgehalten wird, einen Ball in einem hängenden Strumpf von einer Seite zur anderen schlagen; auf dem Trampolin springend mit einer Teigrolle oder Schaumstoffrolle einen großen Ball abwehren, der mal von links und mal von rechts geworfen wird, etc.

- **Bimanuelle Tätigkeiten:** Siehe Vorschläge unter ▶ Abschn. 8.1 und ihre Erläuterungen, und wie die Rollenverteilung der Hände sich gestaltet. Mit den Wiederholungen können sich bestimmte Muster automatisieren.
- *Basteln und Handwerk* sind sinnvoll, da das Kind durch das bimanuelle Agieren und den viele Wiederholungen, die bei einem „Handwerksprojekt" und seiner Vollendung notwendig sind, immer wieder vor der (unbewussten) Entscheidung steht, welche Hand eingesetzt werden soll. Hier ist es wichtig, das Kind einfach ausprobieren zu lassen und zu beobachten, und wie die Rollenverteilung der Hände sich gestaltet. Mit den Wiederholungen können sich bestimmte Muster automatisieren. Man sollte sich Zeit lassen und die Tätigkeit immer wieder anbieten, ohne die Aufmerksamkeit dabei auf den Handeinsatz zu richten. Daher ist es wichtig, ein Thema oder Projekt zu finden, das das Kind interessiert, sodass es motiviert ist, die Aktionen wiederholt durchzuführen. Außerdem sollten die Aufgaben und Anforderungen weder zu schwierig noch zu leicht sein, sondern sie müssen individuell abgestimmt werden (Kraus, 2009a).
- *Das Spielen eines Musikinstruments*: Mit der wiederholten Übung, mit dem das Spielen eines Instruments einhergeht, ist es auch hier wahrscheinlich, dass sich dafür eine Rollenverteilung der Hände entwickelt und automatisiert, damit sich eine aktive, führende Hand und eine haltende, unterstützende Hand bilden kann. Die Möglichkeit, ein für das Kind unbekanntes Instrument auszuprobieren, z. B. Spielen einer Gitarre oder Handtrommel, kann eine Rollendifferenzierung der Hände ebenfalls unterstützen, weil noch keine Übungs- oder Schulungseffekte Einfluss genommen haben. Hier kann zudem beobachtet werden, wie die Gitarre oder Handtrommel oder ein anderes Musikinstrument gehalten wird.

8.3.2 Bei anstehender Einschulung oder Schulbesuch des Kindes

Steht die Einschulung vor der Tür oder ist diese bereits erfolgt, gilt es, einen ganz anderen Ansatz zu wählen. Therapeuten neigen oft dazu, ihre Ansätze zu pauschalisieren und das, was sie als wirksam bei einigen Kindern empfunden haben, bei anderen auch anzuwenden. Ein Beispiel zur Verdeutlichung: Egal ob ein Kind bald eingeschult wird oder nicht – es wird oft prinzipiell **Bottom-up** gearbeitet, so dass man in der Therapie erst an Basiskomponenten arbeitet und diese verbessert (z. B. die Muskelkraft oder Konzentration), bevor man komplexere Aktivitäten durchführt (z. B. Fahrradfahren oder Lesen; siehe auch Weinstock-Zlotnick & Hinojosa, 2004). Dem liegen generell zwei Annahmen zugrunde: zum einen, dass sich komplexere Tätigkeiten nur durchführen lassen, wenn die Probleme an der Basis behandelt und verbessert wurden; zum anderen, dass die Verbesserung an der Basis meist automatisch die Verbesserung der komplexen Tätigkeiten bedingt. Dass viele Therapeuten häufig eher pauschal und vorwiegend nach dem Bottom-up Muster arbeiten hat sicherlich damit zu tun, dass dieser in zahlreichen Fällen tatsächlich erfolgreich zu sein scheint. Aber es ist auch oft der Fall, dass das eigene Vorgehen nicht immer kritisch reflektiert wird, und es gibt wenig Wissen über Alternativen. Außerdem gibt es einen Mangel an untersuchten und evidenzbasierten Ansätzen in diesem Gebiet, und die therapeutische Befunderhebung ist nicht immer differenziert genug um die Therapie entsprechend anzupassen.

Ein **Bottom-up-Ansatz** (▶ Glossar) im Rahmen von zeitintensiven Programmen wie der Psychomotorik oder sensorischen Integration ist vor allem bei älteren Kindern mit Entscheidungsdruck zur Schreibhand nicht optimal. Stattdessen bietet sich hier ein kognitiv-basierter und bewusster **Top-down-Ansatz** (▶ Glossar) an. Das bedeutet u. a. **Edukation** und **Empowerment** (Ermächtigung) durch aktives Problemlösen und Entscheidungsfindung durch das Kind. Der **CO-OP-Ansatz** (Cognitive Orientation to

Daily Occupational Performance) ist ein sehr effektives Beispiel eines solchen Vorgehens mit nachgewiesener Wirksamkeit (Mandich, Polatajko, Macnab & Miller, 2001). Hier wird das Kind befähigt, seine eigenen Handlungsziele zu identifizieren und deren Umsetzung zu reflektieren, um Probleme kognitiv und aktiv zu lösen – und Spaß dabei zu haben!

Auch Kinder mit der entwicklungsverzögerten Variante sind der rechtshändig orientierten physischen und kulturellen Umwelt ausgesetzt. Aufgrund ihrer Unsicherheit im Handgebrauch schauen sich viele Kinder ab, wie etwas gemacht wird, oder es wird ihnen von rechtshändigen Personen gezeigt. Es gibt zwei Interventionsideen aus dem Top-down Ansatz, um bei Kindern mit wechselndem Handgebrauch herauszufinden, mit welcher Hand sie schreiben sollten.

- **1) Lars-Links-/Lotte-Links-Woche**

Zum einen kann man eine spielerische Experimentierphase einführen, die zwischen 1 und 4 Wochen dauert (nicht länger, weil sich sonst eventuell ein ausprobierendes Wechselverhalten konsolidiert). So könnte mit dem Kind eine **„Lars-Links-Woche"** (bei Jungen) oder **„Lotte-Links-Woche"** (bei Mädchen) durchgeführt werden. Die Therapeutin bespricht vorab mit dem Kind, dass es den Verdacht einer Linkshändigkeit bei ihm gibt, dass sich aber die linke Hand noch nicht richtig ausprobieren konnte und noch keine Übung hat, weil im Umfeld fast alles für die rechte Hand ausgerichtet ist. Um der linken Hand die Chance zu geben, sich zu erproben, werden gemeinsam wichtige und relativ anspruchsvolle Tätigkeiten aus dem Alltag des Kindes gesammelt und in einer Tabelle aufgemalt (bei Schulkindern können sie auch geschrieben werden). Das Kind bekommt dann den Auftrag, als Detektivin oder Detektiv zu agieren: Es verpflichtet sich z. B., die Tätigkeiten aus der Tabelle mindestens 5–10 Mal täglich durchzuführen und dann vor dem Schlafengehen anhand einer 3er-Skala einzuschätzen: ein *Smiley* (fühlt sich gut an), ein *Strichmund* (weder gut noch schlecht) oder ein *Schmollmund* (fühlt sich doof an; ◘ Abb. 8.7).

Bei diesem Beispiel scheint es dem Kind mit wiederholtem Einsatz der linken Hand gut zu gehen – der linkshändige Einsatz erzielt mit der Zeit mehr Smileys. Wenn sich diese Tendenz in einer weiteren Woche oder zwei bestätigt, dann kann das als ein Hinweis für eine Linkshändigkeit gewertet werden.

Auf alle Fälle sollte das Kind darauf hingewiesen werden, dass sich die Experimentierphase am Anfang immer komisch anfühlen wird, weil die andere Hand die Tätigkeiten schon so oft gemacht

Was soll Lars-Links machen?	Wie oft hat er es gemacht?	Was war Dein Gefühl dabei? ☺😐☹
Zähneputzen	|||||		☹😐☹☹😐😐☺
Namen schreiben	||||| |||||	☹😐😐😐😐☺
Mit dem Löffel essen	||||| |||	☺☺😐😐😐☺
Aus einem Becher trinken	|||||		☹😐😐😐☺☺
Mit der Schere schneiden	||||| |||	☺☺😐😐😐☺

◘ **Abb. 8.7** Beispiel einer Lars-Links-Tabelle, nachdem die linke Hand eine Woche für diese Aktivitäten eingesetzt wurde

hat und sich total daran gewöhnt hat (Automatisierung). Deshalb ist es notwendig, die Tätigkeiten so oft wie möglich mit der linken Hand durchzuführen. Ganz wesentlich ist überdies, dass das Malen und Schreiben Teil der aufgelisteten Tätigkeiten sind. Hier könnte man z. B. vorschlagen, dass das Kind jedes Mal, wenn es das Kinderzimmer betritt, „unterschreiben" muss (auch wenn es nur 1–2 Buchstaben des Namens sind).

Das Kind kommt in den folgenden Wochen mit der ausgefüllten Tabelle in die Therapie, und dann wird zusammen besprochen, wie es sich „angefühlt" hat. Aus eigener Praxiserfahrung mit rund 60 Kindern, die so ein Programm durchlaufen haben, findet ca. ein Viertel den Einsatz der linken Hand „total blöd/doof" und ist dadurch bestärkt, mit der rechten Hand zu schreiben. Ein Viertel erfährt bald oder im Laufe der Zeit einen „Aha-Effekt" und erlebt, dass es mit der linken Hand besser geht oder sich besser anfühlt. Die übrigen Kinder wissen nach der Experimentierphase entweder immer noch nicht, welche Hand besser für sie funktioniert, oder sie berichten von unterschiedlichen Qualitäten der beiden Hände (z. B.: „Die linke Hand fühlt sich besser an, aber die rechte kann es einfach besser."). Jedenfalls kommt man mit so einem Experiment meist einen Schritt weiter.

- **2) Der Härtetest**

Wenn die Experimentierphase mit Lars-Links oder Lotte-Links keine Klarheit gebracht hat oder wenn man mit einem Schulkind arbeitet, bei dem der Verdacht einer „falschen" Händigkeitsbildung besteht, gibt es auch die Möglichkeit einen **„Härtetest"** zu machen. Das Prinzip ist, dass die Hände nicht nur anhand von **Leistung** (Geschwindigkeit und Genauigkeit) verglichen werden, sondern zusätzlich auch in Bezug auf die **Ausdauer** im Kontext des Schreibens. Es sollten drei unterschiedliche Aspekte des Schreibens erwägt werden, da sich diese in ihren jeweiligen Prozessen wesentlich unterscheiden und damit das Ergebnis beeinflussen können:
a. Buchstaben oder Sätze abschreiben (hier könnte man noch einmal unterscheiden zwischen Abschreiben aus einem Buch oder von der Tafel)
b. Buchstaben oder Sätze als „Diktat" (nach Gehör) schreiben
c. Buchstaben oder Sätze frei verfassen

Jede Hand führt 5–15 Minuten lang (je nach Alter und Fähigkeit) ununterbrochen die entsprechende Aufgaben durch. Bevor sich die andere Hand unter den gleichen Voraussetzungen ausprobiert (d. h. mit gleicher Dauer, gleichem Stift, gleichem Arbeitsplatz etc.), wird eine Pause eingelegt. Es ist nicht immer notwendig, alle drei Aufgaben durchzuführen. Auch sollte bei den drei Aufgaben einmal die eine Hand anfangen, das nächste Mal die andere. Die Zeit wird jeweils mit einer Stoppuhr erfasst. Im Anschluss vergleichen und analysieren der Therapeut und das Kind gemeinsam das Geschriebene: Welche Schrift sieht besser aus? Welche Hand war schneller? Welche Hand hat sich besser angefühlt? Welche Hand konnte besser durchhalten? Aus unserer Praxiserfahrung bringt dieser Härtetest oft Klarheit für ein weiteres Viertel der Kinder.

Außerdem sollte man ausschließen, dass die Schwierigkeit beim Schreiben auf Störungen der Wahrnehmung und Verarbeitung zurückzuführen ist. So könnte man beispielsweise in einem Screening das Kind bitten, Buchstaben, Zahlen oder Formen, die man ihm auf den Rücken malt, in der Luft nachzuahmen, zu erkennen und zu benennen. Bei Verdacht, dass es hier Probleme gibt, sollten entsprechende standardisierte Tests für die visuelle und auditive Wahrnehmung eingesetzt werden (z. B. Beery, 1982).

Letztendlich gibt es trotzdem immer noch einige Kinder, bei denen auch diese Probephasen in keiner klaren Entscheidung münden. Ist so ein Fall mit Zeitnot gekoppelt, weil das Kind bald eingeschult wird, sollte eine pragmatische Entscheidung fallen. Nachdem die Edukation und das Experimentieren ohne Erfolg geblieben sind, entscheidet sich das Kind mit Unterstützung des Therapeuten für eine Hand. Es wird nun festgelegt, dass es für das nächste halbe Jahr nur mit dieser Hand schreiben soll. Danach könnte erneut eine Händigkeitsermittlung durchgeführt und die Entscheidung noch einmal überprüft werden. Mit anderen Worten: Der Schulalltag des Kindes bietet gewissermaßen einen eigenen „Härtetest".

8.4 Pathologische Links- oder Rechtshändigkeit – Händigkeitstypus Motorik

Pathologische Links- oder Rechtshänder sind Kinder, die wegen einer motorischen Störung auf ihrer inhärenten dominanten Seite ihre Leistung auf der nicht-dominanten Hand entwickeln und so ihre Händigkeit umbilden. Bei **pathologischen Linkshändern** (von ihrer Veranlagung her ursprünglich Rechtshänder) präsentiert sich die rechte Hand oft als neurologisch auffällig (z. B. zeigt sie Zittern/Tremor, ein überstrecktes, unverfeinertes Loslassen und Greifen oder Inkoordination) und sie ist wesentlich schlechter als die linke Hand. Im Kategorisierungsprofil sind typischerweise sehr **große Inter-Hand-Differenzen** zu sehen, und vor allem die rechte Hand liegt im motorisch auffälligen Bereich. **Pathologische Rechtshänder** (die von ihrer Veranlagung her ursprünglich linkshändig sind), zeigen dieselben Merkmale nur andersherum, (die Variante ist jedoch viel rarer, weil es viel weniger Linkshänder gibt als Rechtshänder).

Wie wir im ▶ Kap. 7 argumentiert haben, ist zu vermuten, dass der ursprüngliche **Ausprägungsgrad** eine wesentliche Rolle beim Wechselverhalten von pathologischen Links- und Rechtshändern spielt. Ist der vererbte Ausprägungsgrad der ursprünglich dominanten Hand leicht, gibt es vermutlich wenig Wechselverhalten und die meisten Tätigkeiten werden mit hoher interner Konstanz mit der nicht-dominanten Hand durchgeführt und automatisiert. Ist der Ausprägungsgrad jedoch von Natur aus stark, kann man wahrscheinlich beobachten, dass sich die ursprünglich dominante Hand bei einfachen, spontanen und motorisch anspruchslosen Tätigkeiten einbringt. Dies ist in der Praxis selbst bei einigen Kindern mit einer Hemiparese zu beobachten.

Obgleich es sich bei pathologischer Links- und Rechtshändigkeit im Grunde um eine motorikbedingte „Umschulung" oder **Umbildung** (▶ Glossar) handelt, ist nicht unbedingt anzunehmen, dass hier dieselben Umschulungsfolgen wie bei einer umweltbedingten Umschulung eintreten. Umschulungsfolgen entstehen vermutlich dadurch, dass bevorzugte und schon eingeübte neurophysiologische Bahnen nach einer Etablierungsphase auf die andere Seite verlagert werden. Je nachdem, welche Ressourcen ein Kind auf motorischer, kognitiver, emotionaler oder sozialer Ebene hat, geht es dann mit einer Umschulung vermutlich unterschiedlich um (Kraus, 2009b, 2018b). Bei der pathologischen Links- und Rechtshändigkeit liegen Störungen um die Geburt herum oder im frühen Kindesalter (bis zu einem Alter von 3 Jahren) vor, die wahrscheinlich (auch) eine pathologische Händigkeit verursachen. Aber auch ältere Kinder (ab dem 4. Lebensjahr) mit Schädel-Hirn-Trauma oder massiver Verletzung der dominanten Körperseite könnten als pathologische „Händer" gelten, da es sich per Definition um eine motorische Beeinträchtigung handelt, die einen Wechsel auf die nicht-dominante Hand und somit eine Umbildung verursacht. Wenn in diesen Fällen die Händigkeit vor der Schädigung durch Unfall oder Krankheit schon gefestigt war, ist es sicherlich auch möglich, dass diese Kinder obendrein auch noch Umschulungsfolgen erleiden könnten (▶ Kap. 4).

Wie dem auch sei: Sollte sich immer wieder ein **spontaner Handeinsatz der betroffenen Seite** zeigen, so sollte dieser unterstützt werden, denn wir gehen dann davon aus, dass der veranlagte Ausprägungsgrad in so einem Fall stark sein muss. Zusammen mit Kind und Eltern kann man überlegen, welche Tätigkeiten diese Hand durchführen kann. Das Kind sollte dann ermutigt werden, diese Tätigkeiten so oft wie möglich mit der ursprünglich dominanten Hand auszuführen. Es ist eher unwahrscheinlich, dass das Kind die motorisch auffällige Hand zum Schreiben nutzen möchte oder kann – das könnte tatsächlich eine Qual für das Kind sein.

Eine große Hilfe für pathologische Links- und Rechtshänder ist tatsächlich das Schreiben auf einer **Tastatur am Laptop oder Computer**. Nicht nur, weil es motorisch wesentlich einfacher ist, auch können dabei beide Hände eingesetzt werden, selbst wenn die betroffene Hand nur einen Finger oder Daumen zu bieten hat. Um diese Alternative durchzusetzen, ist es notwendig, eng mit den Lehrern zusammenzuarbeiten, sie aufzuklären, und gegebenenfalls auch in ihre Klasse zu gehen, um die Besonderheit innerhalb des sozialen Schulumfelds (z. B. Mitschülern und anderen Lehrern) zu erklären. Ein Besuch in der Schule kann vor allem dann wichtig sein, wenn ein Kind aus sozialen Gründen und Angst vor einer Ausgrenzung durch Mitschüler keine Sonderstellung einnehmen möchte. Dann besteht die Gefahr, dass es sich dem Schreiben mit der Tastatur verweigert (◘ Abb. 8.8).

Abgesehen davon sollten auch bei dieser Variante die feinmotorischen und grafomotorischen Fertigkeiten der Schreibhand erarbeitet und eingeübt werden, da es hier weiter Interventionsbedarf gibt (▶ Abschn. 8.1 und ▶ Abschn. 8.2).

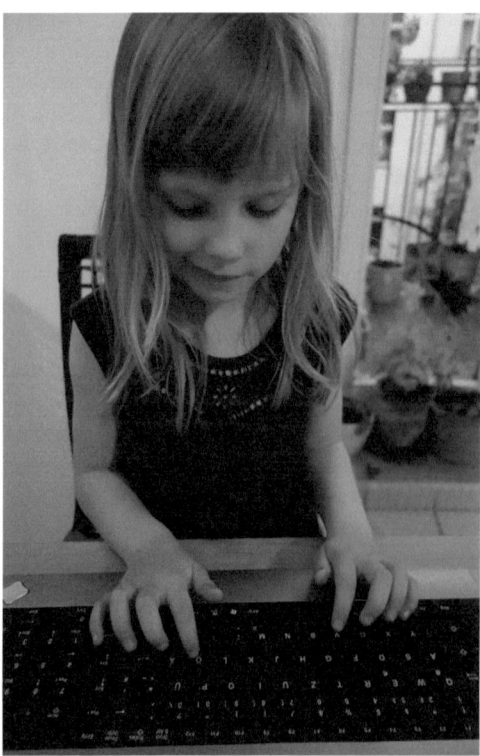

◘ **Abb. 8.8** Einsetzen einer Tastatur für beide Hände statt Schreiben mit einer Hand

8.5 Umgeschulte Links- oder Rechtshändigkeit – Händigkeitstypus Umwelt

Bei der umgeschulten Links- oder auch Rechtshändigkeit liegt, im Gegensatz zu der entwicklungsverzögerten unklaren Händigkeit, nicht nur ein eventueller Verdacht einer Umschulung vor, sondern es gibt tatsächlich Beweise, dass dies der Fall ist. Dieser Beweis beruht auf einer Erinnerung des Kindes an eine Umschulung und/oder auf der Beobachtung der Eltern/Lehrer/Erzieher (▶ Kap. 3). Er ist zudem eine Voraussetzung für eine mögliche, erfolgreiche **Rückschulung** (▶ Glossar), denn eine solche Umstellung sollte nicht auf Spekulationen begründen. Die Frage, die sich bei dem umweltbasierten Händigkeitstypus also stellt, ist, ob eine Rückschulung auf die dominante Hand erfolgen soll oder nicht. Rückschulung bedeutet, dass man nach einer Umschulung zum Schreiben auf die nichtdominante Hand wieder auf die dominante Hand zurück erzieht oder trainiert. Um diese Entscheidung zu fällen, gilt es folgende Fragen zu beantworten:

1. Sind die Motivation und der Wille des Kindes für eine Rückschulung vorhanden?
2. Gibt es eine volle Unterstützung dafür im häuslichen Umfeld und in der Schule?
3. Ist die Leistung der dominanten Hand durchschnittlich oder überdurchschnittlich, zumindest im Vergleich zur anderen Hand?
4. Gibt es eine relativ stressfreie und schreibfreie Zeit (mindestens 8 Wochen), in der tägliche Schreibübungen mit der dominanten Hand gemacht werden können?
5. Gibt es die Möglichkeit einer regelmäßigen, engmaschigen Zusammenarbeit mit dem Therapeuten, mit regulärem Follow-up während der Rückschulung?

Eine Mindmap in der ◘ Abb. 8.9 gibt einen Überblick der Gründe, die der ursprünglichen Umschulung (bzw. Umbildung) zugrunde lagen – diese müssten idealerweise zuerst verstanden werden, um eine fundierte Entscheidung fällen zu können.

Kapitel 8 · Ideen zur Intervention bei händigkeitsauffälligen Kindern

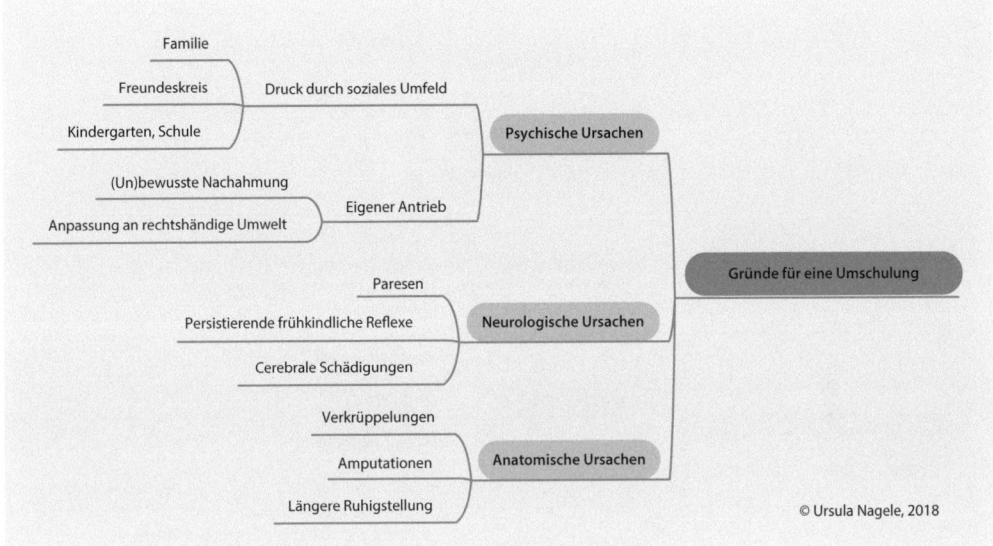

● **Abb. 8.9** Mindmap zu Gründen für eine Umschulung. Die neurologischen und anatomischen Ursachen werden in diesem Buch auch mit dem Begriff „Umbildung" gekennzeichnet.

8.5.1 Rückschulung auf die ursprünglich dominante Hand

Es gibt Nachweise dafür, dass eine Rückschulung der Schreibhand auf die dominante Seite bei umgeschulten Links- und Rechtshändern dazu führen kann, dass Umschulungsfolgen rückgängig gemacht werden (z. B. Sattler, 2000). Es ist also möglich, solche Probleme zu beheben, indem man die Ursache (also die Umschulung) umkehrt. Deswegen sollte die Option der Rückschulung bei umgeschulten Linkshändern mit Umschulungsfolgen immer geprüft werden. Allerdings gibt es ebenso Belege dafür, dass eine Rückschulung die Probleme der Umschulungsfolgen verstärken kann, vor allem wenn die in der Mindmap ● Abb. 8.10 angegebenen Voraussetzungen nicht erfüllt sind (Kraus, 2009b; Sattler, 2000). Aus diesem Grund sollte eine Rückschulung niemals als pauschale Maßnahme eingesetzt werden. Es geht eher darum, zusammen mit Kind und Eltern zu erwägen und zu erproben, **ob** eine Rückschulung in diesem individuellen Fall angebracht ist oder nicht.

Wie schon erwähnt, sollte eine Rückschulung nur dann erfolgen, wenn es sich tatsächlich um eine umgeschulte Links- bzw. Rechtshändigkeit handelt. Ansonsten bietet sich eher eine Experimentphase oder der Härtetest an (► Abschn. 8.3.2). Gibt es Belege für eine Umschulung, dann sollten die fünf oben aufgeführten Fragen alle mit „Ja" beantwortet werden können – diese Voraussetzungen sollten erfüllt sein, um optimale Bedingungen für eine Rückschulung zu haben.

Vor allem wenn ein Leidensdruck bei dem Kind besteht, und eine Rückschulung erwogen wird, gilt es einige Kriterien zu beachten, die in ● Abb. 8.10 in einer Mindmap dargestellt sind.

Diese Kriterien, Faktoren und Überlegungen sind noch einmal für die Praxis in ● Abb. 8.11 zusammengefasst, um leichter überprüfen zu können, was letztendlich berücksichtigt werden sollte, um eine Entscheidung für eine Rückschulung zu treffen.

Willikonsky (2016) schlägt fünf Phasen vor, in denen eine Rückschulung erfolgen kann:
1. In der **Analysephase** wird die intrinsische Motivation des Klienten für eine Rückschulung ermittelt.
2. Es folgt die **Orientierungsphase**, in der genau festgelegt wird, welche Tätigkeiten neben dem Schreiben im Alltag mit links

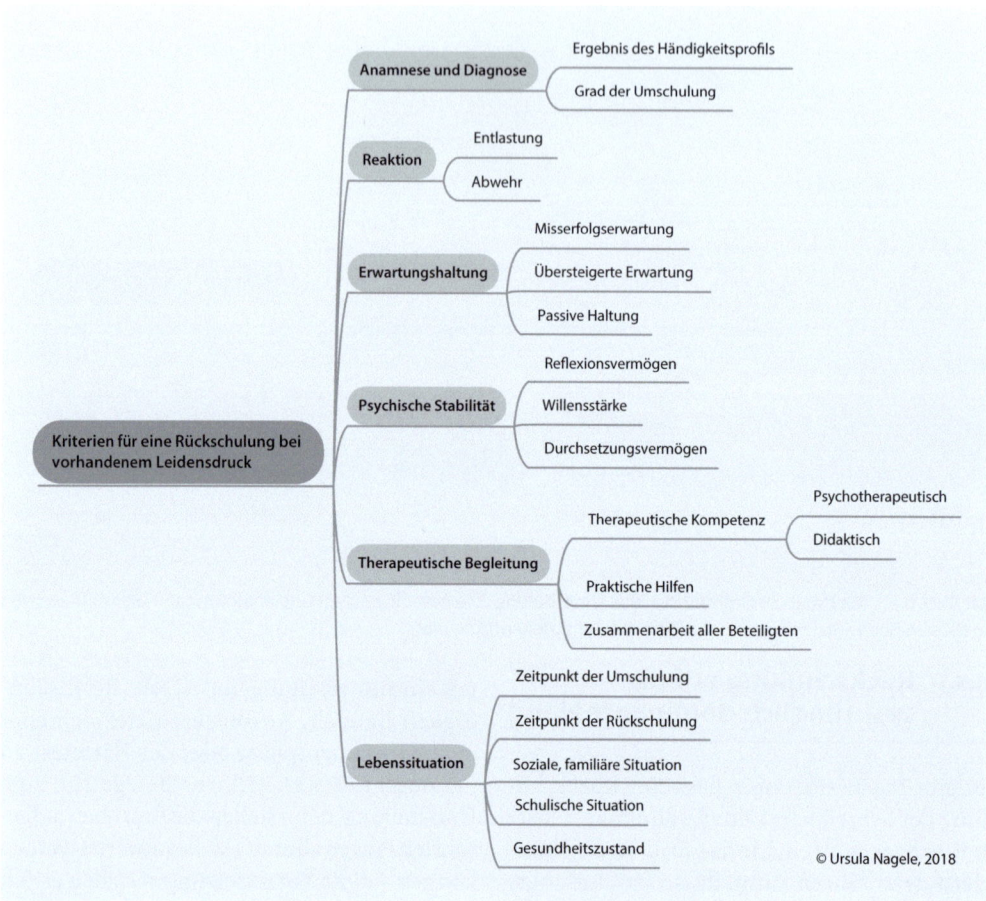

◘ Abb. 8.10 Mindmap zu Kriterien für eine Rückschulung bei vorhandenem Leidensdruck

durchgeführt werden sollen. Es wird daraufhin ein Trainingsprogramm erstellt und Information über den Rückschulungsprozess vermittelt.
3. In der **Aktivierungsphase** werden nun feinmotorische Übungen, z. B. Nachspurübungen (◘ Abb. 8.12) als und Schreibvorbereitung für das Schreiben getätigt.
4. Diese münden dann in der **Stabilisierungsphase** im Schreiben, welches in Intensität (Zeit, Ausdauer etc.) langsam zunimmt.
5. Die letzte **Automatisierungs-/Transferphase** besteht aus wiederholten Schreiben damit sich die Schreibbewegungen automatisieren.

Grundsätzlich gelten bei den **Schreibübungen** drei Regeln, die eingehalten werden sollten:
1. Von großräumigen zu kleinräumigen Bewegungen (Schwungübungen von groß zu klein).
2. Von Schwungübungen und Nachspuren zur eigenen Schrift.
3. Von Zahlen und einzelnen Buchstaben zu kurzen Wörtern (z.B. an, am, und). Wenn dies flüssig und zügig möglich ist, dann zum Schreiben von Texten.

In der Praxis haben sich folgende **feinmotorisch Übungen und Angebote** bei der Rückschulung von Kindern und Erwachsenen bewährt, die zumeist bimanuell und mit führender linker Hand durchgeführt werden:

Kapitel 8 · Ideen zur Intervention bei händigkeitsauffälligen Kindern

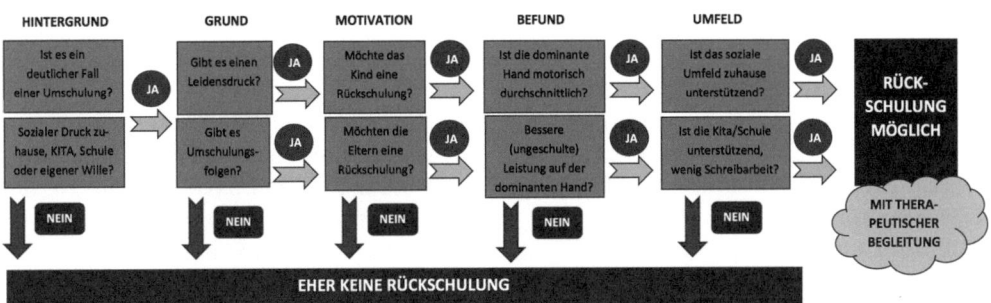

○ **Abb. 8.11** Entscheidungsbaum für eine Rückschulung auf die dominante Hand.

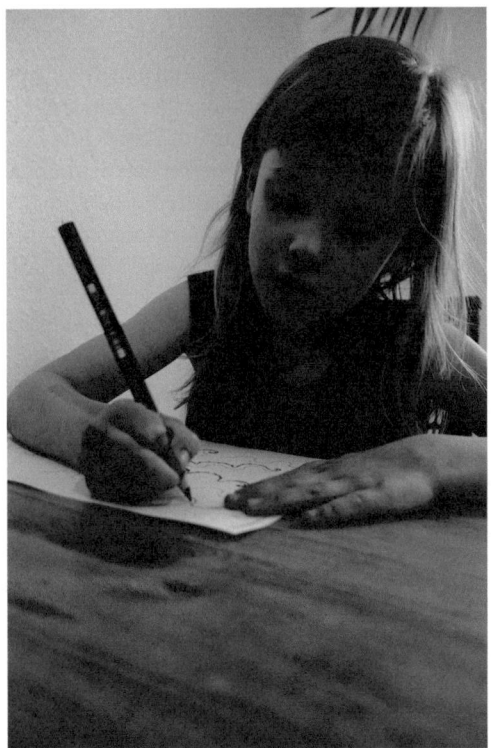

○ **Abb. 8.12** Das Bild zeigt ein rechtshändiges Kind beim Nachspuren

- Kräftigungsübungen mit beiden Händen
- Trommeln, unterschiedliche Rhythmen lernen und üben
- Fingergeschicklichkeitsparcours, um verschiedene Bewegungsmuster einzuüben
- Murmelspiele, auch mit Haltefunktion der Hand und Inhand-Manipulation
- Malen mit Fingerfarben, Straßenkreide, Pinsel, Faserstifte und Buntstifte (von groß- zu kleinräumig), um Alternativen zu einem Stift beim Schreiben zu bieten
- Tischspiele (Mikado, Kartenklatschen, Reißspiele)
- Schneiden mit der Schere, von leichten bis zu sehr anspruchsvollen Aufgaben
- Kettenfädeln, mit kleinen Perlen
- Basteln, um die Rollendifferenzierung der Hände zu unterstützen
- Handwerkliche Tätigkeiten, z. B. am Speckstein arbeiten
- Hockey spielen (auch hier gibt es eine führende Hand und viel bimanuelles Überkreuzen)
- alle Arten von Rückschlagspielen (Tischtennis, Federball) für die Auge-Hand-Koordination und das Timing
- Entspannungsübungen, vor allem Hand, Arm, Schulter, Rücken
- Lockerungsmassage (Schütteln, Ausstreifen, Klopfen)

Außerdem sollte man überlegen, wie man die entsprechenden Lehrkräfte unterstützen kann. Das könnte folgende Aspekte beinhalten:

- Gestaltung des Arbeitsplatzes in der Klasse (Linkshänder sitzen links vom Nachbarn, Lichteinfall von rechts)
- Beim Schreiben größere Zeilenabstände gewähren
- Lückendiktate anbieten, statt das ganze Diktat zu schreiben

- Mehr Zeit bei den Leistungsnachweisen gewähren
- Am PC schreiben lassen oder die Nutzung eines mitgebrachten Laptops erlauben
- Unfertige Texte kopieren und mit nach Hause geben, damit sie dort vervollständigt werden können
- Einen Tintenroller statt eines Füllers benutzen, da dies leichter geht und das Schriftbild sauberer aussieht

Es ist am Anfang einer Rückschulung hilfreich, eine Schreibunterlage sowie weiche Stifte zu nutzen, und sich Zeit bei der Auswahl geeigneter Stifte zu nehmen. Es hat sich auch bewährt, dass der gesamte Grundwortschatz beim Schreiben während der Rückschulung neu abgespeichert wird, und zwar genau in der Reihenfolge wie er einst erlernt wurde (von den einfachen Lernwörtern bis zum aktuellen Stand). Eine gute Methode ist, hier die Nachschriften aus der 1. Klasse zu wiederholen, denn das passt auch gut im Schreibumfang. Schreiben am PC sollte in der Übergangsphase auch zu Hause erlaubt sein. Außerdem kann es hilfreich sein, andere Aktivitäten mit links durchzuführen oder zu erlernen:

> » Sehr wichtig ist die Erfahrung, dass es am günstigsten ist, neue, noch nicht automatisierte Tätigkeiten mit links durchzuführen und zu üben, Tätigkeiten also, die man gleich mit der linken Hand auszuführen beginnt. Wenn man sich z. B. entschließt ein neues Instrument zu erlernen, mit einem neuen Werkzeug zu arbeiten, einer neuen Sportart nachzugehen, können diese Tätigkeiten, mit der linken Hand als Führungshand durchgeführt, weit hilfreicher und effektiver sein, als wenn schon fest eingeübte Handlungsabläufe durchbrochen werden. (Sattler, 1999a, S. 20)

Hier sollte man aber eng mit dem Kind zusammenarbeiten und kontinuierlich reflektieren, was sich gut anfühlt und was trotz Wiederholung irgendwie doch nicht „passt", denn wir wissen um die unterschiedliche Variabilität der Händigkeit, die wir auch gemeinsam berücksichtigen wollen. Ob nur das Schreiben rückgeschult werden soll oder auch andere Tätigkeiten, ist sehr individuell und zusammen mit dem Kind zu entscheiden. Man sollte nicht pauschalisiert davon ausgehen, dass Links- und Rechtshänder unbedingt alles mit links bzw. rechts machen müssen. Im Gegenteil, auch in der Normalbevölkerung gibt es eine Vielzahl an unterschiedlichens individuelle Handlungsmuster beim Einsatz der dominanten und nicht-dominanten Hand. Die vielen individuellen Einflüsse auf die Händigkeitsbildung und Gewohnheiten des Kindes muss berücksichtigt werden, und es bleibt ihm letztendlich selber überlassen, was es mit welcher Hand machen möchte.

Zuletzt gibt es noch einige allgemeine Tipps und eine Zusammenfassung zu Rückschulungen:
- Das Kind sollte langsam und vorsichtig **unter Aufsicht von Experten** das Schreiben üben. Dabei ist eine Aufklärung von Kind und Angehörigen über mögliche physiologische und somatische Nebenwirkungen wie Übelkeit, Schwindel, Kopfweh etc. nötig. Diese Symptome sind meist vorübergehend (Kraus, 2009b; Sattler, 2000; Willikonsky, 2016). Das Kind soll entscheiden, ob es auch trotz ihres Auftretens weitermachen mochte oder wann es zu viel wird. Die physiologischen Auswirkungen konnten auch ein Zeichen dafür sein, dass sich das neurophysiologische System des Kindes nicht so leicht an die Rückschulung anpasst.
- Bevor die linke Hand das Schreiben übernimmt, sollten **einzelne Schreibkomponenten** wie Kritzeln oder kleine Kreise malen (gleichzeitig, gespiegelt oder parallel) ausgeführt werden, da es Belege dafür gibt, dass die Hände voneinander lernen (z. B. „interlimb-transfer of learning"; Sainburg & Jinsung, 2002; Stockel & Weigelt, 2012). Wichtig ist, dass es Schreibaspekte sind und keine Buchstaben oder Sätze, die mit beiden Händen gleichzeitig durchgeführt werden, weil dies eventuell zu Irritationen neurophysiologischer Prozesse führen kann.

- **Bimanuelle asymmetrische Tätigkeiten** verstärken die Rolle der dominanten Hand (Kourtis, De Saedeleer & Vingerhoets, 2014) und sollten daher regelmäßig geübt werden. Asymmetrische Aktivitäten wären rollendifferenzierte Handlungen wie mit der Schere schneiden, Sägen, Sticken, Kleben, Hämmern usw. (▶ Kap. 4).
- **Weitere engmaschige Aufklärungsgespräche** mit Eltern und Kind bleiben ein wichtiger Bestandteil der therapeutischen Begleitung einer Rückschulung. Es sollte beispielsweise nicht die Erwartung aufkommen, dass mit einer Rückschulung alle anderen Probleme in der Schule und zu Hause gelöst würden.
- **Negativsätze**, z. B. „mach schneller" oder „schreib schöner", sollten **vermieden** werden, da diese einen ungünstigen Einfluss auf die Motivation und Einstellung des Kindes haben können.
- Man sollte Kind und Eltern außerdem darauf hinweisen, dass die Rückschulungen **unterschiedlich lange dauern** können. Sollte es tatsächlich „zu lange" dauern, kann auch das Klarheit in Bezug auf die Schreibhand des Kindes bringen – es bleibt dann bei der umgeschulten Hand.

8.5.2 Keine Rückschulung

Sobald eine oder mehrere der Voraussetzungsfragen zur Rückschulung nicht positiv beantwortet werden können, sollte von einer Rückschulung en abgesehen werden (siehe ◘ Abb. 8.11). Dann fokussiert sich die Intervention auf das Leben und Schreiben als **umgeschulter Links- oder Rechtshänder**. Wie schon erwähnt, weisen ja nicht alle umgeschulten Linkshänder Probleme auf. Vermutlich können vor allem diejenigen, die gute motorische Fähigkeiten und weitere Ressourcen haben, um eventuelle Herausforderungen oder Probleme effektiv zu kompensieren, eine Umschulung besser verkraften (Kraus, 2018b). Zusätzlich scheint auch der Ausprägungsgrad maßgeblich zu sein: Je leichter ausgeprägt eine Händigkeit ist, desto einfacher eine Anpassung an das Schreiben mit der nicht-dominanten Hand. Diese Menschen kommen in ihrem Alltag gut zurecht und erfahren keine außergewöhnlichen Probleme. Daher ist das Thema Umschulung mit entsprechenden einschränkenden Konsequenzen meistens nicht relevant für sie.

In der therapeutischen Praxis finden sich aber in der Regel die umgeschulten Hänger, die keine entsprechenden Ressourcen haben und bei der umgeschulten Hand bleiben. Hier ist die **Edukation** von Kind und Angehörigen, Lehrern und/oder Erziehern von großer Wichtigkeit: Die Erklärung, was eine Umschulung ist, dass das Kind eine umgeschulte Händigkeit hat und welche Konsequenzen eine Umschulung haben könnte, sollte klar an alle Beteiligten vermittelt werden. Allein das Wissen über eine Umschulung kann verhindern, dass sich das Kind bei eventuellen Problemen selber dafür verantwortlich macht und sich z. B. „dumm" findet. Außerdem hat sich gezeigt, dass eine Rückschulung unter guten Bedingungen altersunabhängig erfolgen kann und auch noch zu einem späteren Zeitpunkt möglich ist (siehe Kraus, 2009b). Das Kind muss also die Thematik zur Umschulung verstehen und in alle Überlegungen mit einbezogen werden.

Interessanterweise zeigt die Praxis, dass sich gerade Kinder im Alter zwischen 5 und 7 Jahren einer Rückschulung zumeist verweigern (Kraus, 2009b, 2018a; Sattler, 2002). Eventuell hat das damit zu tun, dass es für diese Kinder nicht leicht war, das Malen und Schreiben (zumindest des eigenen Namens) mit der nicht-dominanten Hand zu erlernen, und sie oft bei motorischen Problemen bestimmte Kompensationsmuster entwickelt haben, die (bedingt) effektiv sind. Jetzt haben sie das Schreiben gerade mühsam erlernt und sollen auf die andere Hand wechseln? Das sehen die meisten Kinder nicht ein, und ohne Motivation des Kindes fehlt eine wesentliche Voraussetzung für eine Rückschulung. Da wir nicht mit Sicherheit sagen können, ob überhaupt und welche Umschulungsfolgen das Kind eventuell haben könnte und wie es damit umgehen würde, ist es angeraten, erst einmal abzuwarten. Erfahrungsgemäß ist oft ein bestimmter „Leidensdruck" beim Schreiben und der Schule notwendig, bevor ein Kind motiviert ist, sich einer Rückschulung zu unterziehen. Dies zeigt sich dann erst ab der 3. oder 4. Klasse (Kraus, 2018b).

Wie schon erwähnt, scheinen bestimmte Tätigkeiten wie **Musizieren und Sport** die Umschulungsfolgen zu reduzieren. Aus der Fachliteratur wissen wir zum Beispiel, dass sich nicht nur der motorische Kortex, das Zerebellum und das Corpus callosum von Musikern im Vergleich zu Nicht-Musikern unterscheiden, sondern die Musik an sich Gehirnstrukturen verändern kann (Gaser & Schlaug, 2003; Schlaug, 2001). Ähnlich hat man einen modifizierenden Einfluss durch Sport und physisches Training auf die kortikalen Strukturen sowie kognitiven Funktionen des Gehirns feststellen können (Draganski, Gaser, Busch, Schuierer, Bogdahn & May, 2004; Thomas, Dennis, Bandettini & Johansen-Berg, 2012). Es ist naheliegend, dass Tätigkeiten wie Musik und Sport intensiven interhemisphärischen Austausch benötigen und dadurch das Corpus callosum zwischen den Gehirnhälften gestärkt wird. So ist zu vermuten, dass eine effektive interhemisphärische Interaktion und Kommunikation auch für umgeschulter Links- und Rechtshänder vorteilhaft sein könnte. Wiederholte bimanuelle und bilaterale Tätigkeiten können dies unterstützen, wie es während des Spielens eines Musikinstruments oder einer Sportart der Fall ist. Eventuell können so auch Umschulungsfolgen verhindert oder vermindert werden (Kraus, 2009b, 2018b; Sattler, 1999a, b, c; Willikonsky, 2016).

Ebenso ist das Prinzip des **Überkreuzens der Körpermitte** mit beiden Händen sinnvoll, denn auch dieses stärkt den Corpus callosum (Van Hof et al., 2002). Eine sehr effektive Methode, das Überkreuzen zu üben, ist beispielsweise das **Jonglieren**, da die nicht-dominante Hand hierbei durchgehend gefordert und dadurch auch die Kommunikation der beiden Gehirnhälften gefördert wird, abgesehen von feinmotorischen Fertigkeiten, Geschicklichkeit und Koordination (Bittmann, 2002).

Wie gesagt, kann es manchen umgeschulten Links- und Rechtshändern helfen, **andere Aktivitäten** außer dem Schreiben mit **links oder rechts** auszuführen, um die Areale in der gegenüberliegenden rechten Gehirnhälfte (und damit den inhärenten „dominanten" motorischen Kortex) zu aktivieren. Umgeschulte Linkshänder in einer Selbsthilfegruppe berichten, dass sich ihr Wohlbefinden und auch bestimmte motorische und kognitive Fähigkeiten durch solche Tätigkeiten wesentlich verbessern würden (Kraus, 2018b). Aber auch diese Erfahrungen sind sehr individuell. Zusammen mit dem Kind sollte man herausfinden, was sich für jedes Kind „richtig" anfühlt.

Zu guter Letzt bleibt auch hier die Option des Schreibens am **Computer** mit beiden Händen statt mit einem Stift in der nicht-dominanten Hand. Allerdings ist dies Schul-, Lehrer- und altersabhängig und nur durch Informationsvermittlung und enge Zusammenarbeit mit den Eltern und Lehrkräften möglich.

Noch eine kurze Anmerkung: Da das Thema Händigkeit und Umschulung im Rahmen einer Intervention sowie auch im Alltag des Kindes oft thematisiert wird, muss ausgeschlossen werden, dass ein Kind den Handgebrauch eventuell **kognitiv steuert**. Das bedeutet, dass es ganz bewusst und nicht spontan eine bestimmte Hand einsetzt eventuell aus sozialen Gründen, z. B. um Aufmerksamkeit auf sich zu ziehen. Daher sollte man bei der Ermittlung sicherstellen, dass sich das Kind nicht auf den Handgebrauch konzentriert und spontane Reaktionen zeigen kann.

8.6 Fazit

In diesem Kapitel haben wir in Bezug auf die typischen, auffälligen Händigkeitstypen und Varianten mögliche Interventionsansätze vorgestellt, die sich in der ergotherapeutischen und motopädischen Praxis bewährt haben. Die Interventionsvorschläge beruhen auf jahrelanger Praxis von uns und anderen Experten im Bereich der Feinmotorik und Händigkeit. Diese Ideen sind jedoch noch nicht wissenschaftlich belegt und in Bezug auf ihre Evidenz untersucht. Zum Beispiel beruhen viele der Ansätze auf der sogenannten Bottom-up-Methode und ebenso auf der Annahme, dass die Aktivierung des Corpus callosum durch wiederholte überkreuzende und bimanuelle Bewegungen die Händigkeitsbildung fördere. Ob dies tatsächlich der Fall ist, müsste in Studien systematisch überprüft werden.

Literatur

Ayres, A. J. (1972). *Sensory integration and learning disorders*. Los Angeles: Western Psychological Services.

Baumgarten, A., & Strebel, H. (2016). *Ergotherapie in der Pädiatrie*. Idstein: Schulz-Kirchner Verlag.

Beery, K. E. (1982). *Developmental test of visual-motor Integration*. Cleveland: Modern Curriculum Press.

Bittmann, F. (2002). Zirkuspädagogik und die Entwicklung des Kindes. Zirkuspädagogische Ansätze haben eine große Bedeutung für die motorische und kognitive Entwicklung. *Corax* 5, 4–7.

Draganski, B., Gaser, C., Busch, V., Schuierer, G., Bogdahn, U., & May, A. (2004). Neuroplasticity: changes in grey matter induced by training. *Nature* 427, 311–312.

Fischer, K. (2009). *Einführung in die Psychomotorik* (3. Aufl.). Stuttgart: UTB.

Gaser, C., & Schlaug, G. (2003). Brain structures differ between musicians and non-musicians. *Journal of Neuroscience* 23(27), 9240–9245.

Kisch, A., & Pauli, S. (2012). *Die Ravensburger Feinmotorikkiste*. Dortmund: Verlag Modernes Lernen.

Kourtis, D., De Saedeleer, L., & Vingerhoets, G. (2014). Handedness consistency influences bimanual coordination: a behavioural and electrophysiological investigation. *Neuropsychologia* 58, 81–87.

Kraus, E. (2008). Händigkeit bei Kindern: Definition und Diagnostik – Das mach ich doch mit links! *Ergopraxis*, 1(7/8), 24–27.

Kraus, E. (2009a). Für und Wider des Handwerks in der Ergotherapie. In: I. Winkelmann (Hrsg.), *Handwerk in der Ergotherapie* (393–406). Stuttgart: Thieme.

Kraus, E. (2009b). Händigkeit bei Kindern Teil 2: Therapieansätze – Rückschulung als letztes Mittel der Wahl. *Ergopraxis* 2(1), 22–25.

Kraus, E. (2018a). Manual zum Händigkeitsprofil. Manual for Assessment. [Nicht publiziert. Das Manual ist nur über eine Kursteilnahme erhältlich.]. Berlin.

Kraus, E. (2018b). Theoretische Grundlagen zum Grundkurs des Händigkeitsprofils. [Nicht publiziert. Das Manual ist nur über eine Kursteilnahme erhältlich.]. Berlin.

Kraus, E., & Romein, E. (2015). *Das Pädiatrische Ergotherapeutische Assessment und Prozessinstrument. Test Manual*. Idstein: Schulz-Kirchner Verlag.

Kraus, E., & Sichert-Grinstead, U. (2013). *Treffpunkt: Feinmotorische Grundlagen für das Malen und Schreiben* (2. Aufl.). Idstein: Schulz-Kirchner Verlag.

Mandich, A. D., Polatajko, H. J., Macnab, J. J., & Miller, L. T. (2001). Treatment of children with Developmental Coordination Disorder: what is the evidence? *Physical & Occupational Therapy In Pediatrics* 20(2–3), 51–68.

Sainburg, R. L., & Jinsung, W. (2002). Interlimb transfer of visuomotor rotations: independence of direction and final position information. *Experimental Brain Research* 145, 437–447.

Sattler, B. (1999a). Rückschulung der Händigkeit bei Kindern und Erwachsenen. Chancen und Gefahren für Linkshänder und Rechtshänder (Teil 1). *Left Hand Corner* 6(1), 10–20.

Sattler, B. (1999b). Rückschulung der Händigkeit bei Kindern und Erwachsenen. Chancen und Gefahren für Linkshänder und Rechtshänder (Teil 2). *Left Hand Corner* 7(4), 24–29.

Sattler, B. (1999c). Rückschulung der Händigkeit bei Kindern und Erwachsenen. Chancen und Gefahren für Linkshänder und Rechtshänder (Teil 3). *Left Hand Corner* 9(10), 12–16.

Sattler, J. B. (2000). *Der umgeschulte Linkshänder oder Der Knoten im Gehirn* (6. Aufl.). Donauwörth: Auer Verlag.

Sattler, J. B. (2002). Linkshändige und umgeschulte linkshändige Kinder sowie Kinder mit wechselndem Handgebrauch in der Ergotherapie. *Ergotherapie & Rehabilitation* 41, 21–29.

Sattler, J. B. (2015). *Schreiben und Hantieren mit links: Übungen für Linkshänder* (12. Aufl.). Augsburg: Auer Verlag.

Schlaug, G. (2001). The brain of musicians: a model for functional and structural adaptation. *The Biological Foundations of Music* 930(1), 281–299.

Schmid, P. F. (2002). Anspruch und Antwort: Personzentrierte Psychotherapie als Begegnung von Person zu Person. In: W. W. Keil, & G. Stumm (Hrsg.), *Die vielen Gesichter der Personzentrierten Psychotherapie* (S. 75–106). Wien, New York: Springer.

Schönthaler, E. (Hrsg.). (2013). *Grafomotorik und Händigkeit – Ergotherapie bei Kindern*. Stuttgart: Thieme.

Shumway-Cook, A., & Woollacott, M. H. (2016). *Motor control: Translating research into clinical practice* (5th ed.): Wolters Kluver.

Stockel, T., & Weigelt, M. (2012). Brain lateralisation and motor learning: selective effects of dominant and non-dominant hand practice on the early acquisition of throwing skills. *Laterality* 17(1), 18–37.

Thomas, A. G., Dennis, A., Bandettini, P. A., & Johansen-Berg, H. (2012). The effects of aerobic activity on brain structure. *Frontiers in Psychology* 3(86), 1–9.

Townsend, E. A., Polatajko, H. J., Craik, J., & Davis, J. (2007). Canadian model of client-centered enablement. In: E. A. Townsend, & H. J. Polatajko (Eds.),

Enabling occupation II: Advancing occupational therapy vision for health, well-being and justice through occupation (pp. 87–151). Ottawa: CAOT Publications ACE.

Van Hof, P., Van Der Kamp, J., & Savelsbergh, G. J. P. (2002). The relation of unimanual and bimanual reaching to crossing the midline. *Child Development* 73(5), 1353–1362.

Weinstock-Zlotnick, G., & Hinojosa, J. (2004). Bottom-up or top-down evaluation: Is one better than the other? *American Journal of Occupational Therapy* 58(5), 594–599.

Willikonsky, P. (2016). Rückschulung – Ab jetzt mit links. *Ergopraxis* 8(1), 26–29.

Fallbeispiele aus der Praxis

Elke Kraus und Ursula Nagele-Hiedl

9.1 **Zora – variable Linkshänderin – 215**
9.1.1 Überweisungsgrund – 215
9.1.2 Anamnese – 215
9.1.3 Allgemeine Beobachtungen während der Untersuchung – 216
9.1.4 Ergebnisse und Analyse des Händigkeitsprofils – 216
9.1.5 Zusammenfassung und Interpretation – 219
9.1.6 Empfehlung – 221

9.2 **David – pathologischer Rechtshänder – 221**
9.2.1 Überweisungsgrund – 221
9.2.2 Anamnese – 221
9.2.3 Allgemeine Beobachtungen während der Untersuchung – 221
9.2.4 Ergebnisse und Analyse des Händigkeitsprofils – 221
9.2.5 Zusammenfassung und Interpretation – 225
9.2.6 Empfehlungen und Interventionsansätze – 227

9.3 **Bernd – umgeschulter Linkshänder mit motorischen Auffälligkeiten – 227**
9.3.1 Überweisungsgrund – 227
9.3.2 Anamnese – 227
9.3.3 Allgemeine Beobachtungen – 228
9.3.4 Ergebnisse und Analyse des Händigkeitsprofils – 228
9.3.5 Zusammenfassung und Interpretation – 233
9.3.6 Empfehlung und Interventionsansätze – 234

9.4 **Hugo – variabler Linkshänder mit linksseitiger Schwäche und nachfolgender Umbildung – 235**
9.4.1 Überweisungsgrund – 235
9.4.2 Anamnese – 235
9.4.3 Allgemeine Beobachtungen während der Untersuchung – 235

© Springer-Verlag GmbH Deutschland, ein Teil von Springer Nature 2019
E. Kraus (Hrsg.), *Zwischen Links- und Rechtshändigkeit*,
https://doi.org/10.1007/978-3-662-57723-3_9

9.4.4	Ergebnisse und Analyse des Händigkeitsprofils – 236	
9.4.5	Zusammenfassung und Interpretation – 240	
9.4.6	Empfehlung und Interventionsansätze – 242	
9.5	**Fazit – 242**	
	Literatur – 242	

> *Weisheit ist nicht so sehr das Wissen darum, was schließlich zu tun ist, sondern darum, was zunächst getan werden soll. (Herbert Hoover)*
>
> *Was du mir sagst, das vergesse ich. Was du mir zeigst, daran erinnere ich mich. Was du mich tun lässt, das verstehe ich. (Konfuzius)*

Die Varianten der Händigkeitstypen wurden in ▶ Kap. 7 anhand der Varianten exemplarisch erklärt und diskutiert. Wie bereits erwähnt, sind die Fälle in der Realität meist wesentlich komplexer, vermutlich weil sich verschiedene Händigkeitstypen und Varianten überlagern. So könnte eine variable Linkshänderin auch umgeschult sein und motorische Probleme haben. Aufgrund dieser vielschichtigen Komplexität ist die Systematik der Händigkeitstypen sehr hilfreich, um den wechselnden Handgebrauch und das Kind mit seinen bestimmten Handlungsmustern besser zu verstehen.

Wie das in der Praxis aussehen kann, wollen wir in diesem Kapitel anhand von vier Kindern darstellen, die wir in unserem Praxisalltag mit dem Händigkeitsprofil getestet haben. Drei der Fälle sind typisch für die Händigkeitstypen Ausprägung, Motorik und Umwelt, ein weiterer repräsentiert einen komplexen Fall, der mehrere Typen beinhaltet. **Zora**[1] ist eine variable Linkshänderin (Händigkeitstypus Ausprägung), **David** ist ein pathologischer Rechtshänder (Händigkeitstypus Motorik); **Bernd** ein umgeschulter Linkshänder (Händigkeitstypus Umwelt) mit motorischen Problemen, und **Hugo** ist ein variabler Linkshänder mit linksseitiger Schwäche/pathologischer Rechtshändigkeit (Händigkeitstypen Ausprägung und Motorik).

Als Einstieg werden zu den einzelnen Fallbeispielen der Überweisungsgrund und die Anamnese kurz wiedergegeben. Danach stellen wir die Ergebnisse der unterschiedlichen Tests und das Kategorisierungsprofil vor. Anschließend zeichnen wir den Differenzierungsprozess nach und erläutern den zugrunde liegenden Händigkeitstypus mit entsprechenden Varianten, wobei wesentliche qualitative und quantitative Informationen berücksichtigt werden. Diese werden dann einer Interpretation unterzogen, die in Empfehlungen mündet. Bis auf die Namen der Kinder wurden alle Informationen unverfälscht übernommen.

9.1 Zora – variable Linkshänderin

9.1.1 Überweisungsgrund

Zora ist 9 Jahre alt und kommt zur Abklärung der Händigkeit, da sie nach Aussage ihrer Mutter „aus der Situation heraus wechsele" und dieses Verhalten „ungewöhnlich" sei. Abgesehen von der Tendenz, Buchstaben zu verdrehen, und einer leichten Rechtschreibschwäche gäbe es keine Auffälligkeiten. Zoras Schulnoten seien gut. Außerdem habe sie hervorragende fein- und grobmotorische Fähigkeiten – sie male und zeichne viel und sei eine gute Sportlerin.

9.1.2 Anamnese

Zora ist das zweite von fünf Kindern. Die Mutter berichtet, dass die Schwangerschaft und Geburt unauffällig gewesen waren. Mit vier Monaten bekam Zora Fieberkrämpfe und lag für zwei Tage im Krankenhaus, jedoch ohne weitere Komplikationen. Zora hat einen älteren 11-jährigen Bruder, eine 7-jährige Schwester und noch zwei jüngere Brüder (5- und 2-jährig). Der ältere Bruder und die Schwester sind rechtshändig, der 5-jährige Bruder scheint eher ein Linkshänder zu sein – bei dem jüngsten ist es angeblich noch ungewiss. Zoras Eltern sind beide Rechtshänder, aber in der Familie väterlicherseits gibt es Linkshänder. Es scheint eine Offenheit gegenüber Linkshändigkeit in der Familie zu geben, denn die Mutter teilt mit, dass man zu Hause versucht, das Umfeld neutral zu halten, damit sich Zora ausprobieren kann, ohne dass ihre Händigkeit beeinflusst wird.

---

1 Alle vier Kinder wurden mit Pseudonamen ausgestattet.

9.1.3 Allgemeine Beobachtungen während der Untersuchung

Zora wirkt aufgeschlossen und fröhlich und lässt sich gerne auf die „Spiele" im Rahmen der Testung ein, obgleich sie aufgrund ihrer 9 Jahre schon etwas zu alt dafür zu sein scheint. Sie zeigt generell sehr gute motorische Fähigkeiten mit beiden Händen.

9.1.4 Ergebnisse und Analyse des Händigkeitsprofils

> **Funktionaler Handpräferenztest (FHPT)**
>
> Der FHPT zeigt, dass Zora bei den ungeschulten einhändigen (unimanuellen) Tätigkeiten zur Hälfte die linke und zur anderen Hälfte die rechte Hand einsetzt. Sie beginnt drei der sechs Items mit der linken, die anderen mit der rechten Hand. Bei der Hälfte der Items zeigt sie außerdem eine interne Konstanz auf (d. h., bei vier Durchführungen wählt Zora immer dieselbe Hand). Bei den einhändigen (unimanuellen) geschulten Items führt die rechte Hand nur 8 % mehr

Ungeschult unimanuell						Geschult unimanuell					
	Rechts	Links	Konstanz	1. Hand	Anzahl Wechsel		Rechts	Links	Konstanz	1. Hand	Anzahl Wechsel
Schachtel schütteln	4	0	R	r		Zahnbürste	3	1		l	
Figur (Bär) mit Fussba	3	1		r		Löffel	4	0	R	r	
Stecker einstecken	0	4	L	l		Messer schneiden	2	2		r	
Kreisel	0	4	L	l		Luft schreiben	0	4	L	l	
Turm bauen	3	1		r		Malen	0	4	L	l	
Würfel rollen	2	2		l		Ball werfen	4	0	R	r	
Bonuspunkt (R/L)	0.5	0.5				Bonuspunkt (R/L)	0.5	0.5			
Gesamt (R/L)	12.5	12.5				Gesamt (R/L)	13.5	11.5			
Benutzungsprozentsatz	50	50				Benutzungsprozentsatz	5.4	4.6			
IHD ungesch. unimanuell	0					IHD geschult unimanuell	8				

Ungeschult bimanuell						Geschult bimanuell					
	Rechts	Links	Konstanz	1. Hand	Anzahl Wechsel		Rechts	Links	Konstanz	1. Hand	Anzahl Wechsel
Schachtel öffnen	4	0	R	r		Schnürsenkel nähen	2	2		l	
Besen und Schippe	0	4	L	l		Messer und Gabel	2	2		r	
Karten austeilen	4	0	R	r		Schere schneiden	4	0	R	r	
Tube öffnen	4	0	R	r		Streichholz anzünden	3	1		r	
Aufkleber abnehmen	0	4	L	l		Schlüssel und Schloss	0	4	L	l	
Festschrauben	4	0	R	r		Schraubenzieher auf	4	0	R	r	
Bonuspunkt (R/L)	1	0				Bonuspunkt (R/L)	1	0			
Gesamt (R/L)	17	8				Gesamt (R/L)	16	9			
Benutzungsprozentsatz	68	32				Benutzungsprozentsatz	64	36			
IHD ungesch. bimanuell	36					IHD geschult bimanuell	28				

	Unges	Geschu	Teil IHD: Uni-Bimanuell
Unimanuell	0	8	4
Bimanuell	36	32	
Teil IHD : Un- Geschult	18	18	FHPT Gesamtwert: 18

Interne Konstanz	
Rechts	38
Links	29
Gesamtkonstanz	67
Anzahl Handwechsel	0

◘ Abb. 9.1 Zoras Ergebnisse des FHPT

Tätigkeiten durch als die linke Hand. Zwei der sechs Items werden sowohl mit links als auch mit rechts durchgeführt. Die beidhändigen (bimanuellen) ungeschulten Items werden von ihr zu 36 % mehr mit der rechten Hand verrichtet. Auffallend ist hierbei, dass Zora vier der sechs Items immer mit rechts und die zwei anderen Items immer mit links tätigt, sodass sie eine vollkommene interne Konstanz für diese ungeschulten bimauellen Items erreicht. Bimanuelle geschulte Items wurden auch zu 28 % mehr rechts durchgeführt und nur die Hälfte dieser Items zeigte eine interne Konstanz (◘ Abb. 9.1).

Fähigkeit (ungeschulte Leistung – Hämmern und Klopfen)

Der Fähigkeitstest Hämmern und Klopfen zeigt, dass ihre ungeschulte Leistung beim Hämmern rechts um 2 % besser und beim Klopfen links um 2 % besser ist. Im Durchschnitt weist Zora also keine Differenz zwischen den Händen auf. Da sie mit 9 Jahren nicht mehr in die Normierungsgruppe der 6-Jährigen fällt, ist die Leistungsebene des Kategorisierungsprofils nicht aussagekräftig, aber ein optischer Vergleich zeigt, dass ihre Hämmer- und Klopfschläge eine sehr ähnliche Qualität aufweisen (◘ Abb. 9.2 und ◘ Abb. 9.3).

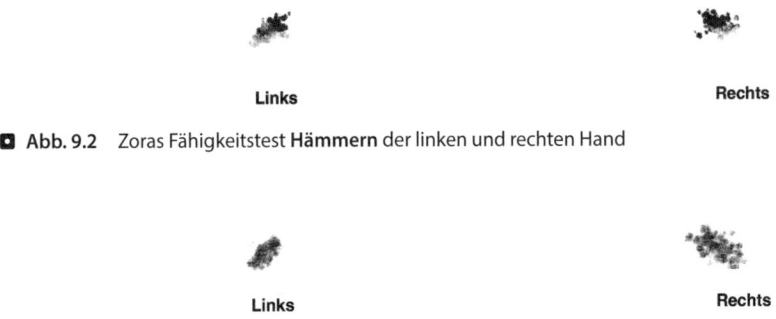

◘ **Abb. 9.2** Zoras Fähigkeitstest **Hämmern** der linken und rechten Hand

◘ **Abb. 9.3** Zoras Fähigkeitstest **Klopfen** der linken und rechten Hand

Fertigkeit (geschulte Leistung) – Nachspuren und Punktieren

Bei dem Fertigkeitstest Nachspuren und Punktieren zeigt Zora eine sehr gute geschulte Leistung mit beiden Händen. Der optische Vergleich ihrer Arbeitsblätter macht deutlich, dass Zora den Bären mit der linken sowie der rechten Hand gut nachspuren konnte (◘ Abb. 9.4 und ◘ Abb. 9.5). Den Nachspurtest beginnt sie mit der linken Hand und erzielt mit dieser auch um 10 % bessere Ergebnisse als mit der rechten Hand. Auch den Punktiertest beginnt sie mit der linken Hand und ist hier wesentlich schneller und genauer mit links. Die rechte Hand übertrifft sie mit ihrer linken zu 18 %. Insgesamt ist ihre durchschnittliche Fertigkeit 14% bessere mit der linken Hand. Auf die Frage, welche Hand sich besser anfühlt, gibt Zora die linke an.

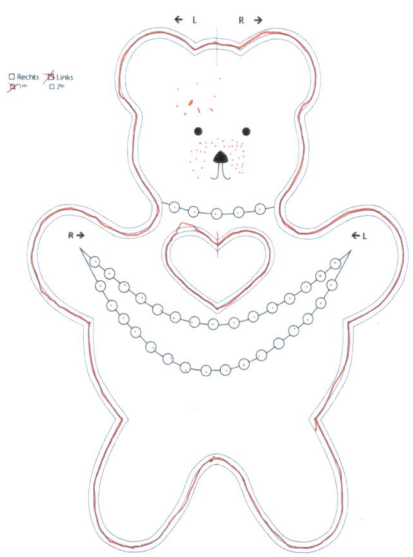

Abb. 9.4 Zoras Fertigkeitstest (Nachspuren und Punktieren) der **linken Hand** (1. Wahl)

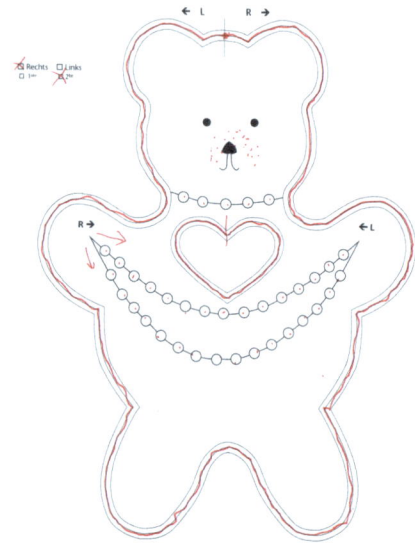

Abb. 9.5 Zoras Fertigkeitstest (Nachspuren und Punktieren) der **rechten Hand** (2. Wahl)

Überkreuzen der Körpermitte

Der Überkreuzungstest zeigt vorwiegend rechtshändige Reaktionen: Zora überkreuzt bei vier von zehn möglichen Reaktionen mit rechts und nimmt die mittigen Steine auch zu 80 % mit der rechten Hand auf. Sie tendiert zudem zu ipsilateralen Reaktionen. Das heißt, sie nimmt die Steine auf der linken Seite meist mit der linken Hand auf und die Steine auf der rechten Seite mit der rechten Hand.

Bimanuelle Kreise

Bei den bimanuellen Kreisen ist eine sehr ähnliche Qualität der Kreise und Bewegungen auf beiden Seiten zu beobachten. Insgesamt führt die linke Hand aber etwas mehr (◘ Abb. 9.6, ◘ Abb. 9.7, ◘ Abb. 9.8, ◘ Abb. 9.9).

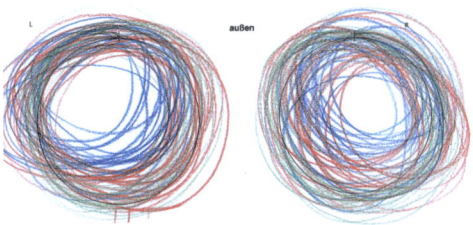

Abb. 9.6 Zoras bimanuelle Kreise nach **außen** (spiegelbildliche Bewegung)

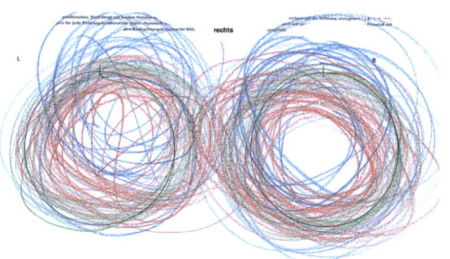

Abb. 9.8 Zoras bimanuelle Kreise nach **rechts** (parallele Bewegung)

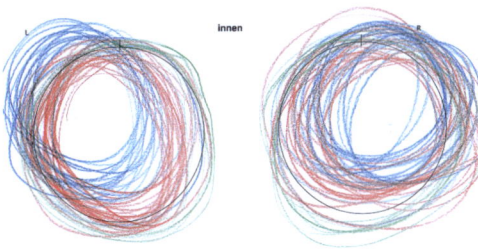

Abb. 9.7 Zoras bimanuelle Kreise nach **innen** (spiegelbildliche Bewegung)

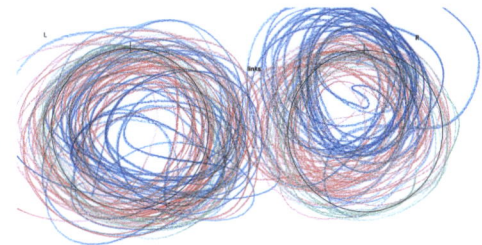

Abb. 9.9 Zoras bimanuelle Kreise nach **links** (parallele Bewegung)

■ **Kategorisierungsprofil**

Die Unterschiede zwischen den Händen (Inter-Hand-Differenzen, IHD) in den fünf Händigkeitstests sind im Kategorisierungsprofil anhand von Lateralitätsquotienten zusammengefasst (◘ Abb. 9.10). Obgleich Zora immer mit der linken Hand schreibt und malt, liegen ihre Präferenzwerte des FHPT im Durchschnitt etwas mehr rechts. Auch beim Überkreuzungstest, der ebenfalls als Präferenztest gilt, wird die rechte Hand häufiger eingesetzt als die linke. Der Fähigkeitstest (Hämmern und Klopfen) weist durchschnittlich keine Unterschiede zwischen den Händen auf, während der Fertigkeitstest (Nachspuren und Punktieren) eindeutig eine linke Überlegenheit auf. Bei dem bimanuellen Kooperationstest ist die linke Hand etwas besser. In allen motorischen Tests zeigt Zora auf beiden Seiten eine sehr gute Leistung.

9.1.5 Zusammenfassung und Interpretation

Mithilfe des Clusterverfahrens anhand der Differezierungstabelle (▶ Kap. 7) werden die wesentlichen quantitative Daten (d. h. die Lateralitätsquotienten) sowie die qualitativen Informationen aus dem Elternfragebogen und den Beobachtungen zusammengeführt, damit die Händigkeit vor dem komplexen Hintergrund der sogenannten Ursachsfaktoren ermittelt werden kann.

Bei Zora findet sich die größte Anhäufung oder **Cluster** von Kriterien unter dem **Händigkeitstypus Ausprägung**, Variante **variable Linkshändigkeit** (65 %). Mit 61 % ist der zweitgrößte Cluster die Variante Ambidextrie, deren Muss-Kriterium einschließt, dass beide Hände gleich gut sind, auch beim Schreiben. Dies trifft jedoch auf Zora nicht zu, da sie immer nur mit

Leistungsniveau					Ausprägungsgrad der Händigkeit									
			Prozentsatz		Inter-Hand-Differenz			gr. IHD		Kleine IHD				gr. IHD
auf- fällig	grenz- wertig	Durch- schnitt	Leistungswerte der L und R Hand	Händigkeits- dimension	Teil IHD		Gesamt IHD	L+ 75.-100. Perz.	L 25.-74. Perz.	L- 10.-15. Perz.	VL 1.-9. Perz.	VR 1.-9. Perz.	R- 10.-15. Perz.	R 25.-74. Perz.	R+ 75.-100. Perz.
		x	Interne Konstanz Gesamt 67	Präferenz: Ungeschult FHP	Unimanuell 0	Bimanuell 36	Ungeschult 18				x				
			Rechts 38 Links 29	Präferenz: Geschult FHP	Unimanuell 8	Bimanuell 28	Geschult 18					x			
	re li		Rechts 71 Links 71	Leistung: Fähigkeit	Hämmern 2	Klopfen -2	Gesamt 0						x		
	re li		Rechts 66 Links 80	Leistung: Fertigkeit	Nachspuren -10	Punktieren -18	Gesamt -14			x					
	x		Kontralaterale Reakt. 20	Überkreuzen der	Rechts 40	Mitte 80	Links 0	Gesamt 40						x	
	x			Bimanuelle Kooperation	Spiegel #BEZUG!	Parallel #BEZUG!	Gesamt #BEZUG!				x				

◘ **Abb. 9.10** Zoras Kategorisierungsprofil. **Ausprägung:** Der Gesamtausprägungswert (Spalten links) für Zora beträgt 5+5+4,5+2+6+4 = 26,5:6 = **4,42**. **Leistung:** Zoras motorische Leistung (Spalten rechts) liegt insgesamt im Durchschnittsbereich. Allerdings ist dies in Betracht ihres höheren Alters nicht aussagekräftig, wird aber durch Beobachtungen und subjektive Einschätzung bestätigt. Insgesamt unterstützt ihr Profil den Händigkeitstypus Ausprägung in der Variante **variable Linkshändigkeit (VL)**. FHP = funktionale Handpräferenz. (Aus: Kraus, 2018a)

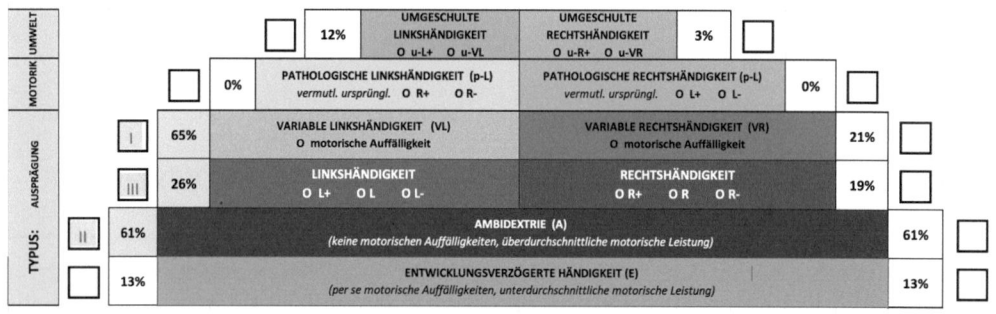

◘ **Abb. 9.11** Zoras Händigkeitstypus-Treppe. Der größte Cluster zeigt sich bei Zora bei der variablen Linkshändigkeit, gefolgt von einer Ambidextrie und einer Linkshändigkeit. Dies weist auf den Händigkeitstypus Ausprägung hin und nicht auf motorische Auffälligkeiten. (Aus: Kraus, 2018a)

der linken Hand schreibt und auch eindeutig links eine bessere Fertigkeit zeigt. Daher wird diese Variante als Erklärungsmodell ausgeklammert. Der drittgrößte Cluster ist mit 26 % Linkshändigkeit, gefolgt von variabler Rechtshändigkeit (21 %). Die anderen Cluster sind im Vergleich zu klein, um eine Aussage zu einem Händigkeitstypus zu machen. Die **Händigkeitstypus-Treppe** bildet die unterschiedlichen Cluster ab (◘ Abb. 9.11).

Insgesamt zeigt Zora das Profil einer **variablen Linkshänderin mit kleinen Inter-Hand-Differenzen**. Ihre motorischen Fähigkeiten und Fertigkeiten sind sehr gut, was auch den zweitgrößten Cluster der Ambidextrie erklärt. Der Cluster unter der Variante Linkshändigkeit unterstützt die Variante variable Linkshändigkeit. Es ist auch nicht erstaunlich, dass die variable Rechtshändigkeit ebenfalls einen größeren Cluster aufweist, da Zora von ihrer Präferenz her die rechte Hand etwas mehr einsetzt als die linke. Ihre Leistung ist sie aber eindeutig links besser, trotz einer offensichtlich überdurchschnittlichen Leistung ihrer nicht-dominanten rechten Hand.

9.1.6 Empfehlung

Zora schreibt weiter mit ihrer linken Hand. In vielen der alltäglichen Handlungen scheint sie mal die linke und mal die rechte Hand einzusetzen, andere tätigt sie immer mit derselben Hand. Da sie sehr gut mit dieser Art von Handeinsatz zurechtkommt, gibt es keinerlei Empfehlungen, in dieser Hinsicht etwas zu ändern. Es besteht kein Therapie- oder Interventionsbedarf.

9.2 David – pathologischer Rechtshänder

9.2.1 Überweisungsgrund

David ist in der 1. Klasse und hat Schwierigkeiten mit der Feinmotorik sowie mit der visuellen Wahrnehmung. Er besucht seit vier Wochen eine Ergotherapiepraxis. Seine Mutter ist besorgt, denn sie hegt den Verdacht, dass David durch den Vater und eventuell im Kindergarten von links auf rechts umgeschult worden ist. Die Eltern sind seit Kurzem getrennt, und es besteht wenig Kontakt zum Vater. Kürzlich wurde die Händigkeit in einer anderen Praxis mit dem Ergebnis getestet, dass David Rechtshänder sei. Die Mutter meint jedoch, dass David das Ergebnis kognitiv gesteuert habe, denn wenn er sich nicht beobachtet fühlt, würde er vorwiegend seine linke Hand nutzen. Daher wünscht sie eine weitere Abklärung der Händigkeit und hat deswegen die ergotherapeutische Einrichtung gewechselt.

9.2.2 Anamnese

Die Mutter berichtet, dass es keine Schwierigkeiten in der Schwangerschaft gab, aber David wegen verfrühter Wehen in der 38. Woche zur Welt gekommen ist. Seine Apgar-Werte waren normal. David weist seit früher Kindheit feinmotorische Probleme auf, und die Mutter gibt auch an, dass einige der Umschulungsfolgen zutreffen würden. Sie berichtet, dass David zu Hause bei bestimmten Tätigkeiten die Hand wechsele, aber Malen und Schreiben immer mit rechts durchführe.

9.2.3 Allgemeine Beobachtungen während der Untersuchung

David erscheint anfangs etwas vorsichtig zurückhaltend, wirkt aber bald freundlich und offen und lässt sich gut motivieren. Er ist leicht ablenkbar, aber bereit, sich auf Spiele einzulassen, und macht bei den Handpräferenz-Items gut mit. Gegen Ende der Testung lässt seine Konzentration nach.

9.2.4 Ergebnisse und Analyse des Händigkeitsprofils

- **Funktionaler Handpräferenztest (FHPT)**
  Der FHPT zeigt, dass David alle geschulten Tätigkeiten ausschließlich mit rechts ausführt und dadurch eine hohe interne Konstanz erzielt. Auch die einhändigen (unimanuellen) ungeschulten Items führt er fast ausschließlich mit rechts durch. Nur bei den beidhändigen (bimanuellen) ungeschulten Items kommt seine linke Hand vermehrt zum Einsatz: David öffnet die Tube immer nur mit links und nimmt auch die Aufkleber mit der linken Hand ab, sodass er in diesem Teil im Vergleich nur zu 36 % mehr die rechte Hand einsetzt. Insgesamt erzielte er einen FHPT-Lateralitätsquotienten von 82 % (◘ Abb. 9.12).

Ungeschult unimanuell	Rechts	Links	Konstanz	1. Hand	Auffäll. Wechsel
a2 Schachtel schütteln	4	0	R	r	
a3 Bär mit Fussball	4	0	R	r	
b2 Stecker einstecken	3	1		r	2
c1 Kreisel	4	0	R	r	
d1 Turm bauen	4	0	R	r	
d2 Würfel rollen	4	0	R	r	4
Bonuspunkt (R/L)	1	0			
Gesamt (R/L)	24	1			
Benutzungsprozentsatz	96	4			
IHD un-uni (LQ)	92				

Geschult unimanuell	Rechts	Links	Konstanz	1. Hand	Auffäll. Wechsel
f1 Zahnbürste	4	0	R	r	
f2 Löffel	4	0	R	r	
f5 Messer schneiden	4	0	R	r	
g1 Luft schreiben	4	0	R	r	
h1 Malen	4	0	R	r	1
l1 Ball werfen	4	0	R	r	
Bonuspunkt (R/L)	1	0			
Gesamt (R/L)	25	0			
Benutzungsprozentsatz	100	0			
IHD ge-uni (LQ)	100				

Ungeschult bimanuell	Rechts	Links	Konstanz	1. Hand	Auffäll. Wechsel
a1 Schachtel öffnen	4	0	R	r	
d3 Besen und Schippe	4	0	R	r	
e1 Karten austeilen	4	0	R	r	
f3 Tube öffnen	0	4	L	l	
h2 Aufkleber abnehmen	0	4	L	l	
k1 Festschrauben	4	0	R	r	
Bonuspunkt (R/L)	1	0			
Gesamt (R/L)	17	8			
Benutzungsprozentsatz	68	32			
IHD un-bi (LQ)	36				

Geschult bimanuell	Rechts	Links	Konstanz	1. Hand	Auffäll. Wechsel
b1 Schnürsenkel nähen	4	0	R	r	
f4 Messer und Gabel	4	0	R	r	
h3 Schere schneiden	4	0	R	r	1
i1 Streichholz anzünden	4	0	R	r	
j1 Schlüssel ins Schloss	4	0	R	r	
k2 Schraubenzieher auf	4	0	R	r	
Bonuspunkt (R/L)	1	0			
Gesamt (R/L)	25	0			
Benutzungsprozentsatz	100	0			
IHD ge-bi (LQ)	100				

	Ungeschult	Geschult	Teil IHD: Uni- Bimanuell
Unimanuell	92	100	96
Bimanuell	36	100	68
IHD (LQ)	64	100	

Interne Konstanz	
Rechts	88
Links	8
Gesamtkonstanz	96
Anzahl Handwechsel	8

FHPT Gesamtwert (LQ)	82

Abb. 9.12 Davids Ergebnisse des FHPT

- **Fähigkeit (ungeschulte Leistung – Hämmern und Klopfen)**

Da David mit der rechten Hand wesentlich genauer und schneller hämmert, ist die ungeschulte Leistung beim Hämmern rechts um 24 % besser. Auch beim Klopfen arbeitet die rechte Hand erheblich besser und genauer. David schafft 50 Klopfschläge mit rechts und 37 mit links. Dementsprechend ist der Klopflateralitätsquotient rechts um 20 % besser. Insgesamt ist die Fähigkeit beim Hämmern und Klopfen rechts um 22 % besser (◘ Abb. 9.13 und ◘ Abb. 9.14).

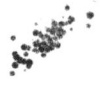
Links

Rechts

Abb. 9.13 Davids Fähigkeitstest **Hämmern** der linken und rechten Hand

Kapitel 9 · Fallbeispiele aus der Praxis

○ **Abb. 9.14** Davids Fähigkeitstest **Klopfen** der linken und rechten Hand

> ■ **Fertigkeit (geschulte Leistung – Nachspuren und Punktieren)**
> Bei der geschulten Leistung zeigt David beim Nachspuren eine bessere Funktion der rechten Hand. Obwohl er für das Nachspuren dieselbe Zeit für die linke und rechte Hand benötigt (31 Sekunden), kann seine rechte Hand besser auf der Mittellinie und innerhalb den beiden Außenlinien bleiben, sodass sie insgesamt zu 11 % besser abschneidet. Beim Punktieren ist die rechte Hand mit 21 Sekunden wesentlich schneller als die linke mit 35 Sekunden. David trifft mit der rechten Hand alle Perlen und punktiert diese mit besserer Qualität. Der Unterschied zwischen den Händen ist hier noch gravierender: rechts um 32 % besser. Insgesamt ist der Fertigkeitsquotient beim Nachspuren und Punktieren rechts um 22 % besser (○ Abb. 9.15 und ○ Abb. 9.16).

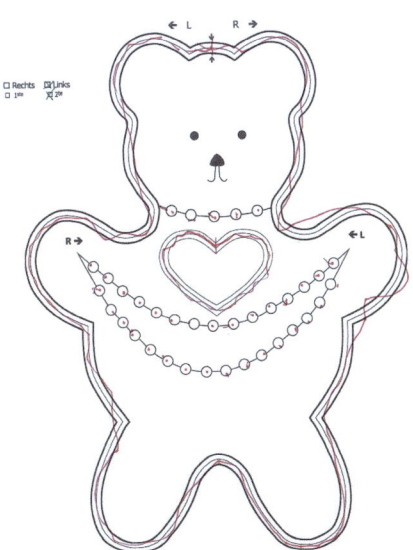
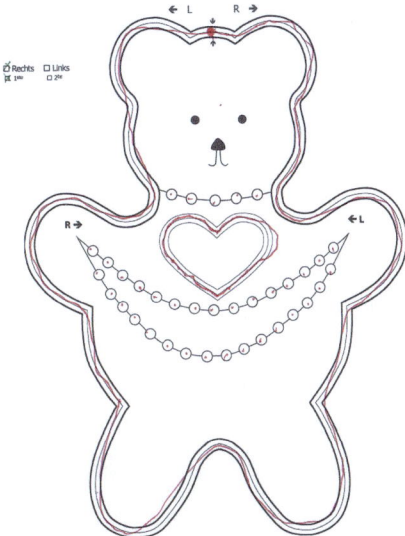

○ **Abb. 9.15** Davids Fertigkeitstest (Nachspuren und Punktieren) der **linken Hand** (2. Wahl)

○ **Abb. 9.16** Davids Fertigkeitstest (Nachspuren und Punktieren) der **rechten Hand** (1. Wahl)

- **Überkreuzen der Körpermitte**

Beim Überkreuzungstest setzt David die linke Hand häufiger ein als die rechte: links überkreuzt 2 Mal; er nimmt 6 der 10 mittigen Steine auf und 4 der Steine auf der linken Seite (ipsilateral). Die rechte Hand überkreuzt im Gegensatz dazu 6 Mal. Würde man die beiden Hände beim Überkreuzen zusammenzählen, hätte David einen Überkreuzungsquotienten von 80 %. Da aber für den Lateralitätsquotienten anhand der Formel (R−L)/(R+L) rechts und links miteinander verrechnet werden, entsteht insgesamt ein Überkreuzungsquotient von 40 % mehr rechts. Das weist auf alle Fälle darauf hin, dass David kein Überkreuzungsvermeiden aufweist und mit beiden Händen überkreuzt.

- **Bimanuelle Kreise**

Bei den bimanuellen Kreisen ist es auffällig, dass Davids linke Hand, mit Ausnahme der schnellen Kreise nach innen, die Richtung nicht beibehalten kann. Selbst bei den langsamen Varianten oder den spiegelbildlichen Kreisbewegungen kommt er aus dem Rhythmus. So zeigt sich eine sehr hohe Differenz zwischen den Händen: rechts um 71 % besser. Die Qualität der Kreise wird auf der rechten Seite als durchschnittlich bis grenzwertig eingeschätzt, auf der linken Seite als auffällig (◘ Abb. 9.17, ◘ Abb. 9.18, ◘ Abb. 9.19, ◘ Abb. 9.20).

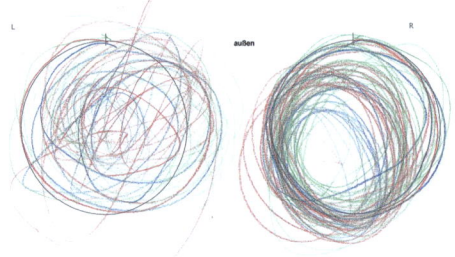

◘ Abb. 9.17 Davids bimanuelle Kreise nach **außen** (spiegelbildliche Bewegung)

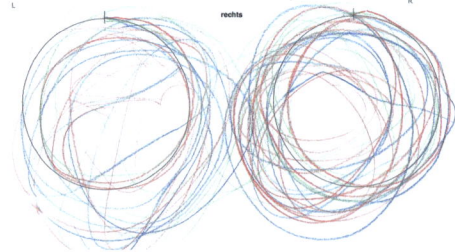

◘ Abb. 9.19 Davids bimanuelle Kreise nach **rechts** (parallele Bewegung)

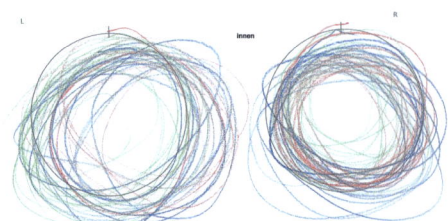

◘ Abb. 9.18 Davids bimanuelle Kreise nach **innen** (spiegelbildliche Bewegung)

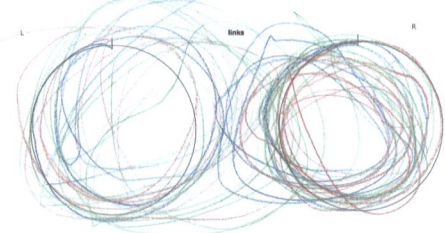

◘ Abb. 9.20 Davids bimanuelle Kreise nach **links** (parallele Bewegung)

Kapitel 9 · Fallbeispiele aus der Praxis

> ■ **Kategorisierungsprofil**
> Die Unterschiede zwischen den Händen (Inter-Hand-Differenzen, IHD) in den fünf Händigkeitstests sind im Kategorisierungsprofil anhand von Lateralitätsquotienten zusammengefasst (◘ Abb. 9.21).

Prozentsatz					Inter-Hand-Differenz (IHD) (Lateralitätsquotient)			gr. IHD	Kleine IHD					gr. IHD
auf- fällig	grenz- wertig	Durch- schnitt	Leistungswerte der L und R Hand	Händigkeits- dimension	Teil	IHD (LQ)	Gesamt- IHD (LQ)	L 25.-74. Perz.	L- 10.-15. Perz.	VL 1.-9. Perz.	VR 1.-9. Perz.	R- 10.-15. Perz.	R 25.-74. Perz	
1	2	3						2	3	4	4,5	5	6	7
		x	Interne Konstanz Gesamt 96 Rechts 88 Links 8	Präferenz: Ungeschult Präferenz: Geschult FHP	Unimanuell 92 Unimanuell 100	Bimanuell 36 Bimanuell 100	Ungeschult 64 Geschult 100	Gesamt 82						
li		re	Rechts 53 Links 31	Leistung: Fähigkeit	Hämmern 24	Klopfen 20	Gesamt 22							
li		re	Rechts 64 Links 42	Leistung: Fertigkeit	Nachspuren 11	Punktieren 32	Gesamt 22							
	x		Kontralaterale Reakt. 40	Überkreuzen	Rechts 60	Mitte 60	Links 20	Gesamt 40						
x			Altersgem. Leistung 2	Bimanuelle Kooperation	Spiegel 72	Parallel 69	Gesamt 71							

◘ **Abb. 9.21** Davids Kategorisierungsprofil. **Ausprägung:** Der Gesamtausprägungswert (Spalten rechts) für David beträgt 7+8+8+8+6+7 = 44:6 = **7,33**. **Leistung:** Davids motorische Leistung (Spalten links) liegt mit der rechten Hand insgesamt im Durchschnittsbereich und mit der linken im auffälligen Bereich. Insgesamt unterstützt sein Profil den Händigkeitstypus Motorik mit der Variante einer pathologischen Rechtshändigkeit (**p-R**) und einer motorischen Schwäche vor allem links. *FHP* = funktionale Handpräferenz. (Aus: Kraus, 2018a)

David zeigt eine starke Rechtspräferenz in ungeschulten und vor allem in geschulten Items. Während alltäglicher Handlungen setzt er die linke Hand mehr bei den bimanuellen und bei den ungeschulten Items ein, erzielt aber insgesamt einen Lateralitätsquotienten von 82 % mehr rechts als links. Bei der ungeschulten (ungeübten) Leistung, dem Hämmern und Klopfen, ist seine rechte Hand wesentlich besser als seine linke und liegt von der Leistung im Durchschnittsbereich, während die linke Hand unterdurchschnittlich ist (unter der 10. Perzentile). Bei der geschulten (geübten) Leistung, dem Nachspuren und Punktieren (die eine hohe Übereinstimmung mit dem Schreiben aufzeigen), ist ebenfalls die rechte Hand wesentlich besser, wobei hier die linke Hand im auffälligen Bereich liegt (unter der 10. Perzentile).

David überkreuzt die Körpermitte (ein Indiz der neurologischen Reife) – allerdings nicht konsequent: Er kreuzt mehr mit rechts (60 %), aber auch mit links (20 %) und scheint während des Überkreuzungstest eine „linke" Phase zu haben, bei der er die linke Hand auch in der Mitte einsetzt.

Während der bimanuellen Kreise kann beobachtet werden, dass sich David teilweise so auf die linke Hand fokussiert, dass er die rechte zu „vergessen" scheint. Seine bimanuelle Koordination zwischen den Händen ist motorisch grenzwertig. Er gibt bei allen motorischen Tests an, dass sich die rechte Hand „besser" anfühle und auch besser wäre als die linke.

9.2.5 Zusammenfassung und Interpretation

Wie wir aus Davids Händigkeitstypus-Treppe ersehen können (◘ Abb. 9.22), weisen die Daten des Händigkeitsprofils insgesamt erst einmal auf eine **Rechtshändigkeit mit motorischer**

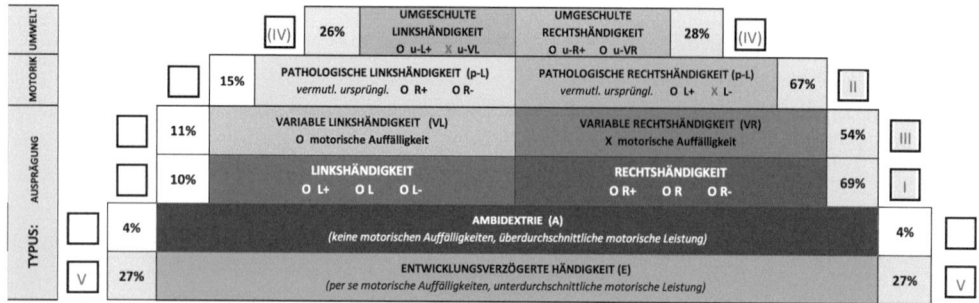

□ **Abb. 9.22** Davids Händigkeitstypus-Treppe. Der größte Cluster zeigt sich bei David bei einer Rechtshändigkeit, gefolgt von einer pathologischen Rechtshändigkeit sowie einer variablen Rechtshändigkeit. Es ist zu vermuten, dass David inhärent eine leicht ausgeprägte Linkshändigkeit mit einer linksseitigen Schwäche bzw. eine pathologischen Rechtshändigkeit aufzeigt. (Aus: Kraus, 2018a)

Auffälligkeit hin (69 %). Der zweitgrößte Cluster auf den Differenzierungsebenen ist bei dem Typus Motorik, Variante **pathologischen Rechtshändigkeit** (67 %) zu erkennen (d. h. ein genetisch veranlagter Linkshänder entwickelt sich als Rechtshänder, vermutlich aufgrund einer leichten Beeinträchtigung des kontralateralen motorischen Kortex).

Für eine pathologische Rechtshändigkeit sollte es Belege dafür geben, dass es Schwierigkeiten um die Geburt herum gab und dass eine große Differenz zwischen den Händen vorliegt, wobei die schlechtere Hand unterdurchschnittliche Leistung aufweisen sollte. Das ist bei David der Fall: Er wurde wegen verfrühter Wehen 2 Wochen zu früh durch einen Kaiserschnitt zur Welt gebracht, und die Differenz zwischen den Händen ist sehr groß beim Hämmern und Klopfen. Außerdem gibt es Beobachtungen von linkshändigen Phasen, die einerseits von der Mutter zu Hause beobachtet wurden, andererseits auch in der Testung auftraten (z. B. beim Überkreuzen der Körpermitte). Die linkshändigen Phasen scheinen außerdem direkt mit seiner visuellen Aufmerksamkeit auf die linke Seite verbunden zu sein, die dann die Bewegungsdurchführung der rechten Hand wesentlich zu verschlechtern scheinen. Ebenso verschlechtert sich die linke Hand, wenn er sich auf die rechte konzentriert. Dies weist auf einen Defizit im Bereich der bimanuellen Koordination hin. Die Mutter berichtet, dass ihr eine linkshändige Phase schon aufgefallen war, als David 1 Jahr alt war. Danach hätte David die rechte Hand bevorzugt, bis auf ein zeitweise linkshändiges Agieren. Ergebnisse aus der Entwicklungsforschung zeigen jedoch, dass sich die Händigkeit erst nach dem 3. Lebensjahr festigt und dass es vor allem in den ersten 2 Jahren immer wieder links- sowie auch rechtshändige Phasen gibt. Daher scheint diese Aussage keine starke Evidenz für eine Linkshändigkeit zu sein.

Wegen Davids motorischer Probleme weist auch der Typus Ausprägung/Motorik mit der **Variante Entwicklungsverzögerung** erhöhte Werte auf. Des Weiteren gibt die Mutter Einflüsse an, die eine Umschulung verursachen hätten können. Daher ist es nicht verwunderlich, dass auch höhere Werte für den Typus **umgeschulte Linkshändigkeit** sowie **umgeschulte Rechtshändigkeit** vorliegen. Der drittgrößte Cluster, Variable **Rechtshändigkeit**, wird durch den größten Cluster der Rechtshändigkeit bestimmt. Das ist nicht verwunderlich, da Rechtshänder eine relativ homogene Gruppe sind. Aber da die Werte für „Linkshänder" und „variabler Linkshänder" so klein sind, sind diese Varianten isoliert betrachtet nicht überzeugend (□ Abb. 9.22).

Bei David zeichnen sich insgesamt zwei Cluster ab, die sein Händigkeitsprofil am besten erklären würden. Er zeigt eine **mäßig ausgeprägte Rechtshändigkeit** mit motorischen Problemen, die vor allem seine bimanuelle Koordination und auch die unimanuelle Leistung der linken Hand beeinträchtigen. Eine ausgeprägte Rechtshändigkeit mit links betonten motorischen Problemen und großen Inter-Hand-Differenzen bekräftigt den zweitgrößten Cluster der **pathologischen Rechtshändigkeit**. Das würde bedeuten, dass David von seiner ursprünglichen Veranlagung her ein Linkshänder ist, dessen motorische Areale der rechten (für ihn dominanten) Gehirnhälfte jedoch durch Geburtsschwierigkeiten beeinträchtigt wurden. Dadurch hat sich von Anfang an die motorische Entwicklung auf der rechten Seite besser entwickelt. Die beobachteten linkshändigen Phasen lassen sich so aufgrund einer ursprünglich linken Präferenz, die sich noch gelegentlich bei motorisch anspruchslosen Tätigkeiten zeigt, erklären.

Die Vermutung der Mutter, dass David umgeschulter Linkshänder sei, ist eher unwahrscheinlich. Im Gespräch mit der Mutter wurde deutlich, dass die Trennung von ihrem Mann ein großer Stressfaktor für sie ist und dass sie sich durch die Probleme mit Davids Feinmotorik offensichtlich überfordert fühlt. Sie greift bei ihrer Einschätzung auf Teilwissen über Umschulungen und deren Folgen, Beobachtungen, dass David links agiert, sowie die Erinnerung an den frühen Einfluss von Davids Vaters, der auf den Gebrauch der rechten Hand bestand, zurück. Daher ist ihre Vermutung, dass David ein umgeschulter Linkshänder sei, durchaus nachvollziehbar. Er weist zudem einige Probleme auf, die auch als Umschulungsfolgen gelten. Dies erklärt die erhöhten Werte zu diesem Händigkeitstypus. Auch Bedenken, dass David seinen Handeinsatz während des Tests kognitiv kontrolliert haben könnte, können nicht bestätigt werden, da er während der Testung aktiv in Fantasiespiele eingebunden war und offensichtlich gar nicht wusste, dass es bei diesen Spielen eigentlich um eine Händigkeitsermittlung ging.

9.2.6 Empfehlungen und Interventionsansätze

Unabhängig davon, ob David nun ein mäßig ausgeprägter Rechtshänder mit motorischen Problemen oder ein pathologischer Rechtshänder ist, sollte er beim Schreiben mit der rechten Hand bleiben, da die linke Hand die wesentlich schwächere ist und er vor allem die rechte durchgehend bevorzugt einsetzt. Die Ergotherapie sollte in erster Linie darauf abzielen, die Grafomotorik in Bezug auf die Schule zu verbessern.

Es sollten auch Gespräche mit der Mutter stattfinden: Das Ergebnis des Händigkeitsprofils sollte gezeigt und erklärt werden, die linkshändigen Phasen sollten erläutert werden, und es sollte eine Aufklärung zu dem Thema Händigkeit und Umschulung erfolgen.

9.3 Bernd – umgeschulter Linkshänder mit motorischen Auffälligkeiten

9.3.1 Überweisungsgrund

Bernd ist ein 4-jähriger Junge im 3. Kindergartenjahr. Wegen einer expressiven Sprachstörung wird er seit zwei Jahren logopädisch betreut. Die Logopädin beobachtet einen häufig wechselnden Handgebrauch und empfiehlt eine Abklärung der Händigkeit. Es solle festgestellt werden, mit welcher Hand Bernd malen und schreiben soll, da er nächstes Jahr in die Vorschule kommt. Auch der Mutter fällt ein permanent wechselnder Handgebrauch auf, sowohl bei den Alltagshandlungen als auch beim Malen und Schneiden. Bernd sei laut Mutter inzwischen verunsichert und wisse gar nicht mehr, welche Hand er für bestimmte Tätigkeiten benutzen solle. In der Verwandtschaft mütterlicherseits gibt es Linkshänder. Die beiden älteren Geschwister und die Eltern sind Rechtshänder.

9.3.2 Anamnese

Die Mutter berichtet, dass Bernd in der 40. Schwangerschaftswoche mit Kaiserschnitt geboren wurde und sein Gewicht und seine Größe normal gewesen waren. Der Kaiserschnitt erfolgte, da die Nabelschnur um den Hals gewickelt. Der Geburtsschrei war verzögert. Bernd entwickelte sich aber laut Mutter altersgerecht. Mit 3 Jahren bekam Bernd aufgrund einer expressiven Sprachstörung logopädische Unterstützung. Die Mutter findet, dass Bernd konzentriert arbeitet und sehr interessiert an seiner Umwelt ist. Er stellt viele neugierige Fragen nach Zusammenhängen und neuen Dingen. Bernd ahmt seine älteren Geschwister gerne nach und hat den Ehrgeiz, so gut zu sein wie sein älterer Bruder. Die Feinmotorik ist aus der Sicht der Mutter altersgerecht entwickelt, und Bernd kann sowohl mit links als auch mit rechts gleich gleichermaßen agieren. Er kommt im Alltag gut zurecht und ist altersgemäß selbstständig. Der Mutter fällt jedoch auf, dass Bernd den Handgebrauch sowohl in spontanen wie auch in erlernten Handlungsbereichen wechselt. Bei vorgegebenen grafomotorischen Aufgaben arbeitet er von rechts nach links statt von links nach rechts. Früher wechselte er beim Malen, jetzt bevorzugt er jedoch die rechte Hand. Bernd hat vor einem halben Jahr das Malen vermieden. Im Augenblick zeigt er jedoch Eigeninitiative und Fantasie beim Malen und Basteln. Auffallend ist für die Mutter jedoch, dass Bernd im Gegensatz zu seinen Geschwistern stets von der rechten Seite auf das Fahrrad steigt und dass er beim Kinderturnen oft seitenverkehrt turnt. Ansonsten schätzt sie ihn als ein Kind ein, das gerne alles richtig machen will und nicht anders sein möchte als andere Kinder.

Die Logopädin berichtet, dass Bernd ihrer Ansicht nach nur durch viel Übung eine bessere Stifthaltung „rechts" entwickelt hat und sich bewusst für die rechte Hand als Malhand entschieden hat. Bei genauer Betrachtung hätte sich jedoch gezeigt, dass Bernd sehr angespannt sei beim Malen mit der rechten Hand. Sie hat entsprechend Bernd auch bei anderen feinmotorischen Tätigkeiten beobachtet und wechselnden Handgebrauch festgestellt und daraufhin eine Händigkeitsabklärung empfohlen.

9.3.3 Allgemeine Beobachtungen

Bernd wirkt zunächst zurückhaltend. Er kann sich dann aber gut auf die Situation einstellen und auch seine Bedürfnisse äußern. Bernd vermeidet das Sprechen, und sein Wortschatz, Satzbau und Sprachfluss scheinen reduziert. Erlebtes kann er sprachlich nur schwer ausdrücken. Bernd zeigt Interesse an Aktivitäten mit Stift und Papier und kann bereits seinen Namen schreiben. Die Stifthaltung und Stiftführung sind recht geübt, jedoch noch nicht flüssig.

9.3.4 Ergebnisse und Analyse des Händigkeitsprofils

> - **Funktionaler Handpräferenztest (FHPT)**
> Die **geschulten unimanuellen Tätigkeiten** (z. B. Malen, Werfen, mit Löffel essen) führt Bernd 14 Mal mit der linken und 10 Mal mit der rechten Hand aus. Die linke Hand wird durchgängiger eingesetzt, d. h., Bernd bleibt häufiger während einer bestimmten Tätigkeit bei einer Hand. Bei geschulten bimanuellen Aufgaben (z. B. Gabel und Messer nutzen, Schneiden mit der Schere, Anzünden eines Streichholzes, Schloss aufsperren) überwiegt die rechte Hand (14 von 24). Beim Einstecken von Schnürsenkeln sind beide Hände gleichermaßen beteiligt. Die ungeschulten unimanuellen Aufgaben (z. B. Kreiseln, Turm bauen, Würfeln) führt Bernd überwiegend mit der linken Hand aus (16 von 24). Bei ungeschulten bimanuellen Aufgaben (z. B. Tube öffnen, Karten austeilen) wird ebenfalls häufiger die linke Hand eingesetzt (20 von 24; ◘ Abb. 9.23). Insgesamt setzt er die linke Hand 21% mehr ein als die rechte, wobei vor allem die ungeschulten Items links durchgeführt wurden.

Kapitel 9 · Fallbeispiele aus der Praxis

Ungeschult unimanuell					
	Rechts	Links	Konstanz	1. Hand	Auffäll. Wechsel
a2 Schachtel schütteln	4	0	R		
a3 Bär mit Fussball	0	4	L	l	
b2 Stecker einstecken		4	L		
c1 Kreisel	2	2		r	
d1 Turm bauen	1	3		r	
d2 Würfel rollen	1	3		r	
Bonuspunkt (R/L)	1	0			
Gesamt (R/L)	9	16			
Benutzungsprozentsatz	36	64			
IHD un-uni (LQ)	-28				

Geschult unimanuell					
	Rechts	Links	Konstanz	1. Hand	Auffäll. Wechsel
f1 Zahnbürste		4	L		
f2 Löffel		4	L		
f5 Messer schneiden		4	L		
g1 Luft schreiben	4	0	R		
h1 Malen	4	0	R		
l1 Ball werfen	2	2		R	
Bonuspunkt (R/L)	1	0			
Gesamt (R/L)	11	14			
Benutzungsprozentsatz	44	56			
IHD ge-uni (LQ)	-12				

Ungeschult bimanuell					
	Rechts	Links	Konstanz	1. Hand	Auffäll. Wechsel
a1 Schachtel öffnen		4	L		
d3 Besen und Schippe	4	0	R		
e1 Karten austeilen		4	L		
f3 Tube öffnen		4	L		
h2 Aufkleber abnehmen		4	L		
k1 Festschrauben		4	L		
Bonuspunkt (R/L)	0,5	0,5			
Gesamt (R/L)	4,5	20,5			
Benutzungsprozentsatz	18	82			
IHD un-bi (LQ)	-64				

Geschult bimanuell					
	Rechts	Links	Konstanz	1. Hand	Auffäll. Wechsel
b1 Schnürsenkel nähen	2	2			x
f4 Messer und Gabel	4	0	R		
h3 Schere schneiden	2	2		l	
i1 Streichholz anzünden	2	2		R	
j1 Schlüssel ins Schloss	2	2		R	
k2 Schraubenzieher auf	2	2			
Bonuspunkt (R/L)	1	0			
Gesamt (R/L)	15	10			
Benutzungsprozentsatz	60	40			
IHD ge-bi (LQ)	20				

	Ungesch	Geschult	Teil IHD: Uni- Bimanuell
Unimanuell	-28	-12	-20
Bimanuell	-64	20	-22
IHD (LQ)	-46	4	

Interne Konstanz	
Rechts	21
Links	42
Gesamtkonstanz	63
Anzahl Handwechsel	0

FHPT Gesamtwert (LQ)	-21

◘ **Abb. 9.23** Bernds Ergebnisse des FHPT

> ▪ **Fähigkeit (ungeschulte Leistung – Hämmern und Klopfen)**
> Beim Hämmern ist die rechte Hand mit 36 Schlägen in 15 Sekunden etwas schneller als die linke Hand, mit der er 33 Schläge erzielt. Bernds Leistung der rechten Hand hat mit 1,3 cm minimal mehr Streubreite als seine linke mit 1,0 cm. Beim Klopfen jedoch ist die rechte Hand mit 35 Schlägen und einer Streubreite von 1 cm etwas langsamer als die linke Hand mit 38 Schlägen und einer Streubreite von 1,3 cm. Auffällig ist, dass die rechte Hand beim Klopfen sehr wenig Druck zeigt und die Schläge kaum zu erkennen sind. Insgesamt schneiden beide Hände ähnlich ab, aber mit einer leichten Tendenz (2%) nach links (◘ Abb. 9.24 und ◘ Abb. 9.25).

Links	Rechts
2. Hand	1. Hand
33	36

Abb. 9.24 Bernds Fähigkeitstest **Hämmern** der linken und rechten Hand

Links	Rechts
2. Hand	1. Hand
38	35

Abb. 9.25 Bernd's Fähgkeitstest **Klopfen** der linken und rechten Hand

- **Fertigkeit (geschulte Leistung – Nachspuren und Punktieren)**

Bernd fängt das Nachspuren mit der rechten Hand an und braucht 76 Sekunden – links nur 49 Sekunden. Bernd zeigt zunächst großen Ehrgeiz. Das Nachspuren „rechts" kostet jedoch sehr viel Energie. Er setzt den Stift 5 Mal ab, obgleich es klare Anweisungen gibt, den Stift nicht abzusetzen. Bernd hält teilweise die Luft an vor Anspannung. Als die linke Hand dran ist, ist Bernd wesentlich entspannter. Er setzt den Stift nur 2 Mal ab. Bernd erreicht trotz größerer Schnelligkeit „links" die gleichen Werte in der Mittellinienauswertung. Beim Punktieren ist die linke Hand im Vergleich zur rechten Hand ungenauer und mit 44 Sekunden deutlich langsamer als die rechte Hand mit 29 Sekunden(Abb. 9.26 und Abb. 9.27). Bernd zeigt deutliche Ermüdungserscheinungen beim Punktieren mit der linken Hand.

Kapitel 9 · Fallbeispiele aus der Praxis

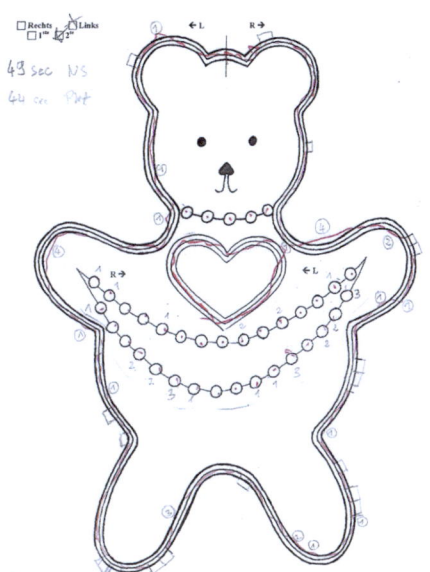

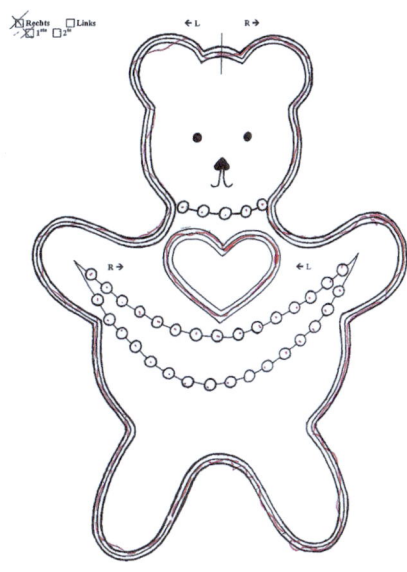

Abb. 9.26 Bernds Fertigkeitstest (Nachspuren und Punktieren) der **linken** Hand (2. Wahl)

Abb. 9.27 Bernd's Fertigkeitstest (Nachspuren und Punktieren) der **rechten** Hand (1. Wahl)

- **Überkreuzen der Körpermitte**

Bernd überkreuzt insgesamt 3 Mal bei 10 Versuchen und zeigt damit ein leichtes Vermeiden des Überkreuzens. Er nimmt die Steine auf der rechten Seite, bis auf eine Ausnahme, mit der rechten Hand auf. Die Steine auf der linken Seite nimmt er 8 Mal mit links und überkreuzt 2 Mal mit rechts. Die mittigen Steine nimmt er ausschließlich mit rechts. Die Tatsache, dass er sowohl mit links als auch mit rechts überkreuzt, indiziert, dass ein Überkreuzungsvermeiden wahrscheinlich nicht die Hauptursache seines wechselnden Handgebrauchs ist, sondern eher umgekehrt – selbst das Überkreuzen ist unbeständig.

- **Bimanuelle Kreise**

Bernd hat große Schwierigkeiten, die Kreise mit beiden Händen gleichzeitig zu malen, und vollendet nur wenige Runden. Auffällig sind der durchgängig starke Druck auf der rechten Seite bei den spiegelbildlichen Bewegungen und die wesentlich besseren Kreise rechts. Die linke Hand hingegen scheint Probleme zu haben, fließend Kreise zu malen, vor allem nach links. Der Druck der linken Hand variiert von leicht bis sehr leicht. Interessant ist, dass bei den parallelen Bewegungen nach rechts die linke Hand einen deutlich stärkeren Druck aufzeigt als die rechte – dieser Unterschied kehrt sich bei den Parallelbewegungen nach rechts wieder um. Generell scheint Bernd eine Hand mit den Augen zu fixieren, die dann auch einen stärkeren Druck erzeugt. Diese unterschiedlichen Ergebnissen zwischen den Richtungsvarianten weisen darauf hin, dass der Unterschied zwischen den Händen durch die Malrichtung und nicht durch eine inhärente Schwäche einer Seite bestimmt wird (◘ Abb. 9.28, ◘ Abb. 9.29, ◘ Abb. 9.30, ◘ Abb. 9.31).

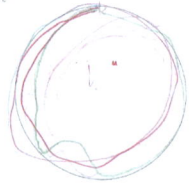 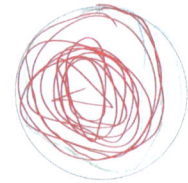 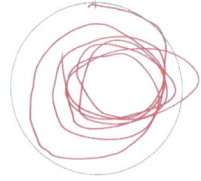 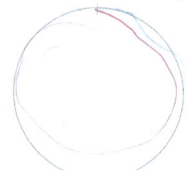

◘ **Abb. 9.28** Bernds bimanuelle Kreise nach **außen** (spiegelbildliche Bewegung)

◘ **Abb. 9.30** Bernds bimanuelle Kreise nach **rechts** (parallele Bewegung)

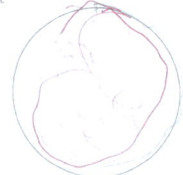 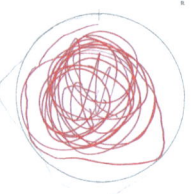 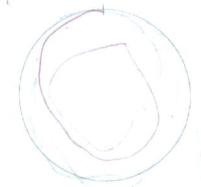 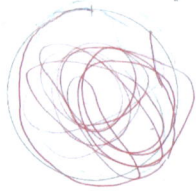

◘ **Abb. 9.29** Bernds bimanuelle Kreise nach **innen** (spiegelbildliche Bewegung)

◘ **Abb. 9.31** Bernds bimanuelle Kreise nach **links** (parallele Bewegung)

▪ **Kategorisierungsprofil**

Bernd zeigt eine deutliche linksseitige Präferenz beim Präferenztest bei den ungeschulten Präferenzitems, und eine leichte rechtsseitige Präferenz bei den geschulten Items. Bei den Leistungstests gibt es auch Unterschiede zwischen geschult und ungeschult: Die geschulte Fertigkeit ist insgesamt besser rechts, und die ungeschulte Fähigkeit insgesamt besser links. Der Überkreuzungstest und die bimanuellen Kreise gelten auch als ungeschulte Aufgaben und weisen eine leichte Linkstendenz auf (◘ Abb. 9.32).

Kapitel 9 · Fallbeispiele aus der Praxis

Leistungsniveau					Ausprägungsgrad der Händigkeit							
Prozentsatz			Leistungswerte der L und R Hand	Händigkeits-dimension	Inter-Hand-Differenz (IHD) (Lateralitätsquotient)				gr. IHD	Kleine IHD		gr. IHD
auf-fällig	grenz-wertig	Durch-schnitt			Teil IHD (LQ)		Gesamt-IHD (LQ)		L 25.-74. Perz.	L- 10.-15. Perz.	VL 1.-9. Perz.	VR 1.-9. Perz.	R- 10.-15. Perz.	R 25.-74. Perz.
		x	Interne Konstanz Gesamt 63	Präferenz: Ungeschult	Unimanuell -28	Bimanuell -64	Ungeschult -46	Gesamt -21	x					
			Rechts 21 Links 42	Präferenz: Geschult FHP	Unimanuell -12	Bimanuell 20	Geschult 4							
li	re		Rechts 36 Links 38	Leistung: Fähigkeit	Hämmern 3	Klopfen -7	Gesamt -2		x					
li	re		Rechts 61 Links 48	Leistung: Fertigkeit	Nachspuren 13	Punktieren 29	Gesamt 13							
x			Kontralaterale Reakt. 15	Überkreuzen	Rechts 10	Mitte 100	Links 20	Gesamt -10						
			Altersgem. Leistung 0	Bimanuelle Kooperation	Spiegel -8	Parallel -14	Gesamt -11					x		

◘ **Abb. 9.32** Bernds Kategorisierungsprofil. **Ausprägung:** Der Gesamtausprägungswert (Spalten rechts) für Bernd beträgt 2+5+3+6+3+3 = 22:6 = **3,33**. **Leistung:** Bernds motorische Leistung (Spalten links) ist mit beiden Händen auffällig, und beim Hämmern und Klopfen liegt die linke im auffälligen Bereich. Insgesamt unterstützt sein Profil den Händigkeitstypus Umwelt mit der Variante einer umgeschulten Linkshändigkeit (**u-L**) mit beidseitigen leichten motorischen Auffälligkeiten. FHP = funktionale Handpräferenz. (Aus: Kraus, 2018a)

9.3.5 Zusammenfassung und Interpretation

Bei der Betrachtung der Händigkeitstypus-Treppe von Bernd ist der Wert, der für die **umgeschulte Händigkeit** steht, mit 48 % der größte Cluster. Eventuell hat sich Bernd durch Modellverhalten und Nachahmung selbst auf die rechte Hand als Malhand umgeschult. Die zweit- und drittgrößten Cluster sind die Variante **variable Linkshändigkeit** als ausprägungsbasierter Typus (39 %) und die Variante einer **entwicklungsverzögerten Händigkeit** (37 %; ◘ Abb. 9.33).

Die Variante **umgeschulte Linkshändigkeit** kann tatsächlich nur Sinn ergeben, wenn es auch höhere Werte unter Linkshändigkeit oder variable Linkshändigkeit gibt, was hier der Fall ist. Ebenso zeigt Bernd einige motorische Auffälligkeiten, die auf beiden Seiten unterschiedlich sind und viele seiner Tätigkeiten nicht wesentlich beeinträchtigen. Diese Auffälligkeiten spiegeln sich in der Variante **entwicklungsverzögerte Händigkeit**. An vierter Stelle gibt es eine

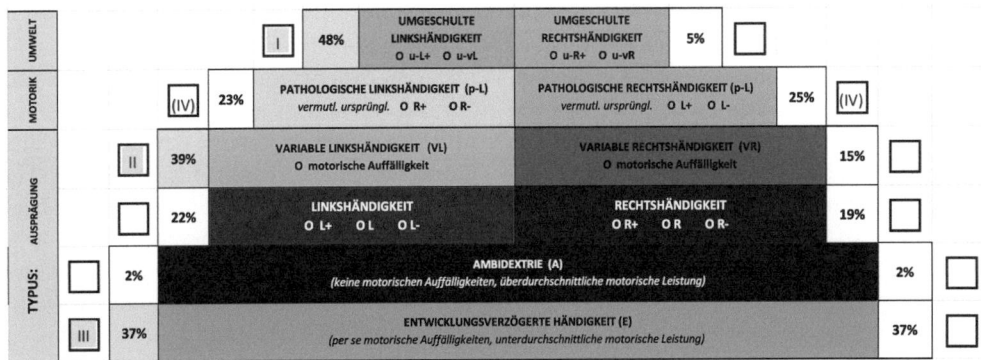

◘ **Abb. 9.33** Bernds Händigkeitstypus-Treppe. Der größte Cluster zeigt sich bei Bernd bei einer umgeschulten Linkshändigkeit, gefolgt von einer variablen Linkshändigkeit mit motorischer Auffälligkeit sowie einer verzögerten Entwicklung der Händigkeit.

Anhäufung bei der pathologischen Händigkeit, wobei sich die beiden Seiten aber kaum unterscheiden. Die von der Mutter angegebenen Schwierigkeiten um die Geburt herum sind für diese Anhäufung verantwortlich.

In Anbetracht des Differenzierungsverfahrens, das die Hintergrundinformationen und qualitativen Beobachtungen mit den Werten des Kategorisierungsprofils zusammenführt, zeigt sich, dass Bernd vermutlich ein **umgeschulter Linkshänder** ist, der jedoch feinmotorisch auffällig ist. Die Auffälligkeit ist auf beiden Seiten unterschiedlich ausgeprägt und kann einer Entwicklungsverzögerung zugeschrieben werden. Durch den Übungseffekt hat sich die rechte Hand schreibtechnisch besser entwickelt – allerdings können sich dadurch Umschulungsfolgen entwickeln. So scheint Bernd Aspekte von allen drei Händigkeitstypen in seiner jetzigen Händigkeitsbeschaffenheit zu vereinen: ein variabler Linkshänder mit motorischen Auffälligkeiten, der sich im rechtshändigen Umfeld umgeschult hat und nun mit rechts schreibt.

9.3.6 Empfehlung und Interventionsansätze

Als umgeschulter Linkshänder stellt sich die Frage, ob Bernd auf die linke Hand zurückgeschult werden könnte oder sollte. Allerdings überlagert sich die Umschulung auch mit einer motorischen Schwäche beiderseits. Obgleich deutlich wird, dass Bernds linke Hand bestimmte Auffälligkeiten aufweist, ist diese im Schnitt nicht wesentlich schlechter als seine rechte Hand und scheint eher anders statt mehr betroffen zu sein. Wir vermuten, dass die Entwicklung der rechtshändigen Mal- und Schreibhand dem sozialen Umwelteinfluss geschuldet ist, aber auch seine eigenen **internen Bevorzugungen** sind aufgrund der unterschiedlichen motorischen Defizite auf beiden Seiten nicht auszuschließen. Jedenfalls gibt Bernd an, dass sich die rechte Hand generell besser anfühle oder auch besser abschneide. Inwieweit dies mit einer Automatisierung und Gewohnheit zu tun hat, kann man schwer einschätzen.

Es ist wichtig, dass die Ergebnisse des Händigkeitsprofils offen mit Bernd und seinen Eltern besprochen werden. Als offensichtlicher Linkshänder wäre es natürlich ideal, auch mit der linken Hand zu schreiben, um eventuelle Umschulungsfolgen zu vermeiden. Bernd sollte dafür sensibilisiert werden, dass es um seinen Körper und seine Hände geht und dass letztendlich nur er herausfinden kann, welche Hand für ihn als Schreibhand richtig ist. Wenn er und seine Familienangehörigen dazu bereit wären, könnte Bernd in einer begrenzten Experimentphase mit der linken Hand malen und seinen Namen schreiben und eventuell auch andere Tätigkeiten mit links verrichten (▶ Kap. 8). Die Tätigkeiten während dieser Experimentierphase sollten zusammen mit Bernd intensiv reflektiert werden. Neue, für Bernd unbekannte Tätigkeiten können mit beiden Händen ausprobiert werden. Es wird dann beobachtet, welche Hand zuerst eingesetzt wird, welche schneller lernt und welche Hand im Endergebnis qualitativ besser abschneidet. Eine Verschriftlichung dieser Reflexionen kann sehr nützlich sein. Nach einigen Wochen könnte man die Entscheidung in einer Feedbackrunde noch einmal konkretisieren, nachdem Bernd die Gelegenheit hatte, sich bewusst auszuprobieren und der Automatisierung der rechten Hand entgegenzuwirken.

Sollte Bernd und/oder seine Familie nicht für so ein Experiment offen sein oder sollte sich herausstellen, dass er eindeutig doch weiter mit der rechten Hand schreiben möchte, sollte dies natürlich ernst genommen werden, und er würde dann ausschließlich mit der rechten Hand schreiben. Vor Schulbeginn sollte Bernd jedoch die Hand, für die er sich entschieden hat, konsequent und durchgehend einsetzen und ein Wechseln während der Mal- und Schreibtätigkeiten vermeiden.

9.4 Hugo – variabler Linkshänder mit linksseitiger Schwäche und nachfolgender Umbildung

9.4.1 Überweisungsgrund

Hugo ist 5 Jahre alt. Seine Eltern berichten, dass er sich bis vor Kurzem im Kindergarten dem Malen und anderen feinmotorischen Aktivitäten verweigert hat. Er setze seine linke Hand auf der linken Seite ein und seine rechte Hand auf der rechten und falle generell durch seinen dauerhaften wechselnden Handgebrauch auf. Der Hand-Präferenz-Test (HPT) nach Steding-Albrecht wurde vor einem halben Jahr in einer anderen Ergotherapiepraxis durchgeführt. Hugo sei dort in der Handlungspräferenz eindeutig rechts gewesen. Die Therapeutin, die den Test durchführte, vermutet aber, dass Hugo seinen Handeinsatz kognitiv gesteuert hat, eventuell mit der Intention zu zeigen, dass er „Beidhänder" ist. Die Leistungspräferenz des HPT wies keinen eindeutigen Unterschied zwischen den Händen auf, beide lagen im unterdurchschnittlichen Bereich. Seit einem halben Jahr kommt Hugo in die jetzige Ergotherapiepraxis und hat seither viel feinmotorisch gearbeitet und Handwerk gemacht. Hugo hat nach Aussagen seiner jetzigen Ergotherapeutin und seiner Eltern in der Therapie sowie zu Hause die Gelegenheit gehabt, sich sowohl mit links wie auch mit rechts auszuprobieren. Seitdem hat sich die rechte Hand wesentlich verbessert – die linke ist hingegen eher auf dem gleichen motorischen Niveau geblieben. Hugo beginnt nun seit ein paar Monaten, vermehrt mit rechts zu malen und zu schreiben. Da dieses Jahr die Einschulung ansteht, ist eine endgültige Abklärung der Händigkeit notwendig, um die Schreibhand festzulegen.

9.4.2 Anamnese

Laut Hugos Eltern gab es keine Schwierigkeiten in der Schwangerschaft, aber es kam zu einer eingeleiteten Geburt wegen 9-tägiger Übertragung. Hugos Vater ist ausgeprägter Linkshänder, seine Mutter eine umgeschulte Linkshänderin, ebenso wie Hugos Großmutter väterlicherseits. Die Mutter erzählt, dass es zu Hause ein offenes Umfeld für die Händigkeitsentwicklung gibt. Hugo wechselt bei fast allen Tätigkeiten, nur mit der Schere schneidet er immer mit links und wirft einen Ball immer mit rechts. Hugo gibt selbst an, dass seine rechte Hand „beweglicher" sei und die linke oft „müde" werde. Ansonsten bemerkt die Mutter, dass Hugo zu Hause in letzter Zeit beim Malen mehr die rechte Hand einsetzt und fast immer seinen Namen mit rechts schreibt.

9.4.3 Allgemeine Beobachtungen während der Untersuchung

Hugo präsentiert sich als ein selbstbewusstes, offenes und neugieriges Kind mit sehr guten verbalen Fähigkeiten. Er gibt spontan die linke Hand bei der Begrüßung und kommentiert oder erklärt alle Test-Items, Er scheint seine Schwächen oder Schwierigkeiten geschickt zu kompensiere, indem er seine guten verbalen und charmanten Fähigkeiten einsetzt. Außerdem löst er die „Wechselsituation" so für sich, indem er es „ganz cool" findet, ein „Beidhänder" zu sein – einer seiner ersten Sätze nach der Begrüßung war die stolze Aussage: „Weißt du was, ich bin ein Beidhänder!"

9.4.4 Ergebnisse und Analyse des Händigkeitsprofils

- **Funktionaler Handpräferenztest (FHPT)**

Hugos Handeinsatz bei den Präferenz-Items weist einen deutlichen Unterschied zwischen geschulten und ungeschulten Items auf. Die ungeschulten Items werden mehr rechts durchgeführt (insgesamt zu 40 % mehr rechts), während die geschulten Items entweder eindeutig mehr mit links bei den beidhändigen (bimanuellen) Tätigkeiten (84 % mehr links) oder zu gleichen Teilen mit links und rechts bei den einhändigen (unimanuellen) Items durchgeführt werden. Interessant ist, dass die interne Konstanz bei den geschulten Items höher ausfällt, als bei den ungeschulten Items. Verrechnet man alle Items, entsteht ein Wert von 1 % mehr links und eine Gesamtkonstanz von 67 %, die für so eine kleine Inter-Hand-Differenz verhältnismäßig hoch ist (◘ Abb. 9.34).

Ungeschult unimanuell

	Rechts	Links	Konstanz	1. Hand	Auffäll. Wechsel
a2 Schachtel schütteln	4	0	R	r	
a3 Bär mit Fussball	2	2		r	
b2 Stecker einstecken	2	2		l	
c1 Kreisel	4	0	R	r	
d1 Turm bauen	3	1		r	
d2 Würfel rollen	2	2		l	2
Bonuspunkt (R/L)	1	0			
Gesamt (R/L)	18	7			
Benutzungsprozentsatz	72	28			
IHD un-uni (LQ)	44				

Geschult unimanuell

	Rechts	Links	Konstanz	1. Hand	Auffäll. Wechsel
f1 Zahnbürste	0	4	L	l	
f2 Löffel	0	4	L	l	
f5 Messer schneiden	0	4	L	l	
g1 Luft schreiben	4	0	R	r	
h1 Malen	4	0	R	r	
l1 Ball werfen	4	0	R	r	
Bonuspunkt (R/L)	0.5	0.5			
Gesamt (R/L)	12.5	12.5			
Benutzungsprozentsatz	50	50			
IHD ge-uni (LQ)	0				

Ungeschult bimanuell

	Rechts	Links	Konstanz	1. Hand	Auffäll. Wechsel
a1 Schachtel öffnen	4	0	R	r	
d3 Besen und Schippe	3	1		r	
e1 Karten austeilen	4	0	R	r	
f3 Tube öffnen	1	3		l	
h2 Aufkleber abnehmen	0	4	L	l	
k1 Festschrauben	4	0	R	r	
Bonuspunkt (R/L)	1	0			
Gesamt (R/L)	17	8			
Benutzungsprozentsatz	68	32			
IHD un-bi (LQ)	36				

Geschult bimanuell

	Rechts	Links	Konstanz	1. Hand	Auffäll. Wechsel
b1 Schnürsenkel nähen	0	4	L	l	
f4 Messer und Gabel	0	4	L	l	
h3 Schere schneiden	0	4	L	l	
i1 Streichholz anzünden	1	3		l	
j1 Schlüssel ins Schloss	0	4	L	l	
k2 Schraubenzieher auf	1	3		r	
Bonuspunkt (R/L)	0	1			
Gesamt (R/L)	2	23			
Benutzungsprozentsatz	8	92			
IHD ge-bi (LQ)	-84				

	Ungeschult	Geschult	Teil IHD: Uni- Bimanuell
Unimanuell	44	0	22
Bimanuell	36	-84	-24
IHD (LQ)	40	-42	

Interne Konstanz	
Rechts	33
Links	33
Gesamtkonstanz	67
Anzahl Handwechsel	2

FHPT Gesamtwert (LQ)	-1

◘ **Abb. 9.34** Hugos Ergebnisse des FHPT

- **Fähigkeit (ungeschulte Leistung – Hämmern und Klopfen)**
Beim Fähigkeitstest Hämmern und Klopfen fängt Hugo mit der linken Hand an, hämmert aber links etwas langsamer und ungenauer als rechts. Sein Hämmerquotient ist rechts um 7 % besser. Beim Klopfen ist es andersherum: Hier beginnt Hugo rechts, aber klopft links schneller und genauer. Der Klopfquotient ist links um 6 % besser. Insgesamt erzielt Hugo also einen Fähigkeitsquotienten von 1 % besser rechts (◘ Abb. 9.35 und ◘ Abb. 9.36).

◘ Abb. 9.35   Hugos Fähigkeitstest **Hämmern** der linken und rechten Hand

◘ Abb. 9.36   Hugos Fähigkeitstest **Klopfen** der linken und rechten Hand

- **Fertigkeit (geschulte Leistung – Nachspuren und Punktieren)**
Beim Fertigkeitstest beginnt die rechte Hand beim **Nachspuren** und ist deutlich genauer als die linke Hand, braucht aber auch doppelt so lang, sodass sich eine Differenz von 4 % besser rechts zeigt. Auch bei dem **Punktieren** weist die rechte Hand weniger Fehler auf als die linke, und beide Hände sind ungefähr gleich schnell. Insgesamt schneidet die rechte Hand mit 5 % besser ab als die linke (◘ Abb. 9.37 und ◘ Abb. 9.38).

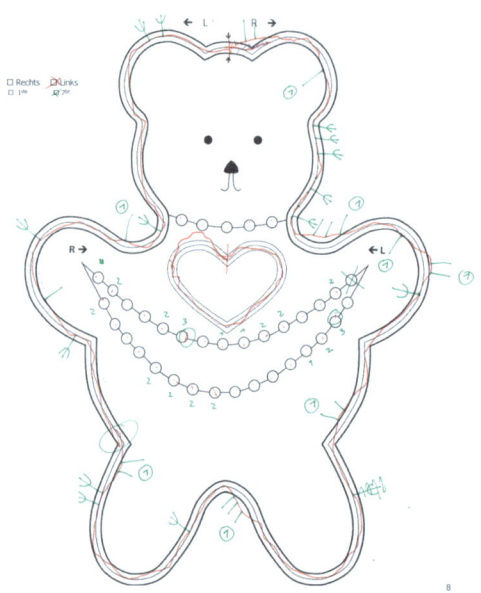 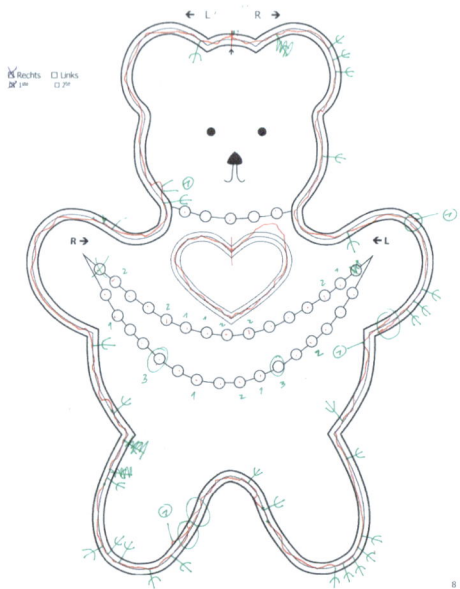

Abb. 9.37 Hugos Fertigkeitstest (Nachspuren und Punktieren) der **linken Hand** (2. Wahl)

Abb. 9.38 Hugos Fertigkeitstest (Nachspuren und Punktieren) der **rechten Hand** (1. Wahl)

- **Überkreuzen der Körpermitte**

Der Überkreuzungstest, der ja auch als Präferenztest gilt, zeigt insgesamt eine linkshändige Tendenz auf. Hugo überkreuzt 5 Mal mit links und 2 Mal mit rechts. Dieses Ergebnis weist also nicht auf ein Überkreuzungsvermeiden hin. Die mittigen Steine nimmt er alle, bis auf einen, mit der linken Hand auf. Würde man die kontralateralen Reaktionen zusammenrechnen, dann ergäbe sich ein Überkreuzungsquotient von insgesamt 70 %. Da aber die Formel (R−L)/(R+L) zur Errechnung des Quotienten eingesetzt wird, ergibt sich ein Überkreuzungsquotient von insgesamt 30 % mehr rechts. Rechnet man die mittigen Items dazu, kommt man hingegen auf einen Gesamtreaktionsquotienten von 47 % mehr links.

- **Bimanuelle Kreise**

Die bimanuellen Kreise zeigten ebenfalls eine gemischte Leistung. Die rechte Hand kann in der Regel bei den schnellen Kreisen die Richtung beibehalten und malt auch rundere Kreise. Der Druck ist auf beiden Seiten gleich und bietet kein Unterscheidungsmerkmal. Bei den langsamen Bewegungen führt mal links, mal rechts, bei den schnellen Kreisen führt 2 Mal rechts, 1 Mal links, und in einem Durchgang bleibt es unentschieden. Die Qualität der Kreise wird rechts als grenzwertig und links als auffällig eingeschätzt. Insgesamt schneidet die rechte Hand mit 15 % besser ab (Abb. 9.39, Abb. 9.40, Abb. 9.41, Abb. 9.42).

Kapitel 9 · Fallbeispiele aus der Praxis

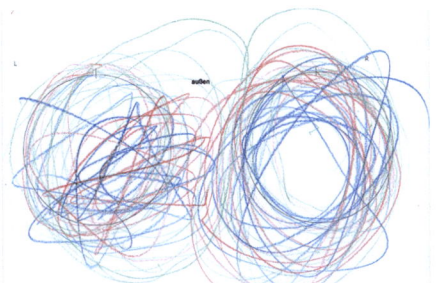

◘ **Abb. 9.39** Hugos bimanuelle Kreise nach **außen** (spiegelbildliche Bewegung)

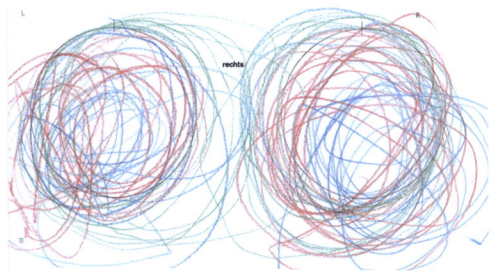

◘ **Abb. 9.41** Hugos bimanuelle Kreise nach **rechts** (parallele Bewegung)

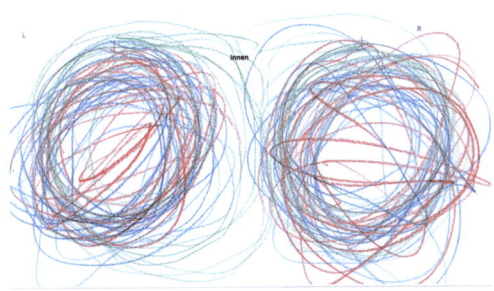

◘ **Abb. 9.40** Hugos bimanuelle Kreise nach **innen** (spiegelbildliche Bewegung)

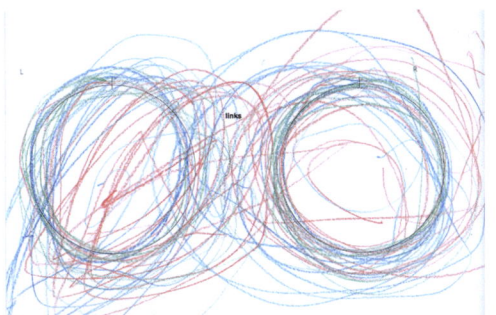

◘ **Abb. 9.42** Hugos bimanuelle Kreise nach **links** (parallele Bewegung)

▪ **Kategorisierungsprofil**

Die quantitativen Daten der Lateralitätsquotienten aller Tests sind im Kategorisierungsprofil zusammengefasst. Es erscheint ein Muster, das darauf hinweist, dass Hugos **Leistung** besser rechts ist, seine **Präferenz** aber eher links (◘ Abb. 9.43). Zusammenfassend zeigen die geschulten Präferenz-Items leichte Linkshänderwerte und die ungeschulten Items leichte Rechtshänderwerte auf – ein typisches Merkmal von variablen Linkshändern. Spontan überkreuzt Hugo vorwiegend mit der linken Hand. Die motorischen Tests zeigen dagegen durchgehend etwas bessere rechtshändige Werte.

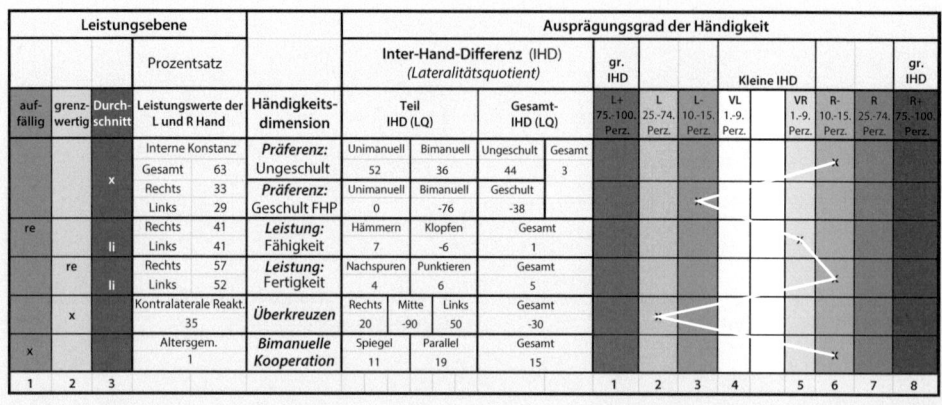

■ Abb. 9.43 Hugos Kategorisierungsprofil. **Ausprägung:** Der Gesamtausprägungswert (Spalten rechts) für Hugo beträgt 6+3+5+6+2+6 = 26:6 = **4,33. Leistung:** Hugos motorische Leistung (Spalten links) ist mit der rechten Hand etwas besser, aber grenzwertig, während die linke Hand für eine nicht-dominante Hand durchschnittliche Leistung erzielt. Insgesamt unterstützt sein Profil den Händigkeitstypus Ausprägung und Motorik mit den Varianten variable Linkshändigkeit und einer pathologischen Rechtshändigkeit (**VL u p-R**) mit einer motorischen Schwäche vor allem links, die sich vor allem beim Schreiben offenbart. *FHP* = funktionale Handpräferenz. (Aus: Kraus, 2018b)

9.4.5 Zusammenfassung und Interpretation

Die Anhäufungen oder Cluster von Hugos Händigkeitstypus-Treppe liegen relativ eng zusammen. Als größter Cluster zeigt sich mit 50 % die Variante **Entwicklungsverzögerung** unter dem Typus Ausprägung/Motorik, gefolgt von der Variante eines variablen Linkshändigkeit mit 45 %, und an dritter Stelle mit 35 % der Typus Motorik mit der Variante **pathologische Rechtshändigkeit** (d. h., er ist Linkshänder mit einer geburtsstressbedingten Schwäche auf der linken Seite, die den vermehrten Einsatz der rechten Seite veranlasst; ■ Abb. 9.44).

Für Hugo kann man die Ergebnisse gut den Ursprungsfaktoren der Händigkeit zuordnen:
- **Genetische Veranlagung zur Handpräferenz:** Es ist anzunehmen, dass Hugo von seiner genetischen Veranlagung her ein **variabler Linkshänder** ist, da er in seinem Handlungsmuster diesem Typus entspricht: Er führt die ungeschulten Tätigkeiten mehr rechts und die geschulten Tätigkeiten mehr links aus. Dieses Muster ist bei leicht ausgeprägten Rechtshändern so nicht zu erkennen.
- **Motorische Veranlagung in Bezug zur Handleistung:** Hugos motorische Auffälligkeit, die wahrscheinlich zum Vermeiden von feinmotorischen Aktivitäten und die auch eine Überweisung zur Ergotherapie geführt haben, ist auch während der Testung deutlich zu erkennen. Obgleich er schon wesentliche Fortschritte gemacht hat und beispielsweise den Stift nun mit den Fingerspitzen halten kann, wechselt der Stiftgriff noch oft. Zudem ist ein Tremor beidseitig, aber vor allem links zu erkennen, und er kann die Bewegungen zwischen Schulter, Arm und Hand sowie auch innerhalb der Hand nicht gut differenzieren oder gleichmäßig abstufen. Auffällig ist ebenso, dass er wenig Kraft und Ausdauer zeigt und vor allem links leicht ermüdet – das verbalisiert er auch. Möglicherweise kann das motorische Defizit auf die eingeleitete Geburt nach 9 Tagen Übertragung zurückgeführt werden. Auf alle Fälle scheint Hugo zu diesem Zeitpunkt bessere feinmotorische Fähigkeiten und Fertigkeiten auf der rechten Seite zu haben und somit befinden

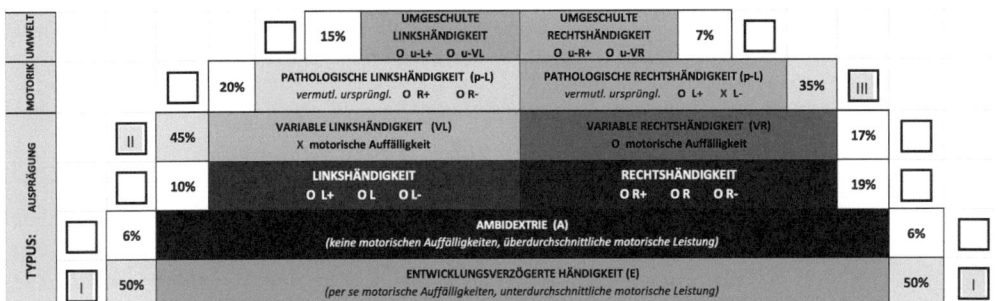

○ Abb. 9.44 Hugos Händigkeitstypus-Treppe. Abgesehen von dem größten Cluster, der entwicklungsverzögerten Händigkeit, zeigt die Treppe als zweitgrößten Cluster eine variable Linkshändigkeit und an dritter Stelle eine pathologische Rechtshändigkeit. (Aus: Kraus, 2018a)

sich seine Handpräferenz und seine Handleistung nicht eindeutig auf derselben Seite.
— **Umwelteinflüsse auf die Händigkeitsentwicklung:** Abgesehen von dem allgemein rechtshändig geprägten und rechtsorientierten Umfeld ist festzustellen, dass Hugo relativ optimale Bedingungen zu Hause hat, um seine Händigkeit „frei" zu entwickeln. Sein stark ausgeprägter linkshändiger Vater und die Offenheit gegenüber seiner Händigkeitsentwicklung haben wahrscheinlich dazu beigetragen, dass sich die vielen Einsätze der linken Hand experimentell entfalten konnten und sich eine hoher wechselnder Handgebrauch offenbarte. Allerdings besitzt Hugo im Vergleich zu Gleichaltrigen nur begrenzte Erfahrungswerte im Malen und Schreiben, da er bis vor Kurzem feinmotorischen Tätigkeiten vermieden hat. Die Ergotherapie hat in dieser Hinsicht in den letzten Monaten schon einiges bewirkt, und Hugo scheint es inzwischen auch Spaß zu machen, etwas zu malen. Der vermehrte feinmotorische Einsatz der Hände hat vermutlich dazu geführt, dass sich Hugo wiederholt zwischen den Händen entscheiden musste und es ihm offensichtlich mit der rechten Hand leichter fällt. Dies stimmt mit der Beobachtung überein, dass er links eine feinmotorische Aktivität beginnt, dann zu ermüden scheint und nach rechts wechselt.

Insgesamt deutet das Händigkeitsprofil darauf hin, dass Hugos **Handpräferenz** die eines variablen Linkshänders ist. Weil jedoch vor allem auf seiner linken Seite sensomotorische Defizite festzustellen sind, ist es wahrscheinlich, dass sich daher seine **Handleistung** auf der rechten Seite entwickelt. Dies scheint wiederum dazu zu führen, dass er die rechte Hand vorzugsweise zum Malen und Schreiben einsetzt, also findet gewissermaßen eine Umbildung der Händigkeit statt. Eine soziokulturelle Umschulung von links auf rechts ist in seinem Fall eher auszuschließen (siehe Umweltfaktoren oben). Ausschlaggebend scheint hier Hugos innere Motivation zu sein: Auch wenn seine Präferenz wechselhaft ist und die ungeschulten Tätigkeiten eher rechts und die geschulten Tätigkeiten eher links durchgeführt werden, wollte er 2 Mal während der Leistungsaustestung von der linken Hand in die rechte wechseln, obgleich er wusste, dass er mit der linken Hand Nachspuren und Punktieren sollte.

Schlussfolgernd können wir annehmen, dass folgende Ursache Hugos wechselndem Handgebrauch zugrunde liegen: Zum einen entspricht es der Natur eines leicht ausgeprägten Linkshänders, typischerweise sehr viel rechts zu machen. Daneben liegt eine Diskrepanz zwischen seiner Handpräferenz und seiner Handleistung vor (zusammen mit seinem vorwiegend linksseitigen sensomotorischen Defizit, das leicht zur Ermüdung der linken Hand führt). Außerdem mangelt es ihn an entsprechender Übung, was eine Art ausprobierendes Wechseln verursachen kann. Mit der verstärkten Übung feinmotorischer Aktivitäten, die er ohne wesentliche Beeinflussung von außen mit rechts oder links durchführen konnte und kann, wird seine eigene Bevorzugung für die rechte Hand beim Schreiben jedoch zunehmend deutlich.

9.4.6 Empfehlung und Interventionsansätze

Da Hugo kurz vor der Einschulung steht, ist es notwendig, die Schreibhand zeitnah festzulegen. In Anbetracht der oben aufgeführten Interpretation scheint es sinnvoll, dass Hugo mit der rechten Hand kontinuierlich schreibt und malt und dass die Grafomotorik beständig auf dieser Seite gefördert wird. Es ergibt keinen Sinn, die „schlechtere" – wenn auch dominante Hand – zum Schreiben zu animieren, vor allem da Hugo selbst offensichtlich motiviert ist, mit rechts zu schreiben.

Des Weiteren sollten Hugo und seine Eltern zu den Ursachen seines wechselnden Handgebrauchs aufgeklärt werden, da eventuelle Umschulungsfolgen zu einem späteren Zeitpunkt nicht ausgeschlossen werden können. Leicht ausgeprägte Linkshänder scheinen allerdings in der Regel weniger Umschulungsfolgen zu erleiden als stark ausgeprägte Linkshänder – es ist zu hoffen, dass dies auch bei Hugo der Fall sein wird.

Schließlich ist zu empfehlen, dass Hugo manualtherapeutisch bzw. osteopathisch untersucht wird, um eventuelle Blockaden auf der linken Seite auszuschließen. Sollte sich nach einer manualtherapeutischen Behandlung die linke Seite wesentlich verbessern, könnte die Entscheidung, rechts zu schreiben, gemeinsam mit Hugo noch einmal überprüft werden.

9.5 Fazit

In diesem Kapitel haben wir uns vier Fälle aus der therapeutischen Praxis angesehen. Es wird deutlich, dass eine Überlagerung motorischer Aspekte mit einer oder beiden Händen sowie die Ausprägung die Komplexität dieser Fälle eminent erhöht. Indem wir jedoch die unterschiedlichen Dimensionen der Händigkeit systematisch und standardisiert erfassen und in einem nächsten Schritt weiter differenzieren, ist es möglich, Muster zu erkennen. So werden die von der Umwelt beeinflussten, geschulten Items den ungeschulten gegenübergestellt, Leistung und Präferenz der unterschiedlichen Subtests können abgeglichen werden, und auch bimanuelle und unimanuelle Handlungen werden verglichen. Es ergibt sich daraus ein Profil der Lateralitätsquotienten aller von quantitativen Daten, das durch zusätzliche qualitative Informationen aus der Anamnese und den Beobachtungen in einem Differenzierungsprozess ergänzt wird. Das Ergebnis gestattet durch die Systematisierung der unterschiedlichen Händigkeitstypen und ihrer Varianten einen umfassenden und doch prägnanten Überblick, der das Wechselverhalten eines Kindes plausibel und schlüssig erklären kann.

Literatur

Kraus, E. (2018a). Manual zum Händigkeitsprofil. Manual for Assessment. [Nicht publiziert. Das Manual ist nur über eine Kursteilnahme erhältlich.]. Berlin.

Kraus, E. (2018b). Theoretische Grundlagen zum Grundkurs des Händigkeitsprofils. [Nicht publiziert. Das Manual ist nur über eine Kursteilnahme erhältlich.] Berlin.

Ein Panorama: Implikation für Praxis, Theorie und Forschung

Elke Kraus

10.1 Zusammenfassung relevanter Faktoren aus der Fachliteratur in Bezug auf das Händigkeitsprofil – 244

10.2 Zeitgemäße und zukunftsweisende Ermittlungsverfahren – 247

10.3 Forschungsausblick – 248

Literatur – 249

Probleme kann man niemals mit derselben Denkweise lösen, durch die sie entstanden sind. (Albert Einstein)

Wer immer tut, was er schon kann, bleibt immer das, was er schon ist. (Henry Ford)

Die aktuelle Fachliteratur zeigt viele neue und spannende Aspekte über das Phänomen der Händigkeit auf. Zum Beispiel ermöglichen bildgebende Verfahren einen Einblick in die interhemisphärischen Aktivitäten, und es können genetische Details, die zur **Händigkeitsbildung** (▶ Glossar) beitragen, erfasst werden. Dennoch gibt es nach wie vor keine bahnbrechenden Ergebnisse, die beispielsweise die Definition, Klassifikation und Ermittlung von Händigkeit vereinheitlichen könnten. Vieles kann nicht mit Sicherheit beantwortet werden, denn die Händigkeit wird zu unterschiedlich und kleinteilig erfasst. Somit bleiben sehr viele Fragen offen, die sich, wenn nicht im Kreis, dann zumindest in einer Spirale drehen. Um noch einmal zu der Metapher des Urwalds (Stand der Forschung zur Händigkeit) und der Wüste (Stand des Praxisbezugs und Intervention zur Händigkeitsbildung) zurückzukehren – es sprießen einerseits frische wunderliche Pflanzen, die das Dickicht jedoch weiter verdichten, andererseits tun sich auch neue Waldlichtungen auf, aber es bleibt unübersichtlich und ambivalent. In der Wüste hingegen harren einzelne Pflanzen, die zusammenhangslos verstreut die karge Landschaft schmücken.

So scheint die These, dass eine ausführliche und systematische Händigkeitsermittlung wegweisend sein könnte, gut begründet. Ein differenziertes Vorgehen in dem mehrere Aspekte der Händigkeit berücksichtigt, strukturiert und kategorisiert werden, unterstützt die klinische und pädagogische Entscheidungsfindung von denjenigen, deren Aufgabe es ist, die Händigkeitsentwicklung und -bildung optimal zu erfassen, zu verstehen und zu fördern. Ob und inwieweit der Versuch gelungen ist, eine relevante und differenzierte Ermittlung durch das Händigkeitsprofil zu schaffen, liegt im Ermessen der Anwender.

Zum Abschluss des Buchs folgt nun noch eine Zusammenfassung der wesentlichen Aspekte des Händigkeitsprofils.

10.1 Zusammenfassung relevanter Faktoren aus der Fachliteratur in Bezug auf das Händigkeitsprofil

Das Händigkeitsprofil ist ein Versuch, wechselnden Handgebrauch vor allem bei Kindern (aber auch Erwachsenen) durch eine systematische Analyse bezüglich der Händigkeitstypen und Varianten zu verstehen. Die ◘ Abb. 10.1 fasst die wesentlichen Aspekte, die es dabei zu berücksichtigen gilt, zusammen.

Wenn man das Schaubild von oben nach unten liest, sieht man zuerst die **multimodalen Ursprungsfaktoren**, die die Händigkeit sozusagen „verursachen", gedacht im Rahmen des Evolutionsverlaufs der Händigkeit. Dazu gehören zum einen die polygenen Eigenschaften (Veranlagung) und die vorgeburtlichen Einflüsse im Uterus, die auf alle Menschen einwirken. Zum anderen können auch bestimmte Krankheitsbilder oder motorische Störfaktoren die Händigkeitsbildung und Entwicklung beeinflussen. Darüber hinaus gibt es externe rechtsorientierte Umweltfaktoren, die während des Entwicklungsprozesses auf das Kind einwirken, sowie den Einfluss von Übung und Automatisierung auf die Händigkeit und die Motorik (auf der rechten Seite des Schaubilds).

All diese Faktoren wirken nicht nur ursächlich auf die Händigkeit, sondern auch auf die gesamte **Lateralität** oder Seitigkeit eines Menschen, wobei Händigkeit die am weitaus differenzierteste Form der Lateralität darstellt und komplexe Lateralisierungs- und Spezialisierungsprozesse durchläuft. Das Phänomen **Händigkeit** steht im Schaubild in der Mitte: Einerseits bietet es eine Art Fenster, durch das man die hemisphärischen Spezialisierungsprozesse als (unsichtbare) Prozesse des Gehirns implizieren kann, andererseits besteht eine wechselseitige Beeinflussung durch die Motorik bzw.

Kapitel 10 · Ein Panorama: Implikation für Praxis, Theorie und Forschung

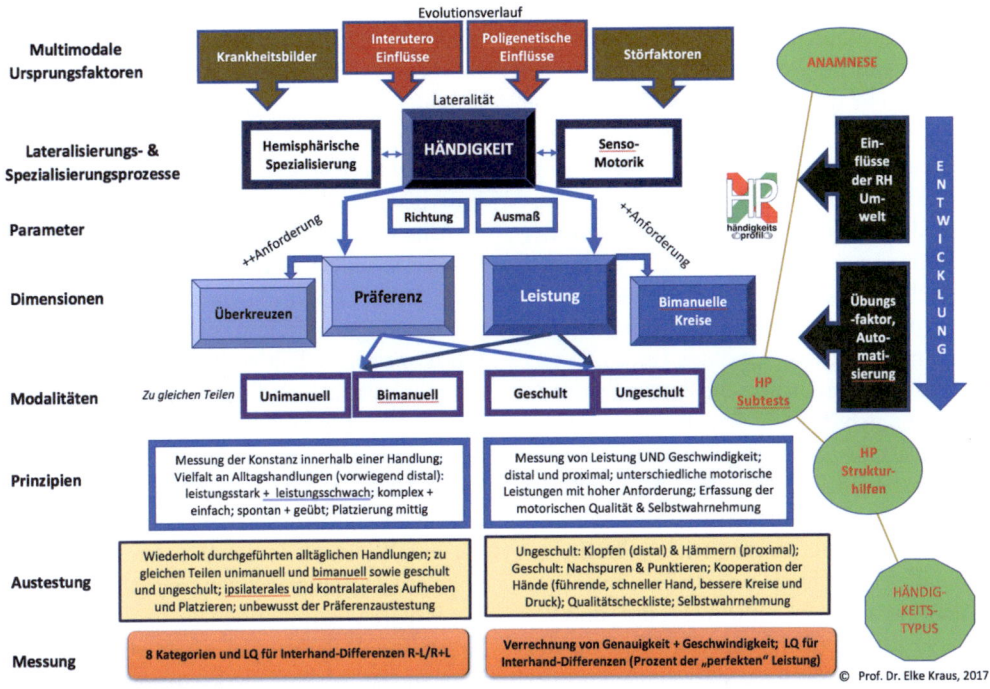

☐ Abb. 10.1 Zusammenfassung der Händigkeitsbildung und Händigkeitsbeschaffenheit (nach Kraus, 2017)

Sensomotorik auf Körperebene, eine der Grundlagen des menschlichen (sichtbaren) Handelns.

Nachdem wir die Händigkeit verortet haben, müssen wir uns mit der Komplexität dieses Phänomens auseinandersetzen. Zum einen gibt es dafür zwei Parameter: Händigkeit kann in Bezug auf ihre **Richtung** (links oder rechts) sowie auf ihre **Ausprägung** (wie stark ist das Ausmaß) definiert werden. Zum anderen gibt es Dimensionen der Händigkeit, die inzwischen unumstritten sind: die **Präferenz** und die **Leistung**. Zwei weitere Phänomene vertiefen diese Dimensionen: 1) Das **Überkreuzen der Körpermitte** kann als eine komplexere Form der Präferenzermittlung gesehen werden. Es basiert auf wiederholten Beobachtungen, dass Menschen vorwiegend mit ihrer dominanten Hand die Körpermitte überkreuzen – je ausgeprägter ihre Händigkeit ist, desto weiter und häufiger überkreuzen sie (▶ Kap. 2 und 4). 2) Ebenso kann simultanes **bimanuelles Kreismalen** als eine gesteigerte komplexe Form der motorischen Leistung angesehen werden, da beide Hände miteinander kooperieren müssen. Die Grundlage zu diesem Verfahren sind Studienergebnisse, die aufzeigen, dass die dominante Hand während des bimanuellen Kreismalens zumeist führend ist und rundere Kreise mit festerem Druck malt. Außerdem behält die dominante Hand eher die Richtung bei, vor allem bei schnellen Parallelbewegungen, im Gegensatz zu der nicht-dominanten Hand, die dazu tendiert, die Bewegung zu spiegeln (▶ Kap. 3).

Überdies können wir die Präferenz und Leistung anhand von unterschiedlichen **Modalitäten** vergleichen, die die Merkmale einer Tätigkeit wesentlich beeinflussen. Im Rahmen einer Systematisierung von Händigkeitstypen ist vor allem die Bestimmung von einhändigen (**unimanuellen**) und beidhändigen (**bimanuellen**) Aktivitäten wichtig sowie auch die Unterscheidung, ob eine Tätigkeit mit einer bestimmten Hand (meist der rechten) **geschult** wurde oder **ungeschult** ist.

Nun kommen wir zur Praxis. Welche **Richtlinien für die Durchführung** sollten eine Händigkeitsermittlung stützen? Da Präferenz und Leistung sehr unterschiedliche Dimensionen der Händigkeit darstellen, ergibt es Sinn, zwischen diesen beiden zu unterscheiden und sie unabhängig voneinander zu erheben. Richtlinien der **Ermittlung der Präferenz** empfehlen, nicht nur zu erfassen, wie oft eine Hand in unterschiedlichen Aktivitäten eingesetzt wird, sondern es sollten auch Messungen der Konstanz innerhalb einer Handlung (interne Konstanz) notiert werden, um die Beständigkeit des Handgebrauchs festzustellen. Eine mittige Platzierung der Testitems ist dabei wichtig, um ein gehemmtes Überkreuzen der Körpermitte als einen eventuellen Störfaktor auszuschließen. Des Weiteren sollten die Items vielfältig sein und Alltagshandlungen darstellen. Ein Großteil der Testaufgaben sollte mit Hand- und Fingerbewegungen (distal) durchgeführt werden, da diese Bewegungen am stärksten lateralisiert sind. Außerdem sollte es eine Mischung von leistungsstarken/komplexen und leistungsschwachen/einfachen Items geben, um den Einfluss der Motorik sichtbar zu machen. Eine relativ gleiche Anzahl an spontanen ungeschulten oder ungeübten sowie geübten und geschulten Items kann zusätzlich dafür sorgen, dass Tendenzen des Handeinsatzes entsprechend analysiert werden können (▶ Kap. 3).

Die Richtlinien für die **Ermittlung der motorischen Leistung** weisen darauf hin, dass Leistung **und** Geschwindigkeit getrennt gemessen, aber **zusammen** verrechnet werden. Außerdem ist es für ein besseres Verständnis der Motorik eines Kindes sinnvoll, grobe (proximale) Bewegungen, die aus der Schulter kommen (z. B. beim Hämmern und Zeichnen bimanueller Kreise), von feinen (distalen) Bewegungen, die mit Hand und Fingern generiert werden (z. B. Nachspuren, Punktieren und Klopfen) zu unterscheiden. Auch hier macht es Sinn, unterschiedliche motorische Anforderungen an das Kind zu stellen. Zum Beispiel erfordert das Nachspuren eine kontinuierliche Anpassung an den Richtungswechsel mit Abstützen der Handseite, während das Punktieren einen Stopp-Start-Charakter besitzt und man hier eine mögliche Unstetigkeit beobachten kann, die beim Nachspuren kompensiert werden könnte. Zu guter Letzt sollte auch die motorische Qualität und nicht nur die messbare Geschwindigkeit und Genauigkeit dokumentiert werden, neben einer subjektiven Einschätzung des Kindes selbst (▶ Kap. 3).

Und wie soll eine **Ermittlung der Händigkeit** konkret ablaufen? Auch hier können wir Grundsätze für die Durchführung der Präferenz- und der Leistungsermittlung zusammentragen. Die **Präferenz** soll vielfältige alltäglichen Handlungen beinhalten, die möglichst zu gleichen Teilen unimanuell und bimanuell sowie geschult und ungeschult sind, um eine Vergleichbarkeit zwischen den Gruppen zu gewährleisten, und die internen Konstanz sollte erfasst werden, indem die Durchführung der Items mehrmals wiederholt wird. Das **Überkreuzen** sollte als eine Form der Präferenz durch mögliche ipsilaterale und kontralaterale Reaktionen erfasst werden, um zu untersuchen, ob ein Überkreuzungsvermeiden eventuell den wechselnden Handgebrauch (mit) verursacht oder auch nicht. Nicht zu vergessen ist bei der Präferenzermittlung die Vorgabe, wenn möglich, einen unbewussten spontanen Handeinsatz zu ermöglichen.

Für die **Ermittlung der motorischen Leistung** kann Klopfen (distal) und Hämmern (proximal) als **ungeschulte** motorische Leistung gelten, da es sehr unwahrscheinlich ist, dass jemand diese Aktionen mit dem Kind schon mit einer bestimmten Hand eingeübt hat. Für die **geschulte Leistung**, die vor allem mit dem Malen und Schreiben übereinstimmen sollte, sind die klassischen Aktivitäten des Nachspurens und Punktierens passend und werden auch häufig in der Forschung verwendet. Zusätzlich wird eine beidhändige Leistung durch die Kooperation der Hände beim bimanuellen Kreisemalen erfasst. Auch hier spielen die motorische Qualität aus Sicht des Therapeuten sowie die Selbstwahrnehmung des Kindes eine Rolle.

Die **Messung der Präferenz und Leistung** sollte nach dem Prinzip des **Lateralitätsquotienten** erfolgen. Er gibt an, um wie viel Prozent die eine Hand öfter eingesetzt wird bzw. besser ist als die andere Hand und misst somit die

Kapitel 10 · Ein Panorama: Implikation für Praxis, Theorie und Forschung

Inter-Hand-Differenz. Für die *Präferenz* gilt die Formel: Anzahl von Durchführungen mit der rechten Hand minus Anzahl von Durchführungen mit der rechten Hand, geteilt durch die Summe der Durchführungen, multipliziert mit 100: $(R-L)/(R+L) \times 100$. Für die *Leistung* gilt eine ähnliche Formel mit dem Unterschied, das nicht die Gesamtanzahl von Durchführungen im Nenner steht, sondern die maximale oder optimale Leistung des Normalfalls. So wird hier nicht nur die Differenz der Hände errechnet, sondern es ist auch erkennbar, wie gut die beiden Hände im Vergleich zu einer „perfekten" Durchführung abschneiden.

Diese unterschiedlichen Aspekte der **Händigkeitsbildung und Händigkeitsbeschaffenheit** werden größtenteils im Händigkeitsprofil berücksichtigt (siehe rechte Seite unten): durch den Anamnesebogen und die entsprechenden Subtests mit ihren Beobachtungschecklisten. Zur Analyse, Interpretation und Entscheidungsfindung werden Strukturhilfen angeboten, die die Anwender darin unterstützen können, den Überblick zu behalten und die relevanten Informationen bestimmten Händigkeitstypen zuzuordnen.

10.2 Zeitgemäße und zukunftsweisende Ermittlungsverfahren

Die Befunderhebung macht einen wesentlichen Teil der therapeutischen Arbeit aus, um die Einschränkungen, Ressourcen und Veränderungen des Klienten (Patienten) zu erfassen. Aber auch im Bereich der Pädagogik, Medizin und Psychologie sind diagnostische Verfahren und Assessments unerlässlich. Und natürlich sind in der Forschung Testungen ausschlaggebend. Allerdings stellt sich übergreifend das Problem dar, dass viele der verwendeten Befunderhebungsinstrumente subjektiv behaftet sind, was wiederum ihre Zuverlässigkeit und Reproduzierbarkeit einschränkt. Dies ist im Rahmen von Selbsteinschätzungen natürlich zu vertreten, aber auch motorische Tests basieren nur teilweise auf quantitativen Messungen wie Zeit oder Genauigkeit. Ein wesentlicher Teil vieler Assessments beruht auf kriterienbasierten Beschreibungen, die subjektiv einzuschätzen sind (z. B. ob der Druck des Stiftes zu fest oder zu leicht ist). Auch die Auswertung und Interpretation beruhen oft auf persönlichen Einschätzungen. Außerdem fließen häufig die komplexen Hintergrundinformationen aus Anamnese und von Beobachtungen nicht systematisch, sondern eher ad hoc in die Gesamtbewertung ein, und die Interpretation obliegt der individuellen Kompetenz der einzelnen Therapeutin in ihrer klinischen Entscheidungsfindung.

Auch im Rahmen einer evidenzbasierten Praxis ist eine effiziente und präzise Befunderhebung von großer Wichtigkeit. Sie stellt nicht nur das Fundament für eine gezielte Intervention dar, sondern ermöglicht auch Wirksamkeitsnachweise derselben. Evidenzbasierte Praxis- und Effizienznachweise sind von größter Bedeutung in den Gesundheitsberufen, und genau dafür sind valide und zuverlässige Testinstrumente unabdingbar. Auch die Forschung würde von standardisierten, präzisen und umfassend validierten Testverfahren profitieren, um eine Vergleichbarkeit über unterschiedliche Studien zu sichern.

In der neurophysiologischen Forschung eröffnen sich dank MRT-Studien mit bildgebenden Verfahren neue Möglichkeiten, die allerdings in der Praxis (noch) unbezahlbar und impraktikabel sind. Aber auch der Stand der technischen und digitalen Entwicklung generell bietet Chancen, bestimmte Ermittlungen oder eine therapeutische Diagnostik präziser, valider, genauer und differenzierter zu gestalten. Die Durchführung, Auswertung und Interpretation von gängigen Tests und Assessments erfolgen jedoch bis heute fast ausschließlich ohne IT-Unterstützung, und die Ergebnisse sind nicht optimal reproduzierbar und wenig zuverlässig.

Wie könnte denn eine neue, zeitgemäße Art von Assessments und Ermittlungsverfahren aussehen? Diese Frage stellten wir uns in dem **dig-TEMA Projekt** („digitales Test- und Evaluierungssystems für Manuelle Aktionen"), in dem eine digitalisierte **Dokumentation** und **Auswertung** des Händigkeitsprofils als Beispiel eines IT-unterstützten Testverfahrens entwickelt wurden (Kraus, Hufnagl, & Allweiss, 2019; ▶ Kap. 4). Ein weiteres Projekt, **manDAAD** („Manuelle Fertigkeiten: Digitalisierung von Assessments, Analyse und Dokumentation"), befasst sich aktuell u. a. mit der Digitalisierung der **Durchführung** am Beispiel des Händigkeitsprofils (Kraus & Hufnagl, 2017). Hier werden mithilfe eines digitalen Stiftes die Parameter Druck, Beschleunigung oder Stetigkeit digital und somit quantitativ und objektiv erfasst. So können auch feinste Unterschiede zwischen den Händen genau gemessen werden, und man ist nicht mehr auf die subjektive Einschätzung anhand von Kriterien angewiesen. Das Händigkeitsprofil eignet sich eventuell als Best-Practice-Beispiel mit seinen unterschiedlichen qualitativen und quantitativen Datenquellen als abgeschlossene Einheit, mit der auf der Basis des Deep-Learning-Prinzips komplexe Daten systematisch verknüpft und analysiert werden können, so wie es auch für eine elektronische Patientendatenbank erforderlich ist (Kraus et al., 2018).

Zukunftsperspektivisch könnte ein vollständig digitalisiertes Händigkeitsprofil zur Ermittlung der **Inter-Hand-Differenzen** (also das Ausmaß des Unterschieds zwischen den Händen) präzise digitale Informationen liefern. Möchte man jedoch auch die Motorik in Bezug auf eine durchschnittliche Leistungsebene mit dem Händigkeitsprofil erfassen, sind Normen für die einzelnen motorischen Subtests erforderlich. So könnten diese auch modulhaft und unabhängig von dem gesamten Händigkeitsprofil eingesetzt werden. Digitalisierte motorische Tests, die nicht nur minimale Veränderungen der Geschwindigkeit und Genauigkeit messen, sondern auch Druck, Beschleunigung, Stetigkeit und Bewegungsfluss erfassen, könnten sicherlich in vielen Bereichen vorteilhaft sein, vor allem in der Evaluation: in der **Psychiatrie** beispielsweise, um bei Menschen mit Depression oder Schizophrenie zu erkennen, wann Krankheitsschübe einsetzen, oder wenn die Medikationen neu einzustellen sind; in der **Neurologie**, wo es z. B. darum geht, bei Menschen nach einem Schlaganfall genau festzustellen, welche Fähigkeiten sich eventuell zurückbilden; oder in der **Pädiatrie** bzw. Frühförderung oder in Vorschulen, um grafomotorische Defizite frühzeitig zu erkennen und gezielt zu behandeln. Die Normierung des digitalisierten Händigkeitsprofils wäre eine Voraussetzung dafür.

10.3 Forschungsausblick

In diesem Buch wurden aufgrund von vielen Forschungsergebnissen und auf Basis eigener Praxiserfahrung bestimmte Händigkeitstypen postuliert und Thesen aufgestellt. Auch wenn sie schlüssig erscheinen, stellen sich die Phänomene im realen Leben oft doch noch einmal anders dar und müssen empirisch überprüft werden. Hier sind einige Vorschläge als Beispiel von möglichen Forschungsfragen, die mit dem Händigkeitsprofil untersucht werden können, um die Systematik der Händigkeitstypen weiterzuentwickeln und zu validieren:

- **Forschungsfrage 1:** Wie gestalten sich sowohl die durchschnittliche handmotorische Leistungsebene als auch der Ausprägungsgrad der Händigkeit bei unauffälligen Erwachsenen?
  - *Begründung:* Es bedarf einer Normierung der motorischen Leistungsebene, damit Krankheitsbilder damit verglichen werden können. Unterschiedliche Krankheitsbilder haben vermutlich auch spezifische Profile, die erforscht werden können.
  - *Methodisches Vorgehen:* Es werden unauffällige Erwachsene mit dem (digitalisierten) Händigkeitsprofil getestet. Daten werden anhand von Alter, Geschlecht, der Handpräferenz, dem Ausprägungsgrad und der motorischen Leistung analysiert.
- **Forschungsfrage 2:** Lassen sich die exemplarischen Varianten der Händigkeitstypen auf reale Fällen übertragen?
  - *Begründung:* Die vorgeschlagenen Händigkeitstypen beruhen auf Fachliteratur und auf Beobachtungen aus der klinischen Praxis. Sie müssen validiert werden.

- *Methodisches Vorgehen:* Es werden Probanden unterschiedlichen Alters und Händigkeitsausprägung mit dem Händigkeitsprofils getestet. Ebenso werden bereits bestätigte pathologische Links- und Rechtshänder sowie umgeschulte Links- und Rechtshänder getestet und die Profile mit den exemplarischen Varianten verglichen.
- **Forschungsfrage 3:** Wie effektiv sind die Interventionsansätze bei den unterschiedlichen Händigkeitstypen?
  - *Begründung:* Es gibt kaum Forschung für Ansätze, die auffällige Händigkeitsvarianten behandeln oder die Händigkeitsentwicklung fördern.
  - *Methodisches Vorgehen:* Das Händigkeitsprofil und das Achsendiagramm werden bei Kindern mit unterschiedlichen Händigkeitstypen vor und nach bestimmten und spezifierten Interventionsansätzen eingesetzt, um eine Veränderung des Ausprägungsgrads und motorischen Verhaltens zu erfassen.
- **Forschungsfrage 4:** Wie ist das Verhältnis zwischen dem Ausprägungsgrad der Händigkeit und den Lateralitätsmerkmalen bei unauffälligen Erwachsenen?
  - *Begründung:* Obgleich die Seitigkeit an sich keine hohe Korrelation mit der Händigkeit aufweist (mit Ausnahme der Füßigkeit), könnte das Ausmaß der Seitigkeit mit dem der Händigkeit korrelieren. Sollte es ein Zusammenhang geben, würde man Lateralitätsmerkmale neu mit in eine ausführliche Händigkeitsermittlung einbinden können.
  - *Methodisches Vorgehen:* Unauffällige Erwachsene werden mit dem Händigkeitsprofil sowie nach den Lateralitätsmerkmalen ausgetestet, und die Daten auf eine mögliche Korrelation überprüft.
- **Forschungsfrage 5:** Kann der Präferenztest des Händigkeitsprofils auch als Selbsteinschätzungsfragebogen eingesetzt werden?
  - *Begründung:* Da das Händigkeitsprofil recht langwierig ist, könnte man den Präferenzteil „auslagern" und als Selbsteinschätzungsbogen anbieten, um schneller und größere Datensätze zu bekommen. (Die motorischen Tests müssen weiterhin durchgeführt werden.)
  - *Methodisches Vorgehen:* Erwachsene und Kinder werden mit dem Selbsteinschätzungsbogen sowie mit dem FHPT getestet. Nachfolgend wird die Übereinstimmung beider Testverfahren überprüft.

Vielleicht kann das Händigkeitsprofil als Beispiel eines umfassenden und systematisierten Ermittlungs- und Interpretationsinstrument einen Beitrag dazu leisten, den Urwald der Händigkeitsthematik etwas mehr zu lichten und zu ordnen und neue Pflanzen in die Wüste der Praxis und des Lebensalltags zu setzen!

Literatur

Kraus, E., & Hufnagl, P. (2017). *Manuelle Fertigkeiten: Digitalisierung des Assessments, Analyse und Dokumentation.* Berlin: Institut für Angewandte Forschung (IFAF).

Kraus, E. (2018a). Manual zum Händigkeitsprofil. Manual for Assessment. [Nicht publiziert. Das Manual ist nur über eine Kursteilnahme erhältlich.]. Berlin.

Kraus, E. (2018b). Theoretische Grundlagen zum Grundkurs des Händigkeitsprofils. Nicht publizierter Vortrag im Rahmen des Grundkurses zum Händigkeitsprofil. Berlin.

Kraus, E., Hufnagl, P., & Allweiss, T. (2019). Ist das Nachspuren auf einem Tablet vergleichbar mit dem Nachspuren auf Papier? Eine explorative Pilotstudie. *Ergoscience*, [Im Druck].

Serviceteil

Glossar – 252

Sachverzeichnis – 260

Glossar

Dieses Glossar erläutert wesentliche Begriffe im Rahmen dieses Buches. Es stützt sich auf eine Kombination von Definitionen[1] aus der Fachliteratur und eigenen Konzeptionen, da wir anhand der Logik der theoretischen Auseinandersetzung mit der Händigkeitsthematik in diesem Buch Begriffe entwickelt, angepasst oder anders formuliert haben. Diese Definitionen sind somit nicht zu verallgemeinern, sondern dienen einem einheitlichen und verständlichen Sprachgebrauch in Bezug zu dem Händigkeitsprofil und seiner konzeptionellen Einbettung in diesem Buch.

Zur leichteren Orientierung werden die wichtigsten Synonyme aus der englischen und deutschen Fachliteratur mit aufgeführt.

Die Händgikeitstypen und ihre Varianten sind zusätzlich unterstrichen, um sie besser zu kennzeichnen.

- **Glossar**

Achsendiagramm (Strukturhilfe) Dient als visuelle Zusammenfassung der drei beobachtbaren Verhalten, die wiederum den drei Ursprungsfaktoren zugeordnet werden können: **Ausprägungsgrad** (Vererbung), motorische Leistung (**Motorik**) und **Übungseffekt** (**Umwelt**). Im Rahmen des Händigkeitsprofils dient es zur visuellen Dokumentation und kann schnell und deutlich eventuelle Veränderungen der drei Aspekte darstellen.

AG-CC-Hypothese Diese hier postulierte Hypothese zum Ausprägungsgrad (AG) – Corpus callosum (CC) setzt diese beiden Aspekte in Relation zueinander. Eine starke Ausprägung wird mit einer guten oder auffälligen bimanuellen Koordination, bzw. einem mehr oder wenig effektiven Corcus callosum, in Verbindung gebracht. Unterschiedliche Kombinationen dieser Aspekte könnten erklären, weshalb Studien zu widersprüchlichen Ergebnissen kommen.

Allgemeines Beobachtungsprotokoll Wird im Händigkeitsprofil eingesetzt, um beeinflussende Faktoren zu erfassen, die das Ergebnis des Assessments wesentlich verändern oder beeinflussen könnten wie z. B. Konzentrationsvermögen oder Sprachverständnis. Dies Faktoren haben mit der Händigkeit direkt nichts zu tun.

Ambidextrie (Variante) Beide Hände sind gleich gut, die Motorik ist in der Regel beidseitig überdurchschnittlich gut. Es ist ein rares Phänomen, das motorisch begabte Menschen aufzeigen, die sowohl mit rechts als auch mit links schreiben und andere hochkomplexe Tätigkeiten gleich gut auf beiden Seiten verrichten können.

Ambilateralität Beide Seiten sind gleich gut – **Füßigkeit**, **Äugigkeit** und **Ohrigkeit** sind gleich gut auf beiden Seiten und deswegen gibt es keine klare **Seitenpräferenz**.

Asymmetrie, funktionale Funktionale Asymmetrie bedeutet, dass jede Gehirnhälfte bzw. Hemisphäre unterschiedliche und auch gegensätzliche Funktionen oder Aspekte einer Aufgabe steuert und dabei Gehirnaktivitäten unterschiedlich kontrolliert, aktiviert und inhibiert (hemmt). Dies äußert sich auch in der **Rollenverteilung** der Hände bei bimanuellen Tätigkeiten.

Ausmaß der Händigkeit Siehe **Ausprägung** und **Ausprägungsgrad**.

Ausprägung (Händigkeitstypus) (auf Englisch: „extent", „strength" oder „degree" of handedness) Dieser **Händigkeitstypus** bezieht sich auf polygene und andere vererbbare (z. B. epigenetische) Aspekte, die wahrscheinlich eine unterschiedliche Ausprägung veranlassen. Dieser Typus hat 6 Varianten: **Linkshänder, Rechtshänder, variable Linkshänder, variable Rechtshänder, Ambidextrie** und **entwicklungsverzögerte Händigkeit**.

Ausprägungsbasierter (Händigkeits-)Typus Siehe **Ausprägung (Händigkeitstypus)**.

Ausprägungsgrad Bezieht sich auf die Messung oder Kategorisierung der Ausprägung, also wie stark oder leicht ein Mensch in seiner Händigkeit (Präferenz und Leistung) ist. Ein starker Ausprägungsgrad bedeutet, dass so gut wie alle Tätigkeiten mit der dominanten Hand durchgeführt werden; aufgrund eines leichten Ausprägungsgrads erfolgt auch häufig der Einsatz der nicht-dominanten Hand. Der **Lateralitätsquotient** wird zur Messung eingesetzt. Synonyme auf Englisch sind „degree", strength", „extent of handedness".

Automatisierungseffekt Mit viel Wiederholung, Training und Übung bilden sich motorische Gewohnheits-

---

[1] Die Quellen zu den Definitionen anderer Autoren sind in den Kapiteln zu finden, zumeist dort, wo die fett gedruckten Begriffe erstmalig verwendet wurden.

Glossar

muster, die dann „automatisch" durchgeführt werden, z. B. das Laufen, Schreiben, Fahrradfahren etc.

„Beidhändigkeit" (auf Englsich „mixed", „ambiguous", „uncertain" handedness) Dieser Begriff wird als sogenannter Sammelbegriff verwendet, um diese zu vereinheitlichen. Beidhändigkeit steht für folgende synonyme Begriffe: Mischhändigkeit, Händigkeitsambiguität, unsichere Händigkeit, nicht gefestigte Händigkeit, variable Händigkeit. Im Gegensatz zur Ambidextrie ist es hier meist der Fall, dass die Motorik unterdurchschnittlich ist (d. h., beide Hände sind gleich „schlecht").

Befähigung, befähigen Abgeleitet vom englischen Begriff „enablement" und bedeutet, dass z. B. ein Therapeut seinen Klienten befähigt, Probleme selber zu lösen und selbstwirksam zu agieren.

Benutzungsquotient Beim funktionalen Handpräferenztest (FHPT) werden die Prozentsätze der linken und rechten Hand erst gesondert kalkuliert und zeigen prozentual auf, wie oft die linke oder rechte Hand eingesetzt wurde. Der Benutzungsquotient ist nicht gleichzusetzen mit dem Lateralitätsquotienten, bei dem der Einsatz der linken und rechten Hand miteinander verrechnet werden und der somit prozentual darstellt, wie viel häufiger die eine Hand im Gegensatz zur anderen eingesetzt wird.

Beschaffenheit der Händigkeit Siehe **Händigkeitsbeschaffenheit**.

Bimanuell Bezieht sich auf Handlungen, die mit beiden Händen gleichzeitig ausgeführt werden. Kann verschieden Muster haben: simultan oder nacheinander, symmetrische (gleiche) Bewegungen, parallele (gegenüberliegende) Bewegungen oder rollendifferenziert. Letztere beinhalten eine aktive, führende Hand und eine haltende, stabilisierende Hand. Diese Arbeitsteilung der Hände bildet Asymmetrien im Handgebrauch am deutlichsten ab.

Bimanuelle Koordination Die Art und Weise, wie die beiden Hände zusammenspielen – die Qualität der Bewegung, das zeitgleiche Abstimmen der Aktionen, die Gleichmäßigkeit des Bewegungsflusses, das Abstufen der Geschwindigkeit und des Drucks.

Bimanuelle Kooperation Das Zusammenspiel beider Hände in Bewegungsausführungen, die sich spiegeln oder widerspiegeln und gleichzeitig ausgeführt werden, wobei eine führende und schnellere oder/und bessere Hand sichtbar wird. In der **Rollendifferenzierung** bei alltäglichen Aktivitäten ist eine Hand die aktive, durchführende und die andere assistiert bzw. hat eine Haltefunktion.

Bottom-up Ansatz Interventionsansatz, der auf den Basisfunktionen des Klienten ansetzt, mit der Annahme, dass diese erst verbessert werden müssen, bevor es eine Verbesserung auf der Alltagsebene geben kann. Steht im Gegensatz zu dem **Top-down-Ansatz**.

Checkliste Die motorischen Subtests des Händigkeitsprofils beinhalten je eine Checkliste, sodass qualitative Informationen und Beobachtungen mit Bezug zur Qualität der motorischen Aspekte für beide Seiten einheitlich erfasst werden können.

Cluster Bezieht sich auf die Ansammlung oder Anhäufung von Händigkeitskriterien in Bezug auf einen Händigkeitstypus im Rahmen der Differenzierungstabelle. Die Punkte, die für die jeweiligen Kriterien unter den verschiedenen **Händigkeitstypen** zusammengerechnet werden, bestimmen die Größe eines Clusters.

Differenzierungssystematik Systematik, die im Rahmen des **Händigkeitsprofils** durch die **Differenzierungstabelle** und die **Händigkeitstypus-Treppe** entwickelt wurde und alle Informationen zusammenfasst.

Differenzierungstabelle (Strukturhilfe) Hier werden die Werte des Kategorisierungsprofils zusammen mit qualitativen Informationen aus dem **Elternfragebogen** und den systematisierten Beobachtungen zusammengeführt und zusammengefasst. Es ist eine **Strukturhilfe** des Händigkeitsprofils und dient als Grundlage für die Analyse und Interpretation, die in einem oder mehreren Händigkeitstypen münden. Jeder Händigkeitstypus umfasst 25 Kriterien, die unterschiedlich gewichtet werden können. Daraus entstehen **Cluster**, die wiederum dem Clinical Reasoning dienen und auf eine mögliche Ursache des wechselnden Handgebrauchs hinweisen und somit auch wegweisend für die Therapie sein können.

Diskrepanz Es gibt zwischen den Subtests des Händigkeitsprofils starke Ausprägungswerte (L+ oder R+) sowie leichte Ausprägungswerte (L-, VL, VR, R-). Die LQ-Werte liegen also zwei Kategorien auseinander (L+ und VL, oder R+ und VR), befinden sich aber immer noch auf der gleichen Seite.

Distal Bezieht sich auf kleine, dezentral gelegene (distale) Muskelgruppen, z. B. in den Fingern oder Füßen; Gegensatz zu **proximal** (mit Aktivierung großer und zentral gelegener Muskelgruppen).

Dominanz Die vererbte, multigenetische Veranlagung der Händigkeit und **hemisphärische Spezialisierung**. Obgleich der Begriff veraltet ist, weil er impliziert, dass eine Seite über die andere dominiert, und man heute eher von einer unterschiedlichen Spezialisierung auf beiden Seiten spricht, wird er in diesem Buch als Begriff genutzt, der sich auf das Erbgut bezieht.

Dominanz-Index (DI) Der DI drückt das Verhältnis der Leistungen der rechten Hand in Bezug zur Gesamtleistung aus. Ein DI von 100 steht für eine sehr stark ausgeprägte Rechtshändigkeit, ein DI von 0 für eine sehr stark ausgeprägte Linkshändigkeit, und ein DI von 50 bedeutet wiederum, dass beide Hände gleiche Testergebnisse erzielten. Der DI wird so nicht im Händigkeitsprofil verwendet, stattdessen beziehen wir uns auf den **Lateralitätsquotienten der Leistungsebene (LE)**.

Edukation Bedeutet die Aufklärung, Informationsvermittlung und Erklärung von Sachverhalten, Krankheitsbildern, Interventionsmöglichkeiten und dergleichen mit dem Ziel, dass der Klient aufgrund dieses neu erworbenen Wissens z. B. Entscheidungen treffen kann.

Elternfragebogen Der Elternfragebogen dient dazu, Informationen zu sammeln, um die Händigkeitsbeschaffenheit mit ihren Einfluss- und Ursprungsfaktoren besser verstehen zu können. Es z. B. wird nach Linkshändigkeit in der Familie gefragt, nach möglichen Schädigungen um die Geburt oder danach, Beobachtungen des Handeinsatzes zu Hause etc.

Entwicklungsverzögerte Händigkeit (Variante) Diese Variante gehört dem ausprägungsbasierten Händigkeitstypus an, ist aber auch mit dem **motorikbasierten Typus** verbunden, da diese Variante per se mit motorischen Auffälligkeiten einhergeht. Muss-Kriterien sind Nachweise einer **Entwicklungsverzögerung** anderer Meilensteine, um eine allgemeine Entwicklungsverzögerung als Ursache der unklaren Händigkeit zu verstehen. Typische Merkmale sind das **Überkreuzungsvermeiden** und eine niedrige **interne Konstanz**.

Entwicklungsverzögerung Unterschiedliche Entwicklungsaspekte und Meilensteine sind beeinträchtigt oder nicht altersgemäß vorhanden. Die Entwicklungsverzögerung betrifft v.a. die Bewegungskoordination, aber auch die Sprache, die visuell-räumlichen Fertigkeiten und. In der Regel besteht die Verzögerung oder Schwäche vom frühestmöglichen Erkennungszeitpunkt an und scheint oft mit Problemen vor, bei oder nach der Geburt verbunden zu sein.

Ermittlung der Händigkeit Siehe **Händigkeitsermittlung**.

Excel-Maske Wurde für die Auswertung des Händigkeitsprofils erstellt. Anzahl von Reaktionen, Zeitmessungen und Genauigkeitseinschätzungen werden hier in quantitativer Form eingetragen. Die Excel-Maske hat vorprogrammierte Formeln, die dann für jeden Subtest die **Inter-Hand-Differenzen (IHD)** anhand **Lateralitätsquotienten** errechnen.

Experimentphase Sollte eine Händigkeitsermittlung noch keine klaren Ergebnisse liefern, kann eine Experimentphase eingeleitet werden, um die „andere", nicht so geübte Hand auszuprobieren.

Externe Konstanz Bezieht sich auf die Beständigkeit über verschiedene Aktivitäten oder Handlungen. Das Kind gebraucht dieselbe Hand für verschiedene Aktivitäten. Die externe Konstanz spiegelt sich in dem **Lateralitätsquotienten** wider.

Externe Inkonstanz Ist das Gegenteil der **externen Konstanz**: Es ist die Unbeständigkeit des Handeinsatzes über mehrere unterschiedliche Tätigkeiten oder Handlungen.

Fähigkeit Die inhärente Eignung und Veranlagung zu motorischen Leistung wird eher nicht durch Übung beeinflusst. Im Rahmen des Händigkeitsprofils wird die Fähigkeit als ungeschulte Leistung mit den Subtests **Hämmern** und **Klopfen** ermittelt.

Fähigkeitsquotient Der Lateralitätsquotient auf Leistungsebene, der die Differenz zwischen links und rechts in der **Inter-Hand-Differenz (IHD)** der **Fähigkeit** darstellt.

Fertigkeit Die Entwicklung und Entfaltung der motorischen Leistung durch wiederholtes Üben und Trainieren – unterliegt einem starken Übungseffekt. Im Rahmen des Händigkeitsprofils wird die Fertigkeit als geschulte Leistung mit den Subtests **Nachspuren** und **Punktieren** ermittelt.

Fertigkeitsquotient Der Lateralitätsquotient, der die Differenz zwischen links und rechts in der **Inter-Hand-Differenz (IHD)** der **Fertigkeit** darstellt.

Familiäre Linkshändigkeit Siehe **familiäre Sinistralität** – wird synonym verwendet.

Familiäre Sinistralität (FS) Aufgrund ihrer familiären Händigkeit bzw. Linkshändigkeit in der nahen Verwandtschaft (Eltern, Geschwister, Kinder) werden Personen mit **FS+** bezeichnet; gibt es familiäre Linkshändigkeit in der weiteren Verwandtschaft (Großeltern, Enkel, Onkel, Tanten, Cousinen), dann gilt dies als **FS-**.

Gesamtprofilwert, Gesamtausprägungswert Durchschnitt des Kategorisierungsprofils, über alle 5 Subtests errechnet, der die gesamte Ausprägung der Händigkeit quantitativ widerspiegelt, wobei L+ mit 1 und R+ mit 8 Punkten festgelegt ist.

Geschult Geschulte Aktivitäten sind nicht nur an sich geübt, sondern werden mit einer ganz bestimmten Hand geübt (oft mit der rechten) und weisen häufig einen **Automatisierungseffekt** auf. Es sind meist Tätigkeiten, die einen hohen kulturellen Wert haben, z. B. die rechte Hand zum Gruß zu geben. Daher brauchen geschulte Tätigkeiten nicht unbedingt auch anspruchsvoll zu sein.

Grafomotorik Das Malen und Schreiben als spezialisierte feinmotorische Fertigkeiten.

Glossar

Geübt Geübte Aktivitäten wurden schon viele Male durch Übung wiederholt und haben sich in der Regel dadurch verbessert. Sie zeigen eine recht große Übereinstimmung mit anspruchsvollen und komplexen Aktivitäten auf, beispielsweise mit dem Malen oder Schreiben, da diese einem starken Übungseffekt unterliegen. Geübte Aktivitäten sind aber nicht unbedingt **geschult** (hierbei wird eine bestimmte Hand vorgegeben).

Hämmern Subtest im Händigkeitsprofil für ungeschulte Leistung (**Fähigkeit**) zusammen mit **Klopfen**. Unterscheidet sich vom Klopfen, da die Bewegung und Kontrolle aus der Schulter kommen.

Handeinsatz, Handgebrauch Bezieht sich die eine Handlung, Aktion oder Reaktion einer Hand oder beider Hände.

Handleistung Siehe **Leistung** – wird synonym verwendet.

Handpräferenz Siehe **Präferenz** – wird synonym verwendet.

Händigkeit Händigkeit ist die deutlichste Form der menschlichen Lateralität, bei der die Bewegungen der dominante Hand u. a. von der gegenüberliegenden Gehirnhälfte kontrolliert und gesteuert wird. Händigkeit ist ein multidimensionales Phänomen, das aus den beiden Dimensionen Präferenz und Leistung besteht. Diese wiederum beinhalten kontralaterale, ipsilaterale, einhändige sowie zweihändige Aspekte des Handeinsatzes. Die Händigkeit offenbart sich nicht nur in einer Links- oder Rechtshändigkeit (**Richtung**), sondern auch darin, wie stark die **Ausprägung** der Händigkeit ist. Zudem gibt es unterschiedliche Ursprungs- und Wirkfaktoren in Bezug auf Veranlagung, Umwelteinflüsse, Entwicklungsparameter sowie Schädigungen und Krankheitsbilder, die die Richtung und die Ausprägung der Händigkeit maßgeblich beeinflussen können.

Händigkeitsaspekte Sie beziehen sich auf Untergruppen der zwei großen Dimensionen der **Händigkeit, Präferenz** und **Leistung**, die wiederum in kleinere Dimensionen oder Aspekte unterteilt werden können, z. B. **Überkreuzen der Körpermitte** als Aspekt der Präferenzdimension und **bimanuelle Kooperation** als Aspekt der motorischen Leistungsdimension. In diesem Kontext werden Aspekt und Dimension synonym verwendet, wobei der Begriff Aspekt lediglich eine kleine Dimension darstellt.

Händigkeitsauffällig Bezieht sich auf eine unklare Händigkeit oder einen wechselnden Handgebrauch, der die Funktionsfähigkeit eines Menschen einschränkt oder zumindest zu Irritation in Bezug auf eine klare Händigkeit sorgt.

Händigkeitsausmaß Siehe **Ausprägung**.

Händigkeitsausprägung Siehe **Ausprägung**.

Händigkeitsbestimmung Siehe **Händigkeitsbeschaffenheit**.

Händigkeitsbeschaffenheit Dieser Begriff fasst zusammen, wie sich die Händigkeit zu einem bestimmten Zeitpunkt mit allen ihren Dimensionen und Aspekten präsentiert. Im Gegensatz zur Händigkeitsentwicklung und -bildung geht es bei der Beschaffenheit nicht um Prozesse, sondern um einen Zustand.

Händigkeitsbildung Dies bezieht sich auf den Prozess, der sich über die gesamte Lebensspanne erstreckt und in dem sich unzählige Entwicklungsaspekte und Faktoren gegenseitig bedingen und beeinflussen. Unterscheidet sich von der **Händigkeitsentwicklung**, die nur auf die ersten Jahre der Händigkeitsbildung beschränkt ist.

Händigkeitsdimensionen Die zwei großen Händigkeitsdimensionen bestehen aus Präferenz und Leistung, die wiederum weitere Aspekte oder Dimensionen beinhalten, z. B. das **Überkreuzen der Körpermitte** (Form der Präferenz) oder die **bimanuelle Kooperation** (Form der Leistung).

Händigkeitsentwicklung Die Entwicklung der Händigkeit bezieht sich nur auf die ersten 6 Jahre des Lebens und macht somit den ersten Teil der **Händigkeitsbildung** aus.

Händigkeitsermittlung Austestung, Erfassung oder Abklären der Händigkeit durch ein bestimmtes Verfahren.

Händigkeitsintervention Eine therapeutische, pädagogische, motopädische oder andere Intervention, die dazu dient, die Händigkeit zu entwickeln, zu festigen und somit den Handgebrauch zu optimieren.

Händigkeitsklassifikation Im Rahmen des Händigkeitsprofils gibt es basierend auf dem Ausprägungsgrad 8 Kategorien: stark ausgeprägte Linkshänder (L+), mäßig ausgeprägte Linkshänder (L), leicht ausgeprägte Linkshänder (L-), variable Linkshänder (VL), variable Rechtshänder (VR), leicht ausgeprägte Rechtshänder (R-), mäßig ausgeprägte Rechtshänder (R) und stark ausgeprägte Rechtshänder (R+).

Händigkeitskategorien Die 8 Kategorien, die unter **Händigkeitsklassifikation** aufgeführt sind.

Händigkeitskriterien Beziehen sich auf die Kriterien oder Merkmale, die für die unterschiedlichen Händigkeitstypen in der Differenzierungstabelle zusammentragen wurden und dort auf einer Skala von 0–4 eingeschätzt werden können.

Händigkeitsparameter Richtung und **Ausprägungsgrad** sind die beiden Parameter der Händigkeit.

Händigkeitsprofil Ein standardisiertes, normiertes und validiertes Assessment mit **Strukturhilfen** zur Ermittlung der Händigkeit mit Bezug auf die Richtung und den Ausprägungsgrad. Es berücksichtigt die Dimensionen **Präferenz** und **Leistung** und unterscheidet dabei zwischen **geschulten** und **ungeschulten** sowie **unimanuellen** und **bimanuellen** Tätigkeiten.

Händigkeitsrichtung Siehe **Richtung**.

Händigkeitstypus Eine Art oder Form der Händigkeitsbeschaffenheit, die im Rahmen des Händigkeitsprofils entwickelt wurde. Es gibt drei Händigkeitstypen, die den drei Ursprungsfaktoren der Händigkeit entsprechen: Vererbung (bzw. **Ausprägung**), Motorik (bzw. pathologische Einflüsse) und Umwelt (bzw. Umschulungen). Jeder Händigkeitstypus hat zwei oder mehr **Varianten**.

Händigkeitstypus-Treppe (Strukturhilfe) Die Händigkeitstypus-Treppe ist eine Strukturhilfe des Händigkeitsprofils, die eine Interpretation unterstützt, wenn die Händigkeit eines Menschen nicht klar ist und das Händigkeitsprofil durchgeführt wurde.

Härtetest Wenn trotz Ermittlung die Händigkeit noch nicht klar ist, das Kind aber bald eingeschult wird, könnte man im weiteren Vorgehen einen Härtetest machen (► Kap. 8).

Hemisphärische Spezialisierung Bezieht sich auf die Spezialisierung der Gehirnhälften auf bestimmte Fähigkeiten, wodurch sich aufgrund von neuroanatomischen Ungleichheiten und Prozessen eine funktionale Aufgabenverteilung entwickelt.

Inkongruenz Entsteht wenn in einigen Subtests des Händigkeitsprofils höhere Werte für links, in anderen Subtests höhere Werte für rechts entstehen. Auf dem **Kategorisierungsprofil** sind also Kreuze unter links sowie auch unter rechts zu sehen.

Inter-Hand-Differenzen (IHD) Unterschied zwischen den Händen in Bezug auf Präferenz oder Leistung; wird mit dem **Lateralitätsquotienten** gemessen.

Interne Inkonstanz Das Gegenteil der **internen Konstanz**, also die Unbeständigkeit innerhalb derselben Aktivität bei mehreren Durchführungen. Das Kind gebraucht mal die linke, mal die rechte Hand für dieselbe Aktivität.

Interne Konstanz Bezieht sich auf die Beständigkeit der **Handpräferenz**, vor allem innerhalb einer Tätigkeit im unimanuellen und bimanuellen Handgebrauch (Inkonstanz = unbeständiger Handgebrauch). Wechselnder Handgebrauch muss anhand der Konstanz analysiert werden.

Ipsilateral Handeinsatz findet auf *derselben* Körperseite statt, und die Körpermitte wird nicht überkreuzt, wie es bei **kontralateralen** Reaktionen der Fall ist.

Kategorisierungsprofil (Strukturhilfe) Bezieht sich auf die numerische (quantitative) und grafische Zusammenfassung der Lateralitätsquotienten, in der **Inter-Hand-Differenzen (IHD)** in Bezug auf die Präferenz dargestellt und somit einer der **8 Händigkeitskategorien** anhand des **Ausprägungsgrads** zugeordnet werden. Ebenso wird die Leistung der jeweiligen Subtests auch beim Lateralitätsquotienten in drei Ebenen eingestuft: durchschnittlich, grenzwertig oder auffällig. Die **Leistungsebene** kann momentan nur grob eingeschätzt werden, da die normativen Daten zu gering sind und sich nur auf 6-Jährige beziehen.

Klassifikation Ist eng mit der Definition verbunden und kann aufgrund unterschiedlicher Einteilungen in 2–8 Gruppen unterteilt werden. Beruht meist auf dem Lateralitätsquotienten (LQ). Allerdings ist die Einteilung für eine Klassifikation willkürlich und uneinheitlich.

Klassifizierung Siehe **Klassifikation**.

Klientenzentrierung, klientenzentrierter Ansatz Bezieht sich auf eine Grundhaltung bzw. Vorgehensweise, bei der der Patient/Hilfesuchende/Klienten im Mittelpunkt steht. Kommt ursprünglich aus der Psychotherapie und wurde von Carl Rogers entwickelt.

Klopfen Subtest im Händigkeitsprofil für ungeschulte Leistung (**Fähigkeit**) zusammen mit **Hämmern**. Unterscheidet sich vom Hämmern, da die Bewegung und Kontrolle aus dem Handgelenk kommen.

Kognitive Steuerung Bezieht sich auf die Situation einer beobachteten Durchführung, in der ein Handeinsatz bei Präferenz-Items nicht spontan erfolgt, sondern bewusst gesteuert wird, sodass absichtlich eine bestimmte Hand den Gegenstand aufhebt oder benutzt, eventuell aus soziokulturellen Gründen.

Kontralateral Handeinsatz findet auf der *gegenüberliegenden* Körperseite statt, und die Körpermitte wird überkreuzt, anders als bei **ipsilateralen** Reaktionen, bei denen nicht überkreuzt wird.

Konsistenz Siehe **Konstanz**.

Glossar

Konstanz Die Beständigkeit eines Handgebrauchs über oder innherhalb Tätigkeiten im Alltag. Wird in interne und externe Konstanz gegliedert.

Krankheitsbilder Krankheitsbilder, die in Verbindung einer geminderten Lateralität und Handdominanz stehen, schließen folgende ein: Schizophrenie, geistige Behinderung, Autismus, Down-Syndrom und Entwicklungsverzögerung.

Lateralisierung Bezeichnet den Prozess, der bei der Bildung der Lateralität stattfindet, und zwar auf der Ebene der hemisphärischen Interaktion sowie auch auf der manuellen Ebene der Hände.

Lateralität Im Rahmen des Händigkeitsprofils wird dieser Begriff für die allgemeine Seitigkeit verwendet und schließt die Präferenz des Fußes, Auges, Ohrs mit ein, aber auch anderes lateralisiertes Verhalten, z. B. die Arme verschränken, sich drehen usw. Die Händigkeit gilt als eine sehr spezialisierte und komplexe Form der Lateralität und sollte nicht synonym mit diesem Begriff verwendet werden.

Lateralitätsmerkmale Beziehen sich auf Merkmale der Seitigkeit, z. B. Füßigkeit oder Äugigkeit. Die meisten Rechtshänder z. B. schießen einen Ball mit dem rechten Fuß und viele präferieren auch ihr rechtes Auge.

Lateralitätsquotient (LQ) Zeigt prozentual auf, wie viel häufiger die eine Hand im Vergleich zur anderen eingesetzt wird oder wie viel besser sie ist (siehe LQ-PE und LQ-LE). Der LQ misst somit die **Inter-Hand-Differenz (IHD)**. Die Formel für den LQ lautet wie folgt: $LQ = (R-L)/(R+L) \times 100$.

Lateralitätsquotient (LQ) der Leistungsebene (LE) Bezieht sich auf die Differenz der Hände in Bezug auf eine maximale/optimale/ideale/perfekte Leistung. So wird nicht nur die Differenz zwischen den Händen klar, sondern es wird auch ersichtlich, wie gut die Leistung der beiden Hände ist, und vom LQ-PE, der die Präferenzebene errechnet. Der LQ-LE unterscheidet sich von dem **Dominanz-Index (DI)**, der sich nur auf die Summe der Leistung beider Hände bezieht.

Lateralitätsquotient (LQ) der Präferenzebene (PE) Bezieht sich auf die Differenz der Hände in Bezug auf die Häufigkeit eines Handeinsatzes und wird mit dem Lateralitätsquotienten errechnet. Der LQ-PE unterscheidet sich von dem LQ-LE, der die Leistungsebene errechnet.

Leistung Bezeichnet das Niveau der motorischen Leistung (d. h., wie gut oder schlecht die Hand ist). Bis es zuverlässige Normwerte gibt, beruht die Leistungsebene auf Werten der Pilotstudie, die, da sie nur auf klinischer Erfahrung und Vergleichen mit anderen normierten motorischen Tests basiert, nur mit Vorsicht als Richtlinie genutzt werden kann.

Leistungsebene Unterscheidet sich von der **Präferenzebene** und bezieht sich auf das Niveau der motorischen Leistung (d. h., wie gut oder schlecht die Hand ist).

Leistungswert Meint den Wert des **Lateralitätsquotienten**, der sich auf die Differenz der Hände und eine maximale Leistung bezieht. Im Händigkeitsprofil gibt es die geschulte Leistung (**Fertigkeit**) und die ungeschulte Leistung (**Fähigkeit**).

Linkshändigkeit (Variante) Im Rahmen der **Differenzierungssystematik** ist Linkshändigkeit eine Variante des **Händigkeitstypus Ausprägung**. Sie fasst die Gruppe der stark ausgeprägten, mäßig ausgeprägten und leicht ausgeprägten Linkshänder zusammen, da sich diese nicht wesentlich in dem Muster des **Kategorisierungsprofils** unterscheiden.

Modalitäten Bezieht sich auf die Körperteile, die lateralisiert sind wie Augen, Ohren und Füße.

Motorik (Händigkeitstypus) Dieser **Händigkeitstypus** bezieht sich auf die motorischen Aspekte, die, wenn es eine Schädigung gab, die Händigkeit wesentlich beeinflussen und ändern können (z. B. **Umbildung**). Dieser Typus hat 2 Varianten: **pathologische Linkshänder** und **pathologische Rechtshänder**.

Motorikbasierter (Händigkeits-)Typus Siehe **Motorik (Händigkeitstypus)**.

Motorikbasierte Umschulung Siehe **Umbildung**.

Nachspuren Subtest im Händigkeitsprofil für geschulte Leistung (**Fertigkeit**) zusammen mit **Punktieren**. Unterscheidet sich vom Punktieren, da es eine kontinuierliche, fließende und abgestufte Bewegung erfordert.

Pathologische Händigkeit (Variante) Durch eine *Schädigung* vor, während oder nach der Geburt kann eine pathologische Linkshändigkeit verursacht werden.

Perzentile Bezieht sich auf Prozentränge, die darüber Aufschluss geben können, wie ein Testergebnis im Vergleich mit Normwerten interpretiert oder gewertet werden kann. Das Testergebnis eines Kindes, das z. B. in die 85. Perzentile fällt, sagt aus, dass gleichaltrige Kinder zu 85 % denselben Wert erreichen oder darunter liegen.

Präferenz Bezieht sich auf die Bevorzugung einer Hand oder einer **Modalität** in Aktionen, die eine Bevorzugung erfordern, relativ unabhängig von der Anforderung der Aktion mit anderen Worten, wie oft wird die Hand oder Modalität eingesetzt.

Präferenzebene Unterscheidet sich von der **Leistungsebene** und bezieht sich auf die Häufigkeit des bevorzugten Handeinsatzes der linken oder rechten Hand.

Präferenzwert Meint den Wert des **Lateralitätsquotienten**, der sich auf die Differenz der Hände in Bezug auf die Häufigkeit des bevorzugten Handeinsatzes bezieht. Im Händigkeitsprofil gibt es die **geschulte** und **ungeschulte** sowie **unimanuelle** und **bimanuelle** Präferenz-Items.

Profilwert Siehe **Gesamtprofilwert**.

Proximal Bezieht sich auf große und zentral gelegene Muskelgruppen, z. B. Schulter- oder Hüfte, im Gegensatz zu und deren Bewegungen **distal** (mit Aktivierung kleiner, dezentral gelegener Muskelgruppen).

Punktieren Subtest im Händigkeitsprofil für geschulte Leistung (**Fertigkeit**) zusammen mit **Nachspuren**. Unterscheidet sich vom Nachspuren unter anderem durch Stopp-Start- und zielgerichtete Bewegungen.

Rechtshändigkeit (Variante) Im Rahmen der **Differenzierungssystematik** ist Rechtshändigkeit eine Variante des **Händigkeitstyps Ausprägung**. Es fasst die stark, mäßig und leicht ausgeprägten Rechtshänder in einer Gruppe zusammen, da alle ein ähnliches Muster im **Kategorisierungsprofil** haben.

Richtung Die Richtung der Händigkeit bezieht sich auf entweder links oder rechts. Man geht davon aus, dass alle Menschen unabhängig von ihrem Ausprägungsgrad, entweder links- oder rechtshändig sind.

Rollendifferenzierung Bezieht sich auf die Aufgabenverteilung der Hände bei bimanuellen Tätigkeiten, in denen es eine führende, aktivere Hand (typischerweise die dominante Hand) und eine haltende, stabilisierende Hand (typischerweise die nicht-dominante Hand) gibt.

Rückschulung Bedeutet, dass man nach einer Umschulung zum Schreiben mit der nicht-dominanten Hand, wieder auf die dominante Hand zurück erzieht oder trainiert.

Rumpfrotation Das Drehen des Oberkörpers zu einer Seite, während das Becken stabil ist oder sich.

Schädigungsbedingte Umschulung Siehe **Umbildung**.

Seitigkeit Siehe **Lateralität**.

Seitenpräferenz Siehe **Lateralität**.

Spezialisierung Siehe **hemisphärische Spezialisierung**.

Strukturhilfe Systematische Vorgehensweisen, die helfen, unterschiedliche Informationen und Daten des Händigkeitsprofils zu strukturieren und organisieren, um den Analyse- und Interpretationsprozess zu erleichtern.

Top-down-Ansatz Es wird im Alltag und auf der Ebene der Teilhabe angesetzt, um zusammen mit allen Beteiligten nach Lösungen zu suchen und die Handlungsfähigkeit zu verbessern, unter Berücksichtigung der Umwelt, der Betätigung und der Fähigkeiten des Klienten. Steht im Gegensatz zum Bottom-up-Ansatz.

Überkreuzen der Körpermitte Bezeichnet die spontane Reaktion, mit einer Hand zur gegenüberliegenden (**kontralateralen**) Seite des Körpers zu greifen, um z. B. einen Gegenstand aufzuheben. Meist wird dies mit der dominanten Hand durchgeführt, aber auch die nicht-dominante Hand überkreuzt manchmal. Es bezieht sich nicht auf die grundsätzliche **Fähigkeit** zu überkreuzen, die meist vorhanden ist, wenn man z. B. eine explizite Anweisung zum Überkreuzen gibt, sondern auf die unbewusste, spontane Reaktion.

Überkreuzungsquotient Der Lateralitätsquotient, der die Differenz zwischen den Händen für das Überkreuzen darstellt.

Überkreuzungsvermeiden Das **Überkreuzen der Körpermitte** wird vermieden, stattdessen greift die rechte Hand auf die rechte Körperseite und die linke Hand auf die linke (**ipsilaterale** Reaktionen). Überkreuzungsvermeiden scheint ein typisches Merkmal von Kindern mit **Entwicklungsverzögerung** zu sein, ist aber auch bei vielen neurologischen Erkrankungen zu beobachten.

Übungseffekt, Übungsausmaß Bezieht sich auf das Ausmaß der Übung oder des Trainings, das eine Hand bei bestimmten Aktivitäten durch wiederholte Durchführungen erreiht hat.

Umbildung Bezieht sich auf eine Umerziehung oder Umentwicklung von der dominanten Hand auf die nicht-dominante Hand, aber nicht aufgrund soziokultureller Einflüsse, sondern aufgrund einer motorischen Schwäche oder Schädigung auf der dominanten Seite. Die Schädigung kann sich kortikal (im Gehirn) oder subkortikal (außerhalb des Gehirns) befinden. Eine Umbildung der Dominanz ist typischerweise bei **pathologischen Händen** der Fall.

Umerziehung Siehe **Umschulung**.

Umgeschulte Händigkeit (Varianten) Im Rahmen der **Differenzierungssystematik** ist umgeschulte Händigkeit eine Variante des **Händigkeitstyps Umwelt**. Sie umfasst die Varianten umgeschulte

Glossar

Linkshändigkeit und umgeschulte Rechtshändigkeit, die ein bestimmtes Muster im **Kategorisierungsprofil** aufzeigen.

Umschulung Bezieht sich vor allem auf das Schreiben mit der nicht-dominanten Hand. Beispielsweise schreibt eine linkshändige Person aufgrund des physischen und soziokulturellen Umfelds mit der rechten Hand und führt eventuell auch andere Tätigkeiten mit dieser durch. Auch rechtshändige Menschen können sich aus bestimmten Gründen umschulen und mit links schreiben – allerdings ist das eher selten und setzt in der Regel eine persönliche Motivation voraus.

Umwelt (Händigkeitstypus) Dieser **Händigkeitstypus** bezieht sich auf die Umwelt und ihren Einfluss auf die Händigkeit, vor allem wenn die Händigkeit verändert wird. Es gibt die beiden Varianten **umgeschulte Linkshänder** und **umgeschulte Rechtshänder**. Da wir in einer sehr rechtsorientierten Umwelt leben, gibt es wesentlich mehr umgeschulte Linkshänder als umgeschulte Rechtshänder.

Umweltbasierter (Händigkeits-)Typus Siehe **Umwelt (Händigkeitstypus)**.

Umweltfaktoren Umweltfaktoren lassen sich grob in physische, soziale, kulturelle und institutionelle Umweltfaktoren unterteilen, die alle einen wesentlichen Einfluss auf die **Händigkeitsbildung** haben.

Ungeschult Bezieht sich auf Aktivitäten oder Bewegungsabläufe, die nicht durch wiederholtes Üben mit einer bestimmten Hand eine spezifische Fertigkeit und/oder **Automatisierung** verursacht haben.

Ungeübt Dies impliziert, dass es sich um Tätigkeiten handelt, die noch gar nicht oder nur kaum durchgeführt wurden, sodass es keinen oder einen geringen **Übungseffekt** (und somit kaum eine Automatisierung) gibt. Es sind meistens unbekannte Tätigkeiten, die anspruchsvoll oder einfach sein können. Das Übungsausmaß kann hier allerdings von Faktoren wie genderspezifischen Tätigkeiten beeinflusst werden.

Unimanuell Gemeint sind Aktivitäten, die mit einer Hand durchgeführt werden und in der Regel weniger komplex als **bimanuelle** Tätigkeiten sind. Es ist daher vermutlich leichter, unimanuelle Handlungen durch Übung und Wiederholung zu automatisieren.

Variable Linkshändigkeit (Variante) Im Rahmen der **Differenzierungssystematik** ist variable Linkshändigkeit eine Variante des **Händigkeitstypus Ausprägung**. Sie unterscheidet sich wesentlich von der Linkshändervariante und zeigt ein ganz anderes **Kategorisierungsprofil**.

Variable Rechtshändigkeit (Variante) Im Rahmen der **Differenzierungssystematik** ist variable Rechtshändigkeit eine Variante des **Händigkeitstypus Ausprägung**. Sie unterscheidet sich nicht wesentlich von der Variante Rechtshändigkeit, bildet aber ein Pendant zu den variablen Linkshändern, die ein ganz anderes **Kategorisierungsprofil** aufweisen.

Variabilität Einsatz der nicht-dominanten Hand bei alltäglichen Tätigkeiten, sodass sich die **Handpräferenz** nicht zu 100 % links oder rechts bildet, sondern eine individuelle Vielfalt an Handeinsatzmustern aufzeigt. Dies ist vor allem in bimanuellen Tätigkeiten zu sehen, bei denen es eine Rollenverteilung zwischen den Händen gibt.

Variante Bezieht sich auf die Unterteilungen innerhalb der drei **Händigkeitstypen** Ausprägung, Motorik und Umwelt.

Sachverzeichnis

A

Achsendiagramm 148–149
AG-CC-Hypothese 81–82
Aktivierung, bilaterale 86
Aktivität
– anspruchsvolle 52
– bimanuelle 52
– distale 51, 103, 114, 119, 246
– geschulte 52
– geübte 52
– manipulative 52
– nicht anspruchsvolle 52
– nicht manipulative 52
– proximale 51, 118
– ungeschulte 52
– ungeübte 52
– unimanuelle 52
Aktivitätsmerkmal 52
Alkoholsyndrom, embryo-fetales (EFA) 97
Ambidextrie 72, 161, 172, 219
Annett's Pegboard 59
Ansatz, klientenzentrierter 194
Asymmetrie
– funktionale 11–12, 16, 18, 36
– linksseitige 19
– manuelle 21, 28, 33, 35, 59
– neurophysiologische 19
– rechtsseitige 26
– sensorische 18
– zerebrale 97
Aufmerksamkeitsdefizit-/Hyperaktivitätsstörung (ADHS) 79, 97
Äugigkeit 16, 130
Ausprägung 245
Ausprägungsgrad 13–14, 37, 50, 80, 99, 102, 121–122, 146, 203
Auswertungsmaske 150
Autismus 96–97
Automatisierungseffekt 100, 197

B

Befähigung 194
Beidhänder 91
Beidhändigkeit 3, 71–72, 161
– Differenzierung 101
– Kategorisierungsstruktur 73
– Nachteil 78
– Testverfahren 73
– Unterscheidungsmerkmal 80
– Vorteil 77
Beobachtungsprotokoll, allgemeines 146
Betätigungsstatus 37
Bewegungsasymmetrie 18
Bewegungsmuster 146
Bilateral Motor Coordination Test (BMC) 114, 153
Bimanual Circle Drawing 61, 153
Bimanual Coordination Test (BCT) 117

C

Checkliste
– Beobachtung bestimmter Merkmale 145, 247
– Studienmethodologie 73
Cluster 148, 219
CO-OP-Ansatz 200
Corpus callosum 20, 81

D

Depression, pränatale 98
Dextral Chance Model 27
Differenzierungssystematik 157
Differenzierungstabelle 147–148
Dominanz
– dynamische 19
– linkshemisphärische 14, 87
– überkreuzte 18
Dominanz-Index (DI) 50, 60
Dot-filling-Test 58
Down-Syndrom 100
Dysgrafie 85
Dyslexie 85

E

Edinburgh Handedness Inventory (EHI) 114, 117–118, 151
Edukation 194, 200, 209
Einfluss, pathologischer 31
Elternfragebogen 127, 144, 219
Empowerment 200
Entwicklung
– kognitive 92
– motorische 90
Entwicklungsstörung 90
– geistige 90
– motorisch basierte 90
Entwicklungsverzögerung 23, 25, 32, 72, 83, 89–90, 95, 100, 103, 234, 240
Epigenetik 30
Epilepsie 97
Excel-Maske 128, 150
Experimentphase 205, 234

F

Fähigkeit 119
– ungeschulte 143
Fähigkeitsquotient 237
Fähigkeitstest 120
Fallbeispiele aus der Praxis 213
– pathologischer Rechtshänder 221
– umgeschulter Linkshänder 227
– variable Linkshänderin 215
– variabler Linkshänder mit linksseitiger Schwäche 235
Feedback, visuelles 51, 53
Fertigkeit 119
– geschulte 143
Fertigkeitsquotient 223
Fertigkeitstest 120
FHPT-Protokollbogen 141
Finger Tapping 59, 153
Fingerklopftest 91
Forschungsausblick 248
Fremdeinschätzung 53
Frühgeborene 29
Functional Hand Preference Test (FHPT) 118, 139–140, 216, 221, 228, 236
Füßigkeit 16, 130

G

Gang, aufrechter 26
Gebrauch von Werkzeugen 25
Geburtsgewicht, niedriges 29
Geburtsstress 95–96
Gehirnplastizität 88
Gesamtausprägungswert 165

Sachverzeichnis

Gesamtprofilwert 147
Geschlecht 14
Geschlechtsunterschied 54
Geschwind-Behan-Galaburda-Modell 29
Gesundheit der Mutter 29
Gleichgewichtsentwicklung 28
Grafomotorik, Förderung der 196
Grooved Pegboard Test 58

H

Hämmern 119, 217, 222, 229, 237
Hand Preference Demonstration Test (HPDT) 57, 151
Hand-Dominanz-Test (HDT) 60, 153
Hand-zu-Mund-Aktion 34
Handdominanz 13, 98
– rechtsseitige 19
Handedness Inventory (EHI) 54
Handeinsatz 23–24, 34, 48, 51, 64, 90, 116
– beständiger 79
– bimanueller 34
– spontaner 246
– unbeständiger 35, 72
– spontaner 203
Handgebrauch, wechselnder 4, 69, 134, 194
– Analyse 157
– Kriterien 102
Händigkeit 2, 11, 244
– bei Vorschulkindern 113
– Definition 14, 61
– entwicklungsverzögerte 161, 174, 197, 233
– familiäre 94
– inkonstante 14
– Klassifikation 48
– konstante 14
– pathologische 32, 83, 94–95, 176
– unklare 161
– wechselhafte 3
Händigkeitsauffälligkeit 126, 194
Händigkeitsausprägung 13, 35–36, 48, 72, 80
Händigkeitsbeschaffenheit 33, 72, 98, 101, 158, 245
Händigkeitsbildung 20–21, 25, 32–33, 36, 53, 99, 140, 144, 245
– bei Erwachsenen 35
– Entwicklungsphasen 33
Händigkeitsdimension 11, 13, 36–37, 81, 144, 245

Händigkeitsentwicklung 3, 28, 30, 33–34, 37, 96, 198
Händigkeitsermittlung 2, 4, 47, 62, 77, 121, 133, 158, 244, 246
– digitalisierte 248
– Einflussfaktor 61
– motorische Leistung 246
– multidimensionale 54
– Präferenz 246
– Richtlinien für die Durchführung 246
Händigkeitsintervention 193, 227, 234, 242
– Bottom-up-Ansatz 198
– Top-down-Ansatz 200
Händigkeitskategorie 122, 128
Händigkeitsklassifikation 49, 61
Händigkeitsparameter 13, 36, 245
Händigkeitsprofil 4, 120, 137, 151, 154, 216
– Analyse 146
– auffälliges 126
– digitale Auswertung 150
– Digitalisierung 132
– Entwicklung 111
– Grundannahmen 133
– Interpretation 146
– Klassifikationssystem 121
– normative Grundlage 120
– Praktikabilitätsstudie 128
– Reliabilitätsstudie 128
– spezifische Merkmale 150
– Vergleich der Auswertungsmethodik 131
Händigkeitsrichtung 13–14, 28, 30, 35–36, 48, 50, 84, 161, 167, 198, 245
Händigkeitstest, multidimensionaler 54
Händigkeitstestverfahren 54, 151–152
Händigkeitstypus 6
– Ausprägung 161, 195–197
– Differenzierungssystematik 157
– Motorik 176, 197, 203
– Umwelt 181, 204
– Variante 148
Händigkeitstypus-Treppe 148
– pathologische Rechtshändigkeit 226
– variable Linkshändigkeit 220, 233, 241
Händigkeitsverteilung 15
Handleistung 3, 5, 11, 36–37, 58, 63–64, 79, 102, 121, 245
– geschulte 60, 246
– motorische 53

– ungeschulte 59, 61, 246
Handlung, rollendifferenzierte 196
Handpräferenz 3, 5, 11–12, 36–37, 50, 62, 64, 76, 79, 245–246
– beobachtete 51, 55, 63–64
– Fragebogen 54
Handpräferenztest (HAPT) für 4- bis 6-jährige Kinder 55, 151
Handpräferenztest (HPT) 56, 151
Handpräferenztest, funktionaler 118, 139–140, 216, 221, 228, 236
Härtetest 202, 205

I

Inkongruenz 127
Inkonstanz, interne 100, 127, 129
Integration, sensorische 198
Inter-Hand-Differenzen (IHD) 49, 63, 81, 127, 150, 247–248
Inter-Rater-Reliabilität 128

J

Jonglieren 210

K

Kampfhypothese 26
Kaskadentheorie 34
Kategorisierungsprofil 122, 147
– Ambidextrie 173
– entwicklungsverzögerte Händigkeit 175
– Linkshändigkeit 165
– pathologische Linkshändigkeit 179
– pathologische Rechtshändigkeit 181, 225, 240
– Rechtshändigkeit 170
– umgeschulte Linkshändigkeit 186, 232
– umgeschulte Rechtshändigkeit 188
– variable Linkshändigkeit 168, 219, 239
– variable Rechtshändigkeit 172
Klient 194
Klientenzentrierung 194
Klopfen 118, 217, 222, 229, 237
Komplementarität 22

Konstanz 63–64, 91, 102
- interne 52, 73, 114, 120, 129, 141, 203, 246
Kooperation, bimanuelle 5, 21, 37, 116, 139, 143, 195
Kooperationstest, bimanueller 130
Koordination, bimanuelle 195
Koordinationsstörung 91–92
Kopplung, bimanuelle 22
Kortex 18
Kreisemalen, bimanuelles 143, 218, 224, 231, 238, 245
kultureller Druck 30
Kulturkreis, formeller 84

L

Lars-Links-/Lotte-Links-Woche 201
Lateralisierung 18–19, 21, 23, 25, 35–36, 80, 82
- verminderte 96
Lateralität 11, 16, 37, 146, 244
- motorische 19
Lateralitätsmerkmal 15, 130, 146
Lateralitätsprofil 139, 146
Lateralitätsquotient (LQ) 48, 54, 56, 58–59, 63, 121, 129, 147, 150, 246
Leistungs-/Präferenz-Dominanz-Test (LDT/PDT) 60, 153
Leistungsebene (LE) 50, 121–122, 248
Leistungstest 54, 114, 143
Leistungswert 122, 129
Lerneffekt 30
Lernschwierigkeit 85
Linkshänder 91
Linkshändigkeit 14, 17, 19, 26, 29, 31, 49, 72, 84, 161
- familiäre 27, 94
- mit motorischer Auffälligkeit 195
- pathologische 32, 94, 177, 203
- stark, mäßig und leicht ausgeprägte 163
- umgeschulte 183, 204
- variable 161, 166, 196
- pathologische 100

M

Manipulation, rollendifferenzierte bimanuelle 20
Midline Crossing Test (MCT) 116
Mischhändigkeit 3

Mitbewegung, assoziierte 22
Modalität 146, 245
Motor Accuracy (MAc) Test 60
Motorik 134, 158
Musizieren 182, 200

N

Nachahmungsverhalten 30
Nachspuren 118, 143, 217, 223, 230, 237
Nachspürübung 206
Nicht-Rechtshändigkeit 14, 28–29, 73, 78
Nikotinkonsum 29, 95

O

Ohrigkeit 16, 130

P

Peg-Moving Task 59, 153
Perzentile 120
Präferenzebene (PE) 49, 122
Präferenztest 54
Präferenzwert 122
Preferential Reaching Task 58
Preschool Handedness Inventory (PHI) 57, 151
Psychomotorik 198
Punktieren 118, 143, 217, 223, 230, 237
Purdue Pegboard 61, 153

Q

Quantification of Hand Preference (QHP) Task 58, 151

R

Reaktion
- ipsilaterale 25, 57, 116, 142
- kontralaterale 57, 116, 129, 142
Rechts-links-Asymmetrie 49
Rechtshändigkeit 14, 17, 161
- mit motorischer Auffälligkeit 195

- pathologische 94, 100, 179, 203
- stark, mäßig und leicht ausgeprägte 168
- umgeschulte 186, 204
- variable 161, 170, 196
Richtwert, altersspezifischer 54
Right-Shift-Theorie 27
Rollendifferenzierung der Hände 34, 36, 71, 115, 197
Rückenmark 21
Rückschulung 204
- Kriterien für 204, 206
- Phasen 205
- Verzicht auf 209

S

Sattler-Methode zur Händigkeitsabklärung (S-MH) 56, 151
Schädigung
- kortikale 100
- subkortikale 100
Schizophrenie 96, 98, 100
Schreiben 84, 88, 134
Schreibtraining der nicht-dominanten Hand 88
Seitigkeit 11, 16, 37, 146, 244
Selbsteinschätzung 50, 62
Sensory Integration and Praxis Test (SIPT) 57, 60
Sinistralität, familiäre (FS) 27
Space Visualisation Contralateral Use (SVCU) Score 57
Spezialisierung, hemisphärische 19–20, 26, 35–37, 81, 85
Spiegelbewegung 21
Sport 182, 210
Sprachdominanz
- atypische 19, 78
- typische 19
Sprache 26
Sprachentwicklung 92, 95
Sprachstörung 92
Steuerung, kognitive 210, 221, 235
Stillen 30
Störung, kortikale infantile 100
Strukturhilfe 146, 247

T

Test-Retest-Reliabilität 128
Testosteron 28, 80

Sachverzeichnis

U

Überkreuzen der Körpermitte 5, 21, 23, 37, 52, 57, 73, 92, 103, 114, 116, 139, 141, 210, 218, 224, 231, 238, 245–246
- bimanuelles 199
- unimanuelles 199

Überkreuzungstest 120

Überkreuzungsvermeiden 23–25, 53, 92, 100, 103, 116, 127, 143, 246
Übung 84, 89
- **feinmotorische** 206

Übungsausmaß 52, 150
Übungseffekt 35, 52–53, 93, 118, 197, 234
Umbildung 159, 195, 203
- motorisch bedingte 32
- schädigungsbedingte 89, 96, 100

Umerziehung 88, 134, 159

Umschulung 4, 83, 103, 134, 159
- Gründe für 205
- schädigungsbedingte 89, 96

Umschulungsfolge 84
- primäre 86
- sekundäre 86

Umwelt 158
Umwelteinfluss 84
Umweltfaktor 28, 37, 83, 100, 134
Ursprungsfaktor, multimodaler 244
Urteiler-Übereinstimmungs-Studie 131

V

Variabilität 71, 113, 129
- altersgruppentypische 115

Variante 159
Vererbung 102, 134, 158

Vererbungstheorie 27

W

Waterloo Handedness Questionnaire (WHQ) 55, 151
WatHand Cabinet Test (WHCT) 56, 151
Wechselverhalten 98, 101, 103, 141, 158–159
Wiegen und Halten 30
Witelson-Theorie 29

Z

Zerebellum 20
Züricher Neuromotorik Test 59, 153

MIX
Papier aus verantwortungsvollen Quellen
Paper from responsible sources
FSC® C105338

If you have any concerns about our products,
you can contact us on
ProductSafety@springernature.com

In case Publisher is established outside the EU,
the EU authorized representative is:
**Springer Nature Customer Service Center GmbH
Europaplatz 3, 69115 Heidelberg, Germany**

Printed by Libri Plureos GmbH
in Hamburg, Germany